ISBN 979-8-47258-366-4
Finito di stampare nel mese di Settembre 2021
© Thomas Pedretti
Progetto grafico e impaginazione: Thomas Pedretti
e-mail: tpedretti21@gmail.com
Tutti i diritti riservati.

Coronavirus: poche certezze e molti dubbi.
Come la propaganda cinese ha messo in ginocchio il mondo

di Thomas Pedretti

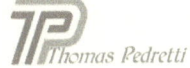

Indice

Pag.

Prefazione..7
PRIMO capitolo..**13**
SECONDO capitolo..**51**
TERZO capitolo..**75**
QUARTO capitolo..**101**
QUINTO capitolo...**123**
SESTO capitolo..**145**
SETTIMO capitolo...**191**
OTTAVO capitolo..**215**
NONO capitolo..**271**
DECIMO capitolo..**297**
UNDICESIMO capitolo...**339**
L'autore..361
Bibliografia e fonti...**363**
Indice dei paragrafi..**407**

Prefazione

La pandemia da Covid-19 che ha cambiato radicalmente il nostro modo di vivere imperversa da ormai un anno e mezzo, ma la storia editoriale di questo libro è stata talmente complessa da farmi rimandare più volte la pubblicazione del medesimo, costringendomi infine ad optare per l'autopubblicazione.

Iniziato nel marzo 2020 – all'indomani del primo, tragico lockdown – ha impegnato buona parte delle mie giornate fino a inizio giugno, quando ne ho pubblicata una prima versione "definitiva" ad uso personale. Nel frattempo, per tutto il periodo della stesura del saggio, un editore mi ha più volte detto di essere interessato alla pubblicazione, motivo per cui ho scritto queste pagine nel minor tempo possibile, contando di approfittare del fatto che l'argomento fosse ancora di strettissima attualità.

Purtroppo, poche settimane dopo l'invio del manoscritto definitivo, l'editore è tornato sui suoi passi, dicendomi che non avrebbe pubblicato il libro; da allora ho contattato decine di case editrici, dalle quali ho ottenuto solo rifiuti o una fastidiosa indifferenza.

Nel mese di settembre 2020, finalmente, un altro editore si propone di pubblicare il saggio, chiedendomi però di rivedere la numerazione delle note e di inserire le citazioni più lunghe tra un rigo bianco e in carattere più piccolo rispetto al resto dello scritto.

Operata questa modifica, provvedo ad inviare la nuova "versione definitiva" dell'opera, chiedendo al tempo stesso che tipo di contratto proponessero agli autori. Dopo un mese di totale silenzio, sollecitato da una mia mail, l'editore mi chiede di rinumerare tutte le note a fondo pagina, dicendomi di inserirle insieme ai link da cui ho attinto le informazioni (vedi sezione *Bibliografia e fonti* in coda al libro).

Passato un ulteriore mese dall'invio della nuova versione definitiva – ormai a febbraio 2021 – l'editore mi ricontatta assicurandomi che a breve mi farà avere la prima bozza del libro, con impaginazione provvisoria.

Due giorni dopo ricevo effettivamente la bozza e ne approfitto per segnalare alcuni piccoli refusi che mi erano sfuggiti in fase di rilettura. Dopodiché approvo l'opera, chiedendo nuovamente informazioni sul tipo di contratto proposto, ma senza ricevere alcuna risposta. Nel frattempo contatto altri tre editori, invano.

Trascorse altre tre settimane, ricevo il file con l'impaginazione definitiva e la rassicurante dicitura "finito di stampare nel mese di aprile 2021"; quindi l'editore mi chiede di scrivere io stesso la quarta di copertina (ma l'avrà letto il manoscritto?) e di fornirgli i dati personali per perfezionare il contratto. Che, dopo quasi un anno dall'approvazione del testo, ancora non ho visto. Per questo, sebbene a malincuore, ho deciso di percorrere la via dell'autopubblicazione – purtroppo fuori tempo massimo – dopo oltre un anno dal termine della stesura.

Il fatto che le informazioni contenute in queste pagine siano relativamente datate non deve però trarre in inganno: molte delle considerazioni contenute si sono rivelate veritiere e tuttora valide, come l'ipotesi che il virus sia sfuggito al controllo dell'ormai arcinoto laboratorio virologico di Wuhan. Una teoria all'epoca considerata degna delle più infime trame complottiste, ma che si è oggi dimostrata più verosimile che mai. Anzi, quasi certa.

Un'altra considerazione più che mai attuale è quella relativa all'allora ipotetico vaccino, sul quale già nutrivo diversi dubbi circa l'efficacia e la sicurezza, giacché si annunciava che i normali tempi di sperimentazione sarebbero stati ridotti all'osso. Come infatti è accaduto.

Naturalmente, nel frattempo, molte cose sono cambiate; la situazione si è evoluta, ora in meglio, ora in peggio. Del resto, quando scrivevo queste pagine, la temibile "seconda ondata" dell'ottobre 2020 era solo una funesta previsione che tutti speravano non si avverasse.

Prima di iniziare, voglio chiarire che il contenuto di questo libro non mira ad alimentare complottismi sulle figure trattate, ne' ha come obiettivo quello di essere un testo di carattere tecnico-scientifico. Il mio intento – giacché non sono medico ne' esperto degli argomenti trattati – è piuttosto quello di mettere in luce una serie di evidenze incontrovertibili, sulla base delle quali ognuno potrà farsi la propria idea. Per questo motivo, laddove possibile, mi sono affidato per il reperimento delle informazioni a fonti imparziali e comunque non riconducibili alla "destra estrema", solitamente associata ai più biechi scenari complottisti. Anzi, buona parte delle informazioni proviene direttamente dai siti ufficiali delle persone e degli enti citati (es: l'Organizzazione Mondiale della Sanità) o da fonti certificate e accettate dai *professionisti dell'informazione*, come li definisce il martellante spot pubblicitario cui abbiamo assistito per mesi[1]: *Repubblica, La Stampa, Il Fatto Quotidiano, RaiNews, Corriere della Sera, Sole24Ore, Il Messaggero, TgCom24, Il Giornale* ed altri ancora. Tutte le notizie sono comunque state scrupolosamente verificate e qualsiasi errore involontario è dovuto a smentite pubblicate in un momento successivo alla stesura del libro; le informazioni contenute in queste pagine, salvo dove espressamente indicato, sono aggiornate al 15 maggio 2020.

Infine, per non vedermi affibbiati i peggiori epiteti o l'accusa di complottismo, ricordo il testo dell'articolo 21 della Costituzione Italiana, secondo la quale "tutti hanno diritto di manifestare liberamente il proprio pensiero con la parola, lo scritto e ogni altro mezzo di diffusione. La stampa non può essere soggetta ad autorizzazioni o censure"[2]. Ricordo altresì il testo dell'articolo 19 della Dichiarazione Universale dei Diritti Umani, che recita: "Ogni individuo ha diritto alla libertà di opinione e di espressione, incluso il diritto di non essere molestato per la propria opinione e quello di cercare, ricevere e diffondere informazioni e idee attraverso ogni mezzo e senza riguardo a frontiere"[3]. Resta solo da chiedersi se, in clima d'emergenza, la Costituzione e i diritti umani vengano ancora riconosciuti...

T.P.

"Non troverai mai la verità se non sei disposto ad accettare anche ciò che non ti aspetti"

(Eraclito)

PRIMO CAPITOLO

1.1 - Una questione di propaganda

Indubbiamente la Cina ha vinto. Non solo perché, almeno ufficialmente, dal 26 febbraio 2020 i contagi interni al Paese, in costante diminuzione, sono stati per la prima volta inferiori a quelli registrati all'esterno[4], ma soprattutto perché la Cina è diventata il modello da seguire per il mondo intero: arresti immediati per chi viola le normative igieniche (es: indossare le mascherine), misurazione della temperatura corporea dei passanti, scanner termici all'ingresso della metro e degli spazi pubblici, coprifuoco rigidissimo, disinfestazione massiccia delle strade... Qualcuno parla espressamente di *modello cinese*, altri di *modello Wuhan*. Eppure, posto che una simile situazione ha realmente messo in difficoltà il mondo intero e non esiste in effetti un modello perfetto, nessuno parla ad esempio della Corea del Sud, benché Seoul abbia attuato misure di contenimento persino più efficaci di quelle cinesi. Ed una delle ragioni di questo successo, sulla base dei dati *Agi*[5], è che la Corea è la seconda nazione al mondo (dopo il Giappone) in cui risulta esserci il maggior numero di posti letto ospedalieri ogni mille abitanti: sono 12,3 contro gli appena 3,2 dell'Italia. Per le terapie intensive i dati parlano di 7,1 ogni mille abitanti, a fronte dei soli 2,6 nel nostro Paese (che ne conta in totale 3700[6]).

Dunque, qual è il motivo per cui la Cina è stata presa a modello nonostante altri abbiano fatto meglio? Nient'altro che la propaganda, semplicemente. Il governo cinese ha difatti iniziato fin da subito un'opera di revisionismo incredibile, attribuendo a se' stesso il merito di aver sconfitto il virus, dopo aver però insabbiato la notizia del contagio per mesi e messo a tacere chiunque osasse denunciare la situazione in patria. Ad esempio Li Wenliang, primo medico ad aver segnalato la diffusione di una strana epidemia dai sintomi insolitamente simili a quelli della SARS (sindrome respiratoria acuta grave), è stato convocato il 30 dicembre 2019 dalla polizia con l'accusa di procurato allarme e gli è stato intimato di negare tutto[7]; Li Wenliang, che aveva solo trentatré anni ed era in buona salute, ha poi contratto il Coronavirus ed è deceduto il 6 febbraio 2020, lasciando la moglie incinta del loro secondo figlio. Il che porta a due conclusioni: o è falso che il Coronavirus sia mortale solo per anziani e persone con patologie pregresse, o Li Wenliang è morto in un altro modo (ufficialmente sarebbe deceduto per arresto cardiaco). Ciò non toglie che delle scuse postume dalla polizia di Wuhan, la quale ha ammesso che "ci furono applicazione errata della legge e procedure irregolari", non sappiamo francamente cosa farcene[8].

Una sorte simile a quella di Li Wenliang è poi toccata ad Ai Fen[9], direttrice dell'emergenza all'ospedale centrale di Wuhan, che aveva denunciato il diffondersi di un'insolita influenza resistente ai farmaci già alla fine di dicembre 2019. In tutta risposta, il 1° gennaio 2020 venne convocata presso la direzione centrale dell'ospedale e le fu intimato di interrompere la diffusione di notizie (presuntivamente) false. Dopo di lei, almeno altri cinque medici della città di Wenshan (circa 1700 km da Wuhan) sono stati arrestati per aver diffuso informazioni sull'epidemia e costretti a ritrattare la denuncia[10]; giornalisti, professori e pure semplici cittadini che hanno osato lanciare l'allarme o criticare la gestione dell'emergenza sono stati licenziati o minacciati di arresto. Ad esempio Zhou Xuanyi, professore di filosofia presso la Wuhan University, è stato denunciato dai suoi stessi studenti dopo aver scritto su *Weibo*[11] un post nel quale criticava il governo per non aver agito tempestiva-

---

11) Da Wikipedia: "Sina Weibo è un sito di microblogging cinese. È un ibrido fra Twitter e Facebook, è uno dei siti più frequentati della Cina, si calcola che più del 30% delle persone che hanno accesso a internet in Cina usi Sina Weibo, quasi come la penetrazione di mercato di Twitter negli Stati Uniti" (https://it.wikipedia.org/wiki/Sina_Weibo).

mente di fronte alla minaccia dell'epidemia. Risultato: il 7 febbraio l'università ha disposto il suo licenziamento per aver "violato le linee guida sul comportamento professionale che gli insegnati devono tenere nella *nuova era* di Xi Jinping"[12]. Allo stesso modo è stata licenziata la docente Zhou Peiyi, residente a Hong Kong, parimenti colpevole di aver criticato su *WeChat* (una sorta di *WhatsApp* cinese) la gestione dell'epidemia, mentre per le medesime ragioni è stato arrestato dalla polizia, a Nanjing, l'attivista ed ex docente universitario Guo Quan[13]. Ma a qualcuno è andata decisamente peggio: Li Zehua e Fang Bin, tra i primi giornalisti ad aver svolto delle indagini sull'epidemia, sono letteralmente svaniti nel nulla[14]! Stesso destino è toccato al giornalista e avvocato Chen Qiushi, che ha avuto l'ardire di recarsi a Wuhan per osservare di persona la gestione dell'emergenza, denunciando le condizioni terribili degli ospedali cittadini e l'inadeguatezza di uno dei tanto elogiati ospedali costruiti in pochi giorni, che Chen ha definito un banale "ospedale militare da campo". Purtroppo per lui, i suoi video-denuncia sono stati visti da migliaia di persone e per questo, per quattro giorni, non si sono più avute sue notizie finché, l'8 febbraio, un funzionario della polizia ha avvisato la sua famiglia che "Chen è stato rinchiuso in isolamento", senza fornire ulteriori spiegazioni[15]. Contestualmente, il laboratorio di ricerca *Citizen Lab* ha rilevato che, sin dal 1° gennaio, le autorità cinesi hanno applicato una rigidissima censura su *WeChat*, filtrando ogni parola-chiave relativa al Coronavirus per evitare critiche al modo in cui è stata gestita l'emergenza, mentre i blogger che hanno provato a raccontare la verità al mondo sono tuttora passibili di reclusione. A ciò va aggiunto che, come denunciato il 13 febbraio dal *New York Times*, alcune province hanno iniziato a nascondere i numeri reali del contagio, escludendo dalle statistiche tutti quei pazienti positivi al test che non presentassero sintomi gravi[16]. Dal canto loro, le autorità di Wuhan hanno a lungo vietato ai media locali di riferire i numeri reali, così come agli ospedali è stato imposto di non rilasciare autonomamente alcun resoconto sui ricoveri, lasciando il compito di informare il mondo dell'emergenza al solo governo centrale[17]. Con tutta la censura ad esso connessa. Ma l'azione censoria del PCC (Partito Comunista Cinese) non ha risparmiato nemmeno la stampa estera. Prova ne è il fatto che siano state revocate le credenziali di tre giornalisti del *Wall Street Journal* per un articolo dal titolo "La

Cina è il vero malato d'Asia", scritto dal professore del Bard College Walter Russell Mead e giudicato *razzista*. Secondo l'*Ansa* "Pechino ha presentato una solenne protesta con il WSJ (*Wall Street Journal*, nda), chiedendo di riconoscere la gravità dell'errore con scuse ufficiali e punizione dei responsabili"[18]. Ad essere coinvolti dal provvedimento, ovvero l'abbandono del suolo cinese entro cinque giorni dalla notifica, sono stati gli statunitensi Josh Chin e Chao Deng e l'australiano Philip Wen.

Che il governo cinese non si sia comportato correttamente è quindi un dato di fatto, come ha evidenziato, tra le tante voci d'accusa, la *Victims of Communism Memorial Foundation* (VCMF) in un dossier dal titolo *The Coronavirus Cover-Up: A Timeline*. Dossier nel quale vengono messe in parallelo le notizie ufficiali diffuse dal PCC da dicembre, le affermazioni ufficiali dell'OMS e ciò che è realmente accaduto prima in Cina e poi nel mondo da quando i primi medici cinesi diedero l'allarme, già nel mese di novembre[19]: ne emerge una responsabilità tanto della Cina quanto dell'Organizzazione Mondiale della Sanità non indifferente. La conferma più autorevole delle colpe del PCC è però quella dell'attuale segretario di *Demosisto* (partito di Hong Kong che da anni guida le proteste contro il governo cinese) Joshua Wong[20] il quale, non senza una certa dose di coraggio, ha dichiarato:

> "Siamo di fronte a una pandemia che avrà effetti devastanti sulla salute e l'economia globale. La speranza è che, almeno, getti luce sulla vera natura del governo cinese. [...] C'è stata un'assenza totale di trasparenza nella gestione della crisi da parte del governo cinese. [...] I numeri forniti tutt'oggi non sono neanche lontanamente vicini a quelli reali, e il governo cinese non sta condividendo tutte le informazioni che ha sul virus con la comunità internazionale. I primi mesi della pandemia sembrano non aver insegnato nulla a Xi Jinping (presidente cinese, nda), che continua a censurare la copertura mediatica del virus"[21].

Come riporta il *South China Morning Post*, sulla base di indagini svolte da cinque reporter inviati a Wuhan fra il 3 ed il 23 gennaio, il primo caso di contagio potrebbe in effetti risalire addirittura al 17 novembre 2019, ma la notizia del contagio non è stata data che il 21 gennaio, dopo il Capodanno cinese, nonostante si registrassero già a dicembre da uno a cinque nuovi pazienti infetti ogni giorno. "Il 27 dicembre" si legge sul *China Morning Post* "Zhang

Jixian, un dottore dell'Hubei Provincial Hospital of Integrated Chinese and Western Medicine, comunicò alle autorità che la malattia era causata da un nuovo Coronavirus. A quella data, più di 180 persone erano contagiate e alla fine del 2019 i casi erano 266, saliti a 381 al primo giorno del 2020"[22], ma il governo cinese dava l'annuncio di soli quarantuno. Ed è stata proprio la concomitanza con il Capodanno cinese (25 gennaio 2020), festeggiato a Wuhan con un banchetto per 40mila persone, ad accrescere il contagio a livello globale, con almeno cinque milioni di ignari cinesi che dalla provincia dell'Hubei (dove si trova Wuhan) hanno liberamente viaggiato nel mondo e fatto ritorno alle loro case lontane dalla madrepatria[23]. Ma il governo già allora sapeva, avendo addirittura concesso ai cinesi dieci giorni di vacanza aggiuntivi (caso più unico che raro) in occasione della festività, proprio per cercare di limitare i contagi[24].

Qualcuno sostiene che il primo caso noto fu quello di Wei Guixan, venditrice del mercato del pesce di Hua'nan, a Wuhan, ricoverata più volte per quella che appariva come una normale bronchite (10 dicembre)[25]; altri ritengono che fosse quello di un sessantunenne di Wuhan, deceduto il 9 gennaio (la cui morte è stata annunciata due giorni dopo). E proprio quest'ultimo è forse il caso più significativo, perché dopo cinque giorni anche la moglie iniziò ad accusare i medesimi sintomi del marito, il che confermava con assoluta certezza la possibilità di trasmissione della malattia da uomo a uomo. Ciononostante, il 14 gennaio, l'OMS comunicò tramite Twitter[26] che le indagini preliminari cinesi "non hanno trovato prove chiare della trasmissione da uomo a uomo del nuovo Coronavirus identificato a Wuhan"[27]. In ogni caso, che il primo contagio sia avvenuto il 17 novembre, il 10 dicembre o anche il 9 gennaio non cambia nulla, ne' attenua la posizione del PCC, responsabile di un gravissimo atteggiamento omertoso. Atteggiamento forse dovuto alla concomitanza dei primi contagi con il momento cruciale in cui era in corso, proprio a Wuhan, l'inderogabile riunione provinciale del Partito comunista[28]. Sicché, l'ammissione dell'epidemia sarebbe decisamente stata una figura troppo meschina per i leader cinesi, che decisero dunque di tacere sulla questione e di far sparire lo studio del 6 febbraio di Botao Xiao, specialista cinese di DNA della *South China University of Technology*, in cui si denunciavano le gravi falle negli standard di sicurezza del laboratorio virologico di Wuhan presso il quale aveva prestato servizio[29]. Sì perché, nel frattempo, sono emerse con sempre maggior preoccupazione le voci secondo le quali il Covid-19 sarebbe sfuggito da un laboratorio della città cinese, come vedremo più avanti. Inoltre, secondo il *New York Times*, la Cina avrebbe ignorato per settimane gli aiuti offerti dai CDC americani (Centri per la prevenzione e il controllo delle malattie) e dall'Organizzazione Mondiale della Sanità:

> "Per più di un mese, i CDC si sono offerti di inviare un team di esperti in Cina per osservare il focolaio di Coronavirus ed inviare aiuti se possibile. Ma non è stato ricevuto nessun invito e nessuno ne conosce il motivo. [...] Alcuni sostengono che il personale medico dall'estero potrebbe scoprire aspetti dell'epidemia che sono imbarazzanti per la Cina: ad esempio, il Paese non ha rivelato quanti dei suoi medici e infermieri sono morti combattendo la malattia. [...] Alex Azar, segretario della salute e dei servizi umani (dell'amministrazione Trump nda), ha dichiarato in una conferenza stampa di aver recentemente ribadito l'offerta di una squadra al suo omologo cinese, il dottor Ma Xiaowei. Alla domanda circa le ragioni del rifiuto, ha risposto: "Dipende dai cinesi. Continuiamo ad aspettarci che il presidente Xi accetterà la nostra offerta""[30].

E non è detto che lo faccia, aggiungo io...

1.2 - La ricostruzione dei fatti

Determinante nella ricostruzione dei fatti avvenuti dall'inizio del contagio è il sito d'informazione *Caixin Global*, oggi ritenuto la fonte più autorevole in merito alla diffusione di dati in tempo reale sull'epidemia in Cina. Da questa fonte, e particolarmente dall'articolo "Come sono stati individuati, trasmessi e occultati i primi indizi di un virus simile alla SARS"[31] (prontamente censurato dal sito), si può ricavare un dato molto interessante che inchioda alle sue responsabilità il governo cinese: laddove i funzionari delle province cinesi abbiano agito tempestivamente e in barba alle disposizioni generali del governo di Pechino, le conseguenze del contagio sono state molto meno drammatiche rispetto a quelle regioni dove le autorità avessero seguito alla lettera gli ordini del PCC. Purtroppo, i casi in cui i funzionari locali abbiano agito autonomamente si contano davvero sulle dita di una mano, giacché le autorità hanno pochissimo potere in questi casi, oltre all'obbligo di non divulgare alcuna notizia prima che ciò venga concesso dal governo centrale. Ad esempio il sindaco di Wuhan, Zhou Xianwang, come riportato su *Reuters* il 27 gennaio 2020, ha dichiarato che "come governo locale, possiamo divulgare informazioni solo dopo che ci è stato dato il permesso di farlo. Questo è qualcosa che molte persone non capiscono"[32].

Ma ecco la cronologia degli avvenimenti, ricostruita sulla base delle indagini dei giornalisti di *Caixin*[33]: 1) il 15 dicembre un sessantacinquenne che lavora al mercato del pesce di Wuhan accusa sintomi simili a quelli dell'influenza; ricoverato all'ospedale cittadino, risulta refrattario a qualsiasi cura. Il 24 dicembre il suo fluido polmonare viene inviato al *Guangzhou Weiyuan Gene Technology Lab*, che tre giorni dopo annuncia che si tratta di un nuovo Coronavirus; 2) entro fine dicembre l'ospedale di Wuhan raccoglie nove campioni da altrettanti pazienti con polmonite e ne fa eseguire le analisi, che confermano trattarsi di un virus della famiglia della SARS. Sebbene sia stato dichiarato dalle autorità che le analisi presentano un errore, Li Wenliang si insospettisce e denuncia l'eventualità di una nuova diffusione della SARS nell'ospedale di Wuhan, dove lavora. Nei giorni successivi Li Wenliang viene convocato dalla polizia e, come sappiamo, costretto a ritrattare le sue dichiarazioni; 3) tra l'1 e il 3 gennaio il Beijing Boao Medical Laboratory, che aveva eseguito le analisi dei nove campioni di cui sopra, completa l'intera sequenza del virus. Ma, di nuovo, non viene dato annuncio della scoperta; 4) intanto, il primo giorno dell'anno nuovo, il responsabile di uno dei laboratori cui sono affidate le analisi riceve una telefonata da un ufficiale del Dipartimento di Sanità della provincia dell'Hubei, che gli intima di sospendere le ricerche e di distruggere i campioni in suo possesso. Due giorni dopo il Ministero della Sanità di Pechino dispone che nessun campione venga inviato ad altri laboratori senza autorizzazione dell'autorità centrale, che vengano distrutti i campioni esistenti e che nessuna informazione su test e attività sperimentali venga diffusa; 5) dopo ulteriori otto giorni di silenzio, uno dei responsabili dei laboratori in possesso dei campioni, Zhang Yongzhen, decide di pubblicare autonomamente il genoma del virus su alcune piattaforme mediche online. Rivelata al mondo l'esistenza di un nuovo virus della stessa famiglia della SARS, il Ministero della Sanità cinese annuncia finalmente che le informazioni ufficiali e complete saranno inoltrate all'OMS (9 gennaio), ma solo dopo le pressioni in tal senso fatte dai reporter del *Wall Street Journal* (quelli ai quali è poi stata revocata la licenza), che due giorni prima avevano denunciato l'epidemia[34]. Nondimeno il 12 gennaio, nel completo silenzio, l'Organizzazione Mondiale della Sanità inizia a fornire i kit per l'analisi RT-PCR (reazione a catena della polimerasi inversa), distribuiti con i tamponi dalle autorità di Pechino in tutta la provincia dell'Hubei dal 16 gennaio[35]: dunque sapeva, ma tacque. Lo stesso giorno, l'Organizzazione scrive sul suo sito:

> "L'OMS sconsiglia l'applicazione di eventuali restrizioni di viaggio e commerciali rivolti alla Cina in base alle informazioni attualmente disponibili su questo evento (*poiché*) rassicurata della qualità delle indagini in corso e delle misure di risposta attuate a Wuhan e dell'impegno a condividere regolarmente le informazioni" (corsivo mio)[36].

Prima di allora, in data 31 dicembre, il governo cinese si era semplicemente limitato ad informare l'OMS di una malattia "prevenibile e curabile" in quanto "le indagini fin qui condotte non confermano alcuna evidente trasmissione da uomo a uomo" del virus; le persone infette sono nel frattempo diventate ventisette, ma bisogna attendere altri dodici giorni prima che il genoma del virus venga condiviso all'estero[37]. A questo punto il mistero s'infittisce, perché è possibile che non sia stato il governo cinese ad avvertire l'OMS il 31 dicembre, come si deduce dal fatto che ne' il rapporto del 5 gennaio[38], ne' l'approfondimento ufficiale (via Twitter) del 29 aprile dell'Organizzazione stessa menzionino la fonte da cui hanno appreso la notizia del contagio l'ultimo giorno dell'anno scorso. Anzi, proprio da quest'ultimo *tweet* si apprende che, contrariamente a quanto prevede il protocollo ufficiale, è stata l'Organizzazione stessa a dover chiedere conto alla Cina dei contagi e non Pechino a fornire immediatamente e spontaneamente i dati:

> "Il 31 dicembre (2019), l'*Epidemic Intelligence System* dell'OMS ha raccolto un rapporto su un gruppo di casi di polmonite sconosciuta a Wuhan. Il giorno seguente, Capodanno, l'OMS ha chiesto alla Cina maggiori informazioni ai sensi del Regolamento sanitario internazionale e ha attivato il nostro team di supporto alla gestione degli incidenti, per coordinare la risposta attraverso la sede centrale e gli uffici regionali e nazionali"[39].

L'ipotesi più plausibile è allora che l'OMS sia stata avvertita da una *soffiata* di Taiwan che, l'11 aprile, ha appunto reso pubblica una sua richiesta di informazioni all'Organizzazione Mondiale della Sanità in data 31 dicembre 2019, nella quale faceva riferimento a fonti giornalistiche che riportavano notizie di sette casi di polmonite a Wuhan, i cui campioni erano ancora sotto esame. Un indizio in tal senso giunge tra l'altro da un dossier dell'intelligence americana riportato sul *Saturday Telegraph*:

> "Nonostante le prove della trasmissione uomo-uomo fossero note dall'inizio di dicembre, le autorità della Repubblica popolare cinese hanno continuato a negarlo fino al 20 gennaio. L'Organizzazione Mondiale della Sanità si è comportata nello stesso modo. Tuttavia, le autorità di Taiwan manifestarono preoccupazioni già il 31 dicembre, così come gli esperti di Hong Kong il 4 gennaio"[40].

Probabilmente, se avessimo atteso il PCC, la comunicazione del contagio sarebbe arrivata ancora più tardi. Prova ne è che, intervistato da Sky News il 1° maggio 2020, il rappresentante dell'OMS in Cina, Gauden Galea, ha rivelato che "l'Organizzazione non è stata ancora invitata da Pechino a prendere parte all'indagine cinese sull'origine del virus, nonostante abbia richiesto di essere inclusa", aggiungendo che i registri del laboratorio incriminato (quello dal quale potrebbe essere sfuggito il virus) "dovrebbero essere parte di un rapporto completo" riguardo l'origine del virus[41].

In ogni caso il 14 gennaio, lo stesso giorno in cui il CDC di Wuhan e l'OMS dichiarano pubblicamente che "non vi sono prove chiare della trasmissibilità da uomo a uomo del nuovo Coronavirus", a Pechino si svolge una teleconferenza tra i vertici del governo centrale (il presidente Xi Jinping, il premier Li Keqiang e il vice-premier), il direttore della *Commissione sanitaria nazionale* Ma Xiaowei ed i funzionari sanitari della provincia dell'Hubei: è in quest'occasione che la trasmissibilità del Covid-19 viene ufficialmente riconosciuta. Nel memo della riunione riportato dalla *Associated Press* si legge infatti, sotto la voce "sobria comprensione della situazione" (sober understanding of the situation), che "i casi raggruppati suggeriscono che la trasmissione da uomo a uomo è possibile"[42]. Inoltre, il primo caso noto in Tailandia "cambia in modo significativo" la situazione, a causa della possibile diffusione del virus all'estero:

> "Con l'arrivo del Festival di Primavera, molte persone viaggeranno e il rischio di trasmissione e diffusione è elevato. Tutte le località devono prepararsi e rispondere ad una pandemia"[43].

Il giorno dopo, 15 gennaio, la *Commissione sanitaria nazionale* distribuisce segretamente "sessantatré pagine di istruzioni ai funzionari sanitari provinciali" nelle quali ordina ai funzionari stessi di identificare i casi sospetti, agli ospedali di aprire cliniche dedicate e a medici ed infermieri di indossare indumenti protettivi; le istruzioni sono classificate come *interne*, ovvero da "non diffondere in rete o divulgare pubblicamente"[44]. Si deve a questo punto attendere il 20 gennaio perché Xi Jinping informi ufficialmente la popolazione del rischio di contagio, seguito poche ore dopo dall'analogo annuncio dell'epidemiologo Zhong Nanshan, che conferma la trasmissibilità della malattia da uomo a uomo.

Intanto le autorità cinesi chiudono senza troppe spiegazioni il laboratorio di Zhang Yongzhen, che non verrà riaperto e, tra il 23 ed il 24 gennaio, viene dichiarato lo stato di quarantena a Wuhan e nelle città limitrofe, che contano complessivamente circa quaranta milioni di abitanti; nel caos della quarantena, persino il cibo e le forniture sanitarie tardano ad arrivare. Finalmente, il 10 marzo, il presidente cinese, con grande seguito dei media locali che lo chiamano amichevolmente *compagno Xi*, si reca nell'epicentro del contagio per un'ispezione[45], mentre qualsiasi post, articolo e notizia critici circa la sua mancata visita nella città di Wuhan prima di allora viene censurato[46]. Parimenti vengono censurati diversi articoli in cui si prevedevano gli effetti negativi della epidemia sull'economia e nei quali si chiedeva, di conseguenza, la rimozione dei funzionari del governo locale per il mancato adempimento ai loro doveri[47].

Con la proclamazione della quarantena nella zona di Wuhan tra il 23 ed il 24 gennaio, il governo cinese dà infine notizia di 897 casi e appena ventisei morti, il che fa sorgere un dubbio terribile: possibile che il governo cinese, per un numero tutto sommato irrisorio di infetti, abbia chiuso in casa quaranta milioni di persone? Ecco perché non si può escludere che i casi confermati fossero già all'epoca molto più numerosi di quelli ufficialmente dichiarati. Ne deriva che se il governo cinese avesse diramato fin da subito i dati esatti, il mondo avrebbe probabilmente avuto una diversa percezione del pericolo ed avrebbe reagito in maniera differente e senz'altro più efficace. Un recente studio condotto da ricercatori dell'Università inglese di Southampton ha per l'appunto stimato che, se la Cina avesse agito con tre settimane di anticipo rispetto alla data del 23 gennaio, il numero di casi complessivi di Covid-19 si sarebbe potuto ridurre del 95%[48], mentre anche una sola settimana avrebbe ridotto il contagio globale del 66%[49].

1.3 - Numeri sospetti

Il 25 marzo, dopo una settimana in cui è stato ufficialmente registrato appena un contagio a Wuhan, le autorità hanno dichiarato che sarebbero state tolte alcune limitazioni nella provincia dell'Hubei, mentre la città-epicentro dell'epidemia sarebbe gradualmente uscita dalla quarantena a partire dall'8 aprile. Eppure i numeri comunicati da Pechino convincono poco, soprattutto perché la Commissione nazionale della sanità cinese ha dichiarato che gli individui asintomatici non sarebbero stati inclusi nelle statistiche ufficiali. Il *South China Morning Post*, consultando documenti governativi, ha appunto scoperto che a fronte di 43mila asintomatici accertati nel mese di febbraio, il 24 del mese sono stati comunicati (tramite il CDC) appena 889 positivi[50]. Dalla medesima fonte apprendiamo poi che gli asintomatici potrebbero aver infettato oltre il 70% dei contagiati a Wuhan. Ma, mentre il governo continuava a sostenere che nella città l'epidemia sia stata bloccata addossando la colpa dei (pochi) nuovi contagi agli stranieri, un membro del CDC di Wuhan ha dichiarato a *Caixin* che "ogni giorno la città continua a registrare decine di casi, anche se si tratta di persone asintomatiche", motivo per cui "non è possibile affermare al momento che la trasmissione del contagio si è fermata"[51]. Tuttavia, giacché è la propaganda a prevalere sulla salute pubblica, il governo centrale ha ritenuto opportuno allentare le misure restrittive, per far credere al mondo che la Cina si fosse già avviata verso la fase della ripartenza, in un momento in cui il mondo vi era immerso fino al collo. Nonostante la progressiva uscita dallo stato di quarantena, non tutti saranno però liberi di muoversi come più gli aggrada. Tramite le app per smartphones di *Alibaba* e *WeChat*, ad ogni cittadino verrà infatti assegnato un codice QR che ne certifichi la condizione di salute; soltanto chi risulta sano, ovvero chi avrà il *codice verde*, potrà accedere a bar e supermercati o comprare biglietti per i mezzi pubblici[52]. Nessuno sa in base a quali criteri l'app fornisca un codice verde (libertà di movimento) o rosso (obbligo di quarantena), e diversi utenti hanno difatti segnalato gravi errori del sistema: fino a quando questi non saranno risolti, non potranno uscire di casa[53]. Il sistema, evidentemente non infallibile, è comunque già in uso in almeno duecento città e funziona inserendo nella relativa applicazione i propri dati personali, la carta di identità, la propria posizione, i viaggi effettuati negli ultimi mesi e la propria storia clinica; inoltre, si deve dichiarare se si è stati in contatto con soggetti positivi al test Covid-19 negli ultimi quattordici giorni. Qualcosa di simile è stato implementato anche a livello scolastico e così, in ben trecento città, solo gli studenti che l'app di *Tencent* giudicherà sani potranno avere accesso all'educazione. Gli altri dovranno stare a casa a tempo indeterminato[54], senza peraltro la garanzia di poter accedere alla cosiddetta *teledidattica*, che nei fatti è un lusso per pochi (benché la propaganda cinese faccia intendere il contrario).

Ma dicevamo dei numeri sospetti. Secondo le stime ufficiali del governo cinese, a Wuhan, i decessi da Covid-19 erano 2.535 su un totale di 50.006 contagi (al 28 marzo)[55], eppure *Caixin* sostiene che siano state consegnate migliaia di urne al giorno nelle camere ardenti della città, da cui la convinzione che i morti potrebbero essere in numero assai superiore rispetto alle stime ufficiali. Il calcolo dei giornalisti di *Caixin* si basa in parte sulla testimonianza dell'autista di un camion, che ha dichiarato di aver fatto due consegne da duemilacinquecento urne ciascuno all'obitorio di Hankou, uno dei principali quartieri di Wuhan. Naturalmente ciò non significa che tutte queste urne debbano essere utilizzate subito, ne' che siano destinate solo a persone morte di Coronavirus. Purtuttavia, ci sono diversi indizi che sembrano confermare un insolito e significativo aumento di urne consegnate agli obitori della città. Inoltre, una foto scattata all'interno del medesimo obitorio mostra chiaramente sette pile di urne, con cinquecento unità ciascuna e, secondo quanto scoperto da *Caixin*, è stata prevista la consegna di cinquecento urne al giorno almeno fino al 4 aprile (giornata dedicata ai defunti in Cina).

Sicché, se ognuno degli altri sette obitori di Wuhan avesse seguito lo stesso ritmo, avremmo un totale di 40mila urne consegnate in soli dieci giorni. Ora, secondo Bloomberg, ci sono state 56.007 cremazioni nell'ultimo trimestre del 2019 (ricordiamo che la città ha 11,08 milioni di abitanti, e circa diciannove se si considera l'intera area metropolitana[56]), perciò prevedere la consegna di ben 40mila urne in soli dieci giorni è quantomeno curioso. I giornalisti di Bloomberg, insospettiti dalle insolite file di parenti fuori dagli obitori chiamati a ritirare le ceneri de i loro cari, hanno pertanto chiesto di verificare il numero di urne in attesa di essere raccolte. Ma i dipendenti dei crematori si sono limitati a dichiarare che non avevano tali dati o che non erano autorizzati a divulgarli[57].

Radio Free Asia, media con sede a Washington, ha parimenti confermato che le agenzie funebri di Wuhan intendessero consegnare tutte le urne entro il 4 aprile ad un ritmo di 3500 al giorno (a partire dal 23 marzo), per un totale di 42mila[58]. Ma i dati potrebbero ancora essere al ribasso, poiché è possibile che siano stati conteggiati solo i decessi avvenuti in ospedale e non le persone decedute in casa. Per di più pare che nei giorni centrali del contagio, a Wuhan, siano stati fatti arrivare addetti alla cremazione da altri Paesi, in modo da garantire l'operatività degli impianti giorno e notte[59].

Complessivamente, poi, in Cina (al 25 marzo) risultavano essere morte di Covid-19 solamente 3.285 persone, a fronte delle 3.434 in Spagna e delle ben 6.280 in Italia[60]; dunque se ne deduce che il tasso di mortalità fosse del 4% in Cina, del 7,2% in Spagna e quasi del 10% in Italia. In che modo si può spiegare questa strana discrepanza? Qualcuno ha ipotizzato che il virus cinese e quello "europeo" siano differenti, ma poi è arrivata la smentita dal mondo scientifico, che ha chiarito come il Coronavirus non abbia subito mutazioni di sorta dal momento in cui è comparso a quello in cui è giunto in Europa. Quindi taluni hanno sostenuto che italiani e spagnoli abbiano un fenotipo diverso dai cinesi e che siano quindi più vulnerabili, magari pure in ragione dell'età media maggiore, il che potrebbe essere confermato dal basso tasso di mortalità in altri Paesi europei molto diversi dal nostro (ad esempio i Paesi nordici); ma si tratta di una teoria ancora da confermare e, al momento, non sembra avere basi consolidate. Anzi uno studio cinese, di cui parlerò più avanti, mostra che gli asiatici sono maggiormente vulnerabili al Covid-19[61]. Un'altra ipotesi vuole che i dati non siano tra loro confrontabili in quanto le autorità cinesi ed italiane/spagnole conteggiano i decessi in maniera differente. Ovvero, in Italia e Spagna si contano tra i morti di Covid-19 anche coloro che sono deceduti perché già cagionevoli di salute o con altre patologie pregresse, e non solo i decessi dovuti unicamente al Coronavirus. L'ultima teoria, rafforzata dalle prove sin qui esposte, sembra essere la più probabile: la Cina sta mentendo, non solo sui morti ma pure sui contagi. Quest'ultima è la tesi di Neil Ferguson, esperto di salute pubblica dell'Imperial College di Londra che, già a fine gennaio, ipotizzava un numero di contagi in Cina nell'ordine dei 100mila, a fronte degli appena 4500 dichiarati. Secondo gli studi per l'OMS condotti da lui e dal suo team, infatti, il virus ha un tasso riproduttivo di 2,5-3%, il che significa che ogni persona infetta può averlo trasmesso ad altre tre. "La mia ipotesi migliore è forse 100mila casi di Coronavirus in questo momento, anche se i numeri potrebbero andare da 30mila a 200mila, ma quasi certamente diverse decine di migliaia di persone sono infette"[62], ha dichiarato Ferguson.

Un ulteriore dato da tenere in considerazione al riguardo è quello relativo al numero di utenti di telefonia mobile nei primi due mesi del 2020: secondo quanto riportato da Bloomberg sulla base dei dati rilasciati dalle autorità cinesi, si è registrato un calo di ben ventuno milioni di utenze, un trend negativo mai registrato finora (i dati a nostra disposizione partono dal 2000). In particolare, gli abbonati dell'operatore *China Unicom Hong Kong Ltd.* sono diminuiti di 7,8 milioni, mentre *China Telecom Corporation* ha dichiarato di aver perso 5,6 milioni di utenti[63]. Certo, è poca roba rispetto al miliardo e 600 milioni di utenti totali del Paese asiatico, ma potrebbe essere un valido indicatore del numero di decessi, specialmente perché oggi in Cina l'utilizzo del cellulare è praticamente indispensabile, e da dicembre è obbligatorio il riconoscimento facciale per attivare una nuova utenza telefonica[64]. Non esiste praticamente alcun tipo di pagamento che non si faccia tramite smartphone, compresi il versamento delle pensioni o le spese di piccola entità come i biglietti per i mezzi pubblici o il parrucchiere. Detto altrimenti, significa che senza telefono cellulare si è inesistenti, specie in questo periodo in cui, per poter circolare, è necessario il *codice verde* di cui parlavamo prima. Ecco perché questo drastico calo dell'utenza, che pure può avere altre spiegazioni, insospettisce non poco. Ad esempio, va detto che l'epidemia ha ridotto moltissimo la migrazione interna, e ciò potrebbe effettivamente spiegare il minor numero di contratti di telefonia mobile in ragione del fatto che chi si reca al lavoro lontano da casa (magari in un'altra provincia o regione), generalmente, stipula un contratto locale in aggiunta a quello "di casa"[65]; in più, per due mesi, i confini cinesi sono stati bloccati ed è comprensibile che molti lavoratori esteri non abbiano rinnovato i contratti. Ma dal momento che il governo di Pechino ha dichiarato che il 90% delle aziende del Paese, tranne quelle nell'Hubei, ha ricominciato a lavorare a pieno ritmo già a fine marzo, la drastica riduzione di contratti telefonici può davvero essere indicativa del fatto che sia stata fatta qualche manipolazione dei dati. E poi c'è da dire che, a seguito della chiusura delle scuole, è stato istituito (o si presume che sia stato fatto) un monumentale servizio di teledidattica, il quale dovrebbe comportare se non un aumento dei contratti telefonici, quantomeno il mantenimento di quelli già in essere, o al limite un lieve calo. Oltre a ciò, si è altresì registrato un calo delle utenze fisse (da 190,83 milioni a 189,99, 840mila unità in meno), a fronte di un notevole incremento delle medesime nello stesso periodo dello scorso anno[66]. Qualcuno sostiene che il governo cinese non sia così maldestro da mentire in modo tanto grossolano e poi lasciarsi sfuggire le prove del misfatto, ma la scarsa trasparenza del PCC ci ha abituati a questo e altro: già nel 2002-2003 Pechino aveva nascosto i dati reali del contagio e negato inizialmente la diffusione della SARS, informando il mondo dell'epidemia dopo ben cinque mesi (solo il rapido intervento dell'OMS, all'epoca guidata dalla norvegese Gro Harlem Brundtland[67], impedì la diffusione capillare del contagio). E più recentemente, nel 2008, il PCC ha permesso l'insabbiamento dello scandalo del latte contaminato da melamina, consentendo al Ministero della Salute cinese di correggere quasi a suo piacimento il bilancio di vittime e ricoverati[68].

In ultimo (ma non per importanza), la tesi che la Cina abbia nascosto i numeri reali dei contagi e dei decessi è stata confermata dai servizi segreti USA in un rapporto inviato alla Casa Bianca, di cui tre funzionari hanno riferito a Bloomberg; della medesima opinione il professor James Craska dell'US Naval War College[69] e il presidente americano, che ha fatto intendere di essere ben poco sorpreso di questa manipolazione dei dati[70]. Del resto, non è la prima volta che Trump si espone in questo modo, avendo già dichiarato che "il mondo pagherà a caro prezzo il fatto che la Cina abbia rallentato la condivisione delle informazioni sul virus"[71]. Più diretto invece il vicepresidente Mike Pence, che alla CNN si è così espresso:

> "La realtà è che avremmo potuto prepararci meglio ad affrontare questa pandemia se la Cina ci avesse fornito informazioni più affidabili. È ormai evidente che la Cina stava avendo a che fare con questa emergenza già prima di dicembre, forse già nel mese di ottobre"[72].

Mentre il senatore del Nebraska Ben Basse ha chiarito:

> "Che gli Stati Uniti abbiano più morti da Coronavirus della Cina è una fake news. Non serve commentare informazioni classificate per capire l'ovvio: il Partito comunista cinese ha mentito, sta mentendo e continuerà a mentire, per proteggere il suo regime, la sua economia e la sua dittatura"[73].

Deborah Birx, immunologa del Dipartimento di Stato e consulente della Casa Bianca sulla pandemia, ha quindi specificato che i bollettini cinesi hanno probabilmente influenzato il metodo di conteggio in altre parti del mondo, dove ugualmente i numeri potrebbero essere superiori a quelli ufficiali[74]; i maggiori indiziati in tal senso sarebbero Corea del Nord, Iran, Indonesia e Russia. Paesi che storicamente non hanno fatto della trasparenza il proprio cavallo di battaglia...

1.4 - Due casi significativi

Dicevamo, qualche pagina più indietro, che molti decessi potrebbero non essere stati conteggiati poiché avvenuti in casa e non in ospedale. Un caso diventato piuttosto celebre è quello di Zhang Bella che, al *New York Times*, ha raccontato di come sua nonna sia stata frettolosamente dimessa dall'ospedale in cui era stata ricoverata, nonostante all'epoca (inizi o marzo) il governo fosse a conoscenza del contagio: i medici si sono limitati a prescriverle qualche farmaco per la febbre. Qualche giorno dopo, quando la notizia del contagio ha iniziato ufficialmente a circolare nel Paese, anche il nonno di Zhang è stato assalito da febbre e problemi respiratori, ed ha subito cercato un posto in ospedale. Tuttavia, dato che le strutture ospedaliere erano già al collasso, i medici lo hanno rimandato a casa e gli hanno intimato di osservare una rigida quarantena, senza nemmeno accertarsi se fosse o meno stato infettato dal Coronavirus. In pochi giorni la sua situazione è peggiorata drasticamente e, il 1° febbraio, l'uomo è morto, benché non sia dato sapere se figuri o meno tra i decessi da Coronavirus. Quanti altri casi simili ci ha nascosto la Cina? Un altro caso significativo è quello di Li Liang che, come racconta *Caixin*, è stato dichiarato guarito il 25 febbraio e posto in isolamento precauzionale a Wuhan per altre due settimane. In quarantena ha però iniziato a sentirsi male di nuovo, ma nessun medico lo ha visitato poiché il suo caso risultava già risolto e, il 5 marzo, è deceduto; eppure Li è ancora oggi conteggiato tra le persone guarite[75]. Di nuovo, la domanda è: quanti altri casi simili ci ha nascosto la Cina?

1.5 - Menzogne, videosorveglianza e altri "vizi" del comunismo

Se il numero di contagi e decessi ufficialmente comunicati da Pechino è quantomeno sospetto, i dati sull'effettiva ripresa dell'economia cinese non sono da meno. Secondo *Caixin*, come riportato sul settimanale *Tempi*, "il governo centrale calcola la ripresa economica di fabbriche e aziende in base al consumo di energia. Per questo, chiede a tutti i segretari locali del Partito comunista di rispettare certe quote di elettricità consumata. I segretari si rifanno sui proprietari delle aziende, che a loro volta azionano e fanno andare anche tutta la notte macchinari, luci e condizionatori. Le aziende però restano vuote e i dipendenti a casa per mancanza di lavoro. Così le quote sono rispettate e l'economia riparte sulla carta, anche se nella realtà non cambia niente"[76]. In questo modo il partito di Xi Jinping ha fatto della fantomatica ripresa economica un vanto del Paese, in perfetta sintonia con la guerra d'immagine che Pechino sta portando avanti da anni, evidentemente finalizzata a modellare tutti gli altri Paesi a propria immagine e somiglianza. Prova ne è che il 19 aprile 2020, attraverso le ambasciate di tutto il mondo, il Ministero degli Esteri cinese ha diramato un documento dall'esplicito titolo "Seguire il pensiero di Xi Jinping sulla diplomazia per costruire una comunità con un futuro condiviso per l'umanità, attraverso la cooperazione internazionale contro il Covid-19"[77]. Ma l'espressione *futuro condiviso* non deve trarre in inganno: non si intende creare un modello unico che si adatti a tutte le nazioni, bensì un modello cinese al quale le altre nazioni si dovranno adeguare. E bisogna riconoscere che Xi Jinping è stato molto bravo nello sfruttare la pandemia per riaffermare il ruolo centralissimo del sistema comunista, che ultimamente iniziava a scricchiolare e che necessitava quindi di riaffermarsi mettendo a tacere critiche e dissensi. In che modo? Attraverso l'inasprimento delle repressioni, la reclusione dei *liberi pensatori*, la censura applicata a tutti i livelli e l'imposizione di un controllo orwelliano a 360 gradi, motivato con presunte esigenze di sicurezza nazionale. Proprio la pandemia ha infatti consentito al *compagno Xi* di portare la videosorveglianza dei suoi *sudditi*, che già era estesa a uffici, fabbriche ed università, ad un livello finora impensabile, fin dentro le abitazioni private. Non è uno scenario distopico, ma quanto realmente accaduto in molte province cinesi, dove i funzionari locali del Partito comunista hanno installato telecamere di sorveglianza davanti e addirittura dentro le case di coloro che sono stati posti in quarantena per sicurezza. A raccontarlo è un ben documentato articolo della CNN[78] secondo il quale, entro la fine dell'anno, la Cina avrà installato un totale di 567 milioni di telecamere in tutto il Paese (erano 349 milioni nel 2018); per avere un termine di paragone, si pensi che negli USA, sempre entro la fine dell'anno, se ne conteranno circa ottantacinque milioni. Già a febbraio, sulla piattaforma *Weibo*, un ufficio governativo di Nanjing informava appunto che le persone in quarantena sarebbero state sorvegliate giorno e notte grazie a telecamere installate davanti alla porta di casa, presuntivamente per risparmiare sul personale e aumentare l'efficienza del controllo. La stessa cosa avviene del resto nelle città di Qianan ed Hangzhou, dove sono state installate 238 telecamere, secondo quanto affermato dal governo locale e dal colosso statale *China Unicom*. Idem a Pechino, Shenzhen, Nanjing e Changzhou. Ed è proprio un funzionario di quest'ultima città, indicato con lo pseudonimo di William Zhou, ad aver confermato alla CNN che le autorità lo hanno obbligato ad installare una telecamera con l'obiettivo rivolto verso la porta di ingresso dell'appartamento, per controllare la sua effettiva permanenza in casa durante tutto il periodo di quarantena[79]; alla sua domanda del perché la camera non fosse stata installata fuori dall'appartamento, i funzionari hanno risposto che temevano atti di vandalismo. "La telecamera ha avuto un enorme impatto psicologico su di me", spiega Zhou. "Ho smesso di fare telefonate, temendo di essere registrato. E non potevo fare a meno di preoccuparmi anche quando andavo a dormire, dopo aver chiuso la porta della camera da letto. È un'invasione troppo grande della mia privacy"[80].

D'altronde, sono anni che il regime di Xi Jinping si vanta del suo perfetto sistema di videosorveglianza: già cinque anni fa, a Pechino, si contavano ben 430mila telecamere, come raccontava un articolo del Corriere della Sera[81]. Tutte insieme hanno il preciso scopo di osservare attentamente ogni benché minima violazione della legge, per poi assegnare ad ognuno un punteggio sulla base di quanto si è comportato da *cittadino modello*[82]. Basta un ritardo nel pagamento delle tasse o un'infrazione del codice stradale per far abbassare il punteggio ottenuto, col rischio di essere inseriti in una blacklist che preclude l'accesso ad alcuni servizi (specialmente finanziari) o ad alcuni impieghi lavorativi[83]; secondo il settimanale *Tempi*, grazie a questo sistema, "il partito comunista ha impedito nel 2018 a 17,46 milioni di cinesi di acquistare biglietti aerei e a 5,47 milioni di prendere il treno ad alta velocità"[84]. Ma mentre è chiara l'ideologia tipicamente comunista dietro questi evidenti abusi di potere, resta ignoto il motivo per cui nessuna delle tante organizzazioni per i diritti umani abbia protestato per questa violazione della privacy.

Il fatto è che, per qualche strana ragione, nessuno ha protestato neppure per altre violazioni dei diritti umani delle quali il regime cinese si è reso protagonista, e di cui i seguenti casi sono perfettamente esplicativi: il primo è quello riportato dal sito cinese Tencent riguardante un'intera famiglia della città di Lianshui, blindata in casa dalle autorità con sbarre di ferro e sulla cui porta è stato affisso il cartello "In questa casa vive una persona rientrata da Wuhan. È vietato toccare"; il proprietario dell'appartamento, contattato da Beijing News, ha confessato che se un vicino di casa non avesse passato del cibo dal balcone, lui e la sua famiglia sarebbero morti di fame[85]. Il secondo caso è persino più agghiacciante: il 17 gennaio Yan Xiaowen, di quarantanove anni, ha fatto ritorno al suo paese natale dopo aver trascorso il Capodanno a Wuhan, dove il sindaco Zhou Xianwang aveva invitato i cittadini ad un banchetto in cui decine di migliaia di persone si riunirono in strada, portando cibo da casa[86]. Tre giorni dopo, Yan ha iniziato a manifestare i primi sintomi da Coronavirus e, il 23 gennaio, le autorità lo hanno prelevato e messo in quarantena in un centro governativo, insieme al figlio undicenne Hongwei. Essendo vedovo ed avendo un figlio disabile, il diciassettenne Cheng, l'uomo aveva raccomandato ai funzionari del locale Partito comunista di prendersene cura, poiché a causa della patologia non era in grado di muoversi, parlare e mangiare autonomamente. Tuttavia la sua raccomandazione non è stata ascoltata e così, dalla quarantena forzata, Yan ha lanciato un disperato appello su internet, il 28 gennaio:

> "Ho due figli disabili. Il maggiore, Cheng, è affetto da paralisi cerebrale. Non può muoversi, non può parlare ne' prendersi cura di se stesso. È solo a casa già da sei giorni, senza nessuno che lo lavi o gli cambi i vestiti, non ha da mangiare ne' da bere. Ho paura che possa morire presto. Vi prego, aiutatelo"[87].

In un post successivo, Yan scrisse che i funzionari del Partito gli avevano comunicato di aver dato da mangiare al figlio solo due volte in cinque giorni, ed avevano progettato di trasferire i tre familiari nel medesimo centro di quarantena; quando però si recarono a casa dell'uomo per prelevare Cheng, si accorsero che questi era già morto. La vicenda è quindi stata riportata sul *Beijing Youth Daily*, che ha contattato i funzionari e riportato le loro dichiarazioni: "Noi abbiamo fatto quanto dovevamo e la verità è che è morto e basta. Ad ogni modo, i vertici hanno aperto un'indagine"[88]. Il sindaco della città ed il segretario del locale Partito comunista, alla fine, sono stati licenziati per negligenza, mentre Yan è guarito e tornato a casa col figlio undicenne, dichiarando alla stampa di non voler rilasciare alcuna dichiarazione. Ma davvero è questo il modello che dobbiamo e vogliamo importare dalla Cina? Dovremmo far *sparire* tutti i dissidenti e accettare che i media e il governo ci nascondano i fatti? Dovemmo lasciar morire la gente e dare spazio alla pseudoscienza come ha fatto il *China Daily*, organo ufficiale del PCC, che sta facendo passare il messaggio che l'antica medicina cinese, con agopunture e unguenti a base di erbe, possa far guarire dal Coronavirus[89]? Io credo che si possa puntare decisamente più in alto: ne abbiamo pienamente le capacità!

1.6 - La propaganda cinese sbarca in Occidente

Altro vanto del PCC, vero e proprio ribaltamento della realtà in puro stile comunista, è stato quello di aver risposto in modo tempestivo e con misure drastiche al contagio, consentendo quindi alla comunità internazionale di prepararsi. Ma sappiamo benissimo che le cose non sono affatto andate così, e dovremmo quindi chiederci quanti degli oltre 80mila contagi in Cina (e degli oltre tremila decessi) avrebbero potuto essere evitati se fossero state date in tempo le giuste informazioni e non fosse stata privilegiata la propaganda di Stato rispetto alla salute dei cittadini. Per avere una risposta è sufficiente dare un'occhiata al sito *Wuhanmemo.com*, dal quale emerge molto chiaramente che le ragioni della pandemia siano da ricercare quasi esclusivamente nei ritardi e nei silenzi del regime[90]. Ritardi che, secondo il consigliere per la Sicurezza nazionale degli Stati Uniti Robert O'Brien, sono costati al mondo intero un fatale ritardo di almeno due mesi nella lotta e nella prevenzione del contagio, oltre ad un drammatico calo di almeno due punti del Pil mondiale:

> "Se avessimo potuto sequenziare il virus e avere la cooperazione necessaria dalla Cina, se i team dell'OMS e i CDC americani fossero stati sul campo, avremmo potuto ridurre drasticamente quello che è successo in Cina e accade nel mondo"[91].

Critico sull'operato di Pechino e sulle cifre diffuse pure Mike Pompeo, Segretario di Stato degli USA che, relativamente ad una riunione telematica dei Ministri degli Esteri del G7, ha detto:

> "Ognuna delle nazioni che erano presenti al briefing di questa mattina era profondamente consapevole della campagna di disinformazione in cui il Partito comunista cinese è impegnato per coprire quel che è accaduto veramente"[92].

Dal canto suo l'emittente Fox News, un tempo vicina a Trump, ha definito la gestione cinese dell'epidemia "il più costoso insabbiamento governativo di tutti i tempi"[93]. Ma da Washington giunge altresì un'ulteriore pesante accusa nei confronti di Pechino: quella di aver deliberatamente condotto campagne di disinformazione sulla pandemia di Coronavirus, inviando addirittura messaggi falsi e dai toni allarmistici sui cellulari degli americani, per generare un senso di smarrimento e insicurezza. Non è la trama di un film di spionaggio, bensì il risultato di un'indagine condotta dal *New York*

Times secondo la quale molti cittadini statunitensi avrebbero ricevuto SMS riportanti una serie di notizie false, come quella del presidente Trump che avrebbe militarizzato le strade dell'intera nazione per evitare saccheggi e disordini o quella relativa alla volontaria diffusione del virus in Cina da parte dei soldati americani nell'ottobre 2019[94]. Nulla di cui sorprendersi, però: da tempo l'amministrazione Trump denuncia un'offensiva diplomatica del PCC in Occidente, avendo lanciato a più riprese un allarme non solo dal Dipartimento di Stato, ma anche da altri rami dell'amministrazione, come il National Security Council. Oltretutto, già a fine gennaio, due pubblicazioni scientifiche americane segnalavano come nella sola Wuhan il numero reale di contagiati potesse essere fino a undici volte superiore ai dati dichiarati. Per questo Washington, in prima linea nello smascherare l'azione propagandistica cinese, si aspetta una netta presa di posizione da parte dei suoi alleati e dell'Italia in particolare, dove la propaganda di Pechino sembra aver attecchito meglio che altrove. L'invito è quello di prendere esempio dal Canada, che più di altri ha dichiarato guerra alla campagna di disinformazione operata dalla Cina, complici i non buoni rapporti a seguito del caso di Michael Kovrig e Michael Spavor, due analisti canadesi incarcerati in Cina come rappresaglia per l'arresto a Vancouver della numero due di Huawei, Meng Wanzhou, nel dicembre 2018[95].

La propaganda sino-comunista, favorita dalla latitanza dell'UE in tempo d'emergenza e mirante ad accusare l'inefficienza dei sistemi democratici occidentali, non si è tuttavia limitata ad auto-attribuirsi il merito di aver sconfitto il virus e ad accusare gli USA: si è spinta a dichiarare che, per quanto il Covid-19 sia stato scoperto in Cina, potrebbe non avere origini cinesi (lo sostiene, tra gli altri, l'epidemiologo Zhong Nanshan), mentre l'ambasciata cinese di Tokyo parla di *Coronavirus giapponese* e l'ambasciata cinese di Canberra sostiene che definire il Coronavirus un *virus cinese* significhi politicizzare la questione[96]. Persino Trump è stato "bacchettato" dal portavoce del Ministero degli Esteri cinese, Geng Shuang, per aver definito il nuovo Coronavirus *un virus cinese*[97], motivo per cui il governo di Pechino ha fatto esplicita richiesta che ci si riferisca ad esso come Covid-19, in pura neolingua orwelliana[98]. Lo ammette d'altronde anche l'OMS sul suo sito, nella sezione "Che nome usa l'OMS per il virus?", dove leggiamo che "da un punto di vista di rischio di comunicazione, il nome SARS può avere delle conseguenze involontarie creando paure infondate, specialmente in Asia, che è stata più gravemente affetta dalla prima SARS nel 2003. Per questo ed altri motivi, l'OMS ha iniziato a riferirsi al virus come "il virus responsabile del Covid-19" o "il virus Covid-19" quando comunica con il pubblico"[99]. Nondimeno, in molte nazioni asiatiche questo virus viene ancora chiamato *virus cinese* o *virus di Wuhan* poiché, più di noi, sono a conoscenza delle manipolazioni mediatiche di Pechino. Molti occidentali sono invece stati presi alla sprovvista perché si sono fidati dell'OMS che, come vedremo, è fortemente influenzata dalla propaganda del PCC. Non è un caso che proprio dal 2015, casualmente nel pieno della presidenza della cinese Margaret Chan (2007-2017), l'Organizzazione Mondiale della Sanità abbia deciso di non nominare più i virus in base ai luoghi geografici di origine, contrariamente a quanto si era fatto in passato, per evitare discriminazioni[100].

Per non farsi mancare nulla, tramite l'agenzia di stampa nazionale *Xinhua* (partner dell'italiana *Ansa*, il che è tutto dire[101]), il PCC ha finanche sostenuto che "il mondo dovrebbe ringraziarci per il nostro grande sacrificio nella lotta contro il virus", concetto ribadito nel libro "A Battle Against Epidemic: China Combatting Covid-19 in 2020", in cui si esaltano propagandisticamente i meriti del regime e del presidente Xi Jinping nell'affrontare l'emergenza[102]. Non deve perciò sorprendere che proprio l'*Ansa* abbia scritto:

> "Covid-19: Cina modello globale per lotta ai contagi. Il suo impegno, ampiamente riconosciuto da tutto il resto del mondo, offre un esempio di come costruire una comunità umana unita dal futuro condiviso"[103].

Cosicché, grazie a queste e ad altre manipolazioni della realtà, il virus della propaganda ha colpito nientemeno che il canadese Bruce Aylward, vicedirettore dell'Organizzazione Mondiale della Sanità, il quale ha elogiato senza mezzi termini gli sforzi di Pechino nel contenimento dell'infezione, evidenziando il ricorso a "metodi di vecchio stampo" ed invitando gli altri Stati a prendere esempio. Rimane lecito il dubbio se le parole di Aylward non siano state influenzate dalla cospicua donazione di venti milioni di dollari che l'OMS ha ricevuto dalla Cina all'inizio dell'epidemia[104], come annunciato dal portavoce del Ministero degli Esteri di Pechino Geng Shuang. Inutile dire che la generosa donazione, quella sì, rinsalderà ancor di più le posizioni notoriamente "terzomondiste e filocinesi" dei dirigenti dell'Organizzazione Mondiale della Sanità, alle cui spalle lavorano scienziati con pochissimo o nullo potere decisionale[105]. D'altronde l'attuale direttore dell'OMS, l'etiope Tedros Adhanom Ghebreyesus, è stato eletto proprio con l'appoggio del blocco afro-asiatico capeggiato da Pechino, mentre gli USA sostenevano un altro candidato. Non stupisce, perciò, che Ghebreyesus abbia elogiato gli sforzi cinesi per contenere la malattia, rimarcando come la Cina abbia stabilito "un nuovo standard per il controllo delle epidemie"[106]. E, in fatto di elogi, non è stata da meno la rivista scientifica *The Lancet*, sulle cui pagine si legge:

> "Il successo della Cina si basa in gran parte sul forte sistema amministrativo che può mobilitare in tempi di minaccia, combinato con la volontà del popolo di obbedire a rigorose procedure di sanità pubblica. Sebbene ad altre nazioni manchi la politica di comando e controllo della Cina, ci sono importanti lezioni che i presidenti e i primi ministri possono imparare dall'esperienza cinese. I segni sono che quelle lezioni non sono state apprese"[107].

Come naturale conseguenza la propaganda filocomunista, rafforzata da immagini forti come quelle della massiccia disinfestazione lungo le strade cinesi operata da uomini in tuta protettiva e casco, ha trovato terreno fertile da noi, con persone che hanno dichiarato di voler prenotare un tavolo nei ristoranti cinesi non appena sarà terminata l'emergenza (ne sono personalmente testimone). Così, dall'essere il primo Paese che ha chiuso i voli da e per la Cina, siamo diventati il Paese che più ama l'Impero Celeste: alla faccia del razzismo degli italiani, che taluni denunciavano quando qualcuno auspicava il controllo e la messa in quarantena dei viaggiatori provenienti dalla Cina. Allora, in risposta a quel presunto razzismo, la comunità cinese aveva affisso nel nostro Paese cartelloni rossi con il pugno chiuso, simbolo politico tragicamente inequivocabile, sui quali si potevano leggere slogan del tipo "È solo un brutto raffreddore, stiamo insieme"[108]. Slogan che ricorda invero la triste vicenda di Bibbiano, quando il Partito Democratico definiva quel terribile scandalo "un semplice raffreddore"[109].

Intanto Corrado Formigli si diceva entusiasta della dittatura comunista, definendola "una fortuna" per i cinesi [110] (immaginiamoci il putiferio se avesse esaltato una dittatura di destra), mentre Alessandro de Angelis dell'*Huffington Post* dichiarava che "la Cina non è una dittatura, è una tecnocrazia illuminata"[111]. Indi seguì un interminabile elenco di altre testate, non necessariamente riconducibili alla sinistra, che ugualmente scrissero fior di articoli elogiativi nei confronti del PCC. Possiamo certamente ricordare il *Corriere della Sera* che, nelle parole di Guido Santevecchi, titolava trionfalmente: "Coronavirus, così il modello cinese ha funzionato: solo 36 nuovi casi a Wuhan"[112]. E se tanti giornali si limitarono a tessere le lodi della Cina per il modo in cui ha reagito all'epidemia, *Il Manifesto* volle strafare, con un "pezzo" di Simone Pieranni degno della peggior apologia del comunismo:

> "Un allenatore italiano, tra i tanti al di là della muraglia, ha spiegato che il governo cinese pensa davvero alla sua popolazione. [...] Il PCC ha gestito al meglio la crisi del Coronavirus perché uno Stato paternalista è in grado di fare breccia su una popolazione pronta a mobilitarsi in massa, a eseguire gli ordini se li ritiene giusti, corretti, volti a un'armonia, a una forma di stabilità economica e sociale"[113].

Peccato che la popolazione cinese non sembri particolarmente entusiasta delle misure intraprese dal proprio governo, altrimenti non si spiegherebbe il motivo per cui la vicepremier Sun Chunlan e il premier Li Keqiang, in visita a Wuhan, abbiano ricevuto soltanto fischi ed epiteti dai cittadini affacciati alle finestre[114]...

Ma nemmeno la politica nostrana è stata risparmiata da questo improvviso fascino orientale, che ha "contagiato" ad esempio la senatrice a vita di Italia Viva Daniela Sbrollini la quale, quasi rammaricata, ha dichiarato:

> "E' evidente che siamo in un Paese democratico dove non vige il regime comunista della Cina, che però in questo caso è riuscito a contenere l'epidemia adottando dei sistemi obbligatori di controllo e di schedatura dei propri cittadini. [...] Da noi la privacy e altri motivi ci impediscono di adottare le stesse misure"[115].

D'altra parte, che il *modello cinese* si sia diffuso da noi lo dimostra molto bene un caso di censura in puro stile comunista che, in quanto tale, non poteva che registrarsi nella *rossa* Emilia Romagna: qui il direttore generale dell'Ausl Romagna, Marcello Tonini, ha inviato una lettera a medici, infermieri e dipendenti invitandoli a non raccontare pubblicamente eventuali mancanze di materiale sanitario e a non contestare le scelte dell'azienda sanitaria ("evitare esternazioni troppo dettagliate o tecniche, e nell'incertezza limitarci comunque nella diffusione di notizie legate al nostro lavoro" ed evitare "di raccontare quella decisione del nostro superiore o della nostra azienda che non condividiamo, perché la pensiamo diversamente o perché ci crea ansia"). Contravvenendo giustamente a tale restrizione, sono invece stati gli stessi medici romagnoli a denunciare la scarsa fornitura di materiale sanitario da parte dell'Ausl. La situazione è evidentemente gravissima perché, dopo aver già perso oltre cento medici a causa del Coronavirus, è più che mai fondamentale denunciare queste carenze, in modo tale da sollecitare le istituzioni ad impegnarsi di più[116]!

Il caso più eclatante in assoluto è però stata l'istituzione da parte del governo di un'apposita unità *anti-fake news*, composta di sedicenti esperti il cui pensiero politico è palesemente allineato a quello del governo stesso, laddove a parti politiche invertite ci si sarebbe indignati per l'evidente azione di censura. L'annuncio della creazione di detta task force è infatti stato dato da Andrea Martella, dirigente del PD e sottosegretario alla Presidenza del Consiglio dei ministri con delega all'editoria, mentre i componenti della medesima sono l'editorialista di *Repubblica* Riccardo Luna, il direttore di *Fanpage* Francesco Piccinini (peraltro moderatore di diversi incontri del partito di estrema sinistra *Potere al popolo*) e lo "smascheratore" di bufale David Puente, in forza a *Open* di Enrico Mentana (sito affiliato al *CoronaVirusFacts Alliance*, creato da un centinaio di *debunker* professionisti)[117]; abbiamo poi una lista di *tecnici* costituita, tra gli altri, dal professor Ruben Razzante (che cura un blog sull'*Huffington Post*) e dalla ricercatrice universitaria Fabiana Zollo della Cà Foscari di Venezia, dove si è laureato Martella[118]. Inutile ricordare che ciascuno degli *esperti*, a modo suo, ha contribuito alla diffusione di notizie errate, come quando *Repubblica* parlava dei presunti duecento insulti antisemiti rivolti giornalmente alla senatrice Liliana Segre (da cui la "Commissione" omonima), o quando *Fanpage* promuoveva la campagna "abbraccia un cinese". Ma, allora, chi controlla i controllori? È evidente che ci troviamo dinnanzi ad una commissione che, come accade nelle peggiori dittature, decide arbitrariamente cosa è giusto e cosa no; cosa si può dire e cosa no; chi può parlare e chi no.

E se a sbagliare fossero gli stessi scienziati promossi dal partito? E se il virologo-superstar Roberto Burioni, anziché finire nell'oblio che meriterebbe, affiancasse la task force del politburo (pardon, governo) contro le fake news? Impossibile? Proviamo a leggere il punto 5 del documento "Convivere con COVID-19: proposta scientifica per riaprire l'Italia, gestendo in modo sicuro la transizione da pandemia a endemia" pubblicato sul sito *Medical Facts* di Burioni e redatto insieme ad altri undici scienziati italiani:

> "Condivisione della strategia comunicativa con l'Ordine dei Giornalisti e i maggiori quotidiani a tiratura nazionale, nonché le principali testate radio-televisive pubbliche e private per evitare i danni potenziali sia dell'allarmismo esagerato che della sottovalutazione facilona o addirittura negazionista (utilizzando anche l'esperienza sul campo nel rapporto medico-paziente)"[119].

In pratica, velatamente ma nemmeno troppo, si sta suggerendo ai giornalisti di lavorare insieme alle autorità e non indipendentemente; si sta cioè chiedendo al governo di controllare totalmente la stampa, in barba all'articolo 21 della nostra Costituzione che sancisce la libertà della medesima. Cosa ancor più grave, persino la *Rai*, TV di servizio pubblico, ha istituito "un osservatorio permanente per combattere le fake news sul Coronavirus", coordinato dal direttore di *RaiNews24* Antonio Di Bella[120], sebbene non sia chiaro quali fake-news vogliano censurare. Forse quelle che diffondono essi stessi?

Insomma, gira che ti rigira, vediamo bene che il vizietto dei comunisti di negare l'evidenza, spiare, fare propaganda ed infangare l'avversario non passa mai. Lo dimostra bene Hu Xijin[121], direttore del *Global Times* (testata in lingua inglese del partito comunista cinese), che su Twitter attaccava apertamente il modello italiano ritenuto non sufficientemente rigido. E lo dimostra altrettanto bene Fabio Massimo Parenti, professore associato dell'*Istituto Internazionale Lorenzo de' Medici* a Firenze che, dalle colonne del *Global Times*, pubblicava un editoriale il cui contenuto può essere riassunto nella frase: "L'Italia critica la Cina e ora ne paga il prezzo". Assiduo frequentatore del blog di Beppe Grillo, Parenti è in effetti diventato il più fervente propagandista di Xi Jinping, avendo perfino negato la conclamata responsabilità di quest'ultimo nella persecuzione degli Uiguri nella regione dello Xinjiang, colpevoli di avere una lingua e una religione diversa dal resto della Cina (sono in maggioranza musulmani)[122]. Se non bastasse, abbiamo poi l'ex sottosegretario leghista Michele Geraci, ora convinto sostenitore della *Via della Seta*, che su *Skynews* e sul *China Daily* prova a rispondere alla domanda se le democrazie occidentali abbiano o meno la capacità di fronteggiare efficacemente una simile crisi. Ebbene, secondo lui la risposta è no perché "contrariamente a quanto facciamo in Italia, la Cina parla di meno e fa di più, e lo fa per perseguire i suoi obiettivi di interesse nazionale, esattamente come dovrebbe fare qualsiasi governo"[123]. Senonché, vi è chiaramente più di una difficoltà nell'applicare il modello cinese in Italia o in Europa, e non solo per l'assenza di un regime dittatoriale che imponga una rigidissima quarantena, ma soprattutto perché la provincia dell'Hubei non rappresenta che una piccola parte dell'Impero Celeste e Pechino può permettersi di metterla in standby per qualche mese senza conseguenze tragiche per l'economia dell'intero Paese; al contrario, chiudere un intero Stato come l'Italia o addirittura un continente come l'Europa è impossibile, per motivi che penso siano chiari a tutti (meno che ai sostenitori del modello cinese). La ragione più evidente è naturalmente quella economica, come evidenzia un rapporto della società statunitense di ricerche finanziarie Moody's in cui si paventa, pur senza una chiusura totale come nell'Hubei, che l'Italia sarà tra i Paesi più colpiti dalla recessione. Al riguardo, *QuiFinanza* scrive:

> "Il Coronavirus peserà sul Pil dell'Italia, non sul rating. [...] L'economia era già fragile prima dell'epidemia e vulnerabile a tutto ciò "che non si è attenuto al copione" e il Covid-19 è fuori copione. Moody's nella sua analisi chiarisce che l'esplosione del virus nelle regioni dell'Italia settentrionale, che contano per circa il 41% del Pil del Paese, aggiunge ulteriore pressione al ribasso sulle già deboli prospettive di crescita dell'economia italiana e aumenta il rischio che il Paese scivoli in recessione. Il nostro Paese sarà uno dei più colpiti perché ha "pochissimo" spazio di manovra in termini di politica monetaria e fiscale per reagire. Sebbene il livello e la durata dell'impatto siano in questa fase altamente incerti, una temporanea crisi di consumi e produzione è altamente probabile"[124].

Massimo Roda e Ciro Rappacciuolo (del centro studi *Confindustria*) hanno a tal riguardo presentato sul *Corriere* un primo bilancio delle misure di chiusura totale del Paese, quantificando una inquietante perdita dello 0,8% del Pil per ogni settimana di chiusura, stima altresì condivisa dall'Ifo (istituto di analisi economica)[125]. Ecco il motivo per cui, con cautela, si deve riaprire tutto quanto sia possibile. Alla faccia dei fautori della quarantena ad oltranza!

1.7 - Gli "aiuti" cinesi in Italia

La narrazione mistificata dei fatti, in cui l'untore diventa il salvatore, nell'era del Coronavirus è stata accompagnata da diversi post volutamente imprecisi su Facebook, tra i quali il seguente pubblicato dall'Ambasciata cinese in Italia:

> "Pechino chiede alle aziende cinesi di "inviare immediatamente in Italia respiratori e mascherine". Il Governo cinese è pronto a fare la sua parte in segno di profondo ringraziamento verso l'Italia che ha aiutato il Paese nel momento del bisogno. Pechino è disposta a fornire all'Italia ventilatori polmonari, mascherine, tra cui anche ad alta tecnologia, tute protettive e tamponi per i test sul Coronavirus. Questa è la decisione presa dal governo cinese al colloquio telefonico tra il ministro degli Esteri cinese Wang Yi ed il suo omologo italiano Luigi Di Maio"[126].

Peccato che si ometta completamente di precisare che i ventilatori polmonari in questione facciano parte di una commessa, alla quale il governo cinese darà priorità assoluta. Perciò, per quanto possa essere una buona notizia, considerato oltretutto che il materiale sanitario ci è stato inizialmente negato persino dai nostri "vicini" europei, rimane pur sempre una commessa che l'Italia dovrà pagare alla Cina. E non cambia il fatto che nell'accordo sia previsto l'invio di un'equipe di medici cinesi specializzati e di altro materiale sanitario, perché sempre di una vendita si tratta! Per di più, non è nemmeno una proposta esclusiva che la Cina ha riservato a noi in segno di amicizia, quanto un'offerta commerciale che Pechino ha fatto pure ad altri Stati, tra i quali Corea del Sud, Iraq, Nepal e Gran Bretagna, ed alla quale il Ministro degli Esteri di Sua Maestà, Dominic Raab, ha opposto un netto rifiuto (subodorava forse l'inghippo?)[127]. Senza ricorrere a siti governativi particolarmente riservati, ma semplicemente scorrendo le notizie riportate sul profilo Twitter di Lijian Zhao, portavoce del Ministero degli Esteri cinese, viene infatti a galla l'amara verità: non abbiamo, come vorrebbe Di Maio, un posto speciale nel cuore dei cinesi[128]. Non a caso l'annuncio della *generosa donazione* cinese è ben presto sparito dalla pagina Facebook del *Movimento 5 Stelle*, sebbene molti lo abbiano ricondiviso contribuendo alla capillare diffusione di una notizia parzialmente inesatta. Di che stupirsi, d'altronde? La sinofilia dei *pentastellati* è notoriamente irriducibile, come risulta dall'intervista del *Global Times* a Pierpaolo Sileri, viceministro della Salute, che "loda la Cina per aver dato l'esempio nella lotta al Covid-19"[129]. Eppure, per dirimere la questione delle mascherine e dei respiratori, sarebbe stata sufficiente una brevissima ricerca su una qualunque delle agenzie di stampa più note (tra cui l'*Ansa*) per scoprire che "la Cina è pronta a fornire all'Italia mille ventilatori polmonari, che l'Italia si appresta ad acquistare"[130] (dovevano essere 2500 in origine). A questo proposito, il quotidiano economico-finanziario *Milano Finanza* precisava tra l'altro che il gruppo *Class Editori*, di cui fa parte il quotidiano stesso e che ha una partnership con *Xinhua*, ha fatto da mediatore col governo cinese, insieme a Intesa San Paolo, per l'acquisto di materiale sanitario. In particolare sarebbe stato Walter Ricciardi, consulente medico del ministro della Salute Roberto Speranza, a stimolare il rapporto con la Cina e a contattare l'amministratore delegato di Intesa San Paolo, Carlo Messina. Il quale ha reso nota l'intenzione dell'istituto bancario di investire fino a cento milioni di euro per far fronte all'emergenza, in collaborazione con l'ambasciata di Pechino ed altri istituti bancari tra cui Banco BPM, Unicredit e UBI[131]. Oltretutto "la maggior parte dei ventilatori inviati in Italia arrivano dall'azienda cinese Mindray, che vende i suoi prodotti a un prezzo inferiore dei suoi concorrenti globali"[132]: lo scrive Alessandra Bocchi sul *Wall Street Journal*. Siamo quindi di fronte ad una palese concorrenza sleale, che ben si integra nella cosiddetta strategia cinese di *soft power*, "un termine utilizzato nella teoria delle relazioni internazionali per descrivere l'abilità di un potere politico di "persuadere, convincere, attrarre e cooptare, tramite risorse intangibili quali cultura, valori e istituzioni della politica". L'obiettivo è quello di migliorare la propria immagine, influenzare l'opinione pubblica, al fine di ottenerne un vantaggio di potere"[133], come leggiamo su TPI.

Anche fonti della Protezione Civile e della Farnesina, pur non avendo inspiegabilmente comunicato i costi di questa operazione nemmeno su richiesta della stampa[134], hanno comunque confermato che l'invio di materiale sanitario in Italia è parte di un mero accordo commerciale, del quale Di Maio ha semplicemente fatto da tramite in virtù del fatto che la Cina è uno dei maggiori produttori al mondo di macchine e prodotti medicali. Prova ne è che, a inizio marzo, il viceministro dell'Industria cinese Wang Jiangping, da Wuhan, ha esortato le aziende produttrici di materiale sanitario a "venire incontro alla domanda crescente di prodotti medicali dall'estero" poiché "la Cina ha già soddisfatto la domanda di forniture mediche"[135]. Per dirlo in altri termini, significa semplicemente che Pechino ci ha venduto l'eccedenza di materiale sanitario risultante dalla progressiva diminuzione del numero di contagi interni al Paese. Ma ancora non basta: secondo un'indagine del *New York*

Times, parte dei dispositivi di protezione individuale che la Cina ha venduto all'Italia erano in realtà gli stessi che l'Italia aveva donato al Paese asiatico[136]! Un'accusa pesante, che arriva però da più testate tra cui lo *Spectator*, che ha scritto:

> "Prima che il virus colpisse l'Europa, l'Italia aveva inviato tonnellate di DPI (dispositivi di protezione individuale, nda) in Cina per aiutare a proteggere la propria popolazione. La Cina ha quindi rispedito i DPI italiani in Italia. Parte di essi, nemmeno tutti…"[137].

Quanto all'invio del team di medici cinesi esperti nella lotta al Coronavirus, il ministro degli Esteri Wang Yi ha specificato che "se l'Italia lo richiede, possiamo anche mandare degli esperti"[138], i quali si recheranno altresì in diversi Paesi europei. Di nuovo, non siamo quindi di fronte ad una proposta amichevole rivolta solo a noi, ma ad un aiuto inviato su precisa richiesta del governo italiano, i cui costi rientrano probabilmente negli accordi di cui sopra. D'altra parte, quando mai il benefattore ha chiesto al beneficiato se volesse il suo aiuto, se non appunto nel caso in cui non si tratti di beneficenza?

Ma nel quadro di questa ambiziosa operazione commerciale, malamente camuffata da iniziativa benefica, rientra pure la sottoscrizione del "Patto di amicizia" tra Como e la città di Liyang che ha inviato, con la mediazione del suo presidente della Camera di Commercio in Italia, Zhu Youha, un primo stock di duemila mascherine protettive uguali a quelle usate a Wuhan, al quale ha fatto seguito dopo breve un secondo carico[139]. Che faceva sempre parte dell'accordo siglato tra Di Maio e Wang Yi per la fornitura di 30mila tute protettive, 100mila mascherine e 50mila tamponi, dei quali il carico di cui sopra non era che un misero anticipo. Altro che beneficenza!

Un po' diverso è il discorso che riguarda tutte quelle aziende (quali *Xiaomi*[140]) e quelle comunità cinesi, come pure la Croce Rossa cinese, che hanno autonomamente deciso di inviare a titolo gratuito aiuti in Italia: a loro va ovviamente il mio più grande ringraziamento. Invero, però, la mano che la Croce Rossa cinese ha teso al nostro Paese non deriva tanto dallo speciale rapporto di amicizia che ci lega all'Impero Celeste, quanto piuttosto dal regolare protocollo di solidarietà tra le varie sedi nazionali del CICR (Comitato internazionale della Croce Rossa), che è un ente privato sul quale il governo cinese ha ben poca autorità. Per di più il rapporto tra la nostra Croce Rossa e quella cinese è particolarmente buono, soprattutto in virtù del fatto che il presidente della Croce Rossa italiana e internazionale è il nostro concittadino Francesco Rocca. Perciò, il 10 marzo, Rocca non ha fatto altro che telefonare al suo omologo cinese Chen Zhu, raccontargli la situazione in Italia e, due giorni dopo, è arrivato l'aiuto dal Paese asiatico. Nulla di strano visto che, ad esempio, durante l'emergenza del terremoto del Sichuan, nel 2008, la CRI inviò aiuti umanitari a Pechino. Semmai, è strano che sia stato autorizzato un volo commerciale diretto dalla Cina all'Italia, un caso senza precedenti. Ma l'Enac (Ente nazionale per l'aviazione civile) ci fa sapere che è stata fatta un'eccezione in virtù del fatto che si trattava di un volo di aiuti umanitari[141]. Dato però che quel che conta è l'immagine, e che molti non hanno pensato a questo reciproco scambio di aiuti tra le sedi del CICR, non possiamo che notare come questo sia, da parte di Pechino, un messaggio politico fortissimo riassumibile nella frase: "avete chiuso i voli dal nostro Paese, ed ora non potete fare a meno di noi"[142]. E infatti neppure questo evento è stato esente dall'azione propagandistica del PCC: per essere certi che non passasse inosservato, i rappresentanti l'Ambasciata cinese in Italia hanno appunto ben pensato di trasmettere in diretta streaming l'atterraggio del volo "umanitario" della *China Eastern Airlines* a Fiumicino, con l'ambasciatore Li Junhua ad attendere. Luigi Di Maio ha ovviamente fatto la sua parte in tutto ciò, annunciando tramite Facebook di avere un'importante comunicazione e registrando a sua volta una "diretta della diretta" cinese, seduto al tavolo con Rocca e il capo della delegazione di medici cinesi (ottenendo un numero di condivisioni eccezionale). Poi l'immancabile discorso di rito del nostro Ministro degli Esteri:

> "Ieri sera sono arrivate trentuno tonnellate di materiali tra cui quaranta ventilatori che salveranno la vita ai nostri concittadini e tante altre attrezzature. Nei giorni scorsi ho avuto una proficua conversazione con Wang (che poi sarebbe il nome e non il cognome, nda) e grazie a questa collaborazione siamo riusciti a ottenere non solo questo materiale in donazione, ma stiamo riuscendo a ottenere anche altre attrezzature"[143].

Peccato che questa munifica donazione, alla quale tanta importanza è stata data, sia servita a malapena ad organizzare una trentina di posti letto in rianimazione[144]. In più, mentre la Lombardia era alle prese con una partita di 200mila mascherine inutilizzabili inviate dalla Protezione Civile nazionale[145], il tanto sbandierato materiale sanitario arrivato a Fiumicino in data 12 marzo, insieme al team di medici cinesi, risultava ufficialmente ancora bloccato a Roma dopo ben quattro giorni. Sicché, considerato che non risultavano essere arrivati altri ingenti carichi di materiale sanitario oltre a quello cinese e che le mascherine inutilizzabili erano probabilmente state fabbricate fuori dall'Europa in ragione dell'assenza del marchio CE obbligatorio, qualcuno sospettò che queste facessero parte proprio della partita giunta dalla Cina il 12 marzo. Anche perché 200mila era esattamente il numero di mascherine che Di Maio si era vantato di aver ricevuto in regalo dalla Croce Rossa cinese: una coincidenza quantomeno curiosa! D'altronde Pechino non è nuova a questi "scherzi". Come quando ha venduto alla Spagna attrezzature per i test, a prezzi elevatissimi, che si sono poi rivelati difettosi o comunque inferiori agli standard europei, motivo per cui Madrid ha dovuto restituire 50mila kit alla Cina[146]. Oppure come in Olanda, dove le autorità hanno respinto i kit per i test e gli indumenti protettivi fabbricati in Cina, definendoli "scadenti" e mettendo in dubbio la qualità delle forniture che Pechino stava inviando al mondo[147].

A questo punto, forse nel timore che la solidarietà cinese non fosse stata sufficientemente recepita, si è ricorsi all'uso dei bot, particolari software che, simulando account reali, possono essere sfruttati per fare da cassa di risonanza a una particolare notizia. Un'analisi di Social Data Intelligence, realizzata dal Lab R&D di Alkemy Spa in collaborazione con Deweave, Luiss Data Lab e Catchy, mostra infatti come il 46,3% dei post su Twitter pubblicati tra l'11 e il 23 marzo con l'hashtag #forzaCinaeItalia sia stato generato da account automatizzati, come pure il 37,1% degli hashtag #grazieCina. La cosa interessante è che uno dei maggiori "utilizzatori" di #forzaCinaeItalia è risultato essere proprio il profilo ufficiale dell'Ambasciata cinese in Italia, che lo ha impiegato soprattutto in relazione all'arrivo a Fiumicino dell'aereo della *China Eastern* di cui sopra[148]. Ebbene, secondo lo studio, non è un caso: grafici alla mano, il livello di attività, condivisione e gradimento dell'account Twitter dell'Ambasciata cinese a Roma e dei post riguardanti l'operazione solidale fanno pensare ad un'operazione premeditata senza pari. Nel caso specifico, il team di ricerca ha ricostruito l'attività dei bot sulla base della definizione fornita dall'Oxford Internet Institute (Oii), che suggerisce alcuni criteri per riconoscere un account automatizzato da uno vero, tra cui il numero di post pubblicati ogni giorno (più di cinquanta equivalgono molto probabilmente ad un account automatizzato). E si dà il caso, come chiarisce il report di

Alkemy, che gli account analizzati "presentano una media di condivisione post su Twitter di oltre cinquanta tweet al giorno, arrivando il più attivo a 91,72 post. Tale attività è da considerarsi automatizzata. Ciò si riscontra inoltre dall'analisi della timezone (orario di pubblicazione), presumibilmente falso per via dell'attività continua nell'intero arco della giornata, senza pause tra la notte e il giorno". In aggiunta "si ritiene che gli account facciano riferimento alla stessa affiliazione politica, a favore degli interventi cinesi. Interessante che non vi siano riferimenti ad iniziative di altri Paesi (esempio Russia o USA). [...] Alcuni account presentano lunghi periodi di assenza di comunicazione", indice che si tratta di profili da sfruttare solo in casi straordinari[149].

L'utilizzo di questi hashtag è tra l'altro spesso associato alla condivisione di notizie false, come il video sul profilo Twitter ufficiale della portavoce del Ministro degli Esteri cinese, Hua Chunying, in cui si faceva credere che, in una strada di Roma, alcuni cittadini italiani avessero gridato "grazie Cina" e diffuso l'inno cinese. Al proposito *PagellaPolitica*, un sito "government-approved", ha scritto:

"Le scene che appaiono nel video diffuso il 15 marzo da Hua Chunying provengono in realtà da due video pubblicati il 14 marzo dal Corriere della Sera, che raccolgono una serie di filmati girati a Roma e a Torino e che non hanno niente a che fare con la Cina. In nessuno dei segmenti dei video del Corriere della Sera si sente l'inno nazionale cinese suonare in sottofondo. Al contrario, nel video pubblicato dalla funzionaria cinese si vede un uomo affacciato a un balcone intento ad applaudire mentre, in apparenza, risuona in contemporanea l'inno cinese. Lo stesso segmento di video appare in realtà al minuto 0:14 di uno dei due video pubblicati dal Corriere, con un diverso audio. L'uomo che appare nel video si trova a Torino e non, come suggerito nel video pubblicato dalla funzionaria cinese, a Roma. In maniera simile, al minuto 0:20 del filmato apparso nel tweet si vede poi anche una donna applaudire in modo entusiasta, mentre di nuovo viene riprodotto in contemporanea l'inno cinese. Anche in questo caso, nel video originale pubblicato dal Corriere, non si sente l'inno cinese. Inoltre, anche questa donna è stata ripresa a Torino e non a Roma. [...] Quindi, i video del Corriere della Sera sono stati manipolati e decontestualizzati, facendo passare gli applausi destinati a medici e infermieri come un gesto di apprezzamento dell'operato del governo cinese da parte dei cittadini italiani"[150].

1.8 - *La presunta solidarietà cinese*

Mentre eravamo immersi nell'emergenza fino al collo, il PCC lanciava la sua offensiva con la quale, in barba alla presunta "solidarietà" cinese, addossava la colpa del contagio proprio all'Italia. E lo faceva citando sui quotidiani di regime un'intervista concessa dal professor Giuseppe Remuzzi (direttore dell'Istituto ricerche farmacologiche Mario Negri) all'emittente americana National Public Radio (Npr), nel corso della quale il medico ricordava che alcuni medici di Bergamo notarono "polmoniti molto strane, e molto gravi, soprattutto fra persone anziane già a dicembre e perfino a novembre". Indi proseguiva: "Questo vuol dire che il virus circolava, almeno in Lombardia, prima che fossimo a conoscenza della crisi in Cina"[151]. Così, il *Global Times* colse la palla al balzo e, senza riferimento alcuno alle fonti, scrisse sul suo profilo Twitter che "l'Italia potrebbe aver avuto una strana casistica di polmoniti già a novembre e dicembre del 2019 con sintomi altamente sospetti del Covid-19"[152]. Poi fu la volta del popolare blog *T-House*, strettamente collegato alla tv statale *CCTV* (China central television):

> "Come riportato da Npr, il dottor Giuseppe Remuzzi sostiene che i medici ricordano di aver visto strane polmoniti già a novembre, il che può voler dire che il virus circolava in Italia prima ancora che i dottori in Cina ne fossero a conoscenza"[153].

Ed infine toccò al giornale pechinese di regime *Jiefang Daily*, che titolava: "Famoso esperto italiano: il virus potrebbe essersi diffuso in Italia prima dello scoppio in Cina". Peccato che Remuzzi, l'esperto cui si riferisce il titolo, avesse solamente alluso alla possibilità che in Italia il virus circolasse prima che si "fosse a conoscenza" della sua diffusione in Cina, non prima che "scoppiasse" l'epidemia. Peccato anche che i media cinesi abbiano del tutto omesso di aggiungere che Remuzzi, intervistato per *Il Foglio* (24 marzo 2020), avesse chiaramente specificato che "non c'è alcun dubbio che il virus sia cinese in base alla genetica. Le prime infezioni sono avvenute in Cina a novembre, forse anche prima, e se la Cina l'avesse detto prima... Questo è un esempio da manuale, da insegnare nelle Università, su come si possa manipolare l'informazione scientifica per ragioni di propaganda[154]".

Un altro esempio di "solidarietà" cinese? Lo apprendiamo direttamente da *Xinhua*, che a marzo scriveva: "East China's Zhejiang Province on Wednesday sent 3.86 million pieces, or 4,556 boxes, of protective equipment to help overseas Chinese in Italy fight the novel Coronavirus"[155], ovvero: "Mercoledì scorso la provincia dello Zhejiang nella Cina orientale ha inviato 3,86 milioni di pezzi, 4.556 scatole di equipaggiamento protettivo per aiutare i cinesi in Italia a combattere il nuovo Coronavirus". Al che Zhang Weiren, vicepresidente della "Federation of Returned Overseas Chinese", ha aggiunto: "I cinesi d'oltreoceano sono in difficoltà e i loro parenti in madrepatria dovrebbero dare loro il massimo sostegno"[156]. Agli italiani, che fino a prova contraria sono in maggioranza nel nostro Paese, nemmeno una menzione. Neppure una parola. Neanche il più lontano accenno. Chissà se i sostenitori della *Nuova Via della Seta* ricorderanno queste formidabili manifestazioni di solidarietà...

Una cosa possiamo certamente scommettere che non ricorderanno: gli aiuti provenienti dagli Stati Uniti. Non solo perché il presidente Trump non ha esattamente un ottimo rapporto con la Cina, ma soprattutto perché gli aiuti americani sono arrivati decisamente più in sordina. Eppure ci sono stati. Per cominciare, la *Fondazione Eli Lilly* (facente capo all'omonima casa farmaceutica statunitense) ha fatto sapere di aver donato agli ospedali italiani un milione di euro di insulina perché, come ha chiarito il direttore generale della Fondazione Concetto Vasta "vogliamo dare il nostro contributo e lo facciamo con uno dei farmaci che produciamo in grandi quantità. Produrre un farmaco come l'insulina sul nostro territorio è importante (la sede italiana dell'azienda è a Sesto Fiorentino, nda), perché ci consente di averne sempre a disposizione, anche in casi di emergenza"[157]. Inoltre il 22 marzo, dalla base tedesca di Ramstein, è decollato (con destinazione Aviano, in Friuli) un Lockheed C-130J Super Hercules dell'86esimo stormo Airlift Wing dell'aviazione statunitense, con a bordo un sistema mobile di stabilizzazione dei pazienti in grado di accogliere fino a quaranta pazienti per ventiquattro ore[158]. Il 30 marzo Trump ha invece avuto "un'amichevole conversazione telefonica" con Giuseppe Conte, ribadendo l'impegno degli USA di inviare in Italia forniture mediche per un valore di cento milioni di dollari. Inoltre, il presidente americano ha ordinato che gli impianti di produzione della General Motors venissero riconvertiti per la produzione di ventilatori polmonari, facendo chiaramente intendere che parte di quei macchinari sarebbero stati inviati all'Italia e ad altri Paesi in difficoltà[159]. Infine, una decina di giorni prima, è atterrato all'aeroporto di Villafranca di Verona un Douglas DC-8, decollato da Greensboro (South Carolina) con a bordo un ospedale da campo donato dalla *Samaritan's Purse*, un'organizzazione umanitaria cristiana evangelica statunitense[160]. A questo punto, molti faranno notare che gli aiuti della *Eli Lilly* e della *Samaritan's purse* provengano da enti privati e non dal governo americano, osservazione in se' molto corretta. Talmente corretta, che non si comprende perché non venga estesa agli aiuti cinesi, che parimenti provengono da enti, individui o aziende private e non dal governo centrale...

SECONDO CAPITOLO

2.1 - Modello coreano e geolocalizzazione

Nelle prime pagine di questo saggio ho brevemente menzionato il *modello coreano*, ma in cosa consiste esattamente quello che sembra essere l'esempio più virtuoso nella lotta al Coronavirus? Una delle soluzioni più interessanti, e anche delle più discusse, è stata quella di attivare in Corea del Sud un'applicazione per smartphones che consente di monitorare le persone, rilevarne i sintomi ed assicurarsi che restino in casa attraverso la geolocalizzazione GPS, le transizioni di denaro e le videocamere di sorveglianza. Il motivo delle polemiche che ruotano intorno a questa soluzione, lo si potrà immaginare, riguarda la violazione della privacy. Che ha però permesso a Seoul di limitare in maniera considerevole il numero di contagi e, cosa non meno importante, di non bloccare l'economia del Paese. Questo perché, come ha evidenziato il funzionario del Ministero che ha supervisionato lo sviluppo dell'app, Jung Chang-hyun, "per monitorare le persone in quarantena le amministrazioni locali hanno risorse umane limitate. Così, questo servizio di supporto rende più efficiente l'attività di osservazione".

Nello specifico, l'app contrassegna sullo schermo dello smartphone i vari edifici delle città in base a tre diversi colori: verde se un cittadino contagiato (senza che ne venga rivelata l'identità) vi ha transitato negli ultimi quattro-nove giorni, giallo se vi ha transitato dalle ventiquattr'ore ai quattro giorni precedenti e rosso se vi ha transitato nelle ultime ventiquattr'ore[161]. Non solo tecnologia, però. Parte del merito del successo coreano è difatti da attribuire alla collaborazione dei cittadini che, in una situazione di emergenza, hanno concesso alle autorità di accedere ai propri dati personali, agli smartphones ed alle loro carte di credito: si tratta di concessioni che, forse, per noi occidentali sarebbero improponibili. Ma il rallentamento dei contagi ha dato ragione al *modello Seoul*, che è sicuramente un metodo preferibile rispetto alla quarantena totale applicata in Cina e, con qualche riserva, da noi. In Corea, infatti, non è stata istituita alcuna "zona rossa" (se non nei centri più colpiti come la città di Daegu), ma è stata invece attuata un'ampia campagna di diagnosi precoce e tracciamento che ha funzionato molto bene, unitamente ad un sistema sanitario estremamente efficace. E il motivo di tale efficacia, che pone la Corea del Sud al primo posto per numero di letti ospedalieri ogni mille abitanti, risiede nel fatto che la sanità del Paese è quasi interamente privata. Ovvero, lo Stato dà una copertura assicurativa di base ai cittadini, ma gli ospedali sono gestiti da privati o da enti non statali nel 94% dei casi[162].

La geolocalizzazione e la cooperazione dei cittadini si integra poi con un'altra serie di misure straordinarie intraprese dal governo sudcoreano tra cui massicce operazioni di disinfestazione nei luoghi chiusi e sui mezzi pubblici, avvisi che le amministrazioni locali inviano ai telefoni delle persone per informarle di nuovi casi di contagio e postazioni di test per verificare *on the road* la positività al virus. Quest'ultime sono una sorta di *stazioni di servizio* dove i cittadini, restando a bordo delle loro auto, si recano per fare il tampone; il personale sanitario è ovviamente molto ben protetto con mascherine, visiere e pesanti camici per evitare qualsiasi tipo di contatto. Così, grazie a questi ed altri provvedimenti, la curva dei contagi in Corea del Sud ha iniziato a flettere già verso la metà di marzo, con una media giornaliera che al 18 del mese si aggirava sui settanta decessi, a fronte degli ottomila infetti. Su *La Stampa* Fabio Sabatini, professore di economia politica alla Sapienza, ha riassunto molto bene i tre cardini della strategia sudcoreana: 1) la situazione è stata comunicata con grande trasparenza ed è stata data grande enfasi al distanziamento sociale; 2) il *Korean Center for Disease Control*, KCDC, ha organizzato un formidabile sistema di raccolta di informazioni geolocalizzate per il tracciamento dei contatti dei contagiati; 3) sono stati effettuati test mirati, rapidi e precoci: fino a 20mila al giorno.

Relativamente all'Italia, Sabatini avverte invece che "c'è il rischio che, se non si tracciano i contagiati e la loro rete di contatti, al primo allentamento del lockdown l'epidemia riprenda a galoppare. Affiancare il sistema coreano al nostro lockdown aiuterebbe a conseguire risultati definitivi"[163]. Ed effettivamente qualcosa in tal senso sembra muoversi in Italia, dove Alfonso Fuggetta, docente del Politecnico di Milano, e Carlo Alberto Carnevale Maffè, docente della Bocconi, si sono offerti di progettare un sistema di tracciamento simile a quello coreano[164]. Tuttavia, nel nostro Paese le cose sono andate molto diversamente, ed auspicare l'introduzione di un simile sistema potrebbe non essere una buona idea per almeno quattro motivi: in primo luogo, in Corea, l'app è stata lanciata prima che il contagio si diffondesse a macchia d'olio come in Italia. In secondo luogo, ancora al momento della scrittura, non risultano essere disponibili per l'intera popolazione italiana i tamponi, senza i quali il tracciamento delle persone risulterebbe fine soltanto a se' stesso e, forse, a farci accettare in futuro l'imposizione di un sistema di controllo sul modello dei totalitarismi orientali. Inoltre, il trattamento dei dati personali potrebbe non essere di esclusivo dominio del governo, come invece avviene in Corea; infine, nel Paese asiatico, il tracciamento sarà limitato al solo periodo dell'emergenza, mentre non è chiaro se sarà altrettanto da noi. Ecco perché, inizialmente, avevano auspicato l'introduzione del sistema solo in pochissimi, tra cui Matteo Renzi e Walter Ricciardi. Ma, mentre scrivo queste pagine, pare che proprio su questo sia basata la cosiddetta *fase due* prevista dal governo e segnatamente da Vittorio Colao, ex manager di *Vodafone* ed attuale manager del fornitore di banda larga e di telecomunicazioni Verizon, ora a capo della task force responsabile dell'attuazione di detta fase.

L'idea è appunto quella di sostituire l'odiata autocertificazione scritta con un'applicazione per smartphones in grado di tracciare gli spostamenti dei cittadini risultati positivi al Covid-19, integrando un sistema di allerta per segnalare persone soggette a restrizioni; l'app sarà disponibile per tutti i sistemi operativi e si potrà scaricare, qualora lo si desiderasse, da un sito ufficiale del governo. Colao chiarisce appunto che "gli italiani che lo vorranno potranno essere tracciati nelle loro relazioni"[165], dunque non si tratterà, almeno per il momento, di uno strumento obbligatorio. Il problema sorgerà semmai nel caso, plausibile, in cui il tracciamento tramite smartphone venga mantenuto pure dopo l'emergenza, ad esempio per controllare i flussi di cittadini sui mezzi e nei locali pubblici. A quel punto ci sarà il rischio oggettivo che milioni di persone, ormai predisposte all'accettazione di un tale controllo, lo ritengano auspicabile o financo necessario, al punto da estenderlo obbligatoriamente a tutta la popolazione come nei peggiori scenari distopici: un conto è predisporre una simile misura in tempi di crisi, ben diverso è volerla applicare alla normalità! Qual è allora il confine tra privacy e libertà di movimento? Fino a che punto possiamo accettare un simile compromesso, al netto del fatto che chi non ha nulla da nascondere non dovrebbe preoccuparsi? Già oggi, se ci si pensa, un diffuso social quale Facebook conosce di noi più di quanto non conoscano alcuni amici, grazie ai *mi piace* che lasciamo ed ai collegamenti su cui clicchiamo; e ci suggerisce di conseguenza. La società di Mark Zuckerberg, in collaborazione con la Carnegie Mellon University, ha persino creato delle mappe dei contagi per monitorare la diffusione del Covid-19 e pianificare l'uscita globale dal lockdown[166]. Per questo i cosiddetti *Big Data* hanno assunto un'importanza fondamentale per la strategia marketing delle aziende le quali, grazie all'utilizzo di queste informazioni, riescono a conoscere in tempo reale i gusti e le abitudini dei loro clienti, suggerendo e indirizzando le scelte di acquisto. Non è fantascienza, ma quanto portato alla luce da uno studio pubblicato sul *New York Times* cinque anni fa[167]. E la situazione non ha fato che peggiorare nel frattempo, tanto che si è arrivati al punto in cui i commenti sgraditi possono essere rimossi dai social e gli utenti bloccati. Il prossimo passo sarà forse quello di togliere la possibilità di viaggiare, di ottenere autorizzazioni o permessi e di accedere a mutui o a carte di credito se si risulta "sgraditi" al regime? Certo, questo sarebbe lo scenario più estremo, ma resta il fatto che della questione si sono occupati in molti. E tra questi figura l'avvocato Laura Liguori (membro del Comitato Scientifico dell'Istituto Italiano Privacy) che, intervistata da *Il Giornale*, ha specificato che "in una situazione di emergenza si tende a contrapporre un diritto fondamentale come la salute a un altro come la privacy. È un po' come con la sicurezza dopo gli ultimi attacchi terroristici. Se le tecnologie di controllo diventano invasive, il rischio di una sorveglianza di massa è reale. Oppure il rischio di essere soggetti a decisioni interamente automatizzate, ad esempio per ottenere un mutuo o un'assicurazione. La salute e la protezione dei dati personali sono due diritti che non si contrappongono ma vanno contemperati nella difesa del diritti fondamentali"[168].

Al netto delle peggiori previsioni distopiche, la sperimentazione di un sistema di localizzazione finalizzata al tracciamento dei contagiati da Coronavirus è partita, prima che altrove, in Friuli-Venezia-Giulia, dove la multinazionale irlandese di servizi tecnologici *Accenture* ha gratuitamente messo a disposizione un'applicazione per il tracciamento, inizialmente testata da trecento volontari. L'app, secondo il presidente della regione Massimiliano Fedriga, dovrebbe garantire la privacy e l'accesso ai dati del dispositivo, in caso di positività da parte del proprietario, al solo personale medico che, attraverso un codice univoco, potrà quindi accedere ai dati necessari[169]. Intanto anche la casa automobilistica Ferrari presenta il suo personale progetto per la *fase due*, che prevedrà la riapertura degli stabilimenti e l'opportunità per ciascun collaboratore di servirsi di una app, con tracciamento dei contatti, per un supporto medico sanitario nel monitoraggio della sintomatologia del virus[170]. Naturalmente non potevano mancare all'appello i due colossi proprietari della quasi totalità dei sistemi operativi installati sui nostri telefoni: Google (con Android) ed Apple (con iOS). Anzi, per l'occasione, da eterni rivali sono diventati alleati, offrendo strumenti agli sviluppatori che stanno progettando le app per le istituzioni mondiali e che consentiranno il dialogo e "l'interoperabilità tra i dispositivi Android e iOS". Non solo: nei prossimi mesi sarà disponibile una piattaforma di *contact tracing*, basata sul sistema Bluetooth, che darà "massima importanza a privacy, trasparenza e consenso" degli utenti[171]; è del 29 aprile la notizia del rilascio della prima versione di un'app co-sviluppata dai due colossi delle comunicazioni[172].

La scelta definitiva per il nostro Paese, al momento della scrittura, sembra tuttavia essere ricaduta sull'app *Immuni* sviluppata dall'italiana Bending Spoons, fondata da un gruppo di trentenni. Ma le insidie non sono poche, come vedremo più avanti. Per ora basti sapere che Colao stesso ha ammesso che l'app servirà soltanto "se arriva in fretta, e se la scarica la grande maggioranza degli italiani. È importante lanciarla entro la fine di maggio; se quest'estate l'avremo tutti o quasi, bene; altrimenti servirà a poco"[173]. E per chi fosse preoccupato per la propria privacy, il Garante della medesima assicura che "quando una persona risulta positiva, le autorità cercano di tracciare e isolare tutte le persone che l'infetto ha incontrato nei giorni precedenti. Per evitare che il virus si diffonda occorre cioè ricostruire la sua rete di contatti. E per farlo si sfrutterà la tecnologia che utilizza il Bluetooth come sistema di connessione senza fili tra dispositivi e di registro per rintracciare gli spostamenti dell'individuo contagiato e le vittime potenziali. Chi scarica la app viene perciò dotato di un identificativo temporaneo che cambia ogni dieci-quindici minuti (per garantire l'anonimato): se dovesse risultare positivo dovrà registrarlo sulla app, la quale incrociando i dati avvertirà con un SMS chiunque nelle ultime due settimane sia entrato in contatto con l'individuo infetto"[174]. La decisione finale spetterà comunque a Colao ed al suo team che, come ha fatto notare il parlamentare Claudio Borghi, ha chiesto l'immunità penale per se' e per il suo gruppo di lavoro:

> "C'è una task force nominata non si sa perché, che cerca immunità per le decisioni che dovrà prendere. Se aggiungiamo il fatto che il governo sta discutendo di cose importantissime in Europa senza passare dal Parlamento, è evidente che le aule di Camera e Senato stanno venendo esautorate della loro autorità"[175].

In altri termini stiamo di fatto assistendo ad un vero e proprio colpo di Stato, condotto da un governo incapace di prendersi le proprie responsabilità e che, per mascherare la sua inadeguatezza, preferisce ricorrere all'antica tecnica dello scaricabarile. Nel frattempo, qualcuno si domanda speranzoso se il Presidente della Repubblica, Sergio Mattarella, interverrà o meno per mettere fine a un simile scempio, ma questa è un'altra storia... Intanto accontentiamoci di sapere che Colao sarà coadiuvato, tra gli altri, da Giovanni Gorno Tempini (presidente di Cassa Depositi e Prestiti), Domenico Arcuri (commissario straordinario per l'attuazione e il coordinamento delle misure occorrenti per il contenimento e contrasto dell'emergenza epidemiologica Covid-19) e Angelo Borrelli (capo Dipartimento protezione civile)[176]. Insomma, c'è ben poco di cui gioire!

2.2 - *Colao e la fase due*

Come sappiamo il governo ha deciso che a guidare la *fase due*, da quel di Londra (dove abita con moglie e figli), sarà Vittorio Colao. Ma chi è costui? Laureato alla Bocconi, Colao consegue un Master in Business Administration alla Harvard University, quindi inizia la sua carriera lavorativa presso la banca Morgan Stanley a Londra; tornato in Italia, lavora per dieci anni negli uffici milanesi della multinazionale di consulenza strategica McKinsey & Company, più volte al centro di svariati scandali come quello della compagnia elettrica sudafricana Eskom[177] o quello legato all'oppioide OxyContin[178]. Senza contare che la McKinsey & Company, insieme alla Bill & Melinda Gates Foundation (la fondazione filantropica del fondatore di Microsoft), risulta essere tra i collaboratori più influenti dell'OMS, dettandone di fatto l'agenda (lo vedremo meglio più avanti); un lungo articolo del portale giornalistico *Vox* spiega dettagliatamente come la fondazione di Gates avesse investito trecento milioni di dollari in McKinsey tra il 2006 ed il 2017 e "come McKinsey si è infiltrata nel mondo della salute pubblica globale. La Gates Foundation ha portato miliardi di dollari al settore". "Oltre a McKinsey", continuano i giornalisti di *Vox*, "l'OMS ha confermato di aver collaborato con altri cinque consulenti durante la trasformazione: BCG, Deloitte, Preva Group, Seek Development e, più recentemente, Delivery Associates, che ha un contratto pluriennale di 3,85 milioni di dollari. Il valore totale dei contratti di consulenza è di circa dodici milioni di dollari, di cui almeno un quarto è stato pagato direttamente dalla Bill & Melinda Gates Foundation, uno dei più potenti attori della salute globale. [...] Sebbene l'OMS sia un'istituzione pubblica, i dettagli di questi impegni e il coinvolgimento di Gates non sono disponibili nei bilanci o nei rendiconti finanziari. Le informazioni che vengono divulgate sul sito Web dell'OMS sono incomplete"[179]. E qui vale la pena notare che Domenico Arcuri, attuale Commissario per il potenziamento delle infrastrutture ospedaliere voluto dal governo Conte, fosse amministratore delegato proprio dell'agenzia di servizi di consulenza Deloitte[180], a sua volta partner della fondazione di Bill Gates in almeno un'occasione[181]. Nessun conflitto d'interessi?

Ma torniamo a Colao. Dopo una breve parentesi da direttore generale di *Vodafone* per l'Europa meridionale, approda al *Rizzoli-Corriere della Sera Media Group S.p.A.* (Rcs MediaGroup) ed entra a far parte del gruppo Bilderberg (fondato dal magnate del petrolio David Rockefeller)[182]. Nell'ottobre 2006 ritorna in *Vodafone* come vice amministratore delegato a capo della divisione Europa e, nel luglio 2008, assume il comando supremo della compagnia telefonica per circa un decennio[183]. Ed è proprio nei panni di amministratore delegato di *Vodafone* che Colao ha modo intrattenere "rapporti professionali e personali con Bill Gates", tanto che si vocifera di un suo possibile coinvolgimento nella Fondazione del "padre" di Microsoft, come scriveva Maria Elena Zannini sulle pagine del *Corriere*[184]. Sempre nello stesso ruolo, Colao inaugura nel 2015 una proficua collaborazione tra *Vodafone* e la GAVI Alliance, l'alleanza mondiale sui vaccini in massima parte finanziata dalla Bill & Melinda Gates Foundation:

> "La GAVI Alliance ha lanciato oggi una partnership unica con il leader delle comunicazioni mobili *Vodafone*, che ha accettato di osservare sul campo come la tecnologia mobile possa aiutare ad aumentare i livelli

di vaccinazione infantile nell'Africa subsahariana. Con l'accesso ai telefoni cellulari in rapido aumento nei Paesi in via di sviluppo, vi è una significativa opportunità per la tecnologia mobile di aiutare gli operatori sanitari ad aumentare la diffusione delle vaccinazioni. I metodi efficaci includono il fatto di avvisare le madri della disponibilità di vaccinazioni tramite messaggi, consentendo agli operatori sanitari di accedere alle cartelle cliniche e programmare gli appuntamenti tramite i loro telefoni. [...] La donazione di *Vodafone*, valutata in un milione e mezzo di dollari provenienti dal Regno Unito tramite il GAVI Matching Fund, sosterrà l'obiettivo di GAVI di vaccinare un ulteriore quarto di miliardo di bambini e prevenire quattro milioni di morti per malattie prevenibili grazie al vaccino. [...] La partnership triennale fa di *Vodafone* l'ottavo membro del GAVI Matching Fund, in base al quale la Bill & Melinda Gates Foundation e, in questo caso, il Dipartimento per lo sviluppo internazionale del governo britannico hanno concordato di unire i contributi di società, fondazioni, [...] partner commerciali e soci per raccogliere 260 milioni di dollari per l'immunizzazione fino al 2015. Il GAVI Matching Fund ha assicurato oltre cinquantacinque milioni di dollari in donazioni nel settore privato. La partnership esplorerà in che modo i ministeri della Salute nei Paesi supportati da GAVI nell'Africa subsahariana possano utilizzare soluzioni di tecnologia mobile per migliorare i loro programmi di immunizzazione. Si baserà sull'esperienza di *Vodafone* nello sviluppo di soluzioni commerciali per la salute mobile in altri Paesi. "*Vodafone* è impegnata a investire in tecnologie mobili in grado di trasformare l'assistenza sanitaria sia nei mercati sviluppati che in quelli emergenti", ha affermato il CEO di *Vodafone* Vittorio Colao. "Queste partnership hanno il potenziale per salvare milioni di vite dei bambini in alcuni dei Paesi più poveri del mondo e siamo lieti di sostenere questo sforzo di fondamentale importanza""[185].

Lasciata nuovamente *Vodafone*, troviamo Colao ai vertici dell'azienda fornitrice di banda larga e di telecomunicazioni Verizon, che in passato era stata al centro di uno scandalo allorché un ex tecnico della CIA, Edward Joseph Snowden, rivelò pubblicamente dettagli di diversi programmi top-secret di sorveglianza di massa dei governi statunitense e britannico. Emerse allora un ordine del tribunale che richiedeva all'azienda di consegnare tutti i dati delle chiamate degli utenti alla NSA, organismo del Dipartimento della difesa degli Stati Uniti d'America che, insieme alla CIA e all'FBI, si occupa della sicurezza nazionale[186].

Nel luglio 2019 Bill Ford, amministratore delegato di General Atlantic (società che fornisce capitale e supporto strategico per le società in crescita), diceva di Colao: "Condivide la nostra costante convinzione nelle macro tendenze che stanno guidando la crescita, compresa la transizione verso un'economia digitale e l'effetto trasformativo che avrà il 5G sul settore tecnologico"[187]. Ed ecco che otto mesi dopo, in piena pandemia, dalle colonne del Corriere della Sera è proprio Colao a scrivere un editoriale nel quale ribadisce la necessità di usare gli smartphones per il tracciamento e la condivisione dei dati degli utenti, citando positivamente l'esempio cinese; si parla con grande disinvoltura di "hi-tech decisivo contro la crisi", di "individuazione di nuovi modelli organizzativi e relazionali" e di "tracciare e testare i contatti sociali", il che sarà "possibile solo se si utilizzeranno i dati delle reti mobili insieme a una app dedicata con GPS". Testuali parole. Solamente "per salvarci e poi per uscire dalla crisi", naturalmente[188]. Secondo me, ma potrei sbagliarmi, si tratta di una prova generale per un futuro premierato di Colao, dopo che quello di Conte ha pericolosamente iniziato a scricchiolare. D'altronde era egli stesso, sempre dalle colonne del *Corriere*, a ribadire che "abbiamo l'opportunità di fare in ognuno di questi campi cose che avrebbero richiesto molto più tempo. Mai lasciarsi sfuggire una crisi"[189].

Che sia a causa di questa rivalità che Conte non vede di buon occhio Colao, al quale non ha nemmeno rivolto un "in bocca al lupo" per il suo lavoro? Forse è prematuro fare ipotesi simili, ma sembra che l'ex di *Vodafone* non disdegni l'investitura a Premier, avendo fatto una dichiarazione che ci si aspetterebbe da un Primo Ministro più che da un tecnico: "La gestione della crisi greca, la gestione della crisi Italiana del 2011 dimostrano che dobbiamo essere contenti di come strutturalmente questo meccanismo europeo gestisce le crisi"[190]. Inoltre, probabilmente, non è un caso che nella task force che coadiuverà Colao nella *fase due* figuri pure la consigliera economica del Presidente del Consiglio, Mariana Mazzucato[191]. D'altronde la sua nomina a futuro Premier, qualora l'incarico non venga ricoperto da Mario Draghi, sembra essere vista di buon occhio dal Partito Democratico e da Matteo Renzi[192]; meno dai 5Stelle, ma tanto sappiamo bene che l'ultima parola spetta a Mattarella. O a chi ne fa le veci. Allo stato attuale, sembra tuttavia che la preferenza di quello "che ne fa le veci" sia più orientata verso Colao, forse meno esperto di Draghi nel controllo di banche e capitali, però certamente più adatto per un controllo sempre più "intimo" della società e di chi la compone. Altrimenti non si spiega perché gli esperti del team di Colao, come scrive il *Corriere*, abbiano sottoscritto "un obbligo di riservatezza che vieta loro di fare qualsiasi dichiarazione pubblica". E nemmeno si spiega il motivo per cui "i dati possono essere "pseudoanonimizzati" e si potrebbe prevedere per le forze dell'ordine la possibilità di intervenire individualmente e assicurare la rapidità e l'efficacia della "danza" dei prossimi mesi"[193]. Tradotto, significa che Colao e i suoi potranno prendere decisioni che riguardano la vita e la libertà di milioni di cittadini, senza obbligo di rendere conto a nessuno; anzi, se sarà ritenuto corretto, le forze dell'ordine potranno intervenire direttamente con "rapidità ed efficacia". Qualcuno inizia forse ad aver paura della reazione della gente una volta passata l'epidemia e prende le sue precauzioni col dovuto anticipo? Il dubbio è legittimo, come è legittimo chiedersi in che modo si possa far accettare un simile controllo, senza che la popolazione si ribelli. Ovvero, come si potrà convincere almeno il 60% della popolazione a scaricare l'app *Immuni* (o quale per essa), in accordo con le linee guida previste dalla *fase due*? Non è chiaro se per manifesta rivalità o per una mirata strategia, ma Conte, annunciando in diretta televisiva l'inizio della seconda fase, non ha neppure menzionato ne' Colao, ne' l'app *Immuni*. Forse intende lasciare che si calmino le acque e poi riproporre l'idea al momento opportuno? Quel che è certo è che l'applicazione continua ad essere fondamentale per la ripartenza, al punto che Colao, in un rapporto consegnato alla Presidenza del Consiglio, ha espressamente chiesto una "rapida adozione della tecnologia per il contact tracing"[194]. Tecnologia che fa parte dei fattori decisivi della seconda fase: esecuzione a tappeto di test sierologici, tamponi per avere un quadro preciso della diffusione del contagio, dispositivi per la protezione individuale, cure a domicilio e, appunto, un'app per tracciare i contatti dei positivi. Da qui la raccomandazione, rivolta al governo, di porre "un'attenzione particolare alla necessità di raggiungere rapidamente un'uniformità su scala nazionale nella gestione di informazioni e dati sul rischio medico sanitario e una tempestiva condivisione dei dati tra Regioni e CTS/Ministero della Salute", per consentire "una continua e tempestiva valutazione dello stato dell'epidemia" che servirà a stabilire "la necessità di nuove chiusure totali o parziali a livello territoriale rilevante"[195]. Beninteso che, al momento della riapertura del Paese, se aumenteranno di nuovo i contagi sarà colpa dei cittadini irresponsabili; ma, se andrà tutto bene, il merito sarà del governo.

Purtroppo per noi, sembra che il messaggio di Colao sia stato recepito in pieno da Conte che, alla presentazione del Piano di Innovazione del governo, si è così espresso:

> "Vogliamo realizzare al più presto un'identità digitale, vogliamo correre; e vogliamo uno sviluppo tecnologico anche etico. Vogliamo fare

dell'Italia una vera smart nation. Il Green New Deal non può essere realizzato senza l'innovazione tecnologica. Il modo migliore per contrastare l'economia sommersa che colpisce tutti è offrire un ventaglio di possibilità per i pagamenti elettronici, senza penalizzare chi vuole continuare a usare il contante"[196].

Parole condivise da Paola Pisano, Ministro per l'Innovazione Tecnologica e la Digitalizzazione, che punta entro il 2025 ad una massiccia digitalizzazione del Paese per, a suo dire, promuovere la democrazia, l'uguaglianza, l'etica, la giustizia e lo sviluppo incentrato sul rispetto dell'essere umano e del pianeta.

Ciò detto, cerchiamo di capire chi realmente si cela dietro la app *Immuni*. Innanzitutto è bene ricordare che la tanto sbandierata "trasparenza" dell'applicazione e la tutela della privacy, di cui accennavo precedentemente, non sono così scontate, dato che il Copasir (Comitato parlamentare per la sicurezza della Repubblica), su indicazione del deputato del PD Enrico Borghi, ha chiesto l'intervento dei servizi segreti per verificare se dietro la società sviluppatrice, che abbiamo visto essere l'italiana Bending Spoons, possano celarsi interessi potenzialmente dannosi per la sicurezza nazionale. In particolare, il presidente del Copasir, Raffaele Volpi, assicura che il Comitato di cui è a capo approfondirà l'app "sia per gli aspetti di architettura societaria, sia per quanto riguarda le forme scelte dal commissario Arcuri per l'affidamento e la conseguente gestione dell'applicazione"[197]. Il problema è che l'applicazione sarà concessa dalla società "in licenza d'uso aperta, gratuita e perpetua", il che significa che il cosiddetto codice sorgente potrebbe essere reso pubblico, consentendo a chi ne abbia le competenze di analizzare l'applicazione e risalire ai dati sensibili dei cittadini. Ma c'è anche un altro problema relativo all'app, che il Copasir sta parimenti studiando: la questione dei finanziamenti. Ci si chiede cioè chi sovvenziona la Bending Spoons e se possa avere accesso ai dati raccolti con l'app *Immuni*. Leggiamo ciò che scrive in proposito il *Sole24ore*:

> "La società opera principalmente nel settore dello sviluppo di applicazioni per dispositivi mobili (smartphone e tablet) fornendo, con le proprie applicazioni, servizi che spaziano dal fitness al fotoritocco, dal salvataggio di password a giochi, fino ad app che consentono all'utente di personalizzare gli sfondi del dispositivo, di leggere brevi racconti in formato chat o colorare immagini in bianco e nero tramite il proprio dispositivo mobile. [...] La società (che ha una sede secondaria a Copenaghen) è partita nel 2013 proprio dalla Danimarca, dove contava

sui primi cinque soci: quattro italiani e un polacco. Trasferitisi a Milano, hanno registrato la società il 13 gennaio 2015 con un capitale di 95.365 euro, frazionato tra i quarantotto soci in 4,7 milioni di azioni, interamente sottoscritto e versato. I soci sono per la gran parte italiani (dal Veneto e da Padova per la precisione, tutto è partito), ma ci sono anche polacchi, ungheresi, bulgari, danesi e messicani. [...] Nel 2016 (*il bilancio*) era di 4,7 milioni, con un utile di 1,6 milioni messo a riserva. Nel 2017 il fatturato è salito a 6,8 milioni con un utile messo ancora a riserva di 1,5 milioni e, infine, nel 2018 i ricavi sono schizzati a 31,9 milioni di euro, con un utile di tre milioni di euro di nuovo accantonato. Nello stato patrimoniale, la società nel 2018 vantava all'attivo ben nove milioni di euro di diritti di brevetto industriale e diritti di utilizzazione delle opere di ingegno. [...] Il 28 febbraio 2018 la società ha deliberato un piano di stock option e il 30 marzo la società ha ricevuto comunicazione di ammissione nel Gruppo Elite di Borsa italiana, gruppo che rappresenta il programma internazionale del London stock exchange group nato in Borsa italiana nel 2012 con la collaborazione di Confindustria e dedicato alle aziende ambiziose con un metodo di business solido e una chiara strategia di crescita. [...] Il 18 luglio 2018 è stato approvato il progetto di scissione parziale della società mediante assegnazione di parte del proprio patrimonio a una società beneficiaria di nuova costituzione, denominata Bombonera S.r.l. con sede a Milano. Di conseguenza le azioni proprie detenute dalla società ed esistenti alla data di efficacia della scissione (24 ottobre 2018) sono state annullate con contestuale eliminazione del valore nominale delle azioni. La scissione ha determinato il trasferimento delle seguenti partecipazioni (tutte in Danimarca): nella società Appeal Mobile Ivs; nella società Bsp Us Inc.; nella società Robot Parrot Ivs; nella società Homemadepizza Ivs, nella società Calculator photo vault Ivs; nella società More followers and likes Ivs; nella società Evertale ApS (in liquidazione). Sempre nel corso del 2018 la società ha acquisito la partecipazione nelle società danesi Megara Ivs (100% del capitale); Easy tiger apps Ivs; Life fertility tracker Ivs e ha ceduto la totale partecipazione nella società Lonely pole Ivs. [...] Il settore in cui opera Bending Spoons spa ha registrato un andamento di forte crescita. I ricavi legati agli acquisti in app sono aumentati del 17%, con un giro d'affari di 101 miliardi di dollari nel 2018 e una crescita del 75% rispetto al 2016"[198].

E ancora:

"I tre figli di Silvio Berlusconi e Veronica Lario (Luigi, Eleonora e Barbara), Tamburi e il fondo Nuo Capital, che investe in Italia con capitali cinesi, in Bending Spoons. Famiglie e imprenditori di spicco (tra cui Renzo Rosso, Paolo Marzotto, Giuliana Benetton, i Dompè e i Lucchini), Mediobanca, il finanziere Davide Serra, il fondo internazionale Ardian e sempre la holding H14 dei tre figli di Berlusconi, in Jakala (società che ha co-sviluppato la app insieme a Bending Spoon, nda). [...] La milanese Bending Spoons, che ha chiuso il 2018 con ricavi per trentadue milioni e un utile di tre milioni, è uno sviluppatore di app per smartphone su scala europea e lo scorso luglio i soci fondatori e di controllo Francesco Patarnello, Luca Ferrari, Luca Querella e Matteo Danieli, hanno aperto il capitale: con una quota complessiva del 5,7% sono entrati H14, Nuo Capital e StarTip, veicolo della famiglia Tamburi. A gennaio, peraltro, proprio Bending Spoons era salita agli onori della cronaca per le indiscrezioni su un tentativo di scalata di Grindr, la più popolare app mondiale di incontri dedicata a gay, bisessuali e transgender. [...] I figli di secondo letto di Berlusconi si ritrovano anche nel capitale di Jakala, società di marketing fondata e controllata da François e Matteo de Brabant. [...] Poi l'azienda si è rifocalizzata sul marketing e negli ultimi due anni ha visto entrare quali soci di minoranza Paolo Marzotto (10,5%), il fondo Ardian (7,5%), la H14 dei Berlusconi (2,5%) e Davide Serra (2,7%). Non solo, nel 2018 l'azionariato di Jakala si è arricchito anche in virtù di un club deal organizzato dal veicolo Epic di Mediobanca: così al suo interno, seppure attraverso una holding, figurano tra gli altri Renzo Rosso, le famiglie Dompè e Branca, i Lucchini, Giuliana Benetton e la stessa Mediobanca"[199].

Naturalmente dobbiamo credere che sia una coincidenza il fatto che Davide Serra sia il principale finanziatore di tutte le campagne elettorali di Matteo Renzi[200], tra i primi ad auspicare l'adozione di un'app per il tracciamento. Così com'è senz'altro una coincidenza che proprio Renzo Rosso, dalle colonne del Corriere della Sera, avesse annunciato: "Rinunciamo alla privacy e facciamoci tracciare dalla app come in Cina"[201].

Quanto a Nuo Capital (New understanding opportunities), è una realtà presente in Italia da circa tre anni, con sede a Milano, dietro la quale figura il quarantenne Stephen Cheng, nipote di Yue-Kong Pao, uno degli uomini d'affari cinesi più famosi che, negli anni Cinquanta, arrivò a possedere la più grande flotta commerciale al mondo. Alla morte del fondatore, nel 1991, la fortuna legata al settore delle spedizioni internazionali andò agli eredi, e Nuo Capital non è che uno dei tanti rami di questo impero. Fondata nel 2016 e guidata da Tommaso Paoli, l'ex di Banca Imi di Intesa Sanpaolo e rappresentante legale della società che fa capo alla lussemburghese N.U.O., Nuo Capital investe soprattutto in aziende che hanno potenzialità di sbocco in Cina. Si tratta di una società che ha già compiuto diverse operazioni al limite della speculazione nei settori più disparati, dal design di lusso (con la Sozzi Arredamenti e la piattaforma digitale Artemest), al vino (con l'e-commerce Tannico e la partnership insieme a Terra Moretti, nota per le cantine Bellavista), fino al settore della cura della persona (con i marchi Proraso e Marvis, dei quali ha recentemente acquisito il 30% delle azioni)[202]; nei fatti, opera entrando come socio di minoranza all'interno di realtà italiane, cercando di creare una sorta di ponte verso l'Asia con ampi finanziamenti forniti primariamente dalla famiglia Pao, sebbene nel futuro prossimo non si escluda il coinvolgimento di altre famiglie di caratura internazionale.

Il problema in tutto ciò è che il capitalismo cinese difficilmente riesce ad essere del tutto indipendente dal governo di Pechino, e questo è evidentemente un rischio notevole per la sovranità nazionale, oltre a rappresentare un possibile strumento di ricatto ai nostri danni: insomma, il sospetto che la solidarietà orientale verso l'Italia non sia totalmente disinteressata è più che legittimo. Proprio per questo l'opposizione chiede che si discuta in Parlamento relativamente alla scelta dell'app *Immuni*: "Un commissario non può certo derogare dai diritti costituzionali senza che sia il Parlamento, e quindi il popolo, ad essere investito di decisioni così delicate", ha dichiarato Matteo Salvini[203]. Giorgia Meloni scrive invece:

> "Il commissario per l'emergenza Covid, Domenico Arcuri, ha firmato un'ordinanza per la concessione gratuita di un'app di tracciamento digitale che dovrebbe aiutare a rintracciare individui potenzialmente infetti prima ancora che emergano sintomi. Benché l'installazione dell'app sia volontaria, quando si entra nella sfera del trattamento dati, soprattutto quelli sanitari, occorre andarci con i piedi di piombo perché il rischio è sempre molto alto. Per questo è assolutamente impensabile che basti una semplice ordinanza per diffondere il software: un passaggio in Parlamento è d'obbligo. Chi gestirà i dati? Come viene garantita la privacy dei cittadini? Tutti sanno che uno dei più grandi business del nostro tempo sono i dati personali, ed è bene che in un contesto come quello del Covid-19 i dati sensibili dei cittadini siano tutelati e non entrino in nessun modo nelle disponibilità di società private. Auspico che almeno su questa materia il governo provveda subito ad avviare il confronto con il Parlamento"[204].

Non solo l'opposizione, ma pure Lucio D'Ubaldo del Partito Democratico ha espresso più di un dubbio sulla società sviluppatrice dell'app *Immuni*:

> "Va rilevato che la Bending Spoons fa parte di un consorzio privato (PEPP-PT), con sede in Svizzera, nel quale spicca la presenza di varie università tedesche, ad esempio, ma non di analoghe istituzioni italiane; a suo supporto opera la svizzera Fondazione Botnar, aderente a

una rete denominata SwissFondations, a sua volta vigilata dal Dipartimento degli Interni della Repubblica Elvetica; peraltro la Botnar, proprio nelle ultime settimane, ha commissionato alla Scuola politecnica federale di Losanna (EPFL), con una donazione di cinque milioni di franchi svizzeri, il compito di mettere a punto un software per il contact tracing anti Covid; quindi la suddetta Scuola politecnica ha stabilito la collaborazione con il consorzio PEPP-PT valutando, secondo notizie di stampa di fine marzo, l'interesse di diverse nazioni, tra cui l'Italia, alla acquisizione dei risultati dell'attività di allestimento della tecnologia più adeguata; allestimento, infine, che nel giro di pochi giorni è stato avviato e concluso, con indubbio successo, benché nelle ultime ore un ricercatore della Scuola politecnica abbia rassegnato le dimissioni denunciando l'inaffidabilità del software per quanto attiene alla tutela della privacy. [...] D'altronde, pur nella rincorsa innescata dagli atti di governo, ci sono passaggi che non possono essere elusi. Procedere con ordinanza, senza alcuna remora da parte del commissario Arcuri, è stato a dir poco avventato. Non solo. Se Google ed Apple mettono il freno all'apertura dei loro sistemi, rendendo praticamente impossibile l'utilizzo del Bluetooth come veicolo di trasmissione dei dati secondo la procedura individuata da "Immuni", vuol dire che possono materializzarsi timori e resistenze esorbitanti [...]. Nemmeno sappiamo, in conclusione, dove andranno a finire i dati del tracciamento, tanto che il Copasir si è convocato d'urgenza per vederci chiaro"[205].

Anche Fabio Martini, scrivendo per *La Stampa*, ha sollevato la questione:

"Negli ultimi giorni da quegli ambienti trapela una nuova pista di indagine: tracciare i "movimenti" cinesi su due prede italiane, la app Immuni e Borsa Italiana. Certo, piste diversissime tra loro, che curiosamente portano ad uno stesso punto di partenza: Hong Kong, il "porto profumato" della Repubblica popolare cinese"[206].

Dalla stessa fonte apprendiamo tra l'altro che è affiorato un certo interesse per l'acquisto della Borsa Italiana da parte di Hong Kong. "Borsa Italiana" si legge su *La Stampa*, "è centro nevralgico di informazioni sulle imprese quotate. E ci sono cinesi anche tra i soci di Bending Spoons, la società chiamata a gestire Immuni, la app che dovrebbe realizzare il tracciamento della popolazione ai fini della lotta alla pandemia. Ad una società partecipata da cinesi toccherebbe gestire database preziosi e strategici, come quelli sullo stato di salute e ai movimenti di milioni di italiani"[207]. Infine, chiosa Martini, "come mai la ministra dell'Innovazione Paola Pisano avrebbe coperto col segreto i lavori istruttori che hanno portato alla scelta della Bending Spoons?"[208]. Speriamo a questo punto di ricevere risposte sufficientemente esaustive, e in breve tempo!

Ma non siamo noi italiani gli unici alle prese con discutibili programmi di tracciamento. Negli Stati Uniti il governatore del Massachusetts, Charlie Baker, ha per l'appunto annunciato l'istituzione di un sistema in grado di tracciare i contatti, col fine ultimo di contenere il Coronavirus. "Il Commonwealth del Massachusetts" si legge nella nota ufficiale, "in collaborazione con la Partners in Health, ha creato il Covid-19 Community Tracing Collaborative (CTC). Il programma ha lo scopo di raggiungere i contatti dei pazienti confermati positivi al Covid-19 per aiutare gli altri che sono stati potenzialmente esposti al virus. Quando il Team MA COVID chiama, puoi fare la tua parte rispondendo al telefono e fornendo informazioni utili che ti aiuteranno ad appiattire e ridurre la curva (*dei contagi*) in Massachusetts" (corsivo mio)[209]. E ancora:

> "Il Covid-19 Community Tracing Collaborative ha già iniziato a sostenere l'impegno delle autorità dello Stato, analizzando centinaia di tracciamenti che hanno reso possibile il riscontro telefonico con le persone che sono state in stretto contatto con pazienti confermati Covid-19. Il lavoro del CTC è connesso con le iniziative dello Stato per aumentare i test e fornirà supporto alle persone in quarantena al fine di contenere la diffusione di Covid-19"[210].

Come da noi, però, la decisione non ha mancato di suscitare un certo numero di polemiche, a partire da fatto che tra i principali finanziatori della *Partners in Health* figurano Bill Gates, con la sua (sedicente) fondazione filantropica[211], e l'immancabile George Soros, con la sua "Società Aperta"[212]. Non mancano nemmeno i grandi dell'industria farmaceutica quali Merck, Johnson&Johnson, Novartis, Gilead Sciences, GlaxoSmithKline, Pfizer e nomi come Apple, Microsoft, Google, Goldman Sachs ed altri ancora[213]. Inoltre, tra i fondatori dell'organizzazione, vi è l'ex presidente della Banca Mondiale Jim Yong Kim[214] che, relativamente al CTC, ha dichiarato:

> "Questa espansione della rete di tracciamento dei contatti, supportata dalla società civile e dai professionisti della salute pubblica, sarà massiccia. I dati e l'esperienza di Paesi, che hanno avuto successo nel piegare la curva Covid-19 verso il basso, ci hanno mostrato che non abbiamo scelta. È tempo di andare in attacco contro il virus"[215].

Ciliegina sulla torta: è da poco approdata alla *Partners in Health* nientemeno che Chelsea Clinton, figlia dell'omonimo expresidente americano. Così la combriccola è davvero al completo...

2.3 - Tamponi e plasmaterapia

Il cosiddetto *modello coreano* ha immediatamente suscitato l'interesse del governatore del Veneto Luca Zaia che, in barba alle disposizioni del governo, ha deciso di attrezzarsi autonomamente e in netto anticipo rispetto al resto d'Italia per eseguire tamponi a tappeto su tutto il territorio regionale[216]. Diversi comuni hanno invece già intrapreso la promettente strada del tempone "on the road", come leggiamo in un articolo di *Al Volante*:

> "Dopo essere stato utilizzato con successo in Corea, il tampone "drive through" arriva a Bologna al Centro Medico Sant'Agostino. Una soluzione che verrà presto estesa anche ad altre Regioni italiane: nel dettaglio si tratta della prova del tampone effettuata in auto, in modo semplice e rapido. [...] A dare il via è stato il Ministero della Salute attraverso una circolare dove vengono stilati i criteri per l'esecuzione. Nel testo si parla di pazienti ospedalizzati, operatori sanitari più a rischio, soggetti fragili e soggetti con infezione respiratoria ricoverati nelle residenze per anziani. Le prove con i tamponi possono essere effettuate su laboratori mobili o prelevando i campioni attraverso il finestrino dell'auto. Una pratica già avviata [...] a Fabriano, nelle Marche, molto efficace per evitare il rischio di diffusione del contagio negli ospedali. La Toscana userà i tamponi in auto anche per i cittadini asintomatici segnalati dai servizi di Igiene e sanità pubblica. A Roma, nella struttura di Santa Maria della Pietà, l'ex manicomio della città, i cittadini vengono testati mentre restano a bordo della propria vettura. [...] In Lombardia, dopo tre giorni di sperimentazione, parte all'Ospedale Bassini di Cinisello Balsamo, nella zona del milanese, il "pit stop" per la verifica della negativizzazione dei pazienti positivi al Coronavirus con l'esecuzione del tampone a bordo della propria auto. Il servizio consente il test ai dipendenti dell'Asst Nord Milano costretti ad effettuare il secondo tampone dopo il periodo di isolamento domiciliare e quei pazienti dimessi dai Pronto Soccorso o dai reparti dopo un ricovero negli Ospedali di Sesto e Cinisello. In questi casi le persone in quarantena ottengono l'autorizzazione a recarsi al prelievo dagli uffici della Asl. [...] A Genova i test sono iniziati nel padiglione Jean Nouvel della Fiera e coinvolgono i pazienti clinicamente guariti, che devono sottoporsi al doppio tampone di controllo. L'ambulatorio mobile attende i malati che arrivano appunto in macchina"[217].

Tuttavia, la tecnica dei tamponi di massa potrebbe non essere facilmente realizzabile. Per questo motivo, al Policlinico di Pavia la multinazionale di diagnostica DiaSorin ha lanciato un nuovo test sierologico, realizzato in un laboratorio del vercellese, che permette di individuare tramite un semplice esame del sangue coloro che abbiano sviluppato gli anticorpi contro il Covid-19. In questo modo, tramite il plasma dei guariti, si potranno ottenere efficaci anticorpi da inoculare nei pazienti ancora malati, consentendo loro una guarigione in attesa del vaccino; il costo del test sarà inferiore ai cinque euro e potrà fornire le diagnosi in appena un'ora, riducendo di moltissimo i lunghi tempi di attesa per gli esiti dei tamponi. Anche perché l'analisi del sangue potrà essere effettuata in qualsiasi struttura sanitaria già abilitata per questo tipo di operazione e permetterà di assegnare ad ognuno una "patente di immunità", cosicché chi l'abbia ricevuta potrà gradualmente tornare alla vita lavorativa; naturalmente la priorità sarà data a tutto il personale sanitario. Il prototipo del macchinario per le analisi è stato testato nel laboratorio di virologia del San Matteo di Pavia, utilizzando campioni di sangue di centocinquanta pazienti anonimi ricoverati nelle varie fasi della malattia[218]. Ed è proprio questo passaggio, quello di individuare coloro che abbiano sviluppato gli anticorpi, che dovrebbe rappresentare il passaggio successivo nella strategia messa in atto per contrastare l'epidemia, dettata dalla consapevolezza che sarebbe del tutto impensabile lasciare chiuso l'intero Paese finché non sia stato trovato un vaccino efficace (potrebbero volerci anni). Giorgio Palù, ex presidente della Società europea di virologia e professore emerito di Microbiologia dell'Università di Padova, ritiene per l'appunto che la *fase uno*, quella dei tamponi, debba essere conclusa al più presto, innanzitutto per l'impossibilità di effettuarli a tappeto sulla popolazione e poi perché non sono in grado di fornire dati certi sulla reale portata dell'infezione. "I numeri annunciati finora" sostiene il virologo "sono stati dati a vanvera. Il tampone va fatto sugli operatori sanitari, ma in una fase come questa non possiamo farlo a tutti. Al contrario il test sugli anticorpi, che consiste in un esame del sangue, può essere esteso a più categorie di persone e ci dice con precisione chi ha già contratto il virus e chi no. [...] In un'ora si possono effettuare migliaia di test, è un procedimento facile. E in una settimana si avrebbero già risultati significativi sulla popolazione. Che significa anche smettere di dare numeri a caso. Per ora in Veneto sono state selezionate 60mila persone per fare il test e di sicuro questo sarà uno strumento utile nel momento in cui bisognerà decidere chi potrà tornare a lavorare e chi no"[219]. Il test degli anticorpi dovrebbe quindi essere preziosissimo nell'inevitabile fase di convivenza con il virus, che prevede un lento ritorno alla vita "normale" per i pazienti che risultino guariti; gli altri purtroppo, almeno per il momento, dovranno continuare a limitare al massimo gli spostamenti ed i contatti.

Dico "dovrebbe essere preziosissimo" perché sembra che i "professionisti dell'informazione" siano piuttosto riluttanti a parlare dei successi ottenuti dalla terapia col plasma e, addirittura, Roberto Burioni pare volerne minimizzare gli effetti positivi ed accentuarne quelli negativi: in un video aveva difatti sottolineato come non fosse "nulla di nuovo" poiché in Cina si era già sperimentata la plasmaterapia, che lui considera "una prospettiva interessante, ma d'emergenza" che "non può essere utilizzata ad ampio spettro"[220]. I giornalisti di *Open*, non è ben chiaro a che titolo, si sono altresì affrettati ad evidenziarne tutti i limiti, precisando che i soggetti trattati non fossero ancora in rianimazione e che la cura non può essere somministrata ai pazienti in terapia intensiva[221]. Ora, a parte il fatto che nessuna testata "ufficiale" si è posta i medesimi dubbi sul futuro vaccino, che è in fase sperimentale e quindi potenzialmente ancor meno efficace, ma il sito di Mentana non ci dice in realtà assolutamente nulla di nuovo, giacché era lo stesso governatore della Lombardia[222], Attilio Fontana, a scrivere che "in molti casi (la terapia col plasma, nda) consente di evitare ai pazienti la rianimazione e sapendo quanto sia dura, questo è già un incredibile traguardo contro il maledetto Covid"[223]. Nessuno ha mai parlato di somministrare la cura ai pazienti già in terapia intensiva, e non si capisce per quale motivo i "debunker" di *Open* si siano sentiti in dovere di precisarlo.

Non è stato parco di critiche nemmeno Walter Ricciardi che, in una puntata di *Presa Diretta* andata in onda il 25 marzo, si è lasciato sfuggire una frase quantomeno dubbia: "I plasmaderivati sono qualcosa che poi in passato ha riservato delle brutte sorprese"[224]. Ma il "passato" a cui si riferisce Ricciardi è in realtà quello degli anni Settanta, Ottanta e Novanta, quando la cultura trasfusionale e le misure di sicurezza adottate erano agli antipodi rispetto ad oggi, come racconta l'interessante libro del giornalista Michele de Lucia *Sangue infetto. Una catastrofe sanitaria, un incredibile caso giudiziario*[225]. Oggi invece, da molti anni, i dati sulla sicurezza fanno dei plasmaderivati un fiore all'occhiello del Servizio Sanitario nazionale e consentono di curare ogni giorno migliaia di pazienti affetti da malattie gravi come l'emofilia ed altre patologie croniche e acute[226], senza contare gli ottimi risultati ot-

---

222) Prima regione italiana in cui la terapia al plasma è stata sperimentata.

tenuti nella cura della SARS e della MERS[227]. Sul sito del *Centro Nazionale Sangue* è ben spiegato perché il plasma si possa oggi definire completamente sicuro:

> "Da oltre dieci anni non ci sono segnalazioni di infezioni da HIV ed epatite a seguito di trasfusione. Lo ricorda il Centro Nazionale Sangue (CNS), organo tecnico del Ministero della Salute e Autorità Competente con funzioni di coordinamento e controllo tecnico-scientifico del sistema trasfusionale nazionale, in riferimento alle notizie apparse su alcuni organi di stampa. Su ogni donazione di sangue, ricorda il CNS, vengono effettuati i test, anche molecolari, per la ricerca di HIV ed epatite C e B, che hanno permesso ad esempio nel 2015, ultimo anno per cui si hanno dati validati, di trovare e bloccare 1709 positività su 1691 donatori. Tale livello di sicurezza è garantito da un sistema basato sulla donazione volontaria, periodica, anonima, responsabile e non remunerata, dall'utilizzo per la qualificazione biologica di test di laboratorio altamente sensibili e da un'accurata selezione medica dei donatori di sangue, volta a escluderei soggetti che per ragioni cliniche o comportamentali sono a rischio. "In virtù dei suddetti interventi, il rischio residuo di contrarre un'infezione a seguito di una trasfusione di sangue è prossimo allo zero, come ampiamente dimostrato dal sistema di sorveglianza nazionale coordinato dal Centro Nazionale Sangue", afferma Giancarlo Maria Liumbruno, Direttore del Centro. "A fronte di più di tre milioni di emocomponenti trasfusi ogni anno (8.349 emocomponenti trasfusi ogni giorno), da oltre dieci anni in Italia non sono state segnalate infezioni post-trasfusionali da HIV, virus dell'epatite B e virus dell'epatite C. Le sentenze della magistratura che vengono riportate periodicamente dai media si riferiscono a trasfusioni avvenute negli anni Ottanta e Novanta, quando il sistema di vigilanza e le stesse conoscenze scientifiche erano molto diverse"[228].

Così si comprende molto bene quanto le parole di Ricciardi sulla presunta insicurezza delle trasfusioni siano dannose per il nostro sistema sanitario. Il rischio maggiore, già purtroppo paventatosi[229], è che sempre più donatori abituali siano scoraggiati dal fare nuove donazioni: un pericolo che decisamente non possiamo correre in un momento tanto cruciale. Se le parole fossero macigni, Ricciardi ci avrebbe già schiacciati, ed è molto grave che sia un consulente del governo ad averle pronunciate.

Ancor più grave, a mio avviso, il fatto che siano addirittura intervenuti i Nas all'ospedale Carlo Poma di Mantova, dove parimenti si stava sperimentando la terapia, poiché la cura al plasma sarebbe stata somministrata su una donna incinta, contravvenendo ai protocolli (come se in un momento del genere avessimo bisogno della burocrazia...); resta il fatto che la donna, ventottenne, ed il suo bambino sono guariti. Nondimeno, i Nas hanno ritenuto opportuno contattare telefonicamente la struttura ed in seguito recarvisi personalmente[230] per accertarsi che i protocolli fossero stati regolarmente seguiti, come ha chiarito Giuseppe De Donno, primario del reparto di pneumologia e dell'unità di terapia intensiva respiratoria presso l'ospedale mantovano:

> "Tra Mantova e Pavia abbiamo trattato quasi ottanta pazienti col plasma. Di tutti questi pazienti, che avevano problemi respiratori gravi ma non gravissimi, nessuno è deceduto, la mortalità del nostro protocollo finora è zero. [...] I Nas hanno fatto una semplice telefonata in ospedale per raccogliere sommarie informazioni su quello che stavamo facendo. Dopo quella telefonata non ho più sentito nulla e sono trascorsi alcuni giorni"[231].

Eppure la procedura seguita, come spiega De Donno, è rigorosa:

> "Noi abbiamo arruolato volontariamente donatori di plasma. I donatori devono avere delle caratteristiche fondamentali, devono essere donatori guariti da Coronavirus. La guarigione viene accertata con due tamponi sequenziali e la diagnosi deve essere fatta con un tampone positivo. Questi donatori guariti ci donano 600 ml di sangue. Tratteniamo il liquido che ha come caratteristica fondamentale la concentrazione di anticorpi, tra cui quelli contro il Coronavirus. [...] Adesso, ogni volta dobbiamo chiedere l'autorizzazione al Comitato etico e questo è un impedimento enorme perché ci fa perdere tempo prezioso per salvare le persone"[232].

Poi l'affondo decisivo:

> "Siamo riusciti a Mantova, insieme con Pavia, a realizzare questa sperimentazione che è molto seria, anche se qualcuno ha voluto farla passare addirittura per una cosa ciarlatanesca. Non solo il professor Burioni, ma anche altri. Su di me in queste ore ne hanno dette di ogni. Lui si permette giustamente di andare a parlare in TV, noi ci permettiamo di lavorare diciotto ore al giorno al fianco dei nostri pazienti"[233]. "Abbiamo provato a contattare il ministero della Salute ma è stato inutile", chiosa De Donno in un'intervista per il "Corriere". "Nessun segnale nemmeno dall'Istituto Superiore di Sanità. Per ora stanno alla finestra"[234].

Sarà mica perché, per citare De Donno, la terapia al plasma è "democratica e gratuita"? Secondo De Donno, infatti, Burioni si starebbe "arrovellando su come trasformare una donazione democratica e gratuita in un prodotto sintetizzato da una casa farmaceutica"[235].

Forse non Burioni, ma qualcuno ha davvero già pensato di sintetizzare il plasma, o quantomeno di ricavarne dei farmaci (piuttosto che operare semplici trasfusioni). Come riporta il quotidiano *Leggo*[236], all'interno del proprio blog, il 20 aprile, la multinazionale dell'informatica Microsoft ha appunto annunciato il lancio di uno strumento di auto-screening progettato da un team chiamato *CoVig-19 Plasma Alliance* per verificare quali persone siano qualificate per donare il proprio plasma iperimmune. "Prima i pazienti Covid-19 guariti donano il loro plasma, prima il CoVig-19 Plasma Alliance può essere in grado di iniziare a produrre una potenziale terapia e avviare studi clinici", si legge sul blog. "Questi studi determineranno se questa terapia possa trattare i pazienti a rischio di gravi complicanze da Covid-19"[237]. Ed ecco il punto centrale dell'annuncio:

> "L'obiettivo di Alliance è diverso da alcune altre iniziative relative al plasma. Piuttosto che concentrarsi sull'effettuare trasfusioni di plasma direttamente ai pazienti infetti, l'Alliance vuole creare una terapia chiamata globulina iperimmune policlonale (H-Ig). Il processo riunisce più donazioni di plasma. Quindi, gli anticorpi vengono concentrati in una forma liquida, che i ricercatori cercheranno di utilizzare per creare un farmaco in grado di curare il virus. La terapia dovrebbe essere sottoposta a studi clinici prima di essere approvata per il trattamento di pazienti Covid-19. [...] Se (*i donatori*) risultassero idonei, gli utenti riceveranno informazioni su dove donare il proprio plasma, operazione che richiede circa un'ora. Il reclutamento inizierà negli Stati Uniti per poi estendersi in Europa. Oltre a Microsoft, l'Alliance include Biotest, BPL, LFB, Octapharma, CSL Behring e Takeda. La Bill & Melinda Gates Foundation è consulente del progetto" (corsivo mio)[238].

Intanto la plasmaterapia, che ha richiamato attenzioni da diverse parti del mondo, è costretta a subire i fatali ritardi della burocrazia in Italia, col rischio che altri Paesi si prendano il merito o sfruttino meglio di noi quella che è al momento la cura più promettente per il Covid-19. Il motivo lo spiega molto bene l'*Agi*:

> "Mentre la regione Lombardia "apre" ai test sierologici nei laboratori privati, Roberto Francese, sindaco di Robbio, piccolo comune in provincia di Pavia e primo nella regione a effettuare questo tipo di esami ai suoi residenti, fa sapere di avere "quattrocento vaccini umani" pronti

a salvare vite attraverso la donazione del loro plasma, ma che non possono farlo a causa della burocrazia. Le sue parole sono sassi. "Vogliono uccidere quattrocento persone perché il protocollo prevede che vadano bene solo i test fatti dalla DiaSorin, unica accreditata dalla Regione. Dai nostri test non validati ma con marchio CE, alcuni già autorizzati dall'Emilia Romagna, risultano quattrocento cittadini con valori altissimi di anticorpi IgG, cioè quelli che indicano un'infezione che si è verificata molto tempo prima. Hanno tutti espresso la volontà di donare il loro plasma al Policlinico San Matteo di Pavia, dove questa cura sta ottenendo eccellenti risultati, ma non possono". Francese puntualizza di avere "chiamato personalmente" la DiaSorin, "ma dicono che non me li vendono, sebbene mi sia offerto di pagarli di tasca mia per avere la conferma dei nostri test. La ragione non la conosco""[239].

Ma è importante che si agisca più in fretta possibile, perché gli anticorpi sviluppati dai pazienti guariti tendono a diminuire col tempo!

TERZO CAPITOLO

3.1 - La reazione italiana al Covid-19

Come sappiamo l'Italia, complice il fatto di essere stata apripista nella gestione dei contagi da Covid-19, ha reagito tardivamente ed in modo quasi grottesco all'emergenza: da un lato chi, già a febbraio, chiedeva misure drastiche (quarantene per chi giungesse dall'estero), dall'altro, più per spirito di contraddizione dovuto all'opposta ideologia politica che non ad una reale convinzione, chi suggeriva di continuare la routine quotidiana come se nulla fosse. Così, tra l'aperitivo "antipanico" di Nicola Zingaretti (poi risultato positivo al Covid-19[240]) e gli appelli delle *sardine*[241] contro il presunto razzismo[242], la vita è continuata nell'assoluta normalità finché si è giunti al punto di non ritorno: la quarantena obbligatoria per tutti. A questo punto sono iniziati i deliri dovuti forse al lungo periodo di isolamento, tra persone che gioiscono di come l'inquinamento sia drasticamente calato a causa dello stop di quasi tutte le attività produttive (ma è più importante la salute del pianeta o di chi la abita?) ed il ritorno delle sardine che, in piena emergenza sanitaria (21 marzo), hanno ben pensato di scrivere sulla loro pagina Facebook:

---

241) Movimento giovanile spontaneo e presuntivamente apolitico nato, caso forse unico nella storia, per protestare contro l'opposizione (Lega, Fratelli d'Italia e Forza Italia) e non contro il governo.

"In Spagna, Grecia, UK, Francia, Polonia, così come in Italia, prima di questa era già in corso un'altra pandemia, creata dal virus del razzismo, che [...] continua a mutare in mille modi diversi: l'islamofobia, l'antisemitismo, l'antiziganismo, il machismo e la fobia delle persone LGBT"[243].

Qualcuno ha persino paragonato al fascismo la limitazione di tutte le attività dovuta all'emergenza Coronavirus, come se durante il Ventennio l'Italia intera fosse costretta in casa, pena la fucilazione; in che modo l'Italia sia diventata una delle prime potenze mondiali è un mistero che la "sardina" Gennaro Spinelli, autore di questa fantasiosa interpretazione del periodo mussoliniano, non chiarisce[244]. D'altra parte, per le sardine, ciò che conta è riempirsi la bocca delle parole-jolly *fascismo* e *razzismo*. I contenuti non servono...

Alla già infelice situazione si è poi aggiunto il flagello del governo, incapace di prendere una decisione coerente e di prevedere gli effetti delle sue decisioni dato che, per ben tre volte (e ancora non sappiamo se ce ne sarà una quarta), ha pericolosamente fatto trapelare in anticipo le bozze dei decreti "Chiudi Italia": prima quando si chiedeva la chiusura dell'intera Lombardia, poi quando la si estendeva a tutt'Italia ed infine quando si comunicava il prolungamento dello stato di emergenza fino al 31 luglio 2020, annuncio goffamente dato dal Presidente del Consiglio sulla sua personale pagina Facebook[245]. Da qui la domanda: e se fosse una mossa intenzionale per aumentare la tensione della popolazione, in modo che le continue rassicurazioni di Conte possano far riacquistare a lui ed al governo la fiducia perduta? Tutto è possibile. Il problema è che non sono state previste le comprensibili reazioni della cittadinanza dinnanzi agli allarmistici proclami. Ad esempio non è affatto vero che la quarantena si debba necessariamente protrarre fino al 31 luglio, giorno in cui scadranno i sei mesi dello stato di emergenza dichiarato il 31 gennaio, che prevede per legge una durata fissa di centottanta giorni (sei mesi)[246]. Peraltro il motivo per cui l'emergenza è scattata il 31 gennaio è legata ad un fatto ben preciso, che molti sembrano aver dimenticato: due turisti cinesi provenienti da Wuhan, marito e moglie di sessantasei e sessantasette anni risultati positivi al Covid-19, sono stati ricoverati allo Spallanzani di Roma[247]. Così, questo spiega molto bene il "mistero" del 31 gennaio, ma non la superficialità con cui è stata affrontata la situazione. Non è infatti stata la decisione di imporre gradualmente restrizioni sempre più pesanti ad essere sbagliata (anzi...), quanto piuttosto il modo in cui sono state comunicate queste decisioni, dato che l'effetto è quasi sempre stato un generalizzato assalto ai supermercati (in barba alle raccomandazioni sulle distanze di sicurezza interpersonali da mantenere) ed una irrazionale fuga verso le seconde case o verso il paese d'origine (con conseguente estensione del contagio nelle regioni in cui ancora non si era manifestato).

Ad ogni modo, la gestione dell'emergenza da parte del governo italiano è stata talmente maldestra da aver ispirato un articolo del *New York Times*, firmato da Jason Horowitz, Emma Bubola ed Elisabetta Povoledo, su come non comportarsi in questi casi:

> "Mentre i contagi da Coronavirus in Italia raggiungevano i quattrocento casi e i decessi superavano la decina, il leader del Partito Democratico, al governo, pubblicava una sua foto mentre brindava durante "un aperitivo a Milano", esortando i suoi concittadini: "Non perdiamo le nostre abitudini". Era il 27 febbraio. Nemmeno dieci giorni dopo, quando il numero dei contagi era salito a 5.883 e quello dei morti a 233, il leader del partito, Nicola Zingaretti, pubblicava un nuovo video, questa volta informando l'Italia che anche lui era stato contagiato dal virus. [...] Se l'esperienza italiana ha qualcosa da insegnare è che le misure per isolare le aree colpite e per limitare gli spostamenti della popolazione devono essere adottate immediatamente, messe in atto con assoluta chiarezza e fatte rispettare rigorosamente. Nonostante siano state attuate alcune delle misure più restrittive al mondo, all'inizio del contagio, il momento chiave, le autorità italiane annaspavano tra queste stesse misure, cercando di salvaguardare le libertà civili fondamentali e l'economia del Paese. I governanti italiani hanno difeso il proprio operato, sottolineando che si tratta di una crisi senza precedenti nella storia moderna. Ma andando a ripercorrere le loro azioni si possono notare alcune opportunità mancate e critici passi falsi. Nei primi fondamentali giorni dell'epidemia, Conte e altri alti funzionari hanno cercato di minimizzare la minaccia, creando confusione e un falso senso di sicurezza che ha permesso al virus di diffondersi. Anche dopo aver deciso di ricorrere a un blocco generale per sconfiggere il virus, il governo italiano non è riuscito a comunicare l'entità della minaccia con una forza sufficiente a convincere gli italiani a rispettare le norme, formulate in modo da lasciare grande spazio ai fraintendimenti. [...] Già a gennaio, alcuni governatori di destra hanno provato a spingere il Premier Conte, loro ex alleato e ora avversario politico, a mettere in quarantena gli alunni delle regioni settentrionali di ritorno dalle vacanze in Cina, una misura finalizzata a proteggere le scuole. Molti esponenti di sinistra hanno criticato la proposta come un allarmismo di matrice populista. Conte ha rifiutato l'iniziativa e ha risposto che i

governatori del nord dovevano fidarsi del giudizio delle autorità incaricate dell'istruzione e della salute che, ha affermato, non avevano proposto tali misure. [...] (*Il virus*) si è diffuso in Lombardia, la regione italiana con le più forti relazioni commerciali con la Cina e a Milano, la città più vivace d'Italia dal punto di vista culturale e commerciale. Ma mentre Conte elogiava nuovamente l'Italia per la sua fermezza, ha anche cercato di minimizzare il contagio, attribuendo l'elevato numero di persone infette ai test troppo zelanti della Lombardia. [...] Il giorno successivo, quando i contagi hanno superato quota duecento, i decessi erano già sette e la Borsa è crollata, il Primo Ministro Conte e i suoi tecnici hanno rilanciato. Il premier ha incolpato l'ospedale di Codogno per la diffusione, affermando che aveva gestito le cose in un modo "non del tutto proprio" e ha accusato la Lombardia e il Veneto di aver gonfiato il problema divergendo dalle linee guida internazionali e sottoponendo a test anche persone asintomatiche. [...] Il 27 febbraio, mentre Zingaretti pubblicava la foto dell'aperitivo, il Ministro degli Esteri Luigi Di Maio, ex leader del *Movimento 5 Stelle*, ha tenuto una conferenza stampa a Roma. "Siamo passati in Italia da un rischio epidemia a un'infodemia", ha dichiarato Di Maio, denigrando la copertura mediatica che aveva messo in evidenza la minaccia del contagio. A Milano il sindaco Beppe Sala ha pubblicizzato la campagna "Milano non si ferma" e il Duomo, simbolo della città e attrazione turistica, è stato riaperto al pubblico. La gente è uscita per le strade"[248].

A difesa del governo, va comunque detto che parte della responsabilità di questi ritardi nelle decisioni è da attribuire all'OMS, che ha mantenuto un perenne atteggiamento ondivago ed ha condizionato pesantemente le scelte di Conte e del suo seguito. Come quando l'Organizzazione riteneva non necessarie le mascherine per coloro che presentassero i sintomi da Coronavirus, salvo poi accorgersi che il Covid-19 poteva essere trasmesso anche dagli asintomatici; eppure l'OMS non esortò affatto i Paesi a prendere le loro contromisure in tal senso, a reperire quante più mascherine possibile o ad avviarne la produzione localmente. Al contrario, ancora il 20 marzo l'Organizzazione esortava chi non fosse a contatto diretto con i contagiati a non indossare le mascherine[249] e, nelle linee guida aggiornate, alla sezione *Consigli sull'uso delle maschere nel contesto di Covid-19* si legge ancora adesso:

> "L'uso delle mascherine nella collettività può creare un falso senso di sicurezza e causare la trascuratezza delle altre misure essenziali, come l'igiene delle mani e l'allontanamento fisico, comportando costi inutili e togliendo le mascherine a chi si occupa di assistenza sanitaria che ne ha più bisogno, soprattutto quando le mascherine scarseggiano [...] Il diffuso ricorso all'uso delle mascherine da parte di persone sane nel

contesto sociale non è supportato dalle evidenze scientifiche attuali e comporta incertezze e rischi critici"[250].

Eppure una precisa ricerca, pubblicata sulla rivista *Evidence* della Fondazione GIMBE, chiarisce che "indossare una mascherina di cotone riduce di trentasei volte la quantità di virus trasmessa, ed è addirittura più efficace della mascherina chirurgica: ovvero si trasmette solo un trentaseiesimo della quantità di virus, diminuendo la carica virale e riducendo verosimilmente la probabilità del contagio, oppure determinando sintomi più lievi"[251]. Ma qui va detto che, tuttora, non c'è accordo sulla reale utilità delle mascherine. O meglio, c'è accordo solo relativamente al fatto che sarebbero state assolutamente necessarie nei mesi di febbraio e marzo, quando l'indice di contagio era al suo massimo e quando erano praticamente introvabili. Ora che la situazione è decisamente più sotto controllo, potrebbero non essere più così necessarie. Beninteso che nei luoghi chiusi, in quelli particolarmente affollati e soprattutto per gli operatori sanitari sono ancora fondamentali; all'aperto, però, potrebbero perfino essere dannose. Lo sostiene, tra gli altri, il dottor Russell Blaylock[252], che evidenzia come l'uso prolungato delle medesime possa provocare mal di testa, aumento dell'insufficienza respiratoria (soprattutto se si svolgono attività fisicamente pesanti) e ipercapnia, ovvero l'aumento dell'anidride carbonica nel sangue, che viene re-inspirata poiché la mascherina stessa ne impedisce la corretta espulsione. La respirazione di elevate quantità di anidride carbonica, di per se' non dannosa, porta a sua volta ad altre patologie respiratorie che potrebbero contribuire ad abbassare le difese immunitarie; inoltre, l'uso prolungato di alcuni tipi di mascherine particolarmente aderenti può portare ad una riduzione dell'ossigenazione del sangue pari al 20%. Senza contare che il Coronavirus, come è stato dimostrato, può resistere piuttosto a lungo sulle superfici, con la conseguenza che chi ne fosse contagiato continuerebbe a reimmetterlo nei polmoni, andando ad aumentarne la concentrazione in una sorta di deleterio circolo vizioso[253]. In più, l'ambiente umido e caldo che si andrebbe a creare nell'area intorno alla bocca e al naso contribuisce in maniera non indifferente alla formazione di microrganismi potenzialmente dannosi, responsabili ad esempio delle irritazioni cutanee. Quanto invece alla reale utilità delle mascherine nella riduzione del contagio, si pensi che stiamo parlando di un virus delle dimensioni di circa cento nanometri; difficile credere che una mascherina in stoffa leggera, aperta ai lati, possa essere in grado di trattenerlo!

Sia come sia, resta il fatto che le comunicazioni dell'OMS (e di conseguenza del nostro governo) sono state a dir poco confusionarie, al punto che perfino testate "government approved", quali il *Corriere della Sera*, hanno mosso pesanti critiche:

> "Le mascherine: da principio definite "inutili", poi dopo molto tempo consigliate; la raccomandazione di somministrare tamponi solo a chi avesse già sintomi evidenti, prima, per poi fare un brusco dietrofront e suggerire di farne il più possibile; la lentezza generale dell'OMS nel dichiarare, uno dopo l'altro, gli stati d'allerta globale che hanno condotto a una pandemia "che è lontana dall'essere sconfitta" (così il direttore dell'agenzia, Tedros Adhanom Ghebreyesus). L'OMS poteva essere più efficace nella lotta al coronavirus?". È questa la domanda, e la risposta è fin troppo facile: decisamente sì"[254].

Non resta che scommettere su quale sarà la prossima affermazione in merito alla quale l'Organizzazione Mondiale della Sanità tornerà sui suoi passi... Anzi, l'abbiamo già trovata: dapprima elogiava il modello cinese a base di restrizioni delle libertà personali e violazioni dei diritti umani, poi è passata a lodare il modello svedese che, come vedremo, è diametralmente opposto e fatto di semplici "raccomandazioni" da parte del governo, senza nessuna misura di quarantena.

Ma facciamo un passo indietro. Si è detto che già il 31 gennaio era stata dichiarata in Italia l'emergenza, sebbene il primo paziente positivo, all'ospedale di Codogno, non sia stato scoperto che intorno al 20 febbraio[255]. Il 1° febbraio la Gazzetta Ufficiale pubblicava il decreto in cui si annunciava ufficialmente lo stato di emergenza:

> "In considerazione di quanto esposto in premessa, ai sensi e per gli effetti dell'articolo 7, comma 1, lettera C, e dell'articolo 24, comma 1, del decreto legislativo 2 gennaio 2018, n. 1, e' dichiarato, per 6 mesi dalla data del presente provvedimento, lo stato di emergenza in conseguenza del rischio sanitario connesso all'insorgenza di patologie derivanti da agenti virali trasmissibili"[256].

Da allora passarono tuttavia ben ventiquattro giorni prima che venisse emesso un timido provvedimento per consentire alla Protezione Civile di dare ai dispositivi di protezione individuali "priorità assoluta rispetto ad ogni altro ordine". Poi, poco prima di metà febbraio, il governo Conte dispose finalmente l'interruzione dei voli diretti da e per la Cina, provocando lo sdegno dei diplomatici cinesi in Italia e addirittura di Xi Jinping, rischiando oltretutto di compromettere i tanto sbandierati "buoni rapporti" con il Paese asiatico. Tanto che sulla questione intervenne finanche l'ambasciatore cinese a Roma, Li Junhua:

> "Normale che ci siano preoccupazioni da parte della popolazione e che il governo voglia intraprendere delle misure preventive, ma queste devono essere adeguate ed equilibrate, basate su delle prove ed è quindi importante che si seguano le raccomandazioni dell'OMS come stanno facendo molti Paesi. Ho sentito dire dal governo più volte che queste misure verranno adeguate e spero, in qualità di ambasciatore, che questo giorno arrivi presto"[257].

Tuttavia, a metà febbraio, l'OMS era già ben consapevole del contagio e la Cina era in piena emergenza sanitaria, con l'intera provincia dell'Hubei in isolamento e centinaia di morti al giorno nelle zone più colpite (Wuhan contava 242 decessi, mentre i contagi superavano le 48mila unità[258]). Possibile che Li Junhua e Xi Jinping, al quale il presidente Mattarella ha inviato un messaggio di incoraggiamento per cercare di ricucire i rapporti, non conoscessero il reale tasso di letalità della malattia? Se è vero che la Cina stava già combattendo l'epidemia con farmaci destinati alla cura dell'AIDS e dell'Ebola, per quale motivo le autorità cinesi premettero per la riapertura dei traffici tra Italia e Cina[259]?

3.2 - Il rimpallo delle responsabilità

Appurato che il governo italiano sapesse del rischio sanitario, invece di invitare alla prudenza i cittadini, perché ha apertamente promosso campagne "antirazziste" ed "antipanico" almeno fino alla fine di febbraio? La risposta è semplice: perché ha preferito ricorrere alla tecnica dello scaricabarile piuttosto che assumersi le proprie responsabilità. Fortuna vuole, dal punto di vista del Partito Democratico, che la regione più colpita dal Covid-19 sia stata la Lombardia del leghista Attilio Fontana, che è così diventato, suo malgrado, il perfetto capro espiatorio. Ma Fontana, tra i pochi a non aver ridotto l'emergenza ad una mera tifoseria tra partiti politici opposti, chiedeva la chiusura totale della Lombardia già a inizio marzo, e Giuseppe Conte rispondeva spallucce. Fontana, gigante fra i nani, non ha sottovalutato nemmeno per un secondo il problema, mentre i suoi accusatori erano intenti ad abbracciare cinesi o a fare aperitivi. Fontana, contrariamente a quanto vorrebbero i suoi detrattori, non ha colpe se la sua regione ha avuto un numero di contagi, in percentuale, quasi quadruplo rispetto ad esempio al

Veneto. Ed è facile immaginarne il motivo: coi suoi oltre dieci milioni di abitanti, la Lombardia è la regione più popolosa d'Italia ed ha come capoluogo una città che è il cuore dell'economia del Paese. Incontri d'affari internazionali e viaggi per motivi di lavoro, ma anche viaggi di piacere, passano in massima parte da Milano, il cui aeroporto principale è di riferimento per tutto il nord Italia e non solo. Tant'è vero che i due turisti di Wuhan positivi al Covid-19 già il 31 gennaio, ricoverati allo Spallanzani di Roma, erano atterrati proprio presso l'aeroporto del capoluogo lombardo[260].

In buona sostanza Fontana poteva fare ben poco per arginare il contagio, poiché l'unico modo realmente efficace per blindare i confini della Lombardia, come taluni hanno suggerito "a posteriori", sarebbe stato quello di farli presidiare dall'esercito, il cui operato è coordinato dal Ministero degli Interni e non certo dai governatori delle singole regioni. Non poteva nemmeno acquistare dispositivi di protezione, Fontana, giacché l'approvvigionamento dei medesimi dipende dal governo che, dopo appositi (e lunghissimi) bandi, li redistribuisce sul territorio nazionale tramite la Protezione Civile. Ecco perché mi repelle che, in una simile emergenza, la priorità di certi intellettualoidi sia quella di fare processi mediatici alla Lombardia, quando è evidente che la colpa sia soprattutto di altri. Mi repelle perché costoro sono gli stessi che ripetevano "è colpa della Regione Lombardia se gli anziani muoiono come mosche", ma che fino a metà marzo dicevano che "tanto sono solo anziani, sarebbero morti lo stesso". Sono quelli che chiedono indagini penali per diffusione di epidemie e omicidio colposo per i gestori della casa di cura milanese Trivulzio, ignorando goffamente che essa fa capo al Comune di Milano e che quindi ne è responsabile il sindaco "dem" Giuseppe Sala. Sono coloro che pontificano su quanto sia sbagliato approfittare della situazione per fare propaganda politica, ma poi tacciono omertosamente sul fatto che la rossa Toscana, dove le case di cura facevano registrare 149 decessi già al 18 aprile, sia in condizioni analoghe a quelle della Lombardia. E allora, poiché "loro" tacciono, riassumiamo la situazione:

> "Per trovare le falle di un sistema che ha fa acqua da tutte le parti è necessario fare un passo indietro. Risale al 2 marzo la prima circolare riguardo le RSA (residenze sanitarie assistenziali o, più comunemente, case di riposo, nda) emanata dalla Regione Toscana. Nel documento si indicavano le prime linee guida da seguire in ordine alle procedure sulle accettazioni, sulle modalità operative del personale sanitario impiegato, sulla separazione tra aree Covid e No-Covid, sull'accesso di visitatori dall'esterno. Da quel giorno gli anziani non hanno più visto

i propri parenti. [...] Niente FFP2 o mascherine chirurgiche per chi stava a contatto con i pazienti. E, ormai, la cosa non stupisce più. Le mascherine in Toscana erano già esaurite ovunque a partire dai primi di febbraio e nonostante la circolare, la Regione, non è riuscita a fornire in tempo i dispositivi di protezione per far sì che gli obblighi potessero essere messi in pratica. Un vero controsenso, considerando che proprio la regione "rossa" aveva il compito di distribuire i materiali. [...] Il 29 marzo le RSA sono diventate oggetto anche di una specifica ordinanza del presidente della Regione, Enrico Rossi, con cui sono state definite le modalità di trattamento dei casi. Come il trasferimento negli ospedali di quelli più gravi e l'isolamento all'interno della stessa struttura, o in altre se non possibile, dei pazienti positivi. A seguito di quella stessa ordinanza sarebbe dovuto partire uno screening nelle RSA e RSD (residenze per disabili, nda), con esami a tappeto per ospiti e operatori, a cominciare dalle realtà maggiormente interessate da casi di contagio. Il 29 marzo in Italia si contavano già più di 97mila casi positivi e più di 10mila morti. Meglio tardi che mai verrebbe da dire. Se non fosse che, ancora una volta, le misure contenute nell'ordinanza non hanno trovato facile applicazione. "Noi stiamo ancora cercando di fare il tampone a tutte le persone presenti in struttura", ci spiega il medico della RSA all'Impruneta. [...] Ma c'è di più. I "fortunati" che hanno avuto accesso ai tamponi, perché sintomatici o perché risultati positivi al test sierologico, per giorni avrebbero potuto infettare chiunque. [...] I laboratori di analisi della Regione sono stati aumentati, ma rimangono in sovraccarico. Un risvolto prevedibile considerando che la Regione ha fatto di tutto per evitare di prevenire il problema"[261].

Non è esente dal problema neppure l'altrettanto "rossa" Emilia Romagna di Stefano Bonaccini (Partito Democratico) dove, nel silenzio dei media, nella sola Bologna si parlava, già agli inizi di aprile, di cinquanta decessi nei centri per anziani, di circa centosettanta ospiti sicuramente contagiati (la metà ricoverati in ospedale), di altri duecentoquaranta a letto con tosse e febbre in attesa di conoscere i risultati del tampone e di più di duecento operatori a casa in malattia[262]. Dunque, si può dire che il modello emiliano-romagnolo abbia funzionato, oppure sarebbe più corretto affermare che non ha destato sospetti per mere questioni politiche? E dire che Patrizia Barbieri, sindaco leghista di Piacenza, ha più volte denunciato (senza destare interesse) la scellerata decisione del Premier Conte di non includere fin da subito nella *zona rossa* la sua città, che si trova soltanto ad una quindicina di chilometri da Codogno; inutili le lettere scritte da Barbieri a Conte, rimaste inesorabilmente senza risposta. "L'impressione che ho avuto", dice con un certo rammarico la Barbieri, "è che per molto tempo Piacenza non venisse neppure menzionata. Nemmeno l'opinione pubblica aveva la percezione di quello che stava succedendo da noi"[263]. Perché allora in Lombardia la colpa è solo di Fontana e in Emilia Romagna non è di Bonaccini? Se quel fatidico 26 gennaio 2020, anziché riconfermare quest'ultimo, gli emiliano-romagnoli avessero votato la leghista Lucia Borgonzoni, le cose sarebbero andate allo stesso modo? Se il presidente della regione Lazio, Nicola Zingaretti, non fosse stato iscritto al Partito Democratico, gli spietati organi di stampa di regime avrebbero glissato sulla sua tragicomica gestione delle mascherine? Con l'intermediazione della Protezione Civile e senza gare d'appalto (come vuole la prassi), la Regione aveva infatti affidato una commessa per l'acquisto di mascherine alla società Eco.Tech Srl, che si occupa della vendita di lampadine a led. La parte tragica della vicenda è che la merce non è mai arrivata, pur avendo versato un acconto di 11,3 milioni di euro (su 35,8 totali); quella comica è che detta società vede la partecipazione azionaria di tale Pan Hongyi, cittadino cinese residente a Ningbo, il principale sbocco sul mare della regione dell'Hubei[264].

Ancora qualche dubbio sul fatto che la vicenda sia stata politicamente strumentalizzata? Carlo Serini, da vent'anni anestesista all'ospedale San Carlo di Milano, ci fornisce un'interessante testimonianza:

> "...una professoressa proprio dell'Ospedale Sacco (Maria Rita Gismondo, nda) inizialmente declinava la questione come poco più di influenza; dato che ogni giorno il numero di ricoveri aumentava a dismisura, e contemporaneamente vedevo che iniziavano i lavori di demolizione e riallestimento nel mio ospedale di un nuovo reparto di rianimazione, ero rimasto molto perplesso: perché per una "banale influenza" si costruiscono tempo zero nuovi reparti, si sovverte l'organizzazione sanitaria, si sospendono le sale operatorie elettive? La risposta non può essere che, forse, la banalizzazione e derubricazione del morbo a "banale influenza" sono state quanto meno improvvide, se non francamente sbagliate. [...] L'Italia è l'unica nazione al mondo dove un'anestesista è anche rianimatore, per cui fermando le sale operatorie si sarebbero recuperate forze per gli ampliamenti realizzati. In questa emergenza i posti letto, quantomeno nel mio ospedale, sono stati quadruplicati, è quindi dovuto diventare altrettanto il personale. Nell'ospedale dove lavoro le sale operatorie, l'unità coronarica e le terapie intensive sono state trasformate in terapie intensive Covid passando da otto a trentuno posti. [...] Il Municipio 5 (Serini è altresì consigliere comunale nella zona 5 di Milano, nda) si è attivato, nei limiti delle possibilità umane, per garantire la massima prossimità alle per-

sone e alle attività del territorio, anche distribuendo direttamente mascherine frutto di una donazione proprio al Municipio 5. Ciò che mi ha lasciato stupefatto è stata la decisione di mettere la gran parte della Polizia in ferie proprio all'inizio dell'emergenza, quando sarebbero serviti molto i posti di blocco per verificare chi andava in giro e perché. [...] Credo che nessuno abbia mai invidiato Conte nel suo compito istituzionale, che ora si trova ad affrontare il più difficile momento post guerra. Il Governo ha dovuto fare scelte epocali sulla tutela della salute pubblica e sulla tutela dell'economia. I fatti, però, sono questi: a fine gennaio il Ministero della Salute avvisa che esiste un'emergenza, a febbraio non si è fatto nulla di concreto, l'8 marzo qualcuno anticipa che si chiude tutto e c'è il fuggi fuggi dal nord verso il sud Italia. La gestione è stata contraddittoria e raffazzonata, cosa che ci ha fatto pagare uno scotto davvero grande. In seguito tutte le vicende si sono indirizzate in un modo più coerente tra un procedimento e l'altro. Ma credo che l'incertezza e la confusione governativa iniziale si siano verificate perché si è ritenuto che interpretare in maniera corretta i segnali che già c'erano sarebbe stato di vantaggio per Salvini e Meloni. Per evitare di fornirglielo, allora, l'attuale Governo ha voluto negare l'esistenza di una situazione emergenziale; anche a livello locale, come dimenticare l'epic fail del Sindaco Beppe Sala con #Milanononsiferma? C'è stata invece una disponibilità politica per esempio da parte della Meloni, che ha sempre anteposto l'interesse nazionale alle beghe di quartiere, cercando di non avversare strumentalmente il Governo, ove possibile, per creare una radice comune dinnanzi a questa tragedia. Il risultato è stato che la destra ha dimostrato una maturità fuori degli schemi ideologici, la sinistra si è nascosta dietro di essi. Quando c'è una pestilenza hai solo due scelte: o eviti che arrivi nei tuoi confini, o a contagio avvenuto fermi tutto (Codogno docet)"[265].

Per quale motivo, dunque, i paladini del giustizialismo non hanno mai esortato il governo a "fare di più" o a "fare meglio", come invece hanno preteso da Fontana? Perché il governo non ha preso le adeguate contromisure nonostante il governo italiano, a quanto pare, fosse persino stato avvisato da rapporti dell'intelligence americana circa l'enorme rischio sanitario, quando questo era ancora confinato in Cina? Hollie McKay, per *Fox News*, ha per l'appunto sostenuto che "secondo un esperto di sicurezza con sede a Roma, che ha richiesto l'anonimato in quanto non autorizzato a parlare, alcuni rapporti dell'intelligence hanno avvisato il governo della potenziale pandemia pochi giorni dopo la sua infiltrazione in Cina alla fine dell'anno scorso. Ma passarono settimane prima che venisse intrapresa un'azione seria a Roma"[266] poiché si riteneva che "era un problema cinese, che non sarebbe arrivato qui"[267]; della questione si sono occupati ugualmente i giornalisti di Libero-Quotidiano[268] e di RaiNews (che ha rimosso il relativo articolo, ritenendo probabilmente l'accusa priva di fondamento). Ma si può avere una conferma in tal senso dal fatto che, come riporta *La Stampa*, nel novembre dello scorso anno gli 007 americani avvertirono pure Israele e diversi altri partner della NATO[269], che parimenti non presero le dovute precauzioni. Dunque è verosimile che l'intelligence americana avesse avvertito i servizi segreti italiani che, però, smentiscono. Resta il fatto che la delibera del Consiglio dei Ministri del 31 gennaio 2020, pubblicata sulla Gazzetta Ufficiale[270], riportava già allora l'allarme lanciato dall'OMS e decretava lo stato di allarme per l'incolumità pubblica: il governo non ha scuse, sapeva benissimo. Tanto bene che il *Corriere* titolava: "Da gennaio c'è un piano segreto: troppo drammatico per dirlo"[271]. Ma dei paladini del giustizialismo, di nuovo, non v'è traccia: evidentemente erano troppo impegnati ad attaccare Lombardia e Veneto per accorgersi di tutti gli errori di Conte! Ebbene, sappiano costoro che non conviene a nessuno cercare di demolire queste due regioni, per almeno un paio di buoni motivi. Il primo è che sono rispettivamente al primo e al terzo posto tra le regioni con un residuo fiscale (la differenza tra quanto un territorio versa sotto forma di tributi allo Stato e quanto da esso riceve sotto forma di servizi) più alto[272]. In pratica pagano allo Stato più di quanto ricevano, esattamente il contrario di tutte le regioni del sud (che ricevono più di quanto versano). Non a caso la Lombardia, con 12.297 euro di tasse pro-capite versate, è in cima alla classifica delle regioni che pagano più tributi allo Stato; chiude la Calabria con 5.516, preceduta da Sicilia (5.706), Campania (5.981), Puglia (5.992), Sardegna (6.507), Basilicata (6.582) e Molise (6.711)[273].

Il secondo motivo è che, seppure con un certo rallentamento rispetto agli anni passati, Lombardia e Veneto (insieme all'Emilia Romagna) sono le "locomotive" d'Italia, le regioni più produttive. In particolare, la Lombardia è quella che ha la più alta percentuale di imprese che investono in ricerca e sviluppo (49,8%), è al secondo posto in Europa per percentuale di fatturato delle imprese legato a prodotti innovativi e al terzo posto in Europa tra le regioni che esportano di più[274]. Si parla tanto di "unità nazionale", ma che unità può esserci se qualche idiota, indipendentemente dal colore politico e dall'area geografica di provenienza, ne approfitta per fare il suo teatrino di propaganda politica contro l'avversario? In questo periodo così delicato non dovrebbero esserci rivalità, ma collaborazione. Solo così potremo uscirne a testa alta, come sappiamo fare tutti insieme!

3.3 - Il modello lombardo

Checché se ne dica, la sanità lombarda ha retto bene all'incredibile ondata di contagi: dopo un brutto inizio in cui la Lombardia ha avuto il triste primato di regione con il più alto numero di contagiati, il tasso di contagio è infatti sceso al di sotto della media nazionale. A riferirlo è il vicepresidente della Regione, Fabrizio Sala: "Stiamo incrociando tutti i dati che ci arrivano e, con l'aiuto di alcuni ricercatori, calcoliamo il tasso di R0: al momento sappiamo che in Italia il tasso è 0,80; il tasso R0 della Lombardia è 0,75"[275)(276)]. Il risultato è eccellente, perché avere un indice sotto l'1 significa che ogni infetto può a sua volta contagiare meno di una persona, ovvero che la malattia è destinata a spegnersi da sola; viceversa, un indice superiore ad 1 vuol dire che il contagio può ancora diffondersi a macchia d'olio. Come termine di paragone si pensi che in Molise, regione con l'indice di contagio più alto d'Italia (ancorché tra le meno colpite dal Covid-19), questo valore si attesta su 0,84[277]. In pole position vi sono invece l'Umbria con 0,19, la Basilicata con 0,35 e la provincia autonoma di Trento con 0,42 (dati aggiornati al 28 aprile).

Perciò, proprio in virtù di quanto detto finora e considerata la densità di popolazione, si può davvero dire che il *modello lombardo* abbia funzionato, come ha spiegato il presidente Fontana:

> "I dati bisogna leggerli con attenzione, che purtroppo in questi ultimi tempi è venuta un po' meno. Il dato importante è l'indice di contagio e noi siamo tra le migliori regioni, al pari del Veneto e poco sotto la Valle d'Aosta. Non dobbiamo farci spaventare dai numeri, perché noi siamo dieci milioni e i numeri sono molto diversi. Il dato dell'indice di contagio dimostra che le scelte fatte sul contenimento del virus hanno dato risultati positivi"[278].

E la ragione principale di questi buoni risultati è data dal fatto che la Lombardia ha un sistema sanitario misto, sia pubblico che privato (da un quarto a un terzo dei letti messi a disposizione sono di istituti privati). Ciò vuol dire, senza troppi giri di parole, che è solo grazie alla presenza della sanità privata che il sistema sanitario lombardo non è collassato sotto il peso dell'enorme massa di contagiati. Per dare un'idea, si pensi che i posti letto offerti in terapia intensiva nella regione sono 859, dei quali 589 in strutture pubbli-

---

276) Aggiornamento del 22 maggio: apprendiamo da *MilanoToday* che l'indice è ulteriormente sceso a 0,51, facendo della Lombardia una regione a "basso rischio" (https://www.milano-today.it/attualita/coronavirus/indice-contagio-rt.html)

che e 270 in quelle private[279]. Ebbene, il motivo per cui la Lombardia ha optato per questa soluzione risulta chiaro osservando i dati nazionali: in Italia si è passati dai 5,8 posti letto ogni mille abitanti del 1998 ai 4,3 del 2007 ed ai 3,6 del 2017; nel 1998 i posti letto erano circa 311mila e nel 2007 erano calati a circa 225mila, mentre nel 2017 erano 191mila[280].

Ora, secondo i dati di AIOP (Associazione Italiana Ospedalità Privata), in Italia la componente privata accreditata garantisce il 28,4% delle giornate di degenza e il 26,5% della produzione di prestazioni, a fronte di un'incidenza sulla spesa ospedaliera pubblica complessiva del 13,5%. Queste cifre indicano che a fronte di minori spese, e minori contributi versati dai cittadini, il sistema privato è in grado di provvedere all'erogazione di prestazioni sanitarie a minor costo e con maggiore efficienza. Questo non significa che il privato sia esente da problematiche o inefficienze, relativamente ai temi di costi ed efficienza è però ampiamente dimostrato il suo contributo. Ma privato, contrariamente a un diffuso luogo comune, non significa accessibile solo a pochi; anzi, le strutture private lombarde convenzionate sono equiparate alle strutture pubbliche, pertanto il paziente può recarsi con la sua impegnativa ed essere curato gratuitamente o alle stesse condizioni offerte in una struttura pubblica. Il vero problema della Lombardia, semmai, è quindi lo stesso che riguarda la sanità di tutto il Paese: la cattiva gestione della spesa pubblica. E non si può nemmeno dare la colpa ai tagli perché, con l'eccezione del triennio 2011-2013 (quando c'era Monti), la spesa sanitaria nazionale è aumentata mediamente dell'1% ogni anno, con un boom del 7,4% nel periodo 2001-2005, come mostrano i grafici redatti sulla base di dati ufficiali del Ministero della Sanità[281]. Purtuttavia, negli ultimi dieci anni, sono stati tagliati settantamila posti letto e gli ospedali hanno perso 175 unità, il che significa che ogni regione ha perso più o meno una decina di ospedali sul territorio. Inoltre, si è proceduto all'accorpamento delle Asl che, da 642 negli anni Ottanta, sono scese a 101 nel 2017[282]. A tal proposito era stata addirittura redatta una mozione, approvata dal consiglio nazionale degli ordini dei medici-chirurghi e odontoiatri del 13 gennaio 2018:

> "Per le insensate politiche di de-finanziamento, la sanità pubblica, contro la nostra volontà, non garantisce correttezza e adeguatezza delle cure, poiché oggi si considera appropriato solo ciò che è compatibile con le risorse disponibili e non ciò che è adeguato alle necessità delle cure. L'obiettivo politico dei governi, delle regioni, delle aziende è ridurre progressivamente, nel tempo, i costi di farmaci, esami clinici e diagnostici, presidi, trattamenti, tagliando così, d'imperio, i bisogni

reali delle persone ma soprattutto il loro diritto alla salute e alterando il ruolo del medico"[283].

Ma giacché abbiamo detto che la spesa sanitaria non ha subito tagli, se ne deduce che proprio la pessima gestione dei fondi e delle risorse, unita alla burocrazia lentissima, ha contribuito ad un costante declino della sanità italiana, che risulta tuttavia essere al nono posto nel mondo in termini di qualità[284]. Ecco perché il modello lombardo potrebbe e dovrebbe essere efficacemente preso a esempio da tutto il Paese: perché il privato ha più interesse che la struttura funzioni a dovere. Al contrario, affidando la gestione della sanità e, conseguentemente, dell'attuale emergenza al governo centrale si sono ottenuti più danni che benefici, quando non addirittura suggerimenti del tutto sbagliati (forse dettati dalla volontà di risparmiare più possibile sulle già limitatissime risorse). Ad esempio, come riportava il *Corriere*[285], Roma sconsigliava inizialmente le autopsie sui cadaveri di Bergamo: un documento ufficiale del Ministero della Salute, pubblicato da *Affari italiani* e firmato dal segretario generale Giuseppe Ruocco, lo mostra chiaramente. Così apprendiamo, al punto 1 della sezione "Esami autoptici e riscontri diagnostici", che "per l'intero periodo della fase emergenziale non si dovrebbe procedere all'esecuzione di autopsie o riscontri diagnostici nei casi conclamati di Covid-19, sia se deceduti in corso di ricovero presso un reparto ospedaliero sia se deceduti presso il proprio domicilio"[286]. Proprio grazie alle autopsie, eseguite autonomamente nell'ospedale lombardo, si è però scoperto che una larga fetta dei decessi erano attribuibili all'insorgenza di trombi e non ad un'infezione polmonare. Lo studio relativo, condotto proprio dai medici del Papa Giovanni XXIII di Bergamo, è stato pubblicato su *MedRxiv*[287] ed è in attesa di pubblicazione sulla rivista scientifica *The Lancet*. Il "consiglio" del governo è perciò stato non solo inutile ma persino dannoso, giacché risalire alla causa del decesso sarebbe stato utilissimo per capire come curare chi era ancora in vita. E non ci voleva certo un esperto per capirlo... Lo spiega bene Andrea Gianatti, direttore del dipartimento di Medicina di laboratorio e Anatomia patologica del Papa Giovanni, intervistato dal *Corriere*:

> "Le circolari del ministero ci dicevano, sostanzialmente, di non fare autopsie sui pazienti deceduti a causa del Covid-19. Il ragionamento alla base di quell'indicazione (che era espressa al condizionale: non si dovrebbero fare) era semplice e non riguardava tanto i rischi di contagio, ma altro: inutile fare esami autoptici se si conosce già la causa del decesso. Ma è stato chiaro abbastanza presto che questa malattia si

stava manifestando in forme diverse, multiple, bisognava capire. E in più c'era l'ambiente in cui lavoravamo: era impossibile non sentire la necessità di mettersi in gioco, vivevamo un ospedale completamente votato alla causa, in ogni ambito"[288].

Per fortuna Gianatti, spinto da una situazione di estrema necessità (al Papa Giovanni sono arrivate ad essere curate contemporaneamente cinquecento persone malate di Covid-19), ha deciso di infrangere il protocollo ministeriale e, il 23 marzo, insieme al collega Aurelio Sonzogni, ha iniziato ad eseguire le prime autopsie. Il verdetto è stato il seguente:

"Più pazienti erano deceduti a causa di trombosi, un evento che spesso si è manifestato dopo la fase più acuta della polmonite, cioè dopo i sintomi più tipici provocati dal Coronavirus. La teoria più credibile, oggi, collegata a questa scoperta, è che il virus si attacchi ad alcuni recettori che si trovano proprio lungo i vasi sanguigni. E più in generale che riesca a mettere in moto una serie di effetti che da un certo momento in poi non dipendono più da "lui", ma ci sono e possono anche essere letali"[289].

È stato proprio grazie a queste scoperte che Gianatti e i suoi colleghi hanno deciso (con successo) di associare terapie aggiuntive, quali l'anticoagulante eparina, a quelle già in corso. E, ben presto, sono stati imitati dai medici dell'ospedale Sacco di Milano, unico insieme a quello di Bergamo ad aver eseguito gli esami postmortem. I risultati del trattamento proposto da Gianatti sono stati talmente convincenti che "dopo i primi esami autoptici avevamo fatto un incontro con tutti i clinici che stavano lavorando sul Covid, volevamo condividere con loro i nostri risultati. Ciò che si era detto in quella riunione era finito in rete, perché qualche collega aveva scritto una sorta di verbale, condividendolo in internet. Quel testo era stato letto ovunque, nel mondo ospedaliero, avevamo iniziato a ricevere telefonate dall'Inghilterra e dagli Stati Uniti. E dovevamo invitare tutti a mantenere la calma, spiegando che i nostri erano solo dati preliminari"[290]. Ciononostante, la notizia è passata in sordina; e non è nemmeno la prima volta...

3.4 - Il modello tedesco

Uno dei motivi per cui l'Italia prima e gli altri Paesi dopo hanno reagito in modo scomposto e poco efficace all'emergenza Coronavirus è probabilmente da ricercarsi nel fatto che ci si è accorti tardivamente della sua pericolosità, paragonandolo inizialmente ad una forma influenzale un po' più grave del normale. Ebbene, ora che abbiamo un'idea un po' più chiara di cosa sia il Covid-19, possiamo in effetti sostenere che la definizione di "forma influenzale" non sia del tutto errata, come ha suggerito il virologo Anthony Fauci, capo della task force americana contro il Coronavirus: "A meno che non si riesca a debellarlo a livello globale, ci sono molte probabilità che assuma una natura stagionale"[291]. Stagionale come un'influenza, appunto. Quel che non si considera è che, ogni anno, l'influenza stagionale aggrava le condizioni di salute di coloro che soffrono di malattie respiratorie, motivo per cui, secondo il presidente dell'Istat Gian Carlo Blangiardo, nel marzo 2019 sono decedute a causa di queste malattie circa quindicimila persone in Italia[292], mentre in tutto l'anno si stima ne siano morte 53mila per la stessa ragione. Nondimeno, nel caso dell'attuale epidemia, si è commesso l'errore di sottovalutare la sua elevatissima contagiosità, la cui causa, nelle parole del professor Massimo Ciccozzi del campus bio-medico di Roma, risiede nel fatto che "fa una mutazione ogni mille basi nucleoditiche. Quello della SARS del 2002-2003 ne faceva una ogni 10mila. Quindi è molto veloce"[293]. Purtroppo proprio questa sottovalutazione della sua contagiosità è stata alla base della cattiva gestione del problema, aggravato dal fatto che molti infetti siano risultati asintomatici e che il tempo d'incubazione sia piuttosto lungo, il che consente alla malattia di diffondersi "a cascata" senza che gli effetti si vedano nel breve-medio termine. Perciò, come ricorda Ciccozzi, sarebbe oportuno studiare gli asintomatici, "quel popolo invisibile dei malati che si curano da soli, o che non sanno neanche di aver contratto il virus. Stiamo costruendo un'indagine, ma la procedura sarà diversa da quella tradizionale. Si tratterà di cogliere un campione molto ampio e rappresentativo della popolazione italiana, che sarà analizzato con procedure sanitarie: tamponi, esami del sangue, ecc. Cerchiamo di capire anche il cosiddetto effetto gregge"[294].

Volendo fare un paragone forse un po' azzardato, che molti non condividono, potremmo persino parlare di qualcosa di simile alla peste. Non già perché il Coronavirus sia più mortale ma perché, contestualizzando la nostra epoca storica caratterizzata da un progresso tecnico-scientifico senza precedenti rispetto alle scarse conoscenze mediche ai tempi della peste, è incredibile che un virus relativamente poco letale abbia costretto milioni di persone a rimanere isolate nelle proprie case. Ma il fatto che sia relativamente poco letale non deve far abbassare la guardia, perché il Covid-19 ha pur sempre un tasso di mortalità più elevato rispetto a quello di una banale influenza, e sembra che molti se ne siano accorti troppo tardi. Prendiamo il caso della Germania, dove la Cancelliera Angela Merkel, dopo un'iniziale e fatale sottovalutazione del problema, ha ammesso che potrebbe essere contagiata dal Coronavirus il 60-70% della popolazione tedesca (lei stessa è risultata positiva ai test[295]). Questo ha determinato un progressivo e sempre più drastico giro di vite del governo, che ha ritenuto opportuno applicare un rigido coprifuoco (sebbene meno pesante di quello applicato in Italia). Anche i tedeschi però, che pure sostenevano di essere più pronti di noi ad affrontare l'emergenza, sono arrivati ai provvedimenti drastici per gradi. Ad esempio Jens Spahn, Ministro della Salute, ha inizialmente riferito all'opinione pubblica del Paese che non c'era assolutamente nulla di cui preoccuparsi, salvo poi dichiarare l'esatto contrario appena una settimana dopo (in concomitanza con la comparsa dei primi casi accertati) e deliberare la chiusura di scuole, asili ed università. Prima di prendere questo provvedimento, nemmeno i confini erano stati chiusi poiché si riteneva che alcune persone contagiate fossero già nel Paese e che quindi non aveva senso blindare la nazione. Anzi, la Germania accolse perfino un certo numero di rifugiati da Lesbo, tra cui cinque già notoriamente infettati dal virus, assieme ad un cittadino afgano forse fuggito da qualche centro di accoglienza.

La verità è che la Germania può contare su ben 30mila posti letto in terapia intensiva (a fronte di una popolazione d 83 milioni di abitanti), contro i cinquemila della Francia (61 milioni di abitanti) e i 3700 dell'Italia (60 milioni)[296], il che spiega il basso tasso di decessi. Questo non significa tuttavia che i tedeschi possano dormire sonni tranquilli: se la funesta previsione della Merkel dovesse avverarsi, significa che ben cinquanta-sessanta milioni di cittadini potrebbero essere infettati. Il problema è che la Cancelliera, oltre a discorsi poco rassicuranti e alle sue vanterie circa la superiorità del modello sanitario tedesco, a lungo ha dimostrato di non avere una precisa strategia. Per esempio, mentre parlava della necessità per ogni cittadino tedesco di limitare i contatti sociali, ha difeso la sua politica delle frontiere aperte, sottolineando al contempo l'impossibilità di attuare un controllo più rigido dei confini proprio a causa dell'epidemia; per fortuna dei tedeschi, i confini sono infine stati chiusi per turisti e migranti[297]. Ma non è stato altrettanto per le attività commerciali ed economiche del Paese, che invero non hanno mai subito un lockdown totale come in Italia. Eppure, dati alla mano, il modello tedesco sembra aver funzionato egregiamente. Infatti il quotidiano economico "MilanoFinanza", relativamente alla Germania, scriveva il 29 aprile:

> "I contagi tedeschi non stanno aumentando e non si sta tornando alla fase uno. A Berlino non c'è mai stata una clausura all'italiana, l'autocertificazione non esiste. Da questa settimana si può giocare a tennis e dal 3 maggio chi vuole può andare a messa"[298].

L'articolo è stato scritto dopo che alcuni fautori nostrani della quarantena ad oltranza avevano sostenuto che, riaprendo le attività, in Germania i contagi fossero nuovamente aumentati; il problema è che chi sosteneva questa tesi, pretendeva di osservare gli effetti della riapertura appena dopo un paio di giorni che questa fosse stata decretata. Ma com'è possibile che i contagi fossero ripresi in soli due giorni, quando il tempo medio d'incubazione del virus è di due settimane? E se fossimo noi ad aver sbagliato tutto?

3.5 - Il modello svedese

Dopo aver elogiato a lungo il *modello cinese* basato su rigida sorveglianza e quarantena forzata per tutti, l'Organizzazione Mondiale della Sanità ha (di nuovo) fatto marcia indietro e lodato la Svezia con la sua "quarantena soft". Il governo svedese, come ha dichiarato il capo del Programma di emergenze sanitarie dell'OMS Michael Ryan, ha "messo in atto misure di salute pubblica molto forti. Quello che hanno fatto di diverso è che si sono basati su un rapporto di fiducia con la cittadinanza", aggiungendo che "se dobbiamo arrivare a un nuovo modello di vita di ritorno alla società senza nuovi lockdown, penso che la Svezia possa essere un esempio da seguire"[299]. In pratica Stoccolma, che pure ha una densità di abitanti per chilometro quadrato doppia rispetto a Roma[300], ha letteralmente bruciato le tappe ed è passata alla *fase tre*, quella di convivenza col virus, che tutto il mondo attende con impazienza. D'altronde è lo stesso Ryan a ribadirlo:

> "(*Gli svedesi*) stanno capendo come convivere con il virus in tempo reale, il loro modello è una strategia forte di controllo e una forte fiducia e collaborazione da parte della comunità". E tutto ciò è stato possibile grazie al rapporto del governo svedese con la popolazione, "che ha avuto una forte volontà di aderire al distanziamento fisico e di autoregolarsi. In più, il sistema sanitario è sempre rimasto al giusto livello di capacità di risposta all'emergenza" e si è focalizzato su "una forte strategia di sanità pubblica, puntando sulle misure di igiene e di distanziamento, proteggendo le persone nelle residenze assistenziali (corsivo mio)"[301].

Il successo del modello svedese è oltretutto stato elogiato da *La Stampa*, che ha scritto:

> "Coronavirus, la Svezia resiste al dilagare dell'epidemia: e se avesse avuto ragione? Il Paese non ha imposto il coprifuoco, lo ha solo consigliato. Bar e ristoranti sono stati lasciati aperti. Le scuole non sono state chiuse. Come in Islanda e Nuova Zelanda, la gente si fida del governo e fa quello che viene chiesto. [...] Nelle analisi (del numero di contagi, nda) c'è un po' di giustificato timore, ma anche una vena di malcelata invidia: e se avessero ragione loro?"[302].

Ecco, se davvero avessero ragione gli svedesi, sarebbe una prova più che lampante di come le indicazioni dell'OMS siano state sbagliate, perché l'Organizzazione non ha mai fatto mistero di propendere per l'adozione di un sistema diametralmente opposto rispetto a quello svedese e decisamente più oppressivo. Certo potrebbe essere che Stoccolma abbia mentito sui dati di contagi e decessi, pure in virtù del fatto che i "nuovi svedesi" (gli immigrati ai quali il Paese nordico ha aperto le frontiere da decenni) suppongo abbiano ben poca voglia di rispettare le misure di distanziamento suggerite dal governo. Ma la Svezia non è l'unico Stato in cui, pur senza quarantena obbligatoria, la situazione sembra essere sotto controllo; è stato così in Corea del Sud, in Giappone, a Taiwan, a Singapore, ad Hong-Kong e, come suggerisce *La Stampa*, anche in Islanda e Nuova Zelanda. Restando in Europa, abbiamo visto che il modello sembra funzionare egregiamente in Germania e in Svizzera. Ed è proprio dal Politecnico federale di Zurigo che giunge uno studio in cui il professor Didier Sornette dimostra come il lockdown pressoché totale applicato in Italia ed altre nazioni europee abbia, dati alla mano, contribuito a salvare un numero tutto sommato esiguo di vite. "Il lockdown dei Paesi europei ha prodotto un risultato che siamo stati in grado di quantificare. Calcoliamo una riduzione dei decessi nell'ordine di cinquanta persone per milione di abitanti", sostiene Sornette[303]. A conti fatti, perciò, il lockdown in Italia avrebbe consentito di salvare all'incirca "solo" tremila persone in più, un numero che il team di Sornette ha considerato insufficiente per giustificare le enormi limitazioni attuate. Anche perché gli effetti collaterali nel lungo periodo (problemi psichiatrici sulla popolazione, senso di insicurezza, danni all'economia...) potrebbero essere ben peggiori rispetto ai minimi benefici ottenuti dalla quarantena forzata, che Sornette definisce "uno strumento brutale, medievale, a cui far capo in ultimo ricorso quando si è disarmati o in uno stato di massima incertezza"[304].

Aggiornamento del 22 maggio
Come ci informa il *Corriere*, il *modello svedese* senza lockdown sembra aver iniziato a mostrare i suoi limiti, facendo balzare la Svezia in cima alla classifica degli Stati con il più alto tasso di mortalità da Coronavirus. Con 6,08 decessi per milione di abitanti ogni giorno (sono in tutto 10,2 milioni), il Paese scandinavo ha di fatto superato la Gran Bretagna (5,57), il Belgio (4,28) e l'Italia (3), contando complessivamente 3831 morti su 31.523 contagi[305], a fronte dei 561 morti in Danimarca, dei 306 in Finlandia e dei 235 in Norvegia[306]. Posto però che poco più di sei decessi per milione di abitanti è comunque un numero relativamente basso (per fornire un termine di paragone, è come se in Italia morissero 360 persone su sessanta milioni), questo dato deve essere contestualizzato ed analizzato in relazione ad alcuni fattori. In primo luogo, per quanto la Svezia abbia una densità minore di abitanti per km^2 rispetto agli altri Paesi scandinavi di cui sopra (per cui sarebbe stato più facile imporre un maggior distanziamento sociale), è pure il più popoloso di quegli Stati. In secondo luogo va detto che la maggior parte dei decessi sono avvenuti nelle case di riposo (ben circa duemila[307]), e

che la Svezia ha un rapporto per così dire "singolare" con gli anziani, tanto che la ministra Annika Strandhäll, non più di un paio d'anni fa, dichiarava che l'aumento delle spese sanitarie non derivasse dalle cure da prestare al crescente numero di immigranti, ma da quelle riservate alle persone più anziane[308]. Il dubbio è allora che, in ragione di questo agghiacciante ragionamento, siano deliberatamente state prestate meno cure alle persone più avanti con gli anni, prediligendo il ricovero dei più giovani. Dubbio che si rafforza se si pensa che la Svezia, sorprendentemente, ha il triste primato europeo di Paese con il minor numero di posti letto ogni mille abitanti: appena 2,2. Sul lato opposto della classifica figurano invece la Germania con 8, la Bulgaria con 7,5 e l'Austria con 7,4; la Danimarca si ferma a 2,6[309].

Leggendo questi dati possiamo perciò comprendere quanto la strategia di Stoccolma, in un Paese così fragile dal punto di vista sanitario, sia stata sbagliata, laddove magari in una nazione sanitariamente più attrezzata (quale ad esempio la Germania) avrebbe potuto funzionare meglio. L'insegnamento che possiamo trarre è che, probabilmente, la soluzione migliore sarebbe stata quella di attuare misure intermedie tra la chiusura totale della Cina e l'apertura completa della Svezia. Ma scopriremo chi ha avuto ragione solo col tempo, quando ci saremo lasciati l'epidemia alle spalle.

3.6 - Il modello di Taiwan e gli altri modelli asiatici

Taiwan (che, pur facendo geograficamente parte della Cina, ne rappresenta la porzione democratica) è probabilmente stata la nazione che meglio ha reagito al Coronavirus a livello globale. Il motivo lo si comprende molto bene dal fatto che, contrariamente a Pechino, Taipei si è mobilitata immediatamente per far fronte al contagio, fornendo ai cittadini tutte le informazioni necessarie, all'insegna della trasparenza. Già da gennaio, grazie a molte iniziative private, i funzionari di Taiwan hanno infatti fatto in modo che ogni cittadino sapesse come comportarsi e dove procurarsi mascherine, oltre ad organizzare un unico centro di comando per coordinare gli sforzi sanitari. Inoltre, già dal 31 dicembre 2019, Taipei aveva introdotto rigidi controlli per i passeggeri in arrivo dalla zona di Wuhan, aveva avvertito l'OMS del rischio che il virus fosse trasmissibile da uomo a uomo (prima che le autorità cinesi proclamassero lo stato di quarantena) e, da gennaio, aveva esteso i controlli a tutti coloro che provenissero dalla provincia dell'Hubei; a partire dal mese successivo i controlli furono allargati a tutti i viaggiatori provenienti dalla Cina, con pesanti sanzioni o la reclusione per i trasgressori.

La prevenzione ha evidentemente dato ottimi risultati considerato che, al 20 aprile, sono stati registrati appena sei decessi su una popolazione totale di ventitré milioni di persone[310]. Ma per comprendere ancora meglio le ragioni del successo, vale la pena riportare alcuni passaggi significativi di un'intervista ad Andrea Sing-Ying Lee, rappresentante diplomatico in Italia di Taiwan:

"Abbiamo il sospetto che l'OMS abbia ignorato Taiwan perché gliel'ha chiesto la Cina. Attualmente possiamo prendere parte solo al 30% delle attività dell'OMS, ma come invitati "caso per caso". È un trattamento ingiusto, generato dal ricatto cinese, che ha detto che Taiwan non può entrare, e non è giusto perché è una decisione politica che sta colpendo la salute del mondo. [...] Se avessero prestato attenzione, se avessero fatto ricerche e investigato seguendo la nostra segnalazione, l'epidemia si sarebbe evitata. Almeno non si sarebbe arrivati a questo livello di quasi 200mila morti, che è un disastro! Si poteva evitare questa perdita economica e sociale che stiamo ancora soffrendo. [...] L'OMS deve aprire il cuore, deve aprire gli occhi, deve vedere Taiwan come un patrimonio, come qualcuno di utile che può portare la sua esperienza. Taiwan è l'unico Paese al mondo che è riuscito a contenere il virus, nonostante vi siano ventitré milioni di abitanti. Attualmente (circa 20 aprile, nda) abbiamo un morto per coronavirus ogni quattro milioni di abitanti, mentre in Italia c'è un morto ogni tremila italiani, e qui si vede la differenza. Tutti i Paesi del mondo seguono le raccomandazioni dell'OMS, però è evidente che hanno sbagliato nella gestione del Covid-19. L'OMS deve vedere Taiwan come un Paese indipendente con un'istituzione sanitaria separata dalla Cina e invitarci come Paese membro, perché possiamo aiutare anche con la nostra tecnologia e con i finanziamenti. Siamo fieri e orgogliosi di poter condividere la nostra esperienza di successo. [...] Innanzitutto, abbiamo giocato d'anticipo: Taiwan aveva scoperto già dalla fine di dicembre diversi casi sospetti e aveva chiesto informazioni all'autorità cinese, che ha dato però una risposta poco chiara. Così abbiamo iniziato ad avere dubbi, perché siamo due sistemi politici diversi e conosciamo bene il sistema politico-sociale della Cina, quindi abbiamo capito che non avevano detto tutta la verità, perché se c'erano pazienti isolati a Wuhan, vuol dire che avevano un'alta possibilità di contagio. Inoltre, abbiamo fatto uso della nostra esperienza di diciassette anni fa, quando siamo stati colpiti dalla SARS. Abbiamo cominciato a misurare le temperature delle persone e a monitorare tutti i movimenti internazionali, limitando i voli dalla Cina, specialmente da Wuhan. E sapendo che c'era il rischio di contagio, abbiamo cominciato a mobilizzare il sistema sanitario nazionale, individuando prematuramente quelli che avevano i sintomi. [...] Noi abbiamo una copertura del 100%, che si chiama Assicurazione della Salute Nazionale, e tutti i cittadini hanno una scheda con i dati elettronici personali, che ci permette di monitorare lo stato di salute della nostra popolazione. Così siamo riusciti a individuare quelli che avevano sintomi, per isolarli successivamente grazie alla tecnologia. Il malato deve stare a casa e i suoi movimenti sono controllati attraverso un'app, per cui se la persona si allontana da casa scatta l'allarme e c'è una multa pesante. Quindi noi non abbiamo bloccato tutta la nazione, ma soltanto i contagiati e i casi sospetti, e le persone isolate ricevono un aiuto di trentacinque euro al giorno e una cassa di cibo a settimana. [...] Non è facile avere l'infrastruttura tecnologica di Taiwan. Ad esempio, abbiamo un'infrastruttura di macchine per individuare chi ha la febbre e in trenta giorni abbiamo creato sessanta macchine dal nulla per aumentare la produzione di mascherine. Prima dello scoppio dell'epidemia, Taiwan aveva la capacità di produrre un milione e mezzo di mascherine al giorno, adesso ne produciamo quindici milioni al giorno, quindi abbiamo aumentato la capacità di produzione di dieci volte. [...] Si devono produrre le mascherine in Italia e devono distribuirle gratis alla gente, perché non tutti possono comprarle. Secondo, si deve educare la gente a capire che è responsabilità di tutti contenere il virus. Si può anche usare la tecnologia per aiutare nella distribuzione delle mascherine; ad esempio, noi abbiamo un'app sviluppata dai nostri giovani che aiuta a sapere in quale farmacia si possono trovare le mascherine e, per chi non può uscire, si possono ordinare per farle arrivare a casa. In più il governo di Taiwan consegna a ogni famiglia tre mascherine a settimana e cinque per i bambini, a tutti e in modo regolare, che siano poveri o ricchi, perché non ci sono queste ingiustizie sociali a Taiwan. E così siamo arrivati a zero nuovi contagi, perché ognuno sta attento agli altri, con una partecipazione collettiva"[311].

Medesimo successo per Singapore che, adottando misure pressoché identiche a quelle taiwanesi, ha potuto contenere i contagi a soli 166 (11 marzo 2020) su cinque milioni e mezzo di abitanti[312]. E pure ad Hong Kong, dove i media occidentali davano la (falsa) notizia di una seconda ondata di contagi, scopriamo che in realtà non vi è nemmeno mai stata una chiusura totale, quanto piuttosto una serie di limitazioni: ad esempio, gli uffici pubblici rimanevano aperti solo due o tre ore al giorno, mentre solo alcuni luoghi pubblici come cinema, teatri, scuole ed impianti sportivi sono effettivamente rimasti chiusi. Erano invece aperti ristoranti e centri commerciali, ma chiuse le frontiere (salvo per gli hongkonghesi che facessero ritorno in patria). Il tutto è stato possibile grazie al grande senso civico dei cittadini, che hanno l'abitudine di indossare mascherine anche per un semplice raffreddore e quella di lavarsi le mani molto spesso; inoltre, ogni volta che si entra in un ufficio pubblico, viene misurata la temperatura corporea. Risultato: ottocentocinquanta contagi e solo quattro morti, nonostante Hong Kong sia uno dei luoghi più densamente popolati del mondo[313].

Non è stato da meno il Giappone che, pur essendo uno dei Paesi più colpiti, in capo a un paio di mesi è riuscito a tenere sotto controllo la situazione tanto che, al 12 marzo, si registravano solo 639 contagi e sedici decessi[314] su quasi centoventisei milioni e mezzo di abitanti[315]. Il Primo Ministro Shinzo Abe ha oltretutto previsto investimenti per circa quindici miliardi di euro per rilanciare l'economia, che invero non si è mai fermata del tutto per via della radicata cultura del lavoro nel Paese. Intervistato da *InsideOver*, il professor Piero Carninci, uno dei più grandi esperti di genomica al mondo impegnato dal 1995 nel centro di ricerche Riken in Giappone, ci illustra i motivi del successo giapponese:

> "(*Il governo di Abe ha imposto*) immediatamente una quarantena di quattordici giorni a chi proveniva dalla Cina, o era stato in contatto con chi veniva dalla Cina. Un approccio molto rapido, ben comunicato e attuato in modo relativamente tempestivo nelle policy aziendali o quelle del mio istituto. [...] L'uso delle mascherine è sistematico. Ho postato un tweet con una foto per la prima di campionato di calcio, (poi sospeso fino ad aprile) presa sulla tribuna centrale, con 99,9% degli spettatori con la mascherina. Forse questo sta facendo la differenza, oltre alla qualità delle mascherine stesse. È un'ipotesi. Un'altra cosa: per i giapponesi il contatto fisico, fatto di abbracci e baci, è da sempre molto limitato. Non si danno nemmeno la mano, semplicemente si inchinano ad un metro circa l'uno dall'altro (a meno che non si scambino i biglietti da visita). Questo è sicuramente d'aiuto" (corsivo mio)[316].

Certo va detto che, dei Paesi asiatici finora citati, il Giappone è quello che concretamente ha fatto meno per contenere il contagio, ed è evidente che nelle misure intraprese dal governo ci siano molte falle. Diversamente da Taiwan, Singapore ed Hong Kong si potrebbe quindi pensare che la maggior parte del merito per il contenimento dei contagi sia dei cittadini, molto rispettosi delle leggi e con una cultura del "distanziamento" sociale intrinseca. Naturalmente è pure possibile che Tokyo abbia sottostimato il numero di decessi da Coronavirus per non compromettere lo svolgimento dei Giochi Olimpici, che si sarebbero dovuti tenere nella capitale giapponese dal 24 luglio al 9 agosto 2020[317] e sui quali Abe puntava molto per rilanciare il suo premierato. Resta comunque il fatto che i numeri parlano chiaro e che, pur senza quarantena forzata, il Paese ha tutto sommato retto bene all'emergenza. Sicuramente meglio della maggior parte delle nazioni occidentali, anche in virtù del fatto che il Giappone risulta essere il Paese al mondo con il più alto numero di posti letto ogni mille abitanti: sono ben 13,1 quelli "normali" e 7,8 quelli per la terapia intensiva[318].

Tuttavia, nonostante l'innegabile successo dei Paesi sopracitati e taiwanese in particolare, l'OMS ha smesso di invitare rappresentanti di Taipei alle proprie assemblee, curiosamente proprio dal periodo in cui direttrice dell'Organizzazione era la cinese Margaret Chan (2007-2017)[319]. Questo perché Taiwan è una spina nel fianco per Pechino, in quanto rappresenta un caso emblematico di progresso a pochi passi dalla Cina ed è la conferma più evidente che l'autoritario *modello cinese*, che il PCC vorrebbe promuovere in tutto il mondo, non funziona. Ecco perché l'OMS ha deliberatamente ignorato gli avvertimenti di Taipei, preferendo inviare in Cina, tra il 20 ed il 21 gennaio[320], degli ispettori più che prevenuti nel sottovalutare l'emergenza sanitaria[321]; solamente tra il 16 ed il 24 febbraio, finalmente, gli ispettori stilarono un rapporto in cui venivano evidenziati casi sospetti di Coronavirus già dall'ottobre 2019[322]. Ma questo ritardo nelle comunicazioni ha secondo me un motivo ben preciso: delle quindici agenzie dell'ONU, di cui fa parte la stessa OMS, ben quattro[323] sono tuttora guidate da cinesi, il che dà una misura dell'influenza che Pechino è in grado di esercitare sulle Nazioni Unite[324].

---

317) A causa del Coronavirus, i Giochi sono comunque stati rimandati al periodo 23 luglio – 8 agosto 2021 (https://it.wikipedia.org/wiki/Giochi_della_XXXII_Olimpiade).

323) Qu Dongyou è direttore del FAO (Organizzazione delle Nazioni Unite per l'alimentazione e l'agricoltura), Houlin Zhao dell'ITU (Unione internazionale delle telecomunicazioni), Li Yong dell'UNIDO (Organizzazione delle Nazioni Unite per lo sviluppo industriale) e Fang Liu dell'ICAO (Organizzazione internazionale dell'aviazione civile).

QUARTO CAPITOLO

4.1 - Lo strano legame tra OMS e Cina
Insieme alla Corea del Sud, Taiwan sta riuscendo efficacemente a contenere il Coronavirus. Eppure, come abbiamo visto, il Paese non può partecipare ai lavori dell'Organizzazione né ricevere informazioni, poiché la Cina considera Taiwan una provincia ribelle e non uno Stato autonomo. E questo ha fatto sì che l'OMS si comportasse di conseguenza, come si evince chiaramente dall'intervista dell'emittente canadese Rthk all'alto funzionario dell'OMS, Bruce Aylward (noto ai più per aver dichiarato che "se mi ammalassi di Covid-19, vorrei farmi curare a Wuhan"[325]). Infatti quando l'intervistatrice, dopo aver parlato di Hong Kong, chiede ad Aylward cosa pensa di fare l'OMS con Taiwan, questi finge di non sentire. E quando la giornalista ripete la domanda, fa cadere la telefonata. Richiamato, si limita a dichiarare: "Abbiamo già parlato della Cina. Tutte le diverse parti della Cina hanno fatto un buon lavoro"[326].

Anche per questa evidente presa di posizione a favore di Pechino, martedì 7 aprile, il presidente americano Donald Trump scrisse sul suo personale profilo Twitter: "L'OMS sta veramente mandando tutto in malora. Nonostante sia lautamente finanziata dagli Stati Uniti, per qualche motivo è molto filocinese (*China centric*, nda). Analizzeremo la cosa. Fortunatamente a suo tempo ho respinto la loro indicazione di tenere aperte le frontiere con la Cina.

Perché hanno dato una raccomandazione così sbagliata?"[327], sottolineando di non riuscire a capire il motivo per cui gli spostamenti all'interno della Cina non fossero permessi, ma verso gli altri Paesi sì[328]. Il giorno successivo persino il *New York Times*, notoriamente filo-democratico, riprendeva il tweet del Presidente ed annunciava che "Trump ha attaccato l'OMS sul Coronavirus. Non è il solo. I critici dicono che l'Organizzazione Mondiale della Sanità si è mostrata troppo fiduciosa con la Cina e non ha sottolineato i suoi primi passi falsi"[329], mentre in Italia l'altrettanto filo-democratico *Fatto Quotidiano* titolava: "Coronavirus, OMS: "Paesi dovevano ascoltare la nostra allerta del 30 gennaio". Ma quel giorno sconsigliarono di limitare i viaggi"[330].

Dicevamo però che Trump "non è il solo". E in effetti, al coro degli accusatori, si sono aggiunti una serie di personaggi, il più illustre dei quali è certamente il vice Primo Ministro giapponese Taro Aso che, davanti al parlamento del suo Paese, il 28 marzo ha ribattezzato l'OMS "Chinese Health Organization"[331]; tre giorni dopo fu la volta del senatore repubblicano della Florida Rick Scott, che chiese l'istituzione di una Commissione d'inchiesta del Congresso "sul ruolo dell'OMS nell'aiutare la Cina comunista a nascondere informazioni relative alla minaccia del Coronavirus"[332]. Indi si è unito alle accuse Jamie Metzl, membro del comitato consultivo internazionale dell'OMS stessa:

> "È da gennaio che ripeto che il più probabile punto di partenza della crisi Coronavirus è una fuga accidentale dall'Istituto di Virologia cinese a Wuhan. Poiché la Cina sta ancora insabbiando e bloccando l'accesso, non è possibile dirlo con certezza"[333].

Ma a lanciare l'offensiva più diretta a Xi Jinping è stato certamente il giornale tedesco *Bild*, dalle cui colonne, il 6 maggio, è piovuta l'accusa al presidente cinese di aver danneggiato il mondo intero. Da cui l'esplicita domanda: "Perché i tuoi laboratori non sono sicuri come le tue prigioni per i prigionieri politici?"[334].

Più diplomatica, dato il ruolo che riveste, la presidente della Commissione Europea Ursula Von der Leyen che, parlando alla Cnbc, ha detto di auspicare una cooperazione tra UE e Cina per indagare a fondo sulle origini del Coronavirus[335], lasciando intendere di non escludere l'ipotesi che sia sfuggito dall'ormai arcinoto laboratorio di Wuhan. Prima ancora, già a fine febbraio, era Michael Collins del Council on Foreign Relations a scrivere:

"Il direttore generale dell'OMS Tedros Adhanom Ghebreyesus è stato uno strenuo difensore della risposta del governo cinese al Covid-19. Il 28 gennaio Tedros ha incontrato il presidente cinese Xi Jinping a Pechino. Dopo quell'incontro, Tedros ha lodato la Cina per "aver creato un nuovo modello per il controllo delle epidemie" e la massima leadership del Paese per la sua "apertura alla condivisione di informazioni" con l'OMS ed altri Paesi. [...] Nonostante le prove crescenti della pessima gestione dell'epidemia e la crescente indignazione dell'opinione pubblica cinese a riguardo della censura governativa, Tedros resta impassibile. Il 20 febbraio, alla Conferenza per la sicurezza di Monaco, conferma il suo apprezzamento per la Cina dichiarando che "la Cina ha permesso al mondo di guadagnare tempo". Mentre si profonde in lodi nei riguardi della Cina, Tedros non perde tempo nel criticare altri Paesi per il loro approccio all'epidemia. Ha fatto appello alle nazioni perché non mettessero limiti ai viaggi dalla Cina e ha ammonito contro la "recriminazione o politicizzazione" dell'epidemia. I media cinesi danno molto rilievo alle lodi di Tedros nei confronti di Xi Jinping e alle sue critiche ai governi stranieri. [...] Più preoccupante è il ritardo di Tedros nel dichiarare il Covid-19 un'emergenza sanitaria pubblica di interesse internazionale. Il 23 gennaio il comitato per l'emergenza dell'OMS si è spaccato sulla decisione di dichiarare un'emergenza pubblica di interesse internazionale. Facendo valere la sua autorità ultima, Tedros ha deciso di aspettare nonostante l'ammissione che "questa è un'emergenza in Cina". [...] A quel punto i casi di Covid-19 erano decuplicati, arrivando a 7.781 in diciotto Paesi"[336].

Chiarite dunque le responsabilità cinesi, non resta che chiedersi perché l'OMS sia così solidale con la Cina. Per rispondere, occorre prima di tutto capire chi è Ghebreyesus e che rapporti ha con Pechino. Nato ad Asmara e padre di cinque figli, l'attuale direttore dell'OMS ha un solido curriculum accademico alle spalle: una laurea in biologia, un master in immunologia delle malattie infettive alla London School of Hygiene & Tropical Medicine, un dottorato in Community Health all'Università di Nottingham ed è membro di diversi enti internazionali, fra cui l'Aspen Institute (think tank finanziato dalla Fondazione Ford, dalla Bill & Melinda Gates Foundation e dal Rockefeller Brothers Fund)[337] e la Harvard School of Public Health. In politica fu membro del Fronte Popolare di Liberazione del Tigrè (TPLF) e del Fronte Democratico Rivoluzionario del Popolo Etiope, partito socialista appoggiato da Pechino sin dagli anni Ottanta che ottenne, con la rivolta armata, la caduta del dittatore marxista Menghistu Hailé Mariàm. Gli succedette Meles Zenawi, sotto il cui governo Ghebreyesus divenne consulente per la sanità pubblica, poi capo dell'ufficio sanitario regionale del

Tigrè, quindi viceministro della Sanità ed infine Ministro della Sanità nel 2005. E non ci sarebbe nulla di male in tutto ciò, senonché quello di Zenawi fu un governo violento e illiberale: vinse con brogli elettorali, incarcerò oppositori e giornalisti e represse con crudezza le proteste. La situazione non migliorò nemmeno col governo di Hailé Mariàm Desalegn, che succedette a quello di Zenawi quando questi morì nel 2012, e che parimenti si distinse per la violenza interna con cui soffocava le proteste delle componenti maggioritarie del Paese, Oromo e Amara, contro la minoranza tigrina da sempre al potere e della quale lo stesso Ghebreyesus fa parte[338].

Terminato l'incarico al governo, Ghebreyesus si candida alla presidenza dell'OMS ma, pochi giorni prima dell'elezione, scoppia uno scandalo legato a tre epidemie di colera che Tedros sembra aver insabbiato facendole passare per "diarree acute", in modo da non danneggiare turismo ed economia nel suo Paese. Poco importa: ormai la Cina ha deciso e cinquanta Stati africani, totalmente allineati a Pechino, votano a favore di Ghebreyesus presidente dell'OMS, primo africano della storia a ricoprire tale incarico e primo a non essere medico (è microbiologo)[339]. Nel frattempo, qualche mese prima della sua nomina, Ghebreyesus viene ufficialmente invitato a parlare all'Università di Pechino, dove auspica una più intensa cooperazione fra la Cina e i Paesi del Terzo Mondo in materia sanitaria[340]. E finalmente, il 23 maggio 2017, l'ex ministro etiope ottiene l'ambita nomina, grazie al voto favorevole di 133 Paesi su 183 e ad un intenso lavoro diplomatico dell'Unione Africana[341] e di Pechino, come ci ricorda *Il Fatto Quotidiano*. Sebbene il voto fosse a scrutinio segreto, fra i maggiori sostenitori di Tedros figurava appunto, non casualmente, proprio la Cina. Questo perché l'Etiopia è il Paese verso il quale sono indirizzati la maggior parte degli investimenti cinesi in Africa orientale, rappresentando ben il 60% di tutti gli investimenti esteri, per un valore complessivo di circa due miliardi e mezzo di dollari (riferito all'anno 2019)[342]. L'Etiopia ospita pure l'aeroporto Bole di Addis Abeba, scalo pressoché obbligato per tutti i voli della rotta Cina-Africa nell'ambito dei lavori connessi alle infrastrutture della Nuova Via della Seta, tra cui la maxi diga sul fiume Tezeke, in massima parte finanziata e costruita da *Voith Hydro Shanghai* e *China Gezhouba Group*[343]. Non solo. Secondo l'agenzia stampa Xinhua, sono in tutto quattrocento i progetti d'investimento cinesi già operativi nel Paese, per un valore di oltre quattro miliardi di dollari, tra cui spicca la costruzione della ferrovia Addis-Gibuti: un'opera di enorme interesse strategico giacché, proprio a Gibuti, si trova la prima base navale militare cinese in Africa. Ma a Gibuti si trova altresì il fondamentale Doraleh Container Port, principale sbocco sul mare dell'Etiopia dal quale transita il 95% delle sue merci in entrata e in uscita. Ebbene, il porto di Doraleh è stato costruito nel 2006 dalla DP World, un'impresa con base a Dubai, che ha ottenuto la gestione del medesimo per trent'anni; nondimeno, nel 2018, il governo di Gibuti ha di fatto preso con la forza il porto, lo ha occupato militarmente, lo ha nazionalizzato[344] ed ha assegnato la concessione relativa alla sua gestione alla *China Merchants Holding*[345], consentendo così ai cinesi di controllare il maggior snodo commerciale marittimo etiope.

Per di più, Pechino intende costruire in Etiopia un nuovo centro da ottanta milioni di dollari per l'Africa Centers for Desease Control and Prevention e, lo scorso 15 gennaio, la compagnia aerea statale *Ethiopian Airlines* ha annunciato la costruzione di un nuovo aeroporto con una capacità di cento milioni di passeggeri, che prevede investimenti per circa cinque miliardi di dollari (inutile dire che saranno per la maggior parte di provenienza cinese). Intanto, a fine marzo, è arrivato proprio tramite la Ethiopian Airlines un carico da centootto tonnellate di materiale sanitario donato dal patron di *Alibaba*, Jack Ma, che il premier etiope Abiy Ahmed Ali ha provveduto a distribuire negli altri Paesi africani; casualmente era lo stesso Ahmed, circa un anno fa, a rinegoziare con Pechino i termini del debito che l'Etiopia ha nei confronti della Cina, che rappresenta circa la metà del debito estero complessivo del Paese[346]. Soprattutto, però, l'Etiopia è sede dell'Unione Africana[347], ubicata in un palazzo interamente costruito dalla Cina nel 2012[348] e finito al centro di uno scandalo nel 2018, allorché *Le Monde* pubblicò un'inchiesta secondo la quale tutti i dati transitati nei server dell'edificio venivano trasferiti a Shanghai[349]. Insomma, quello tra Cina e OMS è un conflitto di interessi mica da poco...

Ma torniamo a Ghebreyesus. Da neo-presidente dell'OMS, il 1° luglio 2017 propose di nominare ambasciatore di buona volontà per le malattie non trasmissibili Robert Mugabe, l'allora novantatreenne dittatore dello Zimbabwe che, in poco meno di quarant'anni, trasformò il Paese in un caso di malgoverno, corruzione

---

341) Organizzazione volta a promuovere l'unità e la solidarietà tra le nazioni africane e migliorare le condizioni di vita nel continente.

e mancato rispetto dei diritti civili[350]; durante il suo lungo regno il Pil dello Zimbabwe diminuì del 40%, trascinando nel baratro i servizi sanitari, motivo per cui Mugabe si faceva curare a Singapore, dove morì nel settembre 2019[351]. Per quale motivo, allora, Tedros propose un dittatore in qualità di rappresentante dell'OMS? In realtà la risposta prevede più opzioni. La prima è una questione di riconoscenza, perché quando l'ex ministro etiope annunciò la sua candidatura a direttore dell'Organizzazione Mondiale della Sanità, Mugabe era a capo dell'Unione Africana[352]. La seconda è che il dittatore zimbabwiano fu sempre solidale con Pechino, dacché la Cina finanziò il gruppo paramilitare del suo partito, la ZANU (Zimbabwe African National Union), al tempo della lotta contro il regime segregazionista dell'allora Rhodesia governata dai bianchi; l'organizzazione rivale, la ZAPU (Zimbabwe African People's Union), era invece finanziata dall'Unione Sovietica[353]. Inoltre Mugabe, dapprima come Primo Ministro e poi come presidente, più di altri aveva aperto le porte dello Zimbabwe alla Cina[354], al punto da includere lo yuan cinese tra le monete ufficiali del Paese[355].

Per fortuna, dopo quattro giorni di aspre polemiche con l'esecutivo dell'OMS, Ghebreyesus ritirò la nomina del dittatore. Su un altro punto fu però intransigente, mostrando una volta di più la sua devozione a Pechino: pretese (ed ottenne) di iscrivere la medicina tradizionale cinese nel Global Medical Compendium dell'OMS, nonostante le proteste di molte organizzazioni internazionali per la protezione della fauna selvatica e delle associazioni animaliste (molti rimedi tradizionali cinesi utilizzano parti di animali in via di estinzione, quali tigri e rinoceronti)[356]. E come poteva ringraziare la Cina, se non promettendo a Ghebreyesus di raddoppiare i propri finanziamenti all'OMS? Così, Pechino ci offre uno straordinario esempio del cosiddetto "pareggio di bilancio": già il 6 febbraio, Bill Gates aveva in effetti promesso fino a cento milioni di dollari in fondi d'emergenza alla Cina, molti dei quali destinati allo sviluppo di farmaci, vaccini e diagnosi[357]. Il che fa sorgere più di un sospetto sul fatto che almeno parte della munifica donazione cinese possa provenire dal portafogli del fondatore di Microsoft, il quale è a sua volta il maggior finanziatore dell'Organizzazione di cui Tedros è a capo.

Ad ogni modo, un altro aspetto molto significativo della collaborazione sino-etiope è il rapporto politico e militare tra le due nazioni: il Paese africano, ad esempio, è stato uno dei primi ad opporsi alla proposta ONU di sanzionare la Cina per la violazione dei diritti umani in Tibet, mentre Pechino risulta essere il primo fornitore di armi e veicoli blindati dell'esercito etiope[358]. Ma è con lo scoppio dell'attuale epidemia che l'eterno scambio di favori tra OMS e Pechino si intensifica più che mai: dapprima il 14 gennaio, quando l'Organizzazione pubblica un tweet in cui si annuncia che il Covid-19 non è trasmissibile da uomo a uomo e poi il 30 gennaio, quando, dopo un incontro con Xi Jinping, Tedros dichiara che "la Cina sta effettivamente definendo nuovi standard per la lotta alle epidemie"[359]. Resta un ultimo dubbio amletico: che Tedros sia stato nominato capo dell'OMS contando (anche) sul fatto che il politicamente corretto vieta di criticarlo in quanto africano?

4.2 - Gli investimenti cinesi in Etiopia

L'Etiopia, grazie alla sua posizione geografica e alla presenza della più grande Compagnia Aerea di tutta l'Africa, è quotidianamente collegata con tutto il mondo; in più, con un servizio cargo molto efficiente, ha creato una via per velocizzare le esportazioni, oltre a possedere una linea ferroviaria che collega Addis Abeba con il porto di Gibuti e che consente collegamenti via mare in tutte le zone del mondo. Ecco il motivo di tanto interesse nei confronti del Paese e il perché degli enormi investimenti che, come abbiamo visto, sono per la maggior parte cinesi. Il meccanismo è semplice: il governo di Pechino mette i capitali per le infrastrutture e, in cambio, richiede che le opere siano eseguite da imprese cinesi. Agli Stati africani rimane il debito da pagare, a lunghissimo termine, ma con tassi d'interesse spesso difficili da onorare, ragion per cui il governo cinese ha richiesto in garanzia beni pubblici tali da ripagare eventuali debiti. Questo sistema ha portato ad un rapido indebitamento di molti Paesi africani nei confronti della Cina, il che può essere visto da due differenti prospettive: da un lato, senza i capitali cinesi, l'Africa rimarrebbe ancora a lungo nella sua ben nota condizione di arretratezza. D'altro canto, invece, il sospetto è che la Cina sia diventata la nuova potenza colonizzatrice dell'Africa per i suoi personali interessi, primo fra tutti l'accaparramento di terre rare ed altri metalli col fine ultimo di detenere il monopolio del settore tecnologico, che di quei metalli non può fare a meno. Questo potrebbe spiegare il motivo per cui le opere delle imprese cinesi non risultino qualitativamente conformi ai contratti stipulati, come racconta Agostino Siccardi, imprenditore italiano che da cinque anni lavora in Etiopia in cerca di nuove opportunità: "Abbiamo diversi casi di opere pubbliche anche in Etiopia, costruite dai cinesi, che non hanno dato i risultati attesi e che si sono dimostrate di bassa qualità"[360]. Se ciò fosse vero, si potrebbe spiegare col fatto che gli investimenti cinesi in Africa siano solo "di facciata", e tuttavia utili a Pechino per rafforzare la propria strategia di soft power volta ad aumentare la fiducia della Cina a livello globale. In questo modo, Pechino risparmierebbe sulla qualità delle infrastrutture in cambio di un enorme ritorno in termini d'immagine.

Ma i capitali cinesi non coprono solo la costruzione di infrastrutture pubbliche. Assecondando la volontà dell'Etiopia di diventare il più grande polo manifatturiero del continente africano, Abiy Ahmed Ali, supportato da un gruppo di imprese governative cinesi, ha dato il via alla costruzione di una serie di parchi industriali per un investimento complessivo di circa tre miliardi di dollari[361]; così, potendo sfruttare il costo bassissimo della manodopera, la Cina potrà a sua volta delocalizzare ed invadere il mercato africano con prodotti cinesi fabbricati direttamente sul posto. Proprio i salari bassi sono tuttavia all'origine del mancato decollo dell'economia africana, incapace di creare una classe media tale da incrementare i consumi e fare di conseguenza da traino all'ulteriore sviluppo. Il risultato, come d'altronde in Cina e in tutte le realtà comuniste, è quello di rendere sempre più ricca la minima parte già benestante della popolazione e di aumentare il numero di indigenti, con il rischio di fomentare criminalità e disordini sociali. Ecco allora che un aiuto più concreto potrebbe essere quello di incentivare e migliorare le tecniche di coltivazione e di allevamento, in modo da poterne esportare i prodotti. Ad esempio, si potrebbero creare cooperative (magari con finanziamenti delle Nazioni Unite, tramite una delle loro numerose agenzie) e far sì che ogni produttore venga pagato un prezzo fisso in base a ciò che consegna, cosicché il maggior guadagno derivante dal maggior conferimento possa essere un valido incentivo per migliorare le tecniche di produzione. Quello che accade, invece, è che mancano quasi del tutto locali di stoccaggio refrigerati, di cui eventuali cooperative potrebbero farsi carico, sicché la quasi totalità dei prodotti dev'essere venduta e consumata in pochissimi giorni. Il problema, però, è che il basso costo della manodopera e gli incentivi governativi attraggono soprattutto investitori interessati più a questi benefici che non al benessere del Paese. Ma come spesso succede in questa parte dell'Africa, l'intervento cinese non è quasi mai volto ad influenzare il governo locale nel breve periodo, come fu per gli imperi coloniali occidentali, bensì a mantenere un controllo sull'economia, assicurandosi indubbi vantaggi commerciali ed un legame sempre più stretto ed indissolubile nel lungo periodo, basato su prestiti che non potranno essere saldati ed infrastrutture che necessitano la costante presenza di personale cinese. Queste problematiche hanno di recente spinto molti economisti, africani e non, a chiedersi se davvero l'opprimente dipendenza da un Paese straniero non sia un pericolo per lo sviluppo e l'autosufficienza dell'Etiopia e dell'Africa in generale.

Tuttavia va rilevato che, al contrario degli americani e degli europei, i "nuovi" colonizzatori cinesi hanno effettivamente apportato qualche beneficio all'Etiopia. E lo si evince, ad esempio, dal fatto che nell'ultimo decennio la crescita media del Pil è stata superiore al 10% annuo, e le stime più recenti (Coronavirus permettendo) prevedono una crescita prossima al 9% all'anno per il biennio 2019-2020. Pur con il 25% della popolazione ancora sotto la soglia di povertà, l'economia etiope ha perciò conosciuto un vero e proprio boom, le cui ragioni sono in realtà molteplici. Non ultima la rete stradale e di infrastrutture costruita dal fascismo tra il 1936 ed il 1941 e ristrutturata negli anni Sessanta, che ha dato al Paese un indubbio vantaggio rispetto ad altre nazioni subsahariane. È tuttavia solo dalla seconda metà degli anni Novanta, dopo la caduta del regime marxista di Menghistu Hailé Mariàm, che ha avuto inizio il progressivo avvicinamento tra Etiopia e Cina, culminato nella realizzazione di imponenti opere quali la già citata e discussa diga sul fiume Tezeke che, come titolava "la Stampa", "cancella popoli e tradizioni"[362]. Non solo: oltre il 70% della rete stradale, tutta l'infrastruttura per le telecomunicazioni a livello nazionale, la rete ferroviaria ed anche la prima metropolitana dell'area subsahariana[363] sono state interamente finanziate e costruite dai cinesi; si stima che complessivamente, da quando sono iniziati i rapporti tra Etiopia e Cina, Pechino abbia investito nel Paese africano circa venticinque miliardi di dollari[364]. Leggiamo cosa scriveva in proposito Milena Gabanelli per il *Corriere*:

> "Dal 2012 al 2016, mentre (*Ghebreyesus*) è Ministro degli affari esteri, gli investimenti della Cina in Etiopia accelerano. A fine mandato si candida alla guida dell'OMS, e l'attività di lobby cinese in suo sostegno dura due anni. [...] La Cina è il più grande partner commerciale dell'Etiopia: finanzia infrastrutture ferroviarie, di telecomunicazioni, autostrade, centrali idroelettriche. La precondizione è l'affido esclusivo di appalti ad aziende cinesi. Nel 2016 inaugura il gigantesco parco industriale di Hawassa, dove disloca la sua manifattura (costa meno che in Bangladesh). Sempre nel 2016 sono stati registrati dalla commissione etiope per gli investimenti più di mille progetti cinesi: industria, costruzioni, immobiliare. [...] La Cina è anche il primo fornitore

di armi all'esercito etiope. E l'Etiopia è il suo hub per la strategia di lungo periodo nell'approvvigionamento delle materie prime che stanno nel resto del continente africano, perché è nella capitale Addis Abeba che si incontrano i governi. C'è la sede dell'Unione Africana: un palazzo di venti piani donato dalla Cina nel 2012. C'è la sede della Commissione Economica per l'Africa dell'ONU, e hanno base le più importanti organizzazioni non governative" (corsivo mio)[365].

Dacché si comprende come la presenza cinese in Etiopia non farà che crescere nei prossimi anni, verosimilmente favorita, tra l'altro, dal progressivo ritiro dei Paesi occidentali che, causa Coronavirus, dovranno concentrare sempre più gli investimenti in patria e sempre meno all'estero. Col rischio molto concreto che Pechino arriverà a detenere il monopolio totale delle materie prime di cui è ricca l'Africa, rivendendocele al prezzo e alle condizioni che meglio crede...

4.3 - La Nuova Via della Seta

Poco più di un anno fa, il sottosegretario allo Sviluppo economico Michele Geraci annunciava trionfalmente che l'Italia sarebbe stata la prima nazione del G7 a sostenere ufficialmente la *Belt and Road Iniziative* (BRI), ovvero la nuova Via della Seta: "Vogliamo assicurarci che i prodotti Made in Italy" ha dichiarato Geraci "possano avere maggior successo in termini di volumi di export in Cina, che è il mercato in maggior crescita a livello mondiale"[366]. Prevedibilmente la decisione fu osteggiata dall'UE che, tramite un suo portavoce, dichiarò: "Né la UE né alcuno Stato membro può ottenere efficacemente i suoi obiettivi con la Cina senza piena unità. Tutti gli Stati membri individualmente, e nell'ambito della cooperazione sub regionale come il formato 16+1, hanno la responsabilità di assicurare coerenza con le leggi e le politiche UE e di rispettare l'unità dell'UE nell'attuare tali politiche"[367]. Il che suonava un po' come una minaccia del tipo: l'accordo con la Cina si farà, ma saremo noi a decidere come e quando, e l'Italia dovrà solo attendere quel giorno. E difatti, qualche tempo dopo, Germania e Francia si affrettarono a stipulare accordi con Pechino, persino più sostanziosi di quelli concordati con l'Italia.

Ma facciamo un passo indietro, e vediamo com'è nata la *Nuova Via della Seta* relativamente al nostro Paese. Per farlo occorre tornare al periodo tra il 21 ed il 26 marzo 2019, quando il governo italiano, in occasione di una visita di Xi Jinping, siglò un memorandum di adesione alla BRI comprendente ventinove intese (diciannove istituzionali e dieci commerciali), per un valore totale di due miliardi e mezzo di euro. L'accordo destò subito la preoccupazione degli Stati Uniti, che da tempo chiedevano all'Italia di non ratificare alcuna intesa per timore della trappola del debito, attraverso la quale Pechino è solita fare credito per cifre che alcuni Paesi non possono onorare, esponendoli ad un possibile ricatto. Se infatti, da un lato, le cifre messe in campo dalla Cina erano allettanti, dall'altro è tuttora poco chiaro come i finanziamenti verrebbero erogati e se a ciò corrisponda un aggravio di debito da ripagare in diversa moneta. La questione, in sostanza, è: in cambio di cosa la Cina farà investimenti in Italia? Nell'attesa di una risposta, possiamo vedere quali siano i settori strategici sui quali il Dragone ha messo gli occhi, a cominciare da quello dei trasporti marittimi. Il documento firmato dal governo italiano e da Xi prevede appunto "lo sviluppo di sinergie" tra l'iniziativa cinese, le infrastrutture, la rete dei trasporti italiana e quella trans-europea, il che include l'intesa firmata dalle autorità portuali di Trieste e Genova con la *China Communications Construction Company* (CCCC). Intesa che ha quale obiettivo quello di rendere questi scali marittimi i principali punti di approdo dei flussi commerciali tra Oriente e Occidente, avviando una collaborazione tra il porto di Trieste e lo scalo ferroviario di Košice in Slovacchia, del cui sviluppo si sta occupando proprio la Cccc[368]; per suggellare l'accordo, una delegazione del porto di Genova si era persino recata in visita agli scali marittimi delle città di Canton e Shenzhen, quest'ultima sede della nota multinazionale delle telecomunicazioni Huawei (vedremo più avanti perché questo dettaglio è importante)[369]. Intanto, da giugno 2018, si è insediata nel porto di Ravenna la divisione europea del colosso cinese della cantieristica *China Merchants Group*, che intende farne l'hub dell'ingegneria navale e dell'oil&gas per il vecchio continente; il gruppo, controllato interamente dal governo cinese, è il più grande sviluppatore portuale al mondo e controlla trentasei porti in diciotto Paesi[370]. Mentre scrivo queste pagine va inoltre delineandosi la possibilità di una cessione del porto di Taranto a Pechino, o quantomeno dell'ingresso di capitali cinesi nella sua gestione[371].

All'apparenza, la BRI si profila quindi come un programma strategico promosso dalla Cina per migliorare i collegamenti e le comunicazioni con l'Europa, dipanandosi attraverso tutta l'Asia centrale fino alla Spagna ed interessando anche il canale di Suez: complessivamente coinvolgerà sessantotto nazioni, con finanziamenti che ne fanno il più grande progetto di investimento internazionale della storia. L'Italia ovviamente, trovandosi inserita al centro della rotta di questa nuova via di comunicazione, sarebbe direttamente coinvolta e rappresenterebbe l'ultimo strategico porto del Mediterraneo prima del transito delle merci verso il Nord Europa. Siccome però l'apparenza è spesso diversa dalla sostanza, ad un esame più approfondito ci si rende ben presto conto di quanto quella che sembra un'ottima opportunità sia in realtà un mero strumento di *soft power* che la Cina sta sfruttando per la sua politica espansionistica. Si tratta cioè del proseguimento di quella lunga marcia commerciale che, dopo la conquista dell'Africa, mira a scalzare l'influenza americana in Europa, e non è detto che ciò sia un bene. Soprattutto, non è detto che rappresenti un vantaggio per l'Italia, che potrà trarne effettivo beneficio solo nell'eventualità, per ora improbabile, che si riesca a trovare un giusto bilanciamento tra i prodotti nostrani che riusciremo ad esportare verso il colosso asiatico e le merci "made in China" che importeremo. Anche perché, nell'anno appena trascorso, le esportazioni del nostro Paese verso la Repubblica Popolare sono aumentate solo dell'1%, e quest'anno registreranno certamente un calo a causa della pandemia[372]. E mentre ci arrovelliamo sul modo in cui rendere effettivamente vantaggiosa per noi la BRI, Cassa depositi e prestiti (Cdp) ha concordato con *Bank of China* l'emissione dei cosiddetti "pandabond", obbligazioni in yuan destinate agli investitori della Repubblica Popolare che decideranno di finanziare imprese italiane operanti nel Paese asiatico, mentre Cdp e Snam (società di infrastrutture subordinata alla stessa Cdp) hanno firmato un protocollo d'intesa con il Silk Road Fund per sviluppare collaborazioni nel settore del gas naturale e del biometano in Cina[373]. Non solo. Cassa Depositi e Prestiti ha ceduto il 35% delle azioni di Cdp Reti (sviluppo delle infrastrutture strategiche italiane nei settori del gas e dell'energia elettrica) ai cinesi di State Grid corporation, che hanno così acquisito il diritto alla nomina di due amministratori (su cinque totali), nonché di un amministratore in ciascuna delle due società controllate dalla stessa Cdp (Snam e Terna)[374].

Ma non parliamo solamente di infrastrutture. La Belt and Road Initiative prevede altresì accordi sul fondamentale 5G (la nuova tecnologia per la trasmissione rapida di grandi quantità di dati), favorendo ancor di più la già invadente presenza del colosso asiatico, che in Italia fattura la bellezza di diciotto miliardi di euro all'anno ed impiega 32.690 dipendenti: è questo il giro d'affari delle imprese italiane partecipate da gruppi cinesi, che la banca dati Reprint dell'Università di Brescia, nel 2017, ha quantificato in ben 641 (l'89,8% del totale delle realtà italiane a controllo straniero)[375]. Così la Cina sta comprando il nostro tessuto produttivo e soprattutto le Pmi (piccole e medie imprese), già penalizzate dalla crisi di una decina di anni fa. Insaziabile, il "mostro" cinese ha quindi iniziato a divorare il settore immobiliare, con la proliferazione o la crescita esponenziale di portali internet cinesi per la vendita di aziende e immobili come *Venderefacileaicinesi*[376], che hanno visto quintuplicare il numero di annunci dall'inizio dell'attuale epidemia. *BresciaOggi* affronta il problema, per la verità passato un po' in sordina, snocciolando una desolante lista di attività commerciali nel bresciano messe in vendita sul portale cinese per un valore complessivo superiore ai trenta milioni di euro:

> "La lista dei nuovi annunci è interminabile: un ristorante viene proposto per 150 mila euro a Bedizzole, una villa a Gardone Riviera per 580 mila euro, una gelateria a Manerba per 140 mila euro. La situazione non cambia molto sul lago d'Iseo, con un albergo nell'entroterra postato sul motore di ricerca immobiliare. Molte delle offerte risultano già opzionate da imprenditori cinesi, che grazie ad una importante disponibilità economica prelevano proprietà di qualsiasi genere. Così riescono a mettere le mani su fette del commercio locale. E adesso, con l'avvento del Covid-19, il rischio è che questo fenomeno subisca una accelerata. Nell'ultimo decennio, per esempio, sono stati tanti i bar passati da proprietari italiani a cinesi. È sufficiente girare il centro di Montichiari e Carpenedolo per rendersi conto di questa tendenza. E la lista potrebbe allungarsi. [...] In sostanza si sta diffondendo la consapevolezza, per coloro i quali hanno bisogno di liquidità in tempi brevi, di affidarsi ad acquirenti in grado di pagare tutto e subito. L'altra Cina insomma, quella non colpita dal Covid-19, sembra essere uscita prima di altri dall'incubo pandemia. E con la crisi globale che morde, il drago cinese è pronto ad approfittarne anche nella nostra provincia"[377].

Il *Dragone* si è però dimostrato ancora più vorace delle previsioni, mettendo a segno l'acquisto di multinazionali nostrane quali la Pirelli, acquisita da ChemChina. I tentacoli dell'Impero Celeste si sono poi stesi su altre realtà industriali italiane, come la cinese Midea che ha acquisito la tedesca KUKA (leader nella produzione di robot industriali), che aveva a sua volta assorbito la Clivet di Feltre (si occupa di sistemi e impianti per la climatizzazione). Quindi è stata la volta della Ladurner di Bolzano (specializzata in trattamento rifiuti), acquisita e poi rivenduta da Zoomilion a un'altra società cinese. Poi del gruppo veronese del marmo Quarella, rilevato dalla hongkonghese Rykadan Capital. Poi della Pmt di Torino (specializzata in macchinari per la produzione della carta), acquisita da CTR Robotics Hunan. E infine della Isi di Grugliasco (produttrice di pinze robot), assorbita da Gf Welding, che ha aperto una filiale a Wuhan. Sono finite in mani cinesi pure la Mcm di Piacenza (si occupa di progettazione e sviluppo di macchinari da lavoro) e la Colgar (costruisce macchine per la lavorazione delle lamiere), entrambe passate sotto il controllo del gruppo industriale di Wang Hong, nonché Tuvia, società di logistica passata alla cinese Kerry. Insomma, si potrebbero fare tantissimi altri esempi, ma il concetto è chiaro: i cinesi stanno comprando l'Italia, da diversi anni. E la situazione è più chiara che mai in Lombardia, dove le imprese italiane partecipate da investitori cinesi, nel 2017, erano pari al 41% del totale[378]!

Ed ecco che si arriva al punto dolente: il settore dell'informazione. In questo ambito rientrano i preoccupanti accordi tra il *Sole24Ore* e l'*Economic Daily Group*, tra *DigitEconomy24* (canale subordinato al *Sole24Ore* e gestito dall'Università LUISS di Roma) e la Renmin University in Cina[379], tra l'agenzia di stampa *Ansa* e l'omologa cinese *Xinhua* e tra *Rai* e *China Media Group*, che potrebbero tradursi in una minore imparzialità di questi media nostrani a favore di una narrazione più filocinese. Per questo sarebbe il caso che il governo italiano (e particolarmente il *Movimento 5 Stelle*) uscisse dal memorandum d'intesa siglato con Pechino e chiarisse che posizione intende prendere nella nuova "guerra fredda" che va profilandosi tra Stati Uniti e Cina, ricordando che la miglior strategia è puntare sulla stabilità del Mediterraneo, stringendo un'intesa con chi, di fatto, lo controlla: gli americani. E sarebbe anche d'uopo che si pretendessero risarcimenti dal Dragone per la recessione inevitabile cui ci ha avviati, stabilite le sue responsabilità nella diffusione del contagio. D'altronde lo statuto dell'OMS prevede la possibilità di ricorrere alla Corte internazionale di giustizia in caso di violazioni, e la Cina è palesemente colpevole di aver violato l'articolo 6 dello statuto, che prevede l'immediata comunicazione in caso di epidemie umane, e il 10, che obbliga gli Stati a rispondere immediatamente alle domande dell'Organizzazione[380].

Alla luce di queste evidenti violazioni, diverse imprese americane hanno in effetti costituito una class action per chiedere risarcimenti alla Cina[381] e pure il governatore della Lombardia, Attilio Fontana, sembra intenzionato a chiedere danni al Dragone per un ammontare di venti miliardi di dollari[382]. Trump, dal canto suo, promette che i cinesi pagheranno caro e salato, ma solo "se sono intenzionalmente responsabili, non se è stato un errore"[383]. Certo, finora si è mosso ben poco in tal senso; ma l'auspicio è che queste legittime pretese vengano imitate da altri e che si possano ottenere risultati concreti in questo senso. D'altra parte, non si capisce perché Pechino debba restare impunita: in passato, le potenze responsabili di grandi guerre e devastazioni sono sempre state sanzionate dalla comunità internazionale. E poi sono certo che se la pandemia fosse esplosa in uno Stato totalitario di destra, o magari negli Stati Uniti di Trump, nella Russia di Putin o nell'Inghilterra di Johnson, avremmo prontamente assistito ad unanimi richieste di risarcimento da parte del mondo intero. Perché con la Cina dovrebbe essere diverso?

4.4 - Il pericolo cinese

Il problema dell'influenza cinese in Italia di cui ho scritto nelle pagine precedenti non è un'esagerazione, tanto che Richard Haass, da diciassette anni presidente del prestigioso ed indipendente Council on Foreign Relations, ha ritenuto opportuno mettere in guardia il nostro Paese dalle colonne del *Corriere della Sera*:

> "C'è preoccupazione in America per l'avvicinamento dell'Italia alla Cina, per come Pechino userà una potenziale dipendenza da sé per cercare di manipolare il vostro Paese. Avvicinandosi così tanto alla Cina,

(*il governo italiano*) sta gettando i semi per seri problemi nel lungo periodo. Non parlo ovviamente a nome del mio governo, ma chiunque abbia a cuore le relazioni transatlantiche (e abbia a cuore l'Italia), deve chiedersi quanto sia saggio per il vostro governo entrare in questo rapporto così stretto. Niente si fa per niente. Se la Cina aiuta l'Italia, prima o poi verrà l'ora di pagare" (corsivo mio)[384].

In ragione di ciò, penso sia ormai chiaro il motivo per cui l'espansionismo cinese mi preoccupa non poco. E se fino a qualche anno fa era concentrato soprattutto in Africa e non intimoriva più di tanto l'Europa, ora l'epidemia potrebbe rappresentare il veicolo con cui la Cina entrerà definitivamente nel nostro continente, rappresentando una potenziale minaccia alla stabilità delle democrazie occidentali. Il terreno su cui si giocherà la battaglia è naturalmente quello produttivo, che vede la Cina già in vantaggio per via del controllo e delle condizioni draconiane imposte alle imprese straniere che operano in territorio cinese, ma soprattutto a causa dell'indebita appropriazione del know-how occidentale, che si traduce spesso nella produzione senza licenza di cloni (scadenti) dei nostri prodotti. Ecco perché, secondo me, dovremmo boicottare le merci "made in China". Beninteso però che questo non è un invito a diventare razzisti nei confronti dei cinesi, ne' a discriminarli in alcun modo. Al contrario, da loro possiamo senz'altro imparare che un regime ferreo è più efficace della democrazia nel reagire ad un'emergenza e nel far applicare le disposizioni. Non è infatti il senso civico dei cinesi ad aver impedito che i cittadini confinati nelle *zone rosse* evadessero, quanto piuttosto la certezza del fatto che se sgarri, paghi! Qui invece il sistema rieducativo statale è talmente sgangherato, causa tagli enormi, che è stato perfino permesso ai detenuti di prendere il controllo di una trentina di carceri e a 376 criminali mafiosi di scontare la pena ai domiciliari, per presunti motivi di salute[385]! Di più: sono state intraprese trattative per concedere ai carcerati permessi premio in cambio della promessa di non scatenare più rivolte, quando una migliore soluzione sarebbe stata, ad esempio, privare questi criminali dei viveri e mantenerli in regime di isolamento totale finché non fosse ristabilito l'ordine. Ma questo può essere al massimo un bel sogno. D'altronde, di cosa ci stupiamo? Taluni, approfittando del parapiglia, si sono perfino schierati apertamente dalla parte degli evasi, inscenando manifestazioni a loro sostegno fuori dalle carceri: sono quelli che concederebbero una seconda possibilità pure all'assassino della propria madre, quelli che credono nella redenzione di tutti i criminali, quelli che si battono per i diritti delle minoranze (ma non tutelano quelli della maggioranza) e che vivono in un mondo dove il male non esiste. O, se esiste, è solo a destra.

Sono, in poche parole, gli stessi che qualche mese fa vedevano presunto razzismo in ogni dove ed abbracciavano i cinesi. E dico "presunto razzismo" perché non mi sembra che i cinesi che lavorano in Italia siano stati discriminati. All'opposto, sono ben riusciti ad entrare nel tessuto economico nazionale aprendo attività a destra e a manca, non di rado trascurando le norme di sicurezza e d'igiene; chi non ha mai sentito di cinesi che vivono in clandestinità e in sovrannumero nel retro dei loro stessi negozi o in capannoni adattati alla bell'e meglio a luoghi in cui "vivere" (se di vivere si può parlare)? Chi non ha mai sentito di maxi-sequestri di prodotti cinesi perché non conformi alle normative europee? Per non parlare del fatto che, approfittando delle agevolazioni fiscali riconosciute agli stranieri (articolo 14 della Legge 266, 1997), questi ultimi aprono attività in continuazione, in modo da essere oltretutto esonerati dal pagamento di IVA e IRAP per cinque anni[386]. Poi chiudono i battenti, riaprono altrove e per un altro lustro godono dei vantaggi di cui sopra, e così via all'infinito. Se a ciò aggiungiamo che proprio i cinesi sono campioni di mancato pagamento delle tasse, addirittura per il 98%[387], allora abbiamo una spiegazione esaustiva del perché possano permettersi di vendere i loro prodotti a prezzi stracciati. Come scriveva il *Sole24ore*, nel biennio 2017-2019, sono transitati lungo la Nuova Via della Seta cifre di denaro astronomiche:

> "In due anni la criminalità finanziaria cinese ha nascosto al Fisco italiano oltre un miliardo di euro. Si tratta di ottocento milioni, che sono i cosiddetti elementi positivi di reddito celati da operazioni imprenditoriali "opache", deduzioni illeciti per oltre 115 milioni di euro e di Iva evasa per venti milioni. Un fiume di denaro che sfugge al conto dell'Erario e che risulta essere trasferito all'estero sfruttando le agenzie di money transfer, che dall'Italia inviano i capitali in Inghilterra, da dove poi sono recapitati in Cina. Sono i dati del Ministero dell'Economia e delle Finanze, intrecciati con le verifiche della Guardia di fi-

nanza, a restituire retroscena agghiaccianti del potere finanziario illecito messo su da una parte di imprenditoria cinese, quella legata a pratiche di evasione ed elusione fiscale, ma anche di impiego di lavoro nero"[388].

A casa mia, questa si chiama concorrenza sleale. E chi la pratica, evidentemente, ha ben poca voglia d integrarsi. Se poi vogliamo davvero parlare di razzismo, forse è bene far notare che mentre le imprese italiane assumono sovente gli stranieri e i cinesi stessi, magari obbligati dalla legge, non è per nulla vero il contrario: qualcuno ha mai visto commessi italiani nei negozi cinesi? Io no.

D'altronde, il razzismo sembra essere una componente insita nelle regole del PCC: nel silenzio della comunità internazionale, gli africani residenti in Cina stanno infatti subendo gravi maltrattamenti e discriminazioni. Ad esempio, nella provincia sudorientale del Gouangdong, i nigeriani residenti a Guangzhou (Canton) sono stati improvvisamente trattati come untori e, nonostante fossero in regola con l'affitto, sono stati sfrattati da un giorno all'altro e spediti a dormire per strada perché rifiutati dagli alberghi, non ammessi nei supermercati e minacciati di arresto e di revoca dei permessi di soggiorno. È diventato tristemente celebre, a tal proposito, un cartello degno della più becera segregazione razziale esposto fuori da un McDonald's: "Avviso: siamo stati informati che d'ora in poi le persone di colore non potranno entrare nel ristorante. Per motivi di salute, informare consapevolmente la polizia locale per l'isolamento medico, si prega di comprendere l'inconveniente causato. Polizia, TEL: 110"[389]. Vi sono persino diversi video che documentano le aggressioni ai danni dei neri e gli sfratti dalle loro abitazioni da parte della polizia, come ha documentato la CNN, che ha peraltro cercato invano di contattare le autorità locali per ottenere spiegazioni in merito[390]. Il motivo è da ricercarsi nel fatto che molti cinesi considerino i Paesi africani e le loro popolazioni sporchi e "incivili", da cui la convinzione (ovviamente falsa) che gli africani abbiano maggiori probabilità di contrarre e trasmettere il Coronavirus. Ragion per cui gli ambasciatori africani a Pechino hanno redatto una nota indirizzata al Consigliere di Stato e ministro degli Esteri Wang Yi e a tutti i ministri degli Esteri africani. Non solo per condannare il comportamento razzista nei confronti dei loro connazionali, ma soprattutto per denunciare la notizia che il regime comunista ha iniziato a divulgare, e cioè che il virus sia stato diffuso dagli africani (sempre nell'ottica del PCC di ribaltare la realtà dei fatti)[391].

Il rovescio della medaglia è che la Cina, pur col suo razzismo, è diventata il nuovo Paese colonizzatore dell'Africa e sta accaparrandosi lo sfruttamento di tutti i giacimenti di terre rare e degli altri minerali indispensabili per il settore tecnologico, con il fine ultimo di ottenerne il monopolio[392]. Il tutto facendo lavorare i propri dipendenti, in patria, a ritmi ed in condizioni che in occidente sarebbero da confisca immediata dell'azienda; assistere a scene in cui gli operai dormono letteralmente in fabbrica, con la testa appoggiata al banco di lavoro per prendersi un attimo di pausa tra un turno massacrante e l'altro, è praticamente la norma. Salvo poi ricevere salari talmente miseri da non potersi nemmeno permettere l'acquisto di ciò che essi stessi hanno faticosamente prodotto. Non c'è dunque da sorprendersi se, una volta in Italia (o in Europa), importano le medesime usanze e cattive abitudini, in barba alle leggi vigenti.

Una di queste cattive abitudini riguarda l'illecita gestione degli scarti di lavorazione dei prodotti tessili, particolarmente nelle province di Prato e Pistoia, come scriveva *Repubblica*:

"L'operazione è nata da un'indagine avviata dalla polizia municipale di Prato sulla gestione dei rifiuti prodotti da alcune ditte di confezioni di abbigliamento e pronto moda orientali. Sarebbe emerso non solo che gli incaricati del ritiro, a loro volta cinesi, non erano iscritti all'Albo nazionale dei gestori ambientali ma che ci sarebbe stata, spiega una nota del Comune di Prato, "una vera e propria organizzazione dedita alla gestione illecita di rifiuti anche a scapito dei titolari delle aziende cinesi che sostenevano comunque dei costi per il regolare smaltimento degli stessi". [...] I sacchi neri contenenti gli scarti tessili sarebbero stati poi conferiti in impianti di recupero fittizi, dove, invece di essere sottoposti ai trattamenti previsti dalla legge, venivano "semplicemente privati dell'involucro originario oppure pressati" per ottimizzare la successiva fase di trasporto. Gli stessi potevano poi finire anche abbandonati in capannoni fatiscenti e in disuso, in varie regioni del nord e centro Italia, all'insaputa molte volte dei proprietari degli immobili: a quest'ultimi veniva pagata solo una prima rata del contratto di locazione trovandosi poi alle prese con soggetti "fantasma" e magazzini stracolmi di rifiuti"[393].

Non di rado poi, come sappiamo, le vernici e i collanti impiegati dalle manifatture cinesi sono tossici, dacché ne consegue che tali sostanze, non adeguatamente trattate, possano finire nella falda acquifera. E qui vale la pena ricollegarsi alla questione ambientale, che ho già affrontato nel mio precedente libro *Con la scusa del clima. Oltre l'ambientalismo mainstream: per un futuro consapevole* (edito da *Passaggio al Bosco*). Senza dilungarmi troppo, ricordo che la Cina è la nazione che inquina di più al mondo[394]. Eppure a farne le spese siamo finora stati noi europei, con restrizioni sempre più draconiane e multe salatissime per ogni kg di anidride carbonica prodotta in più rispetto ai bassissimi limiti consentiti; mentre, durante gli Accordi di Parigi del 2015, alla Cina era stato persino concesso di redigere un'autocertificazione sulle emissioni prodotte. E se Pechino è tanto solerte nel dichiarare le emissioni di CO_2 quanto lo è stata nell'informare il mondo del Covid-19, direi che non possiamo proprio dormire sonni tranquilli...

Al riguardo, sul mio libro scrivevo:

> "Se gli organi sovranazionali addetti alla tutela e al controllo del clima imponessero sanzioni ai Paesi asiatici in via di sviluppo, questi ultimi non potrebbero investire in nuove tecnologie e il grande distacco rispetto alle nazioni più progredite rimarrebbe sempre tale. D'altra parte, se questi Paesi emergenti utilizzassero il pretesto di non potersi sviluppare qualora vengano imposte loro delle sanzioni, avrebbero la giustificazione per continuare ad inquinare a loro piacimento (o quasi), vanificando gli enormi sforzi in tal senso di noi occidentali. Che poi è più o meno ciò che sta facendo ad esempio la Cina, dove le norme antinquinanti sono ferme a trent'anni fa o più rispetto alle nazioni già industrializzate".

Nondimeno, aggiungo ora, Pechino approfitta per vendere a noi occidentali la sua tecnologia, specialmente quella legata all'auto elettrica. Non è in effetti un caso che i maggiori produttori di batterie per automobili elettriche vengano proprio dal Paese del Dragone, che ha acquistato ingenti quantità di quei minerali e metalli necessari per la loro produzione dall'Africa.

Ma la Cina vanta pure un altro triste primato: è in assoluto la nazione con le acque più inquinate al mondo[395]. Oli pesanti, pesticidi, immondizia; nelle acque cinesi c'è davvero di tutto. Più di venti milioni di cinesi non hanno accesso all'acqua potabile e il

70% delle acque del Paese è contaminato, ma questo non le impedisce di essere il primo Stato al mondo per volumi di pescato, con tutti i rischi per la salute che ne derivano[396].

Davvero la Cina, che da sola emette il 18% della CO_2 a livello globale[397] e ci inonda di prodotti scadenti e tossici, può insegnarci qualcosa? Davvero la Cina, che insieme ad altri colossi asiatici ed africani vanifica gli enormi sforzi di noi occidentali per ridurre le emissioni di gas serra, può essere presa a esempio? Davvero la Cina, che in fatto di leggi ambientali è rimasta indietro di trent'anni, può essere il nostro punto di riferimento nel redditizio settore tecnologico? A parte la disciplina dei suoi abitanti, che in molti casi ci farebbe comodo, credo proprio che da Pechino non abbiamo nulla da imparare!

QUINTO CAPITOLO

5.1 - Coronavirus e 5G

Attorno al 20 marzo, Gunter Pauli, consulente economico del governo Conte, ha pubblicato un tweet in cui suggeriva uno strano legame tra la proliferazione di antenne per il 5G e la diffusione di Coronavirus: "La scienza deve dimostrare e spiegare la causa e l'effetto. Ma la scienza prima osserva le correlazioni: fenomeni che sono apparentemente associati. Applichiamo la logica della scienza. Qual è stata la prima città al mondo coperta dal 5G? Wuhan! E quale la prima regione 5G d'Europa? Il Nord Italia"[398].

In effetti, a Wuhan, sono state installate trentamila nuove antenne wireless di quinta generazione in occasione dei Giochi Militari dell'ottobre 2019, facendo della città il luogo con la più massiccia concentrazione al mondo di antenne. Ed è pur vero che diversi esperti hanno ammonito circa il rischio che le onde elettromagnetiche provocano al nostro sistema immunitario. Uno di questi esperti è Giancarlo Spadanuda, ingegnere elettronico specialista in campi elettromagnetici, che ha spiegato:

> "Chiariamo subito che il 4G e il 5G sono sistemi di trasmissione di invisibili radiazioni elettromagnetiche per video, voce e dati. La loro zona di propagazione viene detta campo elettromagnetico (CEM). Il 5G ha una caratteristica fisica (onde millimetriche) che lo distingue

dagli altri metodi di trasmissione: ha bisogno di molti piccoli "passi" per poter avanzare nello spazio, ma è pur sempre una radiazione elettromagnetica. Pertanto gli studi sanitari e biologici che si stanno facendo in tutto il mondo sugli effetti negativi sulla salute valgono esattamente sia per il 4G che per il 5G. [...] Per i cinesi c'è una vera e propria mania nell'installare ovunque il 5G. Per loro è una questione di primato mondiale: ci stanno riuscendo, ma a che prezzo?"[399].

Indi Spadanuda cita un controverso studio condotto da Olle Johansson, tra i massimi esperti al mondo di CEM, e Paul Doyon:

"Frequenti rapporti aneddotici, nonché una serie di studi scientifici, hanno dimostrato che le esposizioni al campo elettromagnetico possono effettivamente produrre lo stesso effetto: un sistema immunitario indebolito che porta ad un aumento delle stesse o opportune infezioni opportunistiche: cioè fungine, virali, batteriche atipiche e infezioni parassitarie"[400].

Il problema è che lo studio di Johansson e Doyon (datato 2017) è comparso sulla rivista *Medical Hypotheses*, che in passato si è distinta negativamente per il suo metodo di revisione degli articoli decisamente poco professionale, al punto che si rese necessario il licenziamento del suo responsabile Bruce Charlton, che rifiutava di istituire una revisione scientificamente accettabile sulle ricerche pubblicate[401]. Tra l'altro Doyon e Charlton hanno ammesso che "i meccanismi precisi devono ancora essere completamente chiariti"[402], il che è confermato da un più recente studio pubblicato nel 2019 sull'*International Journal of Enviromental Research and Public Health*, in cui gli autori concludono che "gli studi disponibili non forniscono informazioni adeguate e sufficienti per una valutazione significativa della sicurezza o per la domanda sugli effetti non termici"[403].

A mia conoscenza esiste poi uno studio scientifico firmato da Ronald Neil Kostoff, autore di oltre duecento articoli peer-reviewed, che mette in guardia sui pericoli derivanti dalle reti wireless per il nostro organismo, il che non è certo un mistero[404]. L'ammonimento è però abbastanza generico e, anche se Kostoff menziona l'attuale epidemia, credo si possa per il momento scartare l'ipotesi che il 5G ne sia tra i responsabili, almeno fino a che non verranno fornite prove certe. In ogni caso, l'unico sito italiano a riportare la pur pregevole tesi di Kostoff è quello di *OasiSana*[405], promotore della medicina alternativa, il cui curatore è il presidente del comitato *Stop 5G* Maurizio Martucci: non esattamente una fonte imparziale quindi.

Ma una correlazione tra Coronavirus e 5G potrebbe davvero esserci, seppure in maniera indiretta. Partiamo da un fatto noto: il recente invio di materiale sanitario dalla Cina all'Italia, per fronteggiare l'emergenza sanitaria. Ebbene, secondo Theresa Fallon del *The Diplomat*, la spedizione dei ventilatori polmonari e degli altri dispositivi medici non sarebbe altro che un gesto di "reciprocità" per ripagare gli sforzi della Croce Rossa italiana allorché inviò diciotto tonnellate di equipaggiamento a Wuhan. E questo principalmente perché "la Cina è interessata all'Italia [...] e allo sviluppo del 5G nel Paese. Che è anche un ottimo posto per spezzare l'unità occidentale e l'influenza americana"[406]. Infatti, come leggiamo in un articolo de *La Stampa* del 30 marzo 2020:

"A fine gennaio 2020, quando la magnitudo globale della pandemia non era ancora stata percepita, l'Unione Europea si è dotata di un cosiddetto "5G cybersecurity toolbox", cioè di un manuale il cui scopo è quello di guidare i governi europei nell'analisi di rischi e criticità delle reti 5G, in particolare sotto il profilo della sicurezza. [...] La tecnologia necessaria a costruire e gestire tali nuove reti è largamente in possesso dei vendor cinesi, in particolare *Huawei* e *ZTE*. [...] Ed ora, con l'emergenza Coronavirus, la conseguente crisi economica e l'interventismo di Pechino, la situazione si è ulteriormente complicata. Non si tratterà quindi di decisioni semplici perché la sicurezza delle reti telematiche, ed in particolare del 5G, è diventato negli anni affare sempre più complesso. [...] Huawei è leader nella tecnologia di accesso 5G, l'Europa rincorre, gli americani sono estremamente indietro. Da qui l'irrequietezza disordinata ma efficace di Trump su questo argomento. Il tema è stato solo temporaneamente offuscato dal Coronavirus ma è destinato a tornare di prepotenza al centro delle agende nazionali ed europea.
Lo sviluppo tecnologico delle reti è aggravato, in termini di sicurezza, da un ulteriore problema. Pur senza voler generalizzare, si può dire che nel corso degli anni molti operatori telecom hanno fatto sempre più ricorso all'outsourcing per gestire le proprie reti di telecomunicazioni. In altre parole, non si limitano a comprare gli apparati di telecomunicazione, ma li lasciano gestire allo stesso vendor, commissionando la progettazione, la realizzazione e la manutenzione delle reti. Non si tratta di incapacità o pigrizia, bensì di una sciente mossa organizzativa,

che porta gli operatori telecom ad essere soprattutto degli assemblatori di tecnologie e delle poderose macchine commerciali, piuttosto che dei creatori di tecnologia. Quest'ultima resta appannaggio del vendor, che non si limita a vendere gli apparati, ma gestisce la stessa rete, come se lui stesso fosse un vero e proprio operatore di telecomunicazioni. Questa situazione ha portato a chiedersi, in alcuni Paesi compresi l'Italia, se il vendor non debba esso stesso chiedere la licenza di telecomunicazioni al regolatore nazionale, come una telecom qualunque.

Un recente articolo di un ricercatore britannico, Bert Hubert, riporta vari casi di operatori di telecomunicazioni che non hanno idea di cosa accada nelle loro reti, perché non ne hanno più il controllo tecnologico. Io stesso ho avuto modo di apprendere come in Europa esista un mercato di apparecchiature cinesi di seconda mano, che vengono installate con il manuale d'istruzione in cinese. Funzionano benissimo, ma non è detto che l'operatore telecom sappia cosa accada dentro gli scatolotti, poiché il controllo degli apparati da parte degli operatori è gestito da interfacce che espongono solo alcune funzioni dei potenti software installati nelle macchine che controllano la rete. Il processo di outsourcing di cui sopra potrebbe arrivare al suo culmine con il 5G: tanto software, tanti apparati periferici che elaborano una gran massa di dati, e un unico gestore che però non è l'operatore telecom (che si occupa soprattutto di marketing), bensì il vendor. Se quest'ultimo è cinese ed i suoi rapporti con il governo di Pechino appaiono opachi, vi è effettivamente qualcosa su cui riflettere"[407].

Da quanto detto finora, apprendiamo perciò che il monopolio delle reti 5G è realmente in mano ai cinesi, i quali puntano ad essere il Paese tecnologico di riferimento sfruttando (anche) l'asse "Roma-Pechino", con l'ingenuo appoggio di politici nostrani come Luigi Di Maio. Ciò è particolarmente evidente nelle perfette tempistiche di "solidarietà" verso l'Italia del governo di Xi Jinping e di Huawei, che nei fatti è l'alter ego tecnologico del presidente cinese, pur rivendicandone la presunta indipendenza. E dico "perfette tempistiche" perché proprio un'ora prima della telefonata del 16 marzo in cui Xi Jinping comunicava la sua disponibilità a Giuseppe Conte per "lavorare con l'Italia per la costruzione di una nuova Via della Seta dedicata alla salute", Huawei Italia annunciava che avrebbe fornito dispositivi di protezione e soluzioni tecnologiche per far fronte alla situazione di emergenza[408]; "presunta indipendenza" perché è notorio che il colosso delle comunicazioni cinese abbia ottenuto, negli ultimi vent'anni, l'equivalente di ben settantacinque miliardi di dollari in agevolazioni fiscali da parte del governo di

Pechino, oltre a ingenti sussidi per ulteriori decine di miliardi di dollari[409]. Ecco perché non sorprende che Thomas Miao, AD di *Huawei Italia*, sostenga quanto l'emergenza abbia dimostrato "il ruolo assolutamente strategico" del 5G nel nostro Paese:

> "Speriamo che questa emergenza abbia dimostrato ancora una volta il ruolo assolutamente strategico che il settore delle telecomunicazioni svolge per un Paese. Riteniamo essenziale l'adozione di una politica industriale dedicata che si concentri sul potenziamento delle reti e sull'adozione delle migliori tecnologie presenti sul mercato, senza pregiudizi. Huawei ha assunto un forte impegno con tutti i propri clienti, pertanto abbiamo sviluppato piani di emergenza che includono diversi scenari, al fine di garantire la continuità del servizio, nonché il suo massimo livello qualitativo. Siamo in costante comunicazione con clienti e partner, controllando il corretto sviluppo di ogni singolo progetto, monitorando la situazione dettagliatamente. Siamo molto attenti all'evoluzione e all'impatto del Coronavirus, vogliamo continuare a fornire una risposta responsabile ed efficace all'emergenza"[410].

Indi, pur rigettando lui stesso le accuse di propaganda rivolte alla Cina, ne diventa a sua volta portavoce e loda l'impiego del 5G a Wuhan, dove "l'efficace scambio di dati è stato un fattore cruciale per controllare l'epidemia poiché ha supportato le funzioni ordinarie, nonché servizi come la raccolta di dati, la diagnosi e il monitoraggio da remoto, la trasmissione di immagini ad alta risoluzione, una migliore collaborazione tra ospedali e quindi una maggiore efficacia di prevenzione e trattamento della pandemia"[411]. Dimostrando una volta di più, semmai ve ne fosse la necessità, come per il colosso della telefonia la "corsa alla connessione" sia un tutt'uno con la solidarietà e quanto sia sottile la linea tra politica aziendale e diplomazia cinese.

All'*AdnKronos*, Miao ha poi spiegato che "il 5G, in sinergia con altre tecnologie come Cloud, AI (intelligenza artificiale, nda) e Big Data, può guidare la trasformazione digitale dei sistemi sanitari a fornire una risposta più efficace alle grandi emergenze pubbliche. Ad esempio, abbiamo collaborato con la Huazhong University of Science & Technology e la Lanwon Technology per sviluppare e lanciare un servizio di analisi quantitativa di diagnostica per immagini assistita dall'intelligenza artificiale per Covid-19. Grazie alle nostre tecnologie di AI come la visione artificiale e la diagnostica per immagini, il servizio può fornire ai terapeuti automaticamente, rapidamente e correttamente i risultati della quantificazione della tomografia computerizzata (Tac), ovviando alla carenza di medici esperti di diagnostica per immagini che possono diagnosticare con precisione il Covid-19"[412].

Fanno eco alle parole di Miao quelle del presidente di *Huawei* Italia, Luigi De Vecchis, che è più volte andato in soccorso del PCC su Twitter, definendo il Trump "un opportunista che pensa solo alla sua campagna politica"[413] e rilanciando la tesi della responsabilità USA nel contagio. Inoltre, fa sapere che *Huawei* ha istituito "un'unità interna di crisi al fine di collaborare al meglio con le istituzioni nazionali e locali e avviare azioni di sostegno concertate con gli operatori di telecomunicazioni e i propri partner" e che ha già donato "mille tute protettive destinate ad alcuni ospedali di Milano", oltre a "200mila mascherine tipo FFP2 CE (*che*) sono in arrivo dalla Cina" (corsivo mio)[414]. L'azienda, sempre secondo De Vecchis, starebbe oltretutto vagliando la possibilità di "collegare in cloud gli ospedali italiani tra di loro, comunicando con le unità di crisi e permettendo ad alcune strutture ospedaliere di regioni diverse di comunicare con le unità di crisi in tempo reale, scambiandosi informazioni, dati e collaborando nell'emergenza"[415] e fornendo "una gamma completa di soluzioni (*per sostenere*) l'enorme sforzo che l'intero Paese sta compiendo in questa difficile situazione" (corsivo mio)[416]; è altresì previsto l'invio di apparecchiature per reti Wi-Fi a dieci strutture ospedaliere provvisorie. Ma non si tratta di un'operazione da poco, visto che per i server degli ospedali passa un'enorme mole di dati sensibili, cioè le cartelle cliniche dei pazienti, che in Italia sono sottoposte a un severo regime di privacy. Il che mi fa supporre che l'annosa lotta dei dazi portata avanti da Trump contro *Huawei*, accusata di spionaggio e culminata il 19 maggio dello scorso anno con un provvedimento del presidente USA che vietava alle aziende americane di intrattenere rapporti commerciali con il colosso cinese[417], non fosse del tutto campata in aria. Anche perché la *National Intelligence Law* cinese, approvata dall'Assemblea del Popolo nel 2017, rende di fatto "ogni cittadino o organizzazione" un potenziale agente al servizio degli organi di sicurezza dello Stato e della Commissione militare centrale. In altre parole, se il governo cinese lo ritiene utile per la sicurezza nazionale, può incaricare cittadini e organizzazioni di raccogliere e trasmettere informazioni sensibili, come s'intuisce dagli articoli 10 e 11 della legge stessa: "Art. 10: Le agenzie statali di intelligence possono utilizzare i metodi, i mezzi e i canali necessari per svolgere attività di intelligence in patria e all'estero in funzione delle loro esigenze lavorative; Art. 11: Le agenzie di intelligence dello Stato possono raccogliere e gestire gli atti o gli atti di istituzioni, organizzazioni e individui stranieri compiuti, diretti o finanziati da altri, o collusi con istituzioni nazionali e straniere, che possano mettere in pericolo la sicurezza nazionale e gli interessi della Repubblica Popolare Cinese"[418]. A ciò si aggiunge la Cyber Security Law, che impone agli operatori di rete cinesi di "fornire supporto agli organi di polizia e alle agenzie di intelligence nella salvaguardia della sicurezza e degli interessi nazionali"[419]. Un articolo dell'emittente televisiva CNBC, citando la *National Intelligence Law*, conferma appunto quanto detto, sostenendo molto chiaramente che *Huawei* (o chi per essa) non potrebbe in alcun modo rifiutarsi di consegnare i dati acquisiti, qualora il governo cinese ne facesse richiesta[420].

L'ipotesi di un prepotente inserimento di aziende cinesi nel sistema sanitario italiano è d'altronde talmente fondata che qualcuno già parla di *Nuova Via della Seta della salute*, il cui scopo è chiaramente il rafforzamento degli accordi della BRI siglati lo scorso anno. Accordi che prevedevano, tra l'altro, la cooperazione delle cinesi *Huawei* e *ZTE* nello sviluppo di una rete 5G sul suolo italiano, seppur monitorate dal governo dopo l'attivazione del golden power nel campo delle telecomunicazioni. Più avanti vedremo cosa sia il golden power, ma per ora accontentiamoci di osservare come il supporto di *Alibaba*, *ZTE*, *Huawei*, *Oppo* e *Xiaomi* all'Italia evidenzi le implicazioni tecnologiche delle relazioni tra Roma e Pechino, giacché tutte le industrie cinesi sono sottoposte a controlli dello Stato e finanziate da fondi pubblici. Così, facendo qualche ricerca, apprendiamo ad esempio che la donazione da parte di Jack Ma (fondatore di *Alibaba*) di centomila tamponi e 1,8 milioni di mascherine all'Europa, delle quali 500mila in Italia, non è avvenuta per caso[421]: le forniture sono infatti giunte presso un hub dell'aeroporto belga di Liegi, un'area di 220mila metri quadri gestita dalla cinese Cainiao per distribuire in tutto il continente i prodotti venduti proprio da *Alibaba*.

Allo stesso modo, scopriamo che la donazione di duemila mascherine da parte di *ZTE* al comune dell'Aquila[422] non è affatto casuale, giacché proprio in questa città, presso il Tecnopolo d'Abruzzo, l'azienda cinese ha inaugurato un Centro d'innovazione e ricerca per la sperimentazione del 5G, insieme all'Università dell'Aquila. Il capoluogo abruzzese, insieme alla città di Prato, è tra l'altro sede di un progetto di ricerca sulle reti wireless condotto da *ZTE* in collaborazione con *OpenFiber* e *WindTre*, entrambe controllate al 100% dalla hongkonghese *Hutchison*. Ma *Huawei* fa ancora meglio: a Torino e Milano ha avviato una sperimentazione con *Vodafone* per estendere la copertura delle reti 5G, a Segrate ha aperto un centro globale di ricerca e sviluppo per la tecnologia wireless 5G, a Roma ha installato telecamere di sicurezza al Colosseo (con la previsione di installarne altre in diverse zone della città), a Bari e Matera sta effettuando test sulla rete 5G in collaborazione con *Tim* e *Fastweb*, a Catania ha inaugurato un centro per l'innovazione con *Tim* e a Pula (Cagliari) ha aperto un centro per l'innovazione in collaborazione con il Crs4 (Centro di ricerca, sviluppo e studi superiori in Sardegna)[423]. Perciò, per tornare alle prime righe di questo paragrafo, l'affermazione di Gunter Pauli circa la capillare diffusione del 5G o di centri di ricerca ad esso collegati nel nord Italia è applicabile solo alle città di Milano, Segrate e Torino, mentre non lo è affatto per quanto riguarda Codogno, Lodi, Crema, Piacenza, Bergamo, Brescia e Vo' Euganeo (Padova), ovvero gli epicentri dell'epidemia nel nostro Paese. Anzi, è vero il contrario: proprio al sud risultano essere in atto sperimentazioni intensive sul 5G più di quanto non lo siano al nord, benché il mezzogiorno del Paese abbia fatto registrare meno contagi da Covid-19 rispetto al settentrione.

Insomma, complottismi a parte, sembra proprio che si stia usando il pretesto della pandemia ed il fatto che l'uso massivo di internet (dovuto alla quarantena forzata) possa mettere in crisi l'attuale rete per far passare il 5G come una sorta di salvezza per l'umanità, il cui stile di vita qualcuno ipotizza possa radicalmente cambiare a favore di un'ancora maggior dipendenza dal web (teledidattica, lavoro da casa, e-commerce...). Per farla breve, pare che la Repubblica Popolare stia sfruttando la sua esperienza sul Coronavirus al fine di alimentare la propria crescita nel campo sanitario-tecnologico e trarne benefici all'estero, connettendo la Via della Seta digitale a quella della salute. D'altro canto, l'ingerenza cinese nella sanità italiana è già una realtà di fatto in alcune zone del nostro Paese, sebbene in misura forse insufficiente per destare preoccupazioni. È il caso della regione Toscana che, nella seconda metà di febbraio 2020, invece di porre in quarantena i circa 2500 cittadini cinesi che rientravano dalla loro madrepatria dopo il Capodanno, aveva semplicemente concesso un ambulatorio al quale queste persone potevano rivolgersi qualora fossero sopraggiunti sintomi sospetti. Il fatto è che questo ambulatorio, di proprietà di un cittadino cinese e già attivo come centro medico e diagnostico, è stato messo a disposizione dal consolato cinese grazie a un protocollo di collaborazione firmato a Firenze dal presidente della Regione Toscana, Enrico Rossi, e dal console Wang Wengang[424].

Il rischio è perciò che l'aumento delle antenne 5G di produzione cinese possa ulteriormente renderci dipendenti dalla Cina, con conseguenze non indifferenti pure nel settore della salute. Motivo per cui, già nella seconda metà del dicembre 2019, il Copasir avvertiva:

"Il Comitato non può che ritenere in gran parte fondate le preoccupazioni circa l'ingresso delle aziende cinesi nelle attività di installazione, configurazione e mantenimento delle infrastrutture delle reti 5G. Conseguentemente, oltre a ritenere necessario un innalzamento degli standard di sicurezza idonei per accedere alla implementazione di tali infrastrutture, rileva che si dovrebbe valutare anche l'ipotesi, ove necessario per tutelare la sicurezza nazionale, di escludere le predette aziende dalla attività di fornitura di tecnologia per le reti 5G"[425].

Per voce del suo presidente Raffaele Volpi, il Copasir dichiarava inoltre:

"Nella situazione di emergenza che stiamo vivendo per il Coronavirus, emerge ancora di più l'importanza delle reti e del 5G, che vanno inquadrati in un'ottica di sicurezza nazionale. [...] In più bisogna chiedersi se è vero o no che le aziende cinesi hanno l'obbligo di trasmettere informazioni al governo in caso di richiesta. Loro dicono di no, ma sappiamo tutti che è così. Una volta normalizzata la situazione, è il momento di avere al più presto un indirizzo politico, è il momento della responsabilità, il decisore faccia il decisore. Questo non è il mio pensiero, è il pensiero di tutto il comitato, all'unanimità. [...] Il concetto di sicurezza nazionale non è interpretabile, è la sicurezza nazionale, non si tratta di dilatare o non dilatare, e non si tratta di avere pregiudizi nei confronti dei cinesi. Inoltre tutte le infrastrutture, dalle reti alle antenne, sono legate a un dato di sicurezza nazionale. Occorre stare nella posizione di maggior cautela"[426].

De Vecchis ha quindi così risposto:

"La tecnologia *Huawei* è la più controllata al mondo, passata al setaccio da tecnici con autorizzazioni dell'intelligence britannica identici a quelli della Nsa americana, non sono mai state trovate criticità. Abbiamo messo a disposizione i codici sorgenti del nostro software per controllarlo. Purtroppo c'è prevenzione nei nostri confronti e la relazione del Copasir non fa eccezione. La legge cinese sulla sicurezza non impone a nessun cittadino o impresa cinese di sottrarre illegalmente dati"[427].

Ma forse De Vecchis ignora la National Intelligence Law e la Cyber Security Law... Sulla questione, comunque, è poi intervenuto Ian Bremmer, presidente di Eurasia Group (società di consulenza sui rischi politici):

"Questa operazione di sensibilizzazione, che secondo i cinesi prevede l'arrivo di due milioni di mascherine, renderà l'Europa molto più dipendente dalla Cina, e più propensa a resistere agli Stati Uniti su questioni come la concessione del 5G a *Huawei*. [...] La realtà è evidente e la Cina farà in modo che tutti captino il messaggio. Non che debba faticare tanto per riuscirci. Oggi le mascherine, domani *Huawei*"[428].

Purtroppo, quest'ultima frase è stata quasi profetica. Pechino ha difatti posto in essere una deplorevole politica di "aut-aut", ovvero: o gli Stati Uniti aprono il mercato del 5G a *Huawei*, o la Cina potrebbe rifiutarsi di fornire a Washington mascherine e respiratori per combattere l'emergenza Covid-19. Lo dice senza mezzi termini Ma Jihua, docente all'Università di Scienza e Tecnologia di Wuhan che, intervistato dal *Global Times*, ammonisce: "Gli Stati Uniti sono avvisati di non escludere *Huawei*. Il problema di *Huawei* è stato elevato a uno degli interessi nazionali e le aziende cinesi potrebbero cessare di fornire le tanto necessarie mascherine se gli Stati Uniti provocassero (*una guerra con Huawei*)" (corsivo mio)[429]. Il ricatto della Cina ha gioco facile perché può sfruttare la dipendenza degli USA dalla tecnologia cinese, tanto per costruire una rete 5G quanto per i respiratori, le cui componenti sono in massima parte "made in China". Ed è nuovamente Ma Jihua a spiegarlo: "Gli Stati Uniti hanno di recente garantito delle esenzioni per i prodotti medici dalla Cina, dando un segnale tacito della loro dipendenza dai rifornimenti cinesi esattamente come le aree rurali americane dipendono dall'equipaggiamento *Huawei*"[430]: non è più un mistero, dunque, che il PCC intenda sfruttare la situazione di emergenza per il suo tornaconto. Obiettivo peraltro trionfalmente annunciato il 23 febbraio da Xi Jinping che, in video-conferenza stampa con 170mila ufficiali, ha promesso che una vittoria sul virus avrebbe dimostrato al mondo "i vantaggi notevoli della leadership del Partito comunista cinese"[431]. Il problema è che ha tutte le carte in regola per riuscirci visto che, per fare un esempio, all'americana IBM è stato impedito di installare negli ospedali italiani un sistema di cloud chiamato *Watson*, simile a quello proposto da *Huawei*[432]. Ma che non sia stato fatto altrettanto con la multinazionale cinese la dice lunga...

5.2 - *Golden power e 5G*

Il golden power, come ricorda il direttore del Dis (sistema di informazione per la sicurezza della Repubblica) Gennaro Vecchione, "è nato in risposta a un'impellenza contingente: rendere compatibile con il diritto europeo la disciplina nazionale di poteri speciali del governo per scongiurare una infrazione (*delle norme UE*). [...] L'estensione della disciplina ai contratti relativi alle reti 5G è la prova che serve agire secondo una visione organica, adattando questo potere speciale alle nuove esigenze e ai nuovi scenari (*perché*) la sicurezza nazionale non può mai essere data per scontata o per acquisita. È una conquista quotidiana e impone che la guardia sia sempre alta e lo sguardo sia sempre lungo" (corsivo mio)[433]. In pratica, l'obiettivo del golden power è fermare (o almeno contenere) quelle campagne predatorie condotte da nazioni che mirano ad impossessarsi di tecnologie chiave in settori strategici comprando le società che le producono. Oppure, detto in altre parole, è una sorta di accordo che punta a bloccare gli investimenti stranieri in settori strategici quando questi investimenti diventino talmente grandi da superare le norme di libero mercato, rischiando di intaccare la sovranità di un Paese in termini di energia, trasporti e telecomunicazioni. A questo proposito, il Dis ha realizzato un rapporto che raccoglie alcuni interventi già operati in tal senso e ricorda che, nel marzo 2019, è stato esteso per decreto legge l'ambito di applicazione del golden power all'acquisizione di beni e servizi di tecnologia 5G. Detto rapporto stabilisce, tra le cose, che il golden power possa essere applicato all'immagazzinamento ed alla gestione dati, alle infrastrutture finanziarie, alle tecnologie critiche (compresa l'intelligenza artificiale e la robotica) ed alla tecnologia spaziale e nucleare. Sicché si evince che pure la gestione dei dati, come le cartelle cliniche cui *Huawei* potrebbe avere accesso, dovrebbe essere regolata dal golden power; non è un caso se tra il 2016 e il 2017, quando gli investimenti cinesi in Unione Europea hanno superato per la prima volta quelli fatti dall'UE in Cina, si sia cominciato a parlare con maggiore frequenza di questo strumento. Proprio allora la Commissione Europea ha mostrato come ci siano, in effetti, le condizioni perché Pechino possa avvantaggiarsi non solo dal punto di vista tecnologico, ma pure da quello della sicurezza e dell'ordine pubblico dell'Unione Europea. Giancarlo Giorgetti, ex Sottosegretario di Stato alla Presidenza del Consiglio dei Ministri, sottolineava quanto sia "indispensabile l'ampliamento dei settori da porre sotto tutela al fine di proteggere al meglio le aziende ad alta intensità tecnologica da investimenti predatori"[434].

In buona sostanza, significa che è necessario porre le condizioni affinché le imprese europee possano competere lealmente e alla pari con le realtà industriali di altri Paesi, cosa che però non accade. Al riguardo, la Camera di Commercio dell'UE in Cina ha per l'appunto pubblicato un report dal titolo *The Road Less Travelled*, che potrebbe essere tradotto come "La strada meno battuta", dal quale è emerso come le aziende europee abbiano in realtà un ruolo molto marginale nella Nuova Via della Seta e come la concorrenza europea sia schiacciata dalle imprese cinesi di proprietà statale. Secondo Joerg Wuttke, presidente della Camera di commercio dell'UE in Cina, "i colossi nazionali cinesi, forti di aiuti di Stato e del denaro a basso costo, si stanno assicurando una fetta sproporzionata di contratti rispetto ai piani di sviluppo multilaterale. [...] L'Europa deve decidere come rispondere a questa esportazione del modello cinese per proteggersi dalle distorsioni del mercato e rimanere competitiva nei mercati dei Paesi terzi"[435].

In virtù di quanto detto finora, a fine gennaio 2020, la Commissione Europea ha approvato nuove misure di sicurezza relativamente al 5G, che tuttavia non escludono esplicitamente dalla corsa aziende cinesi quali *Huawei* e *ZTE*, come invece raccomandano da tempo gli Stati Uniti. Il monito della Commissione è effettivamente molto generico e si limita a definire l'affidamento della rete a Paesi extra UE un "serio rischio", raccomandando in ogni caso di non appaltare l'intera gestione ad un solo fornitore. Il problema è che, per quanto le linee guida dettate dalla Commissione siano piuttosto rigide, rappresentano pur sempre delle semplici raccomandazioni, che ogni Stato membro può decidere se e in quale misura seguire. Tuttavia, l'ordinamento dell'Unione Europea non permette l'esclusione totale di due aziende estere dalla fornitura dei propri servizi (se non per precisi motivi di sicurezza delineati col golden power), cosa che potrebbe essere aggirata creando un mercato europeo che operi una concorrenza leale coi due colossi cinesi. Ovvero, si dovrebbero creare condizioni tali da favorire la crescita di aziende europee impegnate sul fronte della tecnologia 5G, come proposto dal presidente della Commissione Esteri del Parlamento tedesco Norbert Röttgen:

> "Per competere con i fornitori che grazie ai sussidi cinesi hanno un enorme vantaggio sui mercati dei Paesi terzi, dobbiamo dare un mercato a quelle aziende europee. Da dove altro iniziare, se non dall'Europa? Sarebbe auspicabile che l'Unione europea a 27 raggiungesse una posizione comune sulla questione, ma anche una posizione franco-tedesca congiunta sarebbe già un buon inizio"[436].

Ad oggi, le uniche due aziende in grado di tener testa a *Huawei* e *ZTE* sono la svedese *Ericsson* e la finlandese *Nokia*, che potrebbero avere la partita vinta se i singoli Stati, oltre al "best price", ponderassero la questione relativa alla sicurezza e alla qualità, dove le due società nordiche indubbiamente prevalgono su quelle orientali. Ad esempio, l'Inghilterra di Boris Johnson ha dato via libera alla presenza di *Huawei* nel Paese, consentendogli però l'accesso alle sole antenne fisiche (e non alla parte "operativa"), così come sembra aver fatto la Francia[437]. Ma, parlando di sicurezza del 5G, "anche le parti cosiddette non-core, come le antenne, possono essere uno strumento molto rilevante [...] per attività di spionaggio", chiarisce Stefano Mele, presidente della Commissione sicurezza cibernetica del Comitato atlantico italiano[438]. Naturalmente, con aziende europee quali *Ericsson* e *Nokia* questo rischio verrebbe meno, rendendo la loro presenza nel continente decisamente preferibile: per questo motivo, secondo indiscrezioni di Bloomberg, le due aziende starebbero pensando ad una fusione o quantomeno ad una collaborazione[439]. Collaborazione fortemente caldeggiata da Washington che, dopo essere rimasta priva di reali competitor (Motorola è passata sotto il controllo dei cinesi di Lenovo e Cisco ha ormai gettato la spugna), punta tutto sull'Europa ed auspica la creazione di una cordata di aziende americane che possano acquistare quote significative delle due società nordeuropee. L'imperativo è ovviamente sottrarre terreno a *Huawei*, che i servizi d'intelligence americani definiscono un vettore di influenza del Partito comunista, cui l'azienda è disposta a fornire informazioni e dati sensibili sottratti alla rete 5G. In ballo c'è molto più del mercato per il digitale: appaltare la rete di ultima generazione a una società strettamente subordinata al governo cinese significa consegnare a quest'ultimo le chiavi di casa del sistema informativo di un intero continente, con tutte le implicazioni di intelligence e militari che questo comporta; secondo il segretario della Difesa americano Mark Esper, "fare affidamento sui fornitori cinesi di 5G potrebbe rendere i sistemi critici dei nostri partner vulnerabili alle interruzioni, alle manipolazioni e allo spionaggio. Potrebbe anche mettere a repentaglio le nostre capacità di comunicazione e di condivisione dell'intelligence e, per estensione, le nostre alleanze"[440]. In un'intervista esclusiva a *La Stampa*, Esper invita tra l'altro l'Italia a tenere alta la guardia e denuncia i rischi che correremmo facendo costruire il network 5G a *Huawei*:

> "È stato molto doloroso per noi vedere l'Italia combattere con il devastante attacco della pandemia Covid-19. Il vostro Paese ospita oltre 30mila soldati americani e le loro famiglie, schierate da voi per la nostra sicurezza comune, e noi vi consideriamo uno dei nostri alleati più stretti e di vecchia data. Fornirvi assistenza non aiuterà solo gli italiani, ma rafforzerà anche la resilienza globale e la sicurezza dei nostri partner e alleati, specialmente alla luce dei forti contributi del vostro Paese alla NATO e alle operazioni della coalizione. [...] Rimaniamo consci

del fatto che alcuni possono cercare di usare la pandemia, e le sfide economiche derivanti che tutti fronteggiamo, come un'apertura per investire in industrie e infrastrutture critiche, che possono avere effetti sulla sicurezza di lungo termine. Io ho ribadito che tutti gli aiuti offerti da ogni Paese devono essere materiali di qualità, e liberi da condizioni ed interferenze. [...] La dipendenza dai fornitori cinesi di 5G, ad esempio, potrebbe rendere i sistemi cruciali dei nostri partner vulnerabili a interruzione, manipolazione e spionaggio. Questo metterebbe a rischio le nostre capacità di comunicazione e condivisione dell'intelligence. Per contrastare tutto ciò, noi incoraggiamo gli alleati e le compagnie tecnologiche americane a sviluppare soluzioni alternative di 5G, e stiamo lavorando con loro per condurre i test di queste tecnologie in diverse basi militari negli USA"[441].

Al momento la battaglia per la rete, se si esclude la battuta di arresto dovuta al Coronavirus, sembra comunque procedere con un distacco solo marginale per Pechino, nonostante la propaganda cinese tenda a dare in netto vantaggio il Dragone. In realtà, come ha chiarito Raffaele Volpi, "il divario è riducibile in uno spazio temporale di sei-sette mesi, un anno massimo. Per una manciata di centinaia di milioni e gap riducibili in pochi mesi, siamo sicuri che vogliamo scegliere situazioni che secondo noi presentano ambiguità? Io penso che in questo momento l'ancoraggio euratlantico sia imprescindibile"[442]. Insomma, *Huawei* potrebbe essere il "cavallo di Troia" cinese, e dovremmo ben guardarci dallo spalancargli le porte...

5.3 - Il 5G è responsabile dell'epidemia da Coronavirus?

Al momento della scrittura di queste pagine è emersa con una certa enfasi una tesi secondo la quale le onde generate dalle antenne 5G favorirebbero la diffusione "nell'aere" del Covid-19, così come in passato l'aumento delle onde elettromagnetiche sul pianeta avrebbe provocato almeno altre tre epidemie: la "spagnola" nel 1918 (a causa delle antenne radio), la "pseudo-pandemia" H1N1 nel 1947 (generata dal massiccio impiego di apparecchiature radar nell'immediato secondo dopoguerra) e l'influenza "asiatica" nel 1968 (provocata dalle onde provenienti dai satelliti). Di volta in volta l'umanità si sarebbe abituata alle potenti onde tanto da diventarne immune, almeno fintantoché non venisse introdotta una nuova tecnologia che aumentasse l'intensità o la quantità di queste onde, come appunto il 5G. La fantasiosa teoria ha preso talmente piede, accompagnata da episodi di vandalismo ai danni delle antenne 5G[443], che mi sono seriamente chiesto se il 5G possa essere la causa dell'attuale pandemia: in breve, la risposta è no. E dovrebbe essere chiaro, tra le cose, osservando la rapida diffusione della malattia in Iran, dove il 5G non sanno neppure cosa sia. Senza contare che le pandemie si sono susseguite a intervalli più o meno regolari nel corso di tutta la storia dell'umanità, ben prima che la Terra fosse avvolta dalle onde elettromagnetiche. Purtuttavia non posso biasimare gli scettici o i vandali delle antenne 5G, perché penso sia nella natura umana, in momenti di crisi e di incertezza, cercare a tutti i costi un capro espiatorio. Tanto più che, ad oggi, gli "esperti" hanno detto tutto e il contrario di tutto sul Covid-19, al punto che letteralmente non si sa più a chi credere, a prescindere dalla presunta ignoranza di chi condivida queste teorie.

Chiarito ciò, cerchiamo di capire perché queste teorie abbiano scientificamente poca validità. Innanzitutto le onde radio del 5G, che possono trasmettere due gigabit di dati al secondo contro i cento megabit dell'attuale 4G (con una velocità di risposta almeno cinque volte superiore), sono al di sotto del livello di guardia internazionale di sessantasei volte rispetto al limite oltre il quale radiazioni e onde possono modificare il DNA e creare gravi problemi alla salute[444]. In secondo luogo, l'unico controverso studio scientifico che mette in correlazione la possibile diffusione di agenti patogeni con le onde elettromagnetiche, citato più volte in questi mesi e condotto nel 2011 dalla Northeastern University di Boston e da quella di Perugia[445], parla di batteri e non di virus qual è il Covid-19. Quanto alla "spagnola" del 1918, non vi sono evidenze che in quel periodo sia stata installata in giro per il mondo una gran mole di antenne radio tale da poter provocare danni all'organismo, come risulta dalla *Cronologia della radio* consultabile su Wikipedia[446]; anzi, proprio nel periodo 1912-1924 non risulta alcuna attività degna di nota in tal senso. Così come non risultano attività significative attorno al 1947 o al 1968.

C'è poi chi riprende le teorie di un certo dottor Thomas Cowan il quale, in un video piuttosto diffuso[447], sostiene che esponendo qualsiasi essere vivente ad un nuovo campo elettromagnetico, lo si uccida. Ebbene bisogna anzitutto specificare che Cowan, guru della medicina alternativa, si è visto sospendere la licenza di medico dal

2017 al 2022 poiché accusato da una sua paziente (con prove) di averle prescritto via telefono una cura che si è poi rivelata dannosa per la sua salute, senza nemmeno visitarla[448]: non esattamente un modello di serietà. Ad ogni modo, nel video, suggerisce più o meno indirettamente che studiare il genoma o verificare la presenza di virus in un organismo sia inutile, poiché ritiene come unica soluzione possibile che detto organismo sia stato "avvelenato", in questo caso dalle onde elettromagnetiche; per questo le cellule avvelenate cercherebbero di ripulirsi, producendo i virus come "scarto". Questa spiegazione, totalmente antiscientifica, non è però frutto di uno studio di Cowan, bensì di una teoria elaborata quasi un secolo fa dall'esoterista Rudolf Steiner. È invece di Cowan la teoria di cui sopra relativa alle onde radio ed alle epidemie degli anni 1918, 1947 e 1968, a sostegno della quale adduce un presunto esperimento del Dipartimento della Salute di Boston che, nel 1918, avrebbe deciso di provare ad infettare persone sane col muco estratto da persone malate di "spagnola". Risultato: i sani non si ammalarono, da cui la "prova" che le onde radio e non il virus avessero determinato il contagio. Senonché, detto esperimento non compare negli annali della cronaca bostoniana ne' sul sito del National Center for Biotechnology Information americano, dove è pubblicato un ampio resoconto delle epidemie influenzali dell'ultimo secolo con le relative misure attuate per contenerle[449]. Ed ecco, sul finire del video, che Cowan ci rivela la sua autorevolissima fonte: il libro *L'arcobaleno invisibile* di Arthur Firstenberg, primo teorizzatore della cosiddetta "elettrosensibilità", a causa della quale egli stesso affermò di non aver potuto terminare gli studi; in buona sostanza Firstenberg, che non è un medico, afferma di non aver potuto completare i suoi studi di medicina a causa di una malattia che si è autodiagnosticato e che la comunità scientifica non riconosce come tale[450]. Il problema è che l'elettrosensibilità è più che altro una condizione psicologica per cui chi si ritiene ne sia malato è spesso portato a rifiutare le cure per la sua vera malattia, convinto che essa derivi da fattori esterni (le radiazioni) sui quali non può avere controllo.

Altro cavallo di battaglia degli accusatori del 5G è che le onde elettromagnetiche rendano le cellule più facilmente "permeabili" ai virus sulla base del principio di elettroporazione, che sull'enciclopedia Treccani è così descritto:

"In genetica molecolare, metodo per trasferire molecole di acido nucleico nelle cellule dopo somministrazione di un impulso di corrente ad alto voltaggio. Le cellule sono immesse in una soluzione contenente DNA e sottoposte a un breve impulso elettrico che produce una transitoria apertura dei pori della membrana, attraverso i quali il DNA entra direttamente nel citoplasma"[451].

La fallacia di questa associazione di idee risiede nel fatto che, nel caso dell'elettroporazione, le cellule sono sottoposte ad impulsi di intensità infinitamente superiore a quelli variabili e ben più deboli cui siamo quotidianamente sottoposti e cui saremo sottoposti col 5G. Comunque, pare che in Svizzera le autorità abbiano deciso di fermare il wireless di quinta generazione fintantoché non saranno chiariti i dubbi riguardo al loro impatto sulla salute e se effettivamente, fatte salve altre misure utili a ridurre il contagio, il Covid-19 non dovesse attecchire in maniera aggressiva nel Paese elvetico, potremmo avere un indizio su larga scala dei danni del 5G[452]. Fino a quel momento, la pericolosità della nuova rete sulla nostra salute rimane una semplice congettura.

Ciò detto, c'è almeno un fondo di verità in queste teorie complottiste sul 5G? La risposta è dipende, perché c'è evidenza scientifica che le onde elettromagnetiche possano essere dannose per il nostro organismo, ma solo ad elevate intensità. In termini assoluti, potremmo dire che un banale forno a microonde sia ben più dannoso delle antenne 5G, giacché emette radiazioni di maggior intensità di quanto non facciano gli apparati wireless (parliamo di circa 700-1000 Watt). Nondimeno, sarebbe demenziale dichiarare guerra ai forni a microonde, poiché i valori entro i quali sono operativi prevedono un ampio margine di sicurezza per la nostra salute. Il discorso può essere esteso alle frequenze radio o a quelle della televisione, che parimenti sfruttano onde elettromagnetiche ed altrettanto parimenti operano entro limiti tali da non influire in maniera negativa sulla nostra salute; stesso ragionamento per tutti gli apparati di rete, comprese le antenne del 5G. E ciò è particolarmente vero in Europa e soprattutto in Italia, dove le normative in merito sono molto più stringenti, ad esempio, di quelle americane: se infatti impostassimo come area geografica dei nostri modem Wi-Fi gli USA piuttosto che l'Europa, cosa che ovviamente sconsiglio, ci accorgeremmo che l'intensità del segnale aumenterebbe in maniera considerevole e la portata della ricezione si estenderebbe. In ogni caso, l'attuale 5G è una tecnologia ibrida e sfrutta antenne in buona parte ancora basate sul precedente 4G, mentre il vero 5G arriverà solo in un secondo momento. Inoltre, le antenne di nuova generazione hanno un'intelligenza tale che gli consente di indirizzare più precisamente l'irraggiamento verso l'apparato che in quel momento "richiede" di connettersi a quella cella, disattivandosi parzialmente quando non vi sia richiesta. In questo modo, nelle fasi di minor intensità, le antenne 5G sono in grado di emettere radiazioni perfino inferiori a quelle di vecchia generazione, che irraggiavano in maniera costante e indipendente rispetto al numero di apparecchi collegati.

Il rovescio della medaglia è che il 5G utilizza frequenze più alte rispetto alle precedenti tecnologie, motivo per cui ha una capacità di penetrazione inferiore e, di conseguenza, per una diffusione ottimale del segnale necessita che non vi siano ostacoli quali alberi o case. Le soluzioni a questa problematica sono essenzialmente due: o si eliminano questi ostacoli oppure, come si sta facendo, si installano più antenne in modo da aggirare l'ostacolo e consentire ugualmente una capillare diffusione del segnale. In merito alla prima soluzione, devo segnalare che è possibile che qualcuno ne abbia approfittato, abbattendo alberi con il pretesto di avere una maggiore copertura di rete. Tuttavia, non vi sono evidenze che ciò sia effettivamente accaduto e, comunque, la diffusione di questa nuova tecnologia è ancora talmente limitata che finora non si è posto il problema; ma vedremo in futuro. Quanto alla seconda soluzione, il problema potrebbe essere di natura estetica poiché l'installazione di un gran numero di antenne relativamente poco potenti, tali da soddisfare le rigide normative di cui sopra, avrebbe un impatto visivo poco gradevole. Ma anche questo è un problema di cui ci si occuperà in futuro.

Tirando le somme, in che misura ci può essere correlazione tra le onde elettromagnetiche e la nostra salute? A questo proposito, penso a due vecchi suggerimenti che gli esperti ripetono ormai da anni: disattivare i router Wi-Fi quando non siano in uso (ad esempio di notte, se il modem si trova nella stanza in cui si dorme) e rispondere al cellulare tramite auricolari a filo piuttosto che dall'altoparlante del telefono. Ebbene, rispondere al telefono è un'azione che può ben mostrare gli effetti delle onde elettromagnetiche, soprattutto quando la cella telefonica a cui siamo agganciati è distante dal luogo in cui ci troviamo e l'apparecchio deve di conseguenza aumentare la potenza di trasmissione, col risultato che la zona del cellulare attorno al ricevitore diventa calda. Quel calore non dipende però dal telefono in se', poiché le parti più soggette a surriscaldamento, cioè la batteria, il processore ed il display, sono scarsamente coinvolti nel corso di una telefonata. Ciò che accade, per semplificare al massimo, è che le onde elettromagnetiche agiscono in maniera analoga a quanto avviene nei forni a microonde, sebbene con potenze infinitamente minori e di certo non correlate alla diffusione dei virus o all'insorgenza di tumori, come qualcuno pretende.

Concludo con una provocazione: sappiamo bene che il 5G potrà essere implementato in numerosi settori, dalle telecomunicazioni alla guida autonoma, dalla domotica al controllo remoto, che consentirà ad esempio di monitorare la data di scadenza di un alimento (la confezione potrebbe comunicare col nostro cellulare) o ci ricorderà quando nel frigorifero manca qualche alimento o, ancora, adatterà la temperatura delle nostre abitazioni in modo dinamico a seconda delle nostre abitudini, che l'intelligenza artificiale apprenderà "osservandoci". Ma siamo davvero sicuri che tutte queste applicazioni ci servano veramente? Siamo così certi che la guida autonoma, al netto del fatto che i costruttori la integrino nei propri veicoli per evitare incidenti fatali, sia così utile nei centri urbani (dove la velocità di marcia è relativamente ridotta)? Abbiamo davvero bisogno che il frigorifero ci comunichi sullo smartphone quando abbiamo finito un cibo? Ci serve veramente controllare dal nostro cellulare l'accensione e lo spegnimento delle luci di casa, piuttosto che fare due passi fino all'interruttore fisico? Sarebbe bello ragionare su questi temi e sull'utilità delle molteplici applicazioni del 5G in termini più etici che di business, puntare sulla tecnologia utile piuttosto che su quella fine a se' stessa e magari, perché no, fare un referendum per conoscere l'opinione dei cittadini in merito all'implementazione del 5G nei settori meno "vitali". Il problema è che il dibattito sull'argomento è talmente inquinato da teorie oggettivamente assurde, che basta sollevare qualsiasi dubbio sul

5G per essere equiparati a coloro che sostengono sia la causa primaria del Coronavirus. Così ogni possibile discussione costruttiva viene meno, poiché l'interlocutore di chi si pone dei legittimi dubbi, non necessariamente legati ai rischi per la nostra salute fisica, è immediatamente etichettato come complottista. Il risultato è che non si riflette sui danni provocati dal 5G, ad esempio, in termini sociali: immaginiamo un mondo sempre connesso, immaginiamo ogni persona collegata a tutti gli oggetti intorno a sé tramite una rete globale che interconnette contemporaneamente tutte le persone e tutti gli "oggetti" del mondo. A primo impatto potrebbe sembrare una cosa fantastica, degna dei film di fantascienza, ma ad un secondo sguardo si rivelerebbe una pericolosa involuzione antropologica rispetto alla già non eccezionale socialità di questi ultimi anni. Senza parlare dell'alienazione dal mondo reale cui si andrebbe incontro con la teledidattica o con lo smart-working, il che accentuerebbe oltretutto il divario tra le classi sociali poiché, ancora oggi, non tutta la popolazione può accedere ai servizi online. Come biasimare, dunque, coloro che parlano di 5G come del più colossale esperimento sociale mai concepito?

Insomma il rischio è che le persone, anche a causa della quarantena e del distanziamento sociale imposti dal Covid-19, una volta terminata l'emergenza possano non "riconnettersi" materialmente le une con le altre, ormai assuefatte alla connessione virtuale cui possono comodamente accedere dal divano di casa propria; dalla fantascienza si passerebbe alla distopia, con un controllo remoto centralizzato che permette l'accesso a satelliti, telecamere, telefoni e a qualunque oggetto connesso (ormai persino gli spazzolini da denti sono diventati *smart*). Ma chi controllerebbe tutto questo? Chi avrebbe le chiavi della connessione? Chi sarebbe capace di profilare, controllare, tracciare ed accedere ai dati della rete? Purtroppo è prevedibile che i padroni di questo "controllo remoto" non siano gli Stati o i governi, ma i privati, ovvero gli operatori a cui ci si affiderà per la gestione, la configurazione e la costruzione della rete 5G. Ecco perché dovremmo preoccuparci del fatto che questi operatori siano in massima parte cinesi!

SESTO CAPITOLO

6.1 - Le origini del Covid-19

Molte sono le voci che si sono diffuse in questi mesi circa l'origine artificiale o comunque non casuale del Covid-19. Tuttavia a detta del professor Kristian Andersen, associato di immunologia e microbiologia presso lo Scripps Research Institute, "confrontando i dati disponibili sulla sequenza del genoma di ceppi di Coronavirus noti, possiamo stabilire con certezza che Sars-Cov-2 ha avuto origine attraverso processi naturali"[453]. Il che è confermato da uno studio pubblicato sulla prestigiosa rivista *Nature Medicine*, secondo cui il nuovo Coronavirus "è il prodotto dell'evoluzione naturale e non un'arma biologica prodotta in laboratorio"[454]. La prova dell'evoluzione naturale è altresì supportata dai dati relativi alla struttura molecolare complessiva del virus poiché, se qualcuno avesse prodotto il nuovo virus per utilizzarlo come arma, lo avrebbe fatto partendo da elementi di un virus già noto. Al contrario, gli scienziati hanno scoperto che la struttura molecolare del Covid-19 differisce in maniera sostanziale da quella dei Coronavirus già noti ed assomiglia invece a quella di virus trovati nei pipistrelli e nei pangolini: tanto è bastato, ai più, per escludere con assoluta certezza che fosse possibile produrre un virus in laboratorio. Purtuttavia, se facciamo un passo indietro fino al 9 novembre 2015, ci accorgiamo di come fosse proprio la rivista *Nature* ad annunciare che "un gruppo di Coronavirus circolanti nei pipistrelli e simili alla SARS mostra un potenziale per una emergenza umana", con riferimento ad uno studio condotto da un team internazionale di scienziati relativo ad un Coronavirus modificato nei laboratori di Wuhan. L'esperimento consisteva nell'innesto di una proteina presa dal virus di un tipo specifico di pipistrelli (detti "naso a ferro di cavallo") sul virus della SARS ricavata dai topi, che diede come risultato un organismo non naturale, ovvero un ibrido, che attraverso una particolare molecola era in grado di attaccare direttamente i polmoni umani. Lo scopo della ricerca, portato avanti parallelamente anche negli Stati Uniti, era quello di creare un virus modificato in modo da studiarne gli effetti sugli animali e poterne eventualmente anticipare un vaccino. Nondimeno, in quel periodo, un dibattito interno alla comunità scientifica aveva portato all'interrogativo se fosse o meno prudente continuare ricerche in tal senso; ci si chiedeva cioè fino a che punto potesse spingersi la ricerca prima di risultare troppo pericolosa in rapporto ai risultati ottenuti. Le risposte furono due, opposte: gli USA interruppero immediatamente i finanziamenti per la ricerca, mentre la Cina li proseguì[455].

Pensando alla situazione attuale, la cosa interessante è che gli scienziati autori dell'esperimento ammonirono:

> "Il nostro lavoro suggerisce il rischio potenziale del riemergere del SARS-CoV dai virus correntemente circolanti nelle popolazioni di pipistrelli. L'emergere del SARS-CoV preannuncia una nuova era nella trasmissione fra le specie di una grave malattia respiratoria con la globalizzazione che condurrebbe alla sua rapida espansione attorno al mondo e ad un impatto economico massivo"[456].

Pochi giorni dopo, altre personalità del mondo scientifico espressero preoccupazione per questo tipo di ricerche. Simon Wain-Hobson, virologo dell'Istituto Pasteur di Parigi, commentava ad esempio: "I ricercatori hanno creato un nuovo virus che cresce molto bene nelle cellule umane. Se il virus fuggisse, nessuno potrebbe prevederne la traiettoria"[457]. Mentre il biologo molecolare Richard Ebright, della Rutgers University di Piscataway, sosteneva che "l'unico impatto di questo lavoro è la creazione in laboratorio di un nuovo e non-naturale rischio"[458]. Quindi, il 12 novembre 2015, Wain-Hobson ed Ebright lanciarono congiuntamente un appello: "Le autorità scientifiche dovrebbero reputare simili studi con la creazione di virus chimerici (creati artificialmente, nda) basati su ceppi in circolazione troppo rischiosi da proseguire"[459].

Quattro giorni dopo fu il telegiornale scientifico *Leonardo*, in onda su *Rai Tre*, ad occuparsi dell'esperimento, annunciando la creazione, in un non meglio identificato laboratorio cinese, di un "supervirus" in grado di colpire direttamente le cellule polmonari umane: "Resta chiuso nei laboratori e serve solo per motivi di studio, ma il rischio è grande perché può contagiare l'uomo direttamente dai pipistrelli"[460]. [...] Proprio un anno fa, il governo USA aveva sospeso i finanziamenti alle ricerche che puntavano a rendere i virus più contagiosi, ma la moratoria non aveva fermato il lavoro dei cinesi sulla SARS, che era già in fase avanzata e si riteneva non così pericoloso. Secondo una parte del mondo scientifico, infatti, non lo è. Le probabilità che il virus passi alla nostra specie sarebbero irrilevanti rispetto ai benefici. Un ragionamento che molti altri esperti bocciano: primo perché il rapporto tra rischio e beneficio è difficile da valutare e poi perché, specie di questi tempi, è più prudente non mettere in circolazione organismi che possano sfuggire o essere sottratti al controllo dei laboratori"[461]. E ancora: "È proprio questa molecola, detta SHO14, che permette al Coronavirus di attaccarsi alle nostre cellule respiratorie, scatenando la sindrome"[462]. Motivo per cui, già all'epoca, nel servizio ci si chiedeva: "Ma vale la pena correre il rischio, creare una minaccia così grande solo per poterla esaminare?"[463]. Dato però che per cinque anni non accadde nulla di grave, il servizio finì ben presto nel dimenticatoio e nessuno si pose ulteriori dubbi. Almeno fino a qualche mese fa, quando si cercò prevedibilmente di ottenere più informazioni sulla vicenda contattando telefonicamente l'allora direttore scientifico del telegiornale, Maurizio Menicucci. Il quale, nondimeno, dichiarò perentoriamente che "oltre a quello che avete visto e a quello che ho fatto oggi, per disposizioni aziendali non posso aggiungere neanche una virgola"[464]: indubbiamente una prova che il modello cinese abbia attecchito da noi!

Nel 2017 fu David Cyranoski, scrivendo per *Nature*, a sostenere che "gli scienziati avevano avvertito che un virus pericoloso poteva sfuggire al laboratorio. [...] Alcuni scienziati al di fuori della Cina erano preoccupati per la fuga di agenti patogeni e per l'aggiunta di una "dimensione biologica alle tensioni geopolitiche" tra la Cina e altre nazioni"[465]. Dall'articolo di Cyranoski, che non è un documento scientifico, apprendiamo però anche un'altra inquietante informazione, ovvero che "il virus SARS è fuggito dalle strutture di contenimento di alto livello a Pechino più volte"[466]. Cosa che trova riscontro in un articolo di *Atlantico Quotidiano*, secondo il quale "una violazione della sicurezza in un laboratorio ha causato quattro casi di SARS, tra cui un decesso, a Pechino. Nel gennaio 2020 un rinomato scienziato cinese, Li Ning, è stato condannato a dodici anni di carcere per aver venduto animali usati negli esperimenti ai mercati locali"[467]. Nulla di nuovo: un altro caso del genere, confermato dall'OMS e riportato dalla rivista *The scientist*, si era in effetti già verificato all'aprile 2004 ed aveva coinvolto due ricercatori di un laboratorio di Pechino contagiatisi in due occasioni distinte mentre lavoravano su campioni del virus. Risultato: otto persone furono infettate, una morì e centinaia dovettero stare in quarantena finché non fu spento il focolaio[468]. Prevedibilmente, questi ed altri "incidenti" hanno spinto molti a chiedersi se davvero la Cina sia adeguata ad ospitare laboratori classificati col massimo livello di rischio (BSL-4, Biosafety Level 4). Purtroppo per noi, la cattiva notizia è che il Dragone si appresta, ciononostante, a costruire da cinque a sette ulteriori laboratori ad alta capacità di isolamento entro il 2025. Quello di Wuhan, costruito in collaborazione con la Francia poco dopo l'epidemia di SARS, è attualmente l'unico in Cina in grado di soddisfare tali requisiti[469]; la rivista *Nature*, nel 2015, lo aveva descritto come "un laboratorio autorizzato a lavorare con gli agenti patogeni più pericolosi al mondo"[470]. Ma non è l'unico: sul pianeta ne esistono una cinquantina simili, tra i quali l'Erasmus Medical Center di Rotterdam ove, nel 2011, è stata creata una variante dell'influenza aviaria in grado di scatenare pandemie di proporzioni ben più gravi di quella in corso[471], al punto che diversi scienziati, e pure il suo "creatore" Ron Fouchier, hanno definito il virus ottenuto "uno dei più pericolosi che si possano ottenere"[472]. E questo è l'aspetto più sconcertante: se nel laboratorio olandese si fossero occupati ad esempio di nucleare, tutte le settimane avrebbero avuto fuori dai propri cancelli uno stuolo di manifestanti preoccupati per la salute pubblica. Eppure, dati alla mano, il Covid-19 ha fatto in quattro mesi più vittime di quante ne abbiano fatte settantacinque anni di ricerca e test sul nucleare, compreso lo scellerato esperimento di Chernobyl che causò il famoso incidente.

Il dubbio, a questo punto, è: se a certe nazioni poco affidabili viene impedito dalla comunità internazionale di creare armi nucleari, per quale motivo vengono tollerati progetti ben più pericolosi come quelli che si dedicano a rendere più contagiosi e letali i virus?

Torniamo al virus creato in Cina nel 2015. Come si sono affrettati a dichiarare molti scienziati, differisce in modo sostanziale da quello responsabile dell'attuale epidemia di Coronavirus[473], ma è innegabile che Pechino abbia continuato a portare avanti ricerche ed esperimenti in merito. Così come è innegabile che l'improvvisa e diffusissima tendenza da parte del mondo scientifico di smentire la notizia sia quantomeno sospetta: se l'avessero lasciata circolare, al pari delle altre "bufale", sarebbe presto caduta da se'. Invece l'accanimento con cui si è prontamente provveduto a smontare la notizia la farà rimbalzare ancora a lungo nell'affollatissimo mondo del web, contribuendo ad alimentare la credenza che forse vi sia un fondo di verità. I latini dicevano "excusatio non petita, accusatio manifesta", che potremmo tradurre nel moderno detto "chi si scusa, si accusa". Quello che dico ha un preciso riscontro nella realtà: il 17 febbraio 2020 *Leonardo* ha mandato in onda un servizio di Elena Cestino che metteva in correlazione l'epidemia odierna col Centro per il controllo e la prevenzione delle malattie di Wuhan (CDC), specificando che qui venissero tenuti animali infetti (tra cui seicento pipistrelli) per studiarne le malattie. Il servizio chiariva che uno dei ricercatori era stato attaccato dagli animali, venendo in contatto con il loro sangue e le loro urine, motivo per cui si mise in autoisolamento per due settimane. Indi suggeriva che il veicolo attraverso il quale si è diffuso il Covid-19 potesse essere una zecca che ha attecchito sui pipistrelli, indicandola quale probabile causa dell'epidemia. Ipotesi peraltro rafforzata dalla vicinanza tra il CDC e l'Union Hospital di Wuhan, dove sono stati registrati i primi casi di contagio; infine, il servizio poneva l'interrogativo se il laboratorio virologico di Wuhan, a dodici chilometri dal centro cittadino, potesse ugualmente essere coinvolto nel contagio[474]. Ebbene, ciò che è interessante notare è come questo servizio, mai rettificato con cotanta solerzia, abbia finito per essere dimenticato; il servizio del 2015 invece, prontamente smentito dalla comunità scientifica, è stato sulla bocca di tutti per molto più tempo. Eppure ne' l'uno ne' l'altro proponevano tesi campate in aria. Anzi, la correlazione tra il laboratorio di Wuhan ed il contagio è stata suggerita, tra gli altri, da un rapporto di Botao Xiao e Lei Xiao della South China University, responsabili delle ricerche sui pipistrelli condotte al CDC:

> "Oltre alle origini della ricombinazione naturale e dell'ospite intermedio, il Coronavirus killer probabilmente proviene da un laboratorio a Wuhan. Potrebbe essere necessario rafforzare il livello di sicurezza dei laboratori ad alto rischio biologico. È consigliabile trasferire i laboratori lontano dal centro della città e da altri luoghi densamente popolati"[475].

In un secondo momento Botao e Lei hanno comunque ritrattato le loro accuse, sostenendo inspiegabilmente che non fossero supportate da "prove dirette"[476].

Com'era prevedibile, chiunque abbia condiviso la notizia del "supervirus" del 2015 è stato etichettato come complottista, il che mi ha spinto a fare una riflessione sul vero significato di questa parola. Dunque, cos'è il complottismo? In genere è la tendenza a spiegare eventi razionalmente inspiegabili con l'esistenza di progetti segreti che ne farebbero comprendere l'origine. Ma cosa succede se questi fantomatici progetti segreti non sono tali? Accade che molti, per il timore di essere scherniti, rifiutano (forse inconsciamente) di accettare certe evidenze quali prove. Detto questo, io credo veramente che il "supervirus" di cinque anni fa non abbia nulla a che fare con quello attuale e non è mia intenzione far passare il messaggio opposto. Quello che voglio fare è piuttosto mettere sul piatto tutti i dati oggettivi dell'intera vicenda, in modo tale che ognuno possa poi trarne la conclusione che ritiene più opportuna. Dal momento che non siamo automi, credo infatti che avere una mentalità critica su alcuni aspetti sia più che legittimo; nei limiti del ragionevole, penso sia perciò giusto porsi dei dubbi. Anche perché, altrimenti, si corre il rischio di diventare l'opposto di ciò che si critica, ossia "anticomplottisti". Francesco Giubilei, giornalista ed editore, ha scritto al proposito un pensiero che riassume in maniera esemplare la questione:

> "Il video andato in onda su Rai3 nel 2015 sugli esperimenti nei laboratori cinesi e diventato ieri virale, è stato immediatamente definito

una bufala anche grazie all'intervento di migliaia di paladini dell'anticomplottismo che si sono affrettati a ergersi a difensori della verità assoluta a suon di post e tweet. Ci fidiamo invece delle smentite da parte della comunità scientifica di un collegamento tra quanto raccontato nel video e l'attuale Coronavirus, sottolineando però che il servizio realizzato da RaiTre non è una bufala. Quello che viene raccontato è tutto vero e si basa su una ricerca effettuata dalla redazione di *Leonardo* su agenzie scientifiche internazionali, il fatto che nei laboratori cinesi si facessero sperimentazioni su un supervirus non è perciò inventato. Cosa diversa è sostenere che vi sia un collegamento tra quelle ricerche e l'attuale Coronavirus. Ma il solo fatto di condividere il video come hanno fatto milioni di italiani, di porsi delle (legittime) domande, di raccontare ciò che avviene in Cina, anche senza evidenziare collegamenti con l'attuale Coronavirus, è stato sufficiente per scatenare i paladini dell'anticomplottismo. Gli anticomplottisti da tastiera hanno tante cose in comune con i complottisti, spesso non leggono quello che c'è scritto in un post o in un articolo, ma ciò che vorrebbero ci fosse scritto per sostenere le loro tesi. Così, chiunque abbia condiviso il video degli esperimenti cinesi anche senza scrivere che ci sia un collegamento con l'attuale Coronavirus, viene tacciato di essere un complottista che spaccia fake news. [...] Caratteristica basilare dei paladini dell'anticomplottismo è la fede incrollabile nella scienza (cosa di per sé giusta, se fosse interpretata in modo oggettivo e non a seconda del proprio tornaconto) e nell'economia; per loro non esistono altri ambiti dello scibile umano come la religione, la teologia, la filosofia. I paladini dell'anticomplottismo hanno nella stragrande maggioranza un'origine ideologica simile (lasciamo immaginare quale sia al lettore), si informano su giornali e testate con un preciso orientamento e spesso sono in malafede, smentiscono le bufale (o presunte tali) solo quando hanno un tornaconto ideologico a supporto del loro pensiero o se devono attaccare un politico o persone con idee diverse dalle loro. [...] I paladini dell'anticonformismo sono l'emblema dei semi colti, leggono romanzi che ritengono essere ricercati ma che in realtà rappresentano il mainstream, vogliono essere ricercati ma sono talmente banali che dopo cinque minuti di discussione ci si è già annoiati. Pensano di esporre tesi e idee brillanti ma sono così scontati da lasciare attoniti, criticano il popolo che considerano rozzo e credono di essere diversi dai radical chic, quando ne sono la perfetta incarnazione. Con l'aggravante che sono presuntuosi senza nessuna ragione per poterlo essere. [...] Perché il confine tra l'anticomplottismo e l'omologazione al politicamente corretto è labile e tacciare come bufala o complotto qualsiasi opinione non conforme è molto facile. Ed è il motivo per cui, al pari dei complottisti, i paladini dell'anticomplottismo non sono credibili ma altrettanto pericolosi"[477].

C'è molta verità nelle parole di Giubilei, segnatamente nei passaggi in cui parla di "tornaconto ideologico" e di attaccare "persone con idee diverse dalle loro: casualmente, molti degli scienziati che si sono affrettati a catalogare come "bufala" l'idea che il Covid-19 possa in qualche modo essere collegato al laboratorio di Wuhan sono in effetti coinvolti a vario titolo con la politica. Pensiamo a Ilaria Capua, tra le prime a sostenere l'inattendibilità della tesi di cui sopra, che fu parlamentare nel partito di Mario Monti; oppure pensiamo a Roberto Burioni, habitué del salotto di Fabio Fazio nonché vero e proprio idolo della sinistra, che ha definito (non senza la sua solita dose di boria) la correlazione tra Covid-19 e il laboratorio cinese una "coglionata". Accidentalmente, o forse no, lo stesso Burioni era stato "visiting scientist" presso lo Scripps Research Institute[478], il primo istituto ad aver categoricamente smentito l'origine artificiale del Covid-19. Se a ciò aggiungiamo che, sempre accidentalmente, sono stati (tra gli altri) Matteo Salvini e Giorgia Meloni a rilanciare questa indicibile "teoria del complotto", allora si comprende molto bene il motivo per cui i "luminari" abbiano impiegato così poco a rispondere.

Il fatto è che se è vero che la scienza è (quasi) sacra, è anche vero che si presta per sua stessa natura ad essere smentita, qualora ci fossero nuovi studi che possano ribaltare le teorie formulate in precedenza. Ciò vuol dire che elevarla ad oracolo e negare categoricamente un fatto che in futuro potrebbe essere smentito è un atteggiamento che poco si addice ad un luminare, tanto più che, a modo loro, la Capua e Burioni hanno contribuito a diffondere notizie che si sono poi rivelate del tutto inesatte. Ma non gliene faccio certo una colpa: nessuno è infallibile! Mi limito invece a suggerire l'esempio della rivista scientifica *Nature*, che si è limitata a scrivere in maniera molto più neutra che "non è a conoscenza di prove che ciò (il legame tra laboratorio cinese e Covid-19, nda) sia vero"[479]; ma non esclude a priori che queste prove possano essere trovate.

6.2 - Possiamo escludere l'origine non casuale del Covid-19?

Sintetizzando, nel servizio di cinque anni fa di *Leonardo*, abbiamo: il nome (Coronavirus); l'epicentro del possibile focolaio (un laboratorio virologico superprotetto); l'origine del contagio (dei pipistrelli col genoma manipolato); la causa (una sorta di polmonite fulminante); gli effetti (una immediata paralisi delle vie respiratorie); e infine la fonte informativa, ovvero la rivista *Nature*. La logica, giacché non ci troviamo di fronte a vaneggiamenti tipo le scie chimiche o la Terra piatta, dovrebbe a questo punto spingere chiunque avesse un minimo di pensiero critico a mettere insieme gli indizi e a farne una prova, magari non sufficiente per chiarire l'intera vicenda, ma senz'altro meritevole di essere approfondita. Ed è esattamente ciò che ha fatto il già citato Richard Ebright, uno dei massimi esperti di biosicurezza al mondo, il quale ritiene che "c'è un rischio sostanziale di infezione di un lavoratore del laboratorio e gli autori di *Nature* ci lasciano dove eravamo prima: con una base per escludere un Coronavirus costruito in laboratorio, ma nessuna base per escludere un incidente di laboratorio"[480]. Ebright accennò inoltre ad un video, prodotto dal laboratorio stesso, in cui accusava i membri dello staff di lavorare sui Coronavirus con evidenti inadeguatezze rispetto ai protocolli regolamentari. Cosa che nel settembre 2019 aveva peraltro denunciato il direttore del laboratorio di Wuhan, Yuan Zhiming[481], il quale ammoniva circa la necessità di "rivedere prontamente le normative esistenti, le linee guida, le norme e gli standard di biosicurezza"[482]. Accuse simili non furono isolate, ma vennero mosse pure da alcuni funzionari dell'ambasciata americana in Cina i quali, dopo aver visitato l'istituto di ricerca di Wuhan, inviarono a Washington due dispacci diplomatici relativi all'inadeguatezza dei laboratori. Motivo per cui, nel gennaio 2018, furono più volte inviati rappresentanti scientifici statunitensi al Wuhan Institute of Virology (WIV) e fu proposto l'invio di ulteriori aiuti affinché la situazione potesse essere tenuta sotto controllo. Il primo dispaccio, in particolare, evidenziava come il lavoro del laboratorio sui pipistrelli affetti da Coronavirus e la loro potenziale trasmissione umana potesse rappresentare il rischio di una nuova pandemia simile alla SARS. "Soprattutto", si legge nel comunicato, "i ricercatori hanno dimostrato che svariati Coronavirus simili alla SARS possono interagire con ACE2, il recettore umano identificato per il coronavirus SARS. Questa scoperta suggerisce fortemente che i Coronavirus simili alla SARS nei pipistrelli possono essere trasmessi agli esseri umani e causare malattie simili alla SARS. Da un punto di vista di salute pubblica, ciò rende la sorveglianza continua dei Coronavirus simili alla SARS nei pipistrelli, e lo studio della connessione animale-uomo, fondamentali per la futura previsione e prevenzione di epidemie di Coronavirus emergenti"[483]. Il contenuto di un dispaccio del 19 gennaio 2018, reso noto sul *Washington Post* da Josh Rogin, registrava invece un'altra grave mancanza: "Durante le interazioni con gli scienziati del laboratorio WIV", chiarì il giornalista, "era stato notato come il nuovo laboratorio avesse una grave carenza di tecnici e ricercatori adeguatamente formati necessari per operare in sicurezza in una struttura di biosicurezza di livello 4"[484]. Ed aggiunse:

> "Nell'amministrazione Trump, molti funzionari della sicurezza nazionale sospettavano da tempo che il WIV o il CDC di Wuhan fossero l'origine dell'epidemia del nuovo Coronavirus. Secondo il *New York Times*, la comunità d'intelligence non ha fornito prove per confermarlo. Un alto funzionario dell'amministrazione mi ha però detto che i dispacci forniscono un'ulteriore prova a supporto della possibilità che la pandemia sia il risultato di un incidente di laboratorio a Wuhan. L'idea che sia stato un evento del tutto naturale è circostanziale. Le prove che sia uscito dal laboratorio sono anch'esse circostanziali"[485].

Al momento della scrittura, secondo il funzionario menzionato da Rogin, ci sono tuttavia una serie di indizi a sostegno di quest'ultima ipotesi, e quasi nessuno a sostegno dell'altra. Tanto che l'ipotesi della fuga accidentale è stata condivisa dalla CNN in un articolo dall'esplicito titolo "US explores possibility that Coronavirus started in Chinese lab, not a market", ovvero: gli Stati Uniti vagliano la possibilità che il Coronavirus abbia avuto origine in un laboratorio cinese, non in un mercato[486].

Ora, sebbene la CNN chiarisca che i servizi segreti americani non ritengono che il virus sia associato alla ricerca sulle armi biologiche, viene comunque evidenziata l'eventualità che qualche ricercatore del laboratorio di Wuhan sia stato infettato a causa di un incidente derivante da un errato utilizzo dei materiali o dal mancato rispetto delle norme di sicurezza. Per questo motivo, i ricercatori cinesi del WIV stavano ricevendo assistenza dal Galveston National Laboratory della University of Texas Medical Branch (uno dei più grandi laboratori di difesa biologica del Pentagono) e da altre organizzazioni. Ciononostante, apprendiamo dal dispaccio che le autorità statunitensi avrebbero dovuto fornire a breve ulteriore supporto al laboratorio di Wuhan, principalmente perché la ricerca qui condotta su Coronavirus e pipistrelli era "importante, ma anche pericolosa"[487]. Pericolosa al punto che diversi scienziati si chiesero più volte se il team di Shi Zhengli, vicedirettrice del WIV, "non si stesse assumendo rischi non necessari"[488].

Rogin non manca comunque di riferire l'opinione prevalente tra gli scienziati, ossia che non si ritiene che il Covid-19 sia un prodotto di laboratorio. A detta di Xiao Qiang, ricercatore dell'Università di Berkeley, "non vuol dire però che non sia uscito da un laboratorio che ha passato anni a studiare i Coronavirus dei pipistrelli negli animali. Il dispaccio ci dice che ci sono state a lungo preoccupazioni sulla possibilità della minaccia per la salute pubblica derivante dalla ricerca di questo laboratorio, se non fosse stata condotta e protetta adeguatamente"[489]. Ed sempre sul *Washington Post* che il giornalista David Ignatius ha riassunto gli elementi principali a sostegno della tesi di una fuga del virus dal laboratorio di Wuhan[490], dacché non possiamo non notare l'aspetto più singolare della faccenda: perfino due colossi dell'informazione legati al mondo "liberal", quali sono la *CNN* e il *Washington Post*, hanno condiviso la preoccupazione del Presidente Trump, loro acerrimo nemico, secondo il quale l'origine del virus non sarebbe affatto casuale. Da noi, invece, la notizia è stata ripresa da Guido Olimpio per il *Corriere della sera*[491], mentre Fox News, testata un tempo ideologicamente vicina a Trump[492], parla addirittura di "crescente sicurezza" (increasing confidence) nell'ipotesi che l'epidemia di Covid-19 abbia avuto origine da un laboratorio di Wuhan. Di nuovo non come arma biologica, ma "a causa del tentativo della Cina di dimostrare che le sue capacità di identificare e combattere i virus sono pari o superiori di quelle degli Stati Uniti"[493]. La crescente sicurezza di cui parlano i giornalisti di Fox News deriva da "documenti e prove sia classificate sia pubbliche" e da fonti "che sono state informate dei dettagli delle prime azioni del governo cinese e hanno visionato materiali rilevanti"[494]. Così come li hanno visionati i servizi segreti britannici i quali, tramite un loro membro, hanno rivelato che "esiste una visione alternativa credibile sulla natura del virus. Forse non è un caso che quel laboratorio sia proprio a Wuhan. Non è così scontata come coincidenza. [...] Non possiamo escludere del tutto che la pandemia sia partita per un errore compiuto in un laboratorio di Wuhan"[495]. Dal Regno Unito fanno altresì sapere che l'idea che un virus non sia fuoriuscito da un laboratorio di Wuhan "non viene più data per scontata"[496], ipotesi d'altronde ormai condivisa anche da diversi scienziati cinesi, come ci informa l'esperto di affari esteri Gordon Chang[497].

Ecco perché non possiamo escludere che vi sia una correlazione tra il laboratorio virologico e l'attuale pandemia. Anzi, secondo Yanzhong Huang, ricercatore del Global Health presso il Council on Foreign Relations, ci sono prove precise a sostegno dell'ipotesi di un incidente di laboratorio. E cita a tal proposito uno studio "condotto dalla South China University of Technology, che ha concluso che il Coronavirus probabilmente è uscito dal Centro di Wuhan per il controllo e la prevenzione delle malattie (CDC)", che si trova a meno di trecento metri dal mercato di Hua'nan indicato come origine del contagio. Aggiungendo inoltre che "il documento è stato successivamente rimosso da ResearchGate, un sito di social network per consentire a scienziati e ricercatori di condividere documenti. [...] Finora, nessuno scienziato ha confermato o confutato i risultati"[498]. Nondimeno, *Open* di Mentana ci informa di "quanto sia improbabile scientificamente l'ipotesi del virus fuggito da un laboratorio"[499], cercando di invalidare il documento menzionato da Yanzhong Huang in quanto rimosso da ResearchGate. Per avere un quadro completo della situazione, ho ugualmente cercato di reperire lo studio in questione, che è in realtà tuttora consultabile su un documento online[500] pubblicato da *TgCom24*. Ebbene gli autori, i summenzionati Botao Xiao e Lei Xiao, riferiscono di come nel laboratorio cinese si stessero effettuando ricerche su 450 pipistrelli provenienti dalla zona dello Zhejiang, esattamente la provincia della quale sono originari quelli riconosciuti quali causa del Covid-19. In particolare, agli animali chiusi in apposite gabbie venivano prelevati campioni di tessuti per isolarne le sequenze genetiche; i campioni e i materiali di scarto, secondo gli autori dello studio, "erano fonte di agenti patogeni" al punto che è "plausibile che il virus sia entrato in circolazione e che alcuni medici abbiano infettato i primi pazienti"[501]. Per supportare la loro tesi Botao e Lei citarono il caso del ricercatore del CDC Tian Junhua, mostrato in un servizio della televisione cinese nell'atto di addentrarsi nelle grotte dei pipistrelli, senza le protezioni adeguate, alla ricerca di materiale per i suoi esperimenti. E fu proprio Tian, in quel servizio, a dichiarare che "mi muovo con estrema cautela, i pipistrelli sono portatori di una gran quantità di virus. Mentre lavoro ho paura delle infezioni perché l'esposizione in queste condizioni è molto elevata"[502].

Ciononostante, ai più è bastato leggere qualche parola su *Nature* per tacciare di complottismo chiunque avesse messo in correlazione il laboratorio di Wuhan con l'epidemia di Covid-19. È stato a questo punto che ho deciso di ricorrere ad un metodo largamente in voga tra i "debunker": quello di screditare persone, siti web e testate giornalistiche per far credere che qualunque cosa riportino sia sbagliata a prescindere. Così mi sono chiesto quanto sia realmente affidabile *Nature*. Ed ho scoperto che, intervistato dal *The Guardian*, il biologo e premio Nobel per la medicina Randy Schekman ha duramente criticato la rivista, che considera addirittura dannosa per la ricerca scientifica poiché tende a "curare in modo aggressivo il brand, mettendo al primo posto la vendita di abbonamenti, più che la pubblicazione di tutte le ricerche più significative". Nell'articolo, Schekman critica sia la selezione assai restrittiva delle ricerche pubblicate, sia il fattore d'impatto (il numero di volte che una data ricerca viene citata da altre fonti), considerandolo un trucco di marketing col quale le grandi riviste acquistano notorietà. Il che porta alla pubblicazione di articoli magari più accattivanti per il pubblico, ma meno precisi dal punto di vista scientifico, o addirittura sbagliati[503]. Se ciò sia sufficiente ad inficiare qualsiasi articolo scritto sulla rivista, come gli "smascheratori di fake-news" pretendono in altri contesti, lo deciderà il lettore. Ma se il sistema viene tollerato ed applicato dai cosiddetti "professionisti dell'informazione", non vedo perché non dovrei farvi ricorso.

Fino a prova contraria, comunque, è la Cina a doverci dimostrare che il Covid-19 non abbia nulla a che vedere coi laboratori di Wuhan e, ad oggi, non l'ha fatto. Anzi, come riporta la CNN, ha emanato una direttiva in seno al Dipartimento di tecnologia e scienze del Ministero dell'istruzione con la quale prevede che ogni documento sull'origine del virus debba essere sottoposto ad una revisione supplementare e ricevere l'approvazione di una task force di funzionari del governo centrale prima di essere pubblicato. Lo conferma un ricercatore cinese, la cui accusa è riportata da *TgCom24*: "Penso che ci sia uno sforzo coordinato del governo per controllare la narrativa vigente, si vuole far credere che lo scoppio dell'epidemia non abbia avuto origine in Cina"[504]. In pratica Pechino, in accordo col su tipico modus operandi, non ha fatto che diffondere una versione unificata, in perfetto stile comunista, tesa a tacciare di complottismo chiunque non creda all'origine accidentale del virus dal mercato di Hua'nan. Ma se così fosse, perché l'infezione non si è estesa agli altri centri di distribuzione in tutto il Paese che si rifornivano a Wuhan? E perché tanta determinazione nel mettere a tacere le voci dissidenti e nel censurare le informazioni sul contagio, se si tratta di un virus generatosi accidentalmente? Ed infine: per quale motivo tutto questo mistero, quando invece una maggior trasparenza potrebbe allontanare dalla Cina i sospetti che l'origine del virus sia da ricondursi al laboratorio di Wuhan?

6.3 - Il laboratorio virologico di Wuhan

Facciamo un passo indietro. Presso il Wuhan Institute of Virology, dal 2004, Shi Zhengli ed i suoi colleghi sono sulle tracce di Coronavirus nei pipistrelli delle grotte della Cina meridionale. Non avendone tuttavia trovata traccia nei primi otto mesi di ricerca, decisero di cambiare strategia, ovvero non cercarono più le tracce del virus, bensì gli anticorpi. In questo modo poterono scoprire che il Coronavirus nei pipistrelli era passeggero, mentre gli anticorpi rimanevano nell'organismo dell'animale, anche per anni[505]. La scoperta, importantissima, diede origine ad una lunga serie di ricerche in tal senso, condotte nel tentativo di isolare quegli anticorpi che avrebbero potuto rivelarsi estremamente utili nel contrastare nuove eventuali epidemie di Coronavirus. Da allora, Shi Zhengli si dedica allo studio degli oltre cinquemila possibili tipi di Coronavirus presenti nei pipistrelli e, da almeno un anno, ammonisce circa il rischio di future pandemie causate da patogeni residenti in questi animali. E qui occorre ricollegarsi a quanto dicevo relativamente agli studi condotti in collaborazione con gli Stati Uniti, perché il National Institute of Health americano, in gran parte sovvenzionato con fondi di enti privati tra cui la Bill & Melinda Gates Foundation[506][507], ha erogato nel 2013 una sovvenzione di ricerca di 3,7 milioni di dollari al WIV per condurre ricerche sui pipistrelli delle caverne nello Yunnan[508]. Ricerche che, nel novembre 2017, portarono la Shi a concludere come i pipistrelli a "ferro di cavallo", catturati nella provincia dello Yunnan, fossero molto probabilmente della stessa famiglia di quelli responsabili della prima epidemia di SARS del 2003[509]. Il che confermò, tra l'altro, l'elevatissima pericolosità dei virus presenti nei pipistrelli, responsabili infatti di altre cinque epidemie prima dell'attuale: quella da virus Hendra (Australia, 1994), la malattia virale di Nipah (1998), la SARS nel 2002-2003, la MERS nel 2012 e l'Ebola nel 2014.

La cosa interessante è che, nei primi giorni di gennaio 2020, Shi Zhengli e la sua equipe hanno scoperto che i sintomi accusati dai pazienti di Covid-19 sono attribuibili ad un virus molto simile a quello della SARS, trovato proprio nei pipistrelli rinolofidi delle caverne dello Yunnan, in Cina[510]. A confermarlo fu lei stessa in un intervista del 3 febbraio 2020, pubblicata su *Nature*:

> "Abbiamo ottenuto da cinque pazienti nelle fasi iniziali dell'epidemia le sequenze genetiche del virus. Le sequenze sono quasi identiche e condividono il 79,6% dell'identità sequenziale col SARS-CoV. Inoltre, dimostriamo che il 2019-nCoV (Covid-19, nda) è al 96% identico, a livello di genoma intero, al Coronavirus di un pipistrello"[511].

Quattro giorni dopo, forse per smarcarsi dalle accuse che la vorrebbero responsabile dell'attuale pandemia insieme ai colleghi Zhou Peng e Yang Xinglou, Shi Zhengli scrisse sul suo profilo di *WeChat* che il nuovo Coronavirus "è una punizione della natura per le abitudini di vita incivili degli umani"[512]. Se così fosse, se veramente non si è trattato di un errore umano, dovremmo allora chiederci per quale motivo Pechino abbia deciso, a fine gennaio 2020, di inviare presso il laboratorio virologico di Wuhan il generale dell'Esercito di Liberazione Popolare Chen Wei, specialista in armi batteriologiche[513]. E dovremmo egualmente chiederci perché tra novembre e dicembre 2019, in concomitanza con i primi casi accertati di infezione nella zona di Wuhan, l'istituto abbia pubblicato due bandi di concorso per un progetto riguardante "Coronavirus della famiglia della SARS in pipistrelli", aggiungendo che era stato identificato "un gran numero di nuovi virus" con caratteristiche simili. Senza contare che, nello stesso periodo, il laboratorio aveva smentito ufficialmente la notizia secondo cui il paziente zero dell'epidemia sarebbe stata una sua ricercatrice, Huang Yanling, prima negandone l'esistenza e poi ammettendo che aveva lavorato nel centro, ma che non ne faceva più parte; la sua foto è poi stata rimossa dall'archivio dell'istituto, e di lei si sono sostanzialmente perse le tracce[514].

Sono tutte semplici coincidenze? Forse non sapremo mai come sono andate realmente le cose, ma resta il fatto che questa ambiguità nel divulgare informazioni non aiuta ad allontanare i sospetti che si sia trattato di un errore umano. Anche perché, in barba alla trasparenza che dovrebbe avere un laboratorio scientifico, dall'articolo del 2017 di Cyranoski di cui parlavo qualche pagina fa apprendiamo che il WIV non è stato certificato dall'OMS, bensì dal *China National Accreditation Service for Conformity Assessment* (CNAS) con l'approvazione del Ministero della salute cinese. Purtuttavia, Cyranoski ci informa altresì che il laboratorio "si concentrerà sul controllo delle malattie emergenti, memorizzerà i virus purificati e fungerà da "laboratorio di riferimento" dell'Organizzazione Mondiale della Sanità, collegato a laboratori simili in tutto il mondo"[515]. Questo significa che l'OMS era certamente a conoscenza degli studi della dottoressa Shi, e che sapeva degli enormi rischi per la salute che il Covid-19 avrebbe comportato. Nondimeno, non ha esortato fin da subito i governi di tutto il mondo a prendere le dovute precauzioni, ne' ha lanciato particolari allarmi, ne' ha chiesto alla Cina di blindare i confini finché non fosse stata fatta chiarezza sulla questione. Da ciò si deduce che: 1) o la collaborazione tra l'OMS e il laboratorio di Wuhan è inesistente e i cinesi fanno ciò che vogliono; 2) o l'OMS ha deliberatamente taciuto sul problema; 3) o lo ha pericolosamente sottovalutato. Delle tre tenderei ad escludere la prima, in primo luogo perché fu l'Organizzazione stessa a definire quello di Wuhan un "laboratorio di riferimento". E poi sappiamo che l'Organizzazione Mondiale della Sanità ha degli agenti in altre sessantasei strutture similari in Cina. Tra questi figurano la National Health Commission of the People's Republic of China (Ministero della Sanità cinese) e il *Chinese Center for Disease Control and Prevention* (agenzia indipendente della National Health Commission), ovvero le istituzioni governative che hanno concesso le autorizzazioni necessarie al WIV e i relativi permessi per la manipolazione dei virus patogeni[516]: difficile credere che gli agenti fossero all'oscuro di tutto. D'altro canto è pur vero che, nel 2018, era proprio l'OMS a mettere in guardia sui rischi della proliferazione di laboratori BSL-4 in diverse nazioni, lamentando l'assenza di una supervisione internazionale. Lo scriveva James T. Areddy in un articolo del *Wall Street Journal*, nel quale gli esperti del giornale sostenevano che il rischio di incidenti o atti terroristici fosse salito esponenzialmente con la nascita in tutto il mondo di centri che gestiscono virus letali. Thomas Binz, esperto di biosicurezza svizzero, aggiunse tra l'altro che "il rilascio di microrganismi patogeni come il Covid-19 sembra più probabile in Paesi senza normative specifiche"[517]. Credo si possa tranquillamente sostenere che la Cina rientri in quei Paesi...

Ma torniamo all'articolo di Cyranoski. Una nota editoriale del medesimo, datata 20 gennaio 2020, chiarisce che "molte fonti hanno promosso una teoria non verificata secondo cui il laboratorio di Wuhan discusso in questo articolo avrebbe avuto un ruolo nell'epidemia di Coronavirus iniziata nel dicembre 2019. Nature non è a conoscenza di prove che ciò sia vero; gli scienziati ritengono che la fonte più probabile del Coronavirus sia un mercato di animali"[518]. La precisazione viene quindi riportata dai "debunker" di *Open*: "Nature ha aggiornato il 20 gennaio scorso l'articolo di Chyranoski con una nota in cui chiarisce che le tesi sul virus fuggito da un laboratorio non trovano fondamento"[519]. Ora, a parte l'errore del nome dell'autore (Chyranoski invece di Cyranoski), ripetuto cinque volte in tutto l'articolo, è subito evidente il sottile gioco di parole: la nota dell'articolo originale dice infatti "Nature knows of no evidence that this is true", che è ben diverso dal sostenere che "le tesi sul virus fuggito da un laboratorio non trovano fondamento". Quest'ultima frase lascerebbe piuttosto intendere che l'ipotesi della fuga del virus dal laboratorio sia totalmente campata in aria, mentre la rivista scientifica si limita a dire che "non è a conoscenza di prove". Un altro articolo di *Open* sostiene invece che "chi si è occupato di studiare le origini del virus, compreso Cyranoski, in una recente critica sull'origine dai serpenti, non ha sostenuto la tesi di una origine "artificiale""[520]. Il problema è che questa tesi non l'hanno nemmeno smentita; ma i giornalisti di *Open* fanno tranquillamente finta di nulla. Al di là di questo, ci si dovrebbe comunque chiedere criticamente: perché nei pressi di un laboratorio di massima sicurezza, sorto proprio per scongiurare il verificarsi di altre epidemie come la SARS, è stato permesso di allestire un mercato che non rispetta le più basilari norme igienico-sanitarie? Qual è il senso di investire miliardi di dollari in laboratori avveniristici come quello di Wuhan, se a pochi passi si adoperano tecniche di macellazione medievali? E per quale motivo l'OMS non interviene per vietare la vendita di animali vivi per la macellazione, quando è ormai arcinoto che sia tra le cause principali della trasmissione di virus potenzialmente letali dagli animali all'uomo? Sarebbe forse il caso che, oltre al governo cinese, anche l'Organizzazione Mondiale della Sanità fornisse qualche risposta. O quantomeno che usasse il pugno duro con la Cina, minacciandola di espulsione dall'OMS stessa qualora non si adegui ai rigidi standard di sicurezza occidentali.

Riassumendo: se da un lato è abbastanza evidente che il Covid-19 non sia stato deliberatamente creato in laboratorio, dall'altro è certo vi venisse studiato, e il fatto che la pandemia abbia avuto origine proprio a Wuhan, dove sono operativi un laboratorio virologico di massimo livello ed un CDC in cui si studiano pipistrelli infetti, fa sorgere più di un dubbio sulle reali modalità di diffusione. Anche perché i pipistrelli responsabili del contagio non sono originari della zona di Wuhan, ma vivono a circa 960 km dal mercato del pesce dove si sarebbe propagato il virus: che i volatili abbiano compiuto un volo così lungo, dalle province di Yunnan e Zhejiang, appare assai improbabile visto che il loro habitat naturale sono le grotte isolate, umide e oscure. Prova ne è che un recente articolo del *Wuhan Evening News* ha evidenziato come, dal 2012, il ricercatore Tian Junhua abbia raccolto e trasportato dalle grotte al laboratorio di Wuhan migliaia di esemplari di pipistrelli, tra cui la specie "a ferro di cavallo" responsabile del nuovo Coronavirus[521]. Non a caso *The Lancet*, già a gennaio, escludeva che il primo caso riconosciuto di Covid-19 avesse a che vedere con il mercato del pesce[522], sostenendo che il *paziente zero* non avesse nemmeno mai messo piede nell'area incriminata. Diverse ricerche eseguite dagli scienziati cinesi, pubblicate proprio su *The Lancet*, hanno appunto evidenziato che il 34% dei primi quarantuno pazienti positivi al virus non avesse nessun tipo di legame con il wet market di Hua'nan, che nessuno dei familiari del *paziente zero* sviluppò febbre o sintomi respiratori e che non è stato trovato alcun legame epidemiologico tra il primo paziente e i casi successivi[523]; inoltre, Botao Xiao ha chiarito che la popolazione locale non è solita mangiare pipistrelli, ne' tali animali risultano essere in vendita presso il mercato ittico di Hua'nan[524]. Pertanto l'ipotesi dell'origine puramente casuale del contagio, a mio parere, viene meno. Il che non sottintende che sia stato rilasciato di proposito, ma potrebbe confermare la veridicità delle accuse circa la scarsa attenzione alle misure di sicurezza presso il laboratorio cinese, come evidenziava un rapporto del 6 febbraio 2020⁽⁵²⁵⁾, inspiegabilmente ritirato dagli autori stessi. Caso vuole che uno di questi, Botao Xiao, fosse anche impegnato nello studio dei pipistrelli al CDC di Wuhan, presso il quale un ricercatore aveva confessato di essere entrato in contatto per due volte con il sangue e le urine dei pipistrelli che lo avevano attaccato. Per di più, il CDC di Wuhan è classificato secondo lo standard BSL-2, sicché le misure di sicurezza sono molto inferiori rispetto a quelle richieste per il laboratorio virologico che, come ho detto, è invece indicato come BSL-4[526].

Per una curiosa coincidenza, nove giorni dopo la denuncia di Botao relativa alle scarse misure di sicurezza, il Ministero cinese della Scienza e della Tecnologia diffuse un comunicato dall'esplicito titolo *Istruzioni sul rafforzamento della biosicurezza nei laboratori di microbiologia che trattano virus avanzati come il nuovo Coronavirus* con il quale invitava tutti i laboratori e gli istituti di ricerca del Paese a migliorare la gestione dei virus e degli agenti biologici[527], cosa che da molti è stata interpretata come un'ammissione di colpa. Ma se l'errore umano non ha nulla a che vedere con la propagazione del Covid-19, perché il governo cinese avrebbe sentito la necessità di fare esplicita richiesta per incrementare le misure di sicurezza nei laboratori? Infine l'interrogativo su come Shi Zhengli e la sua equipe abbiano potuto studiare i virus dei pipistrelli sin dal 2004 giacché, come riferì Cyranoski, "la complessità del progetto, la mancanza di esperienza della Cina, la difficoltà di mantenere i finanziamenti e le lunghe procedure di approvazione del governo hanno comportato che la costruzione non fosse terminata fino alla fine del 2014"[528], mentre l'autorizzazione ad operare, secondo *Il Messaggero*, non fu data al laboratorio fino al 2018[529]. Decisamente troppi conti non tornano...

6.4 - La nascita del Wuhan Institute of Virology (WIV)

Sin dai primi anni Duemila Wuhan ha uno stretto legame con la Francia. In quel periodo iniziarono infatti i lavori per la realizzazione di una stazione ferroviaria TGV costruita dai francesi, i quali aprirono altresì numerose filiali di aziende quali Peugeot, Renault, L'Oreal, Pernod-Ricard ed altre ancora[530]. Negli stessi anni la collaborazione franco-cinese s'intensificò pure in campo scientifico, come racconta il giornalista Antoine Izambard nel suo libro

France-Chine, les liaisons dangereuses (Francia-Cina, i legami pericolosi). Poi scoppiò la SARS. Il presidente cinese dell'epoca, Jiang Zemin, era amico personale del dottor Chen Zhu, un medico di Shangai formato all'Hôpital Saint-Louis di Parigi al servizio del professor Laurent Degos, quest'ultimo intimo amico di Jacques Chirac[531] che, nell'ottobre 2004, firmò un importante partenariato strategico con il suo omologo cinese per combattere le malattie infettive emergenti. In questo ambito, sul modello del laboratorio P4 di Lione, prese forma il progetto per la realizzazione del controverso istituto virologico di Wuhan, criticato dai servizi segreti francesi per il timore di attentati terroristici sull'onda dell'allora recente 11 settembre 2001. Ma le cose erano ormai decise e nel 2004 Michel Barnier, ministro della Salute del governo Chirac, decise di avviare ufficialmente i lavori. Nel 2008 fu quindi creato un comitato direttivo guidato da Alain Mérieux e dal dottor Chen Zhu e, nel 2010, Sarkozy annunciò all'OMS l'inizio dei lavori, conclusi il 31 gennaio 2015. La costruzione fu inizialmente affidata a imprese francesi ma, nei fatti, furono quelle cinesi a costruire gran parte dell'edificio che, come abbiamo visto, non venne certificato dall'Organizzazione Mondiale della Sanità. Izambard, in visita al luogo, scrisse:

> "Alla fine di una strada a sei corsie c'è un enorme edificio in mattoni rossi in costruzione (progettato per ospitare 250 ricercatori in residenza), un altro edificio di altissima sicurezza che potrebbe essere scambiato per una prigione (un bunker a quattro piani con quattro laboratori a tenuta stagna), e un ultimo edificio rettangolare bianco con la scritta Wuhan Institute of Virology"[532].

Di lì a poco le cose peggiorarono: l'intesa franco-cinese si interruppe unilateralmente e i cinesi presero, di fatto, il controllo del laboratorio. Mérieux lasciò il suo incarico poiché "P4 è uno strumento molto cinese. Appartiene a loro, anche se è stato sviluppato con l'assistenza tecnica della Francia"[533], pur assicurando che i francesi avrebbero vegliato sul progetto. Purtroppo sappiamo bene che non fu così: i cinquanta ricercatori stabili a Wuhan, promessi ancora nel 2017 dall'amministrazione Macron, risultano tuttora non pervenuti, ma il laboratorio divenne ugualmente operativo nel gennaio 2018 (fu inaugurato proprio in occasione di una visita dell'inquilino dell'Eliseo a Pechino). Dopo questa data, la cooperazione franco-cinese giunse definitivamente ad un punto morto, e il tanto decantato progetto comune non partì neppure, come ebbe a dichiarare Mérieux: "Possiamo dire, senza rivelare un segreto di Stato, che dal 2016 non c'è più stata alcuna riunione del comitato franco-cinese per le malattie infettive"[534]. "In principio le intenzioni erano buone" affermò Izambard. "Ma il problema, all'epoca come ora, è lo stesso: la politica sanitaria e biologica della Cina è poco trasparente. Sono stato a Wuhan nel febbraio 2019, ma il laboratorio non sembrava neanche operativo. Nel 2020 avrebbe dovuto ricevere la certificazione dell'OMS. Che cosa si fa esattamente nel laboratorio non si sa. È ovvio che nascano sospetti"[535]. E ancora:

> "Hanno costruito un enorme edificio per ospitare 250 ricercatori, ma non arriva nessuno da fuori. All'interno del laboratorio dunque ci sono solo pochi ricercatori cinesi dell'Istituto di virologia di Wuhan, che svolgono ufficialmente ricerche sugli animali in relazione a tre malattie: l'Ebola, la febbre emorragica della Crimea-Congo e il Nipah"[536].

Non solo. Sempre nel 2019 furono ben due i progetti franco-cinesi naufragati: il primo in collaborazione con il prestigioso istituto di ricerca ANSES (Agence nationale de sécurité sanitaire de l'alimentation, de l'environnement et du travail), il secondo con l'altrettanto prestigioso istituto Pasteur[537]. Si può dunque affermare, senza timore di smentita, che i cinesi intendessero imparare "il mestiere" dai colleghi francesi, facendoli accomodare alla porta quando avessero acquisito le competenze necessarie. Intanto il WIV cade nel dimenticatoio sino a fine 2019-inizio 2020, quando Shi Zhengli sembra individuare il nuovo Coronavirus in campioni prelevati da cinque pazienti negli ospedali municipali di Wuhan. Indi, il 3 gennaio, il laboratorio inizia il sequenziamento completo del suo genoma, ma in un'altra struttura: il laboratorio P3 presso la Shanghai Central Public Health Clinic, che lo avrebbe poi condiviso con altri Paesi. Contestualmente i ricercatori del P4 di Wuhan lavorano per ottenere un vaccino, il cui sviluppo, secondo fonti francesi e cinesi contattate dai reporter di *Radio France*, starebbe proseguendo in collaborazione con una società biotecnologica cinese[538]. Certo, sarebbe davvero il colmo se il vaccino lo trovassero loro...

Ma quella di Izambard non è l'unica voce critica. La cronologia degli avvenimenti nel laboratorio di Wuhan, dalla sua costruzione alla requisizione da parte dei cinesi, è in effetti stata oggetto di un approfondito servizio su *Le Figaro*, che *TgCom24* ha riportato in un articolo del 22 aprile 2020:

> "Il laboratorio P4 di Wuhan torna al centro del mirino e sono nuovamente i francesi a lanciare sospetti. Sul quotidiano *Le Figaro* l'esperta editorialista di Esteri Isabelle Lasserre fa una lunga analisi sul famigerato laboratorio e pone nuove inquietanti domande. La questione non è legata alla nascita del virus, se è o non è naturale, ma sulla possibile fuga di questo virus dal laboratorio di Wuhan a causa di negligenze da parte del personale. [...] A Wuhan non lavoravano solo scienziati cinesi. Sono stati i francesi, scrive *Le Figaro*, a portare le attrezzature e l'esperienza in Cina attraverso una cooperazione scientifica che aveva come obiettivo quello di aiutare Pechino in una situazione potenzialmente esplosiva dal punto di vista sanitario. [...] Una cooperazione che ai piani alti di Parigi non era ben vista da tutti. Ma vinse il fronte di quelli che premevano per non lasciare soli i cinesi a lavorare sui virus ed evitare guai peggiori. Nel 2004 una indagine giornalistica portò alla luce un incontro tra l'allora presidente francese Jacques Chirac e l'omologo cinese Hu Jintao (successore di Jiang Zemin, nda) i quali decisero di unire le forze per combattere le malattie infettive emergenti. Accordo che sfociò in trattato ministeriale con il trasferimento di un laboratorio P4 in Cina, oltre all'addestramento del personale che ci avrebbe lavorato. Pechino era appena uscita dalla tremenda epidemia di SARS e aveva necessità di imparare a studiare i virus per trovare soluzioni. In Francia molti scienziati temevano che il P4 francese in Cina sarebbe stato trasformato in un laboratorio per armi batteriologiche. Ma vinse la politica. [...] Il laboratorio di Wuhan è stato terminato nel 2015 e contestualmente, per alcune divergenze, la commissione francese che seguiva l'organizzazione del P4 si è sciolta. E così i cinquanta ricercatori francesi che avrebbero dovuto operare in loco non sono mai partiti. *Le Figaro* sospetta che i tecnici francesi siano stati "trattenuti" in qualche modo: non è chiaro se sia stata la Cina a impedire il loro ingresso nel Paese o se sia stato un problema di mancanza di risorse economiche da parte della Francia per poterli inviare. [...] Di sicuro Parigi ha perso il suo "controllo" sul laboratorio P4. E arriviamo ai giorni nostri. Coi sospetti che in quel laboratorio nemmeno Pechino abbia il controllo totale. Si è anche parlato di ricercatori che per sbarcare il lunario vendevano le cavie di laboratorio al vicino "wet-market". Oppure che qualcuno non abbia rispettato tutte le procedure di sicurezza e abbia portato fuori involontariamente il virus. Non sono

domande capziose, capire da dove è arrivato il Covid-19 è fondamentale per evitare errori futuri"[539].

Poiché però ad aprile, quando fu pubblicato l'articolo di cui sopra, la tesi del virus fuggito dal laboratorio era indicibile, *Open* di Mentana provvide subito ad informarci che "Il National Bio-safety Laboratory è un centro di ricerca progettato per studiare la prevenzione e il controllo delle malattie infettive emergenti. [...] Tra i criteri di sicurezza, oltre al filtraggio dell'aria, è previsto il trattamento di acqua e rifiuti, mentre i ricercatori si cambiano i vestiti e fanno una doccia, prima e dopo l'utilizzo delle strutture, tutto nell'ambito di una collaborazione coi ricercatori francesi"[540]. Probabilmente i giornalisti di *Open* ignoravano che i francesi avessero perso da tempo il controllo sul laboratorio cinese, sicché il rispetto dei protocolli di sicurezza citati è vero solo in via teorica. D'altro canto era Emmanuel Macron stesso a chiarire che sulla gestione del virus in Cina "sicuramente sono successe cose che non sappiamo"[541], come peraltro riportava *TgCom24*[542]. Non basta forse il fatto che il presidente francese ignori ciò che è accaduto a Wuhan, in un laboratorio costruito in collaborazione con la Francia, per legittimare più d'un dubbio sull'intera vicenda?

6.5 - *Accuse alla Cina*

Dopo che erano emersi i primi sospetti sull'origine del Covid-19 nel laboratorio di Wuhan, il presidente americano Donald Trump è tornato sull'argomento almeno in un altro paio di occasioni, sostenendo di essere in possesso di "prove certe" al riguardo. Come riporta l'agenzia Reuters, Trump ha per l'appunto affermato che "lì (nel laboratorio, nda) deve essere successo qualcosa di terribile. Può essere stato un errore, qualcosa che si è sviluppato inavvertitamente, oppure qualcuno lo ha fatto di proposito"[543]. E, alla domanda se abbia o meno visto prove concrete di quanto affermato, ha risposto "sì, sì, le ho viste", aggiungendo tuttavia di non poter dire altro. Della medesima opinione il segretario di Stato Mike Pompeo il quale, intervistato dall'Abc, sostiene che il Coronavirus sia nato (non volontariamente) in un laboratorio di ricerca a Wuhan e che esistano "prove enormi" in merito: "Mentre la commissione parlamentare per l'intelligence continua a fare il suo lavoro, io posso dire che ci sono significative prove che questo virus è arrivato da quel laboratorio a Wuhan. [...] (*I cinesi*) hanno una storia di fallimenti in laboratori (*che*) non vengono gestiti secondo gli standard" (corsivo mio)⁽⁵⁴⁴⁾. Allo stato attuale, la Direzione nazionale dell'intelligence USA concorda "con il largo consenso scientifico riguardo al fatto che il virus che causa Covid-19 non sia stato fabbricato dall'uomo o geneticamente modificato"⁽⁵⁴⁵⁾. Nondimeno "la comunità di intelligence continuerà a esaminare in modo rigoroso ogni tipo di informazione per determinare se la pandemia trovi la sua origine da contatti con animali infetti o da un incidente in un laboratorio a Wuhan"⁽⁵⁴⁶⁾.

Le accuse di Trump, che non ha esattamente un buon rapporto con la Cina, hanno ovviamente fatto storcere il naso a molti, poiché si crede che siano parte di una precisa operazione di propaganda contro Pechino; nondimeno, non sono solo gli USA a rivolgere queste pesanti accuse al Paese asiatico. In ordine di tempo, già a fine gennaio, quando ancora non vi era il benché minimo indizio al riguardo, era il biologo ed ex ufficiale dell'intelligence militare israeliana Dany Shoham a sostenere che il virus fosse stato creato in laboratorio, forse addirittura nell'ambito di una guerra batteriologica⁽⁵⁴⁷⁾. Il *Sole24Ore* aveva subito provveduto a smontare la (presunta) bufala, poiché "a servire al volo la fake news già dai primi giorni della "coronafobia" è stato il *Washington Times*: poco credibile testata, legata al movimento religioso della Chiesa dell'Unificazione nato oltre mezzo secolo fa in Corea del Sud, che citava le dichiarazioni di tal Dany Shoham, presunto ex ufficiale dei servizi segreti israeliani. La smentita è arrivata a stretto giro dallo stesso ex del Mossad, che sottolineava come "non ci siano prove o indicazioni" di un collegamento tra il Coronavirus e il programma di sviluppo di armi batteriologiche cinesi"⁽⁵⁴⁸⁾.

Ora, lungi dal voler credere che il virus sia stato creato di proposito, la smentita del *Sole24Ore* è secondo me poco imparziale e precisa. Ad esempio, il fatto che "non ci siano prove o indicazioni" non esclude aprioristicamente che queste prove possano essere trovate. E poi non si capisce perché il fatto che il *Washington Times* sia legato alla Chiesa dell'Unificazione e che sia nato in Corea del Sud dovrebbe inficiarne la credibilità; possiamo certamente discutere sull'affidabilità della testata, in effetti non propriamente esemplare, ma scritto in questo modo sembra che la sua inaffidabilità sia una diretta conseguenza del legame con la Chiesa dell'Unificazione. Allo stesso modo, non si comprende il motivo per cui si dovrebbe dubitare che Shoham sia un ex ufficiale dei servizi segreti, a meno che non si intenda farlo passare per ciarlatano in modo da invalidarne automaticamente le tesi; a mia conoscenza, il Mossad si è però dissociato solamente dalla sua affermazione, non dalla sua qualifica. Ma la teoria del coinvolgimento del laboratorio di Wuhan nella diffusione del virus è stata altresì condivisa da Orly Levy, leader del Gesher Party israeliano (ora parte dell'alleanza di centrosinistra Labor-Gesher-Meretz). A tal proposito, la politica ha ribadito che "questo virus non è uscito da una zuppa di pipistrelli, ma è stato creato in laboratorio, in una forma o in un'altra"[549], aggiungendo che Israele è abituato a combattere contro armi biologiche "da tempo immemore" e che non è possibile "fermare la vita per il Coronavirus". I dubbi sono sorti per via della presenza del più importante centro studi militari per le minacce biologiche proprio a Wuhan, motivo per cui pure il presidente della Jerusalem Venture Partners, Erel Margalit, ha affermato che, pur non essendoci prove dell'origine artificiale del virus, "sappiamo che potrebbe essere così"[550].

Sorprendentemente si è unita al coro dei tanti che hanno ipotizzato una relazione non casuale tra il Covid-19 ed il laboratorio cinese la virologa Maria Rita Gismondo, secondo la quale, pur avendo un'origine naturale, non si può escludere che il virus sia sfuggito nel corso di qualche esperimento. Intervistata dal *Fatto Quotidiano*, la Gismondo ha citato uno studio condotto presso l'Università di Delhi, che ha portato alla luce la presenza di inspiegabili inserti di HIV nel nuovo Coronavirus, aggiungendo che "la ricerca è stata stranamente ritirata due giorni dopo la pubblicazione. Comunque la si voglia pensare, non esiste una proprietà transitiva che affermi virus naturale=virus non diffuso volontariamente o scappato dal laboratorio"[551]. Incuriosito, ho quindi cercato di capire cosa avessero effettivamente scoperto i ricercatori dell'Indian Institute of Technology citati dalla Gismondo, i quali si sono detti sconcertati dalla presenza nel virus di segmenti di RNA che non hanno alcuna relazione con altri Coronavirus, ma piuttosto con quelli dell'HIV (AIDS)[552]. Il motivo per cui i ricercatori indiani credono che il virus possa avere origine artificiale è che, quando si osservano i segmenti di cui sopra (non presenti in nessuna famiglia di Coronavirus), "è abbastanza improbabile che un virus abbia acquisito inserti così unici per via naturale in un breve periodo di tempo"[553].

I risultati della ricerca condotta a Delhi, che riporto per completezza, hanno poi avuto ampia diffusione allorché il dottor Eric Liang Feigl-Ding dell'Università di Harvard li diffuse sul suo personale profilo Twitter; da allora sono stati ritirati e ripubblicati (o quantomeno citati) più volte, anche da altri scienziati e ricercatori[554]. Tra questi vi è il Nobel per la Medicina (2008) e scopritore del virus dell'HIV (1983) Luc Montagnier che, sul portale specializzato in medicina e salute *Pourquoi Docteur*[555], ha espresso la sua preoccupazione circa il fatto che il Covid-19 possa davvero essere stato manipolato nel laboratorio di Wuhan e sfuggito accidentalmente al controllo, nell'ultimo trimestre del 2019. "Con il mio collega, il biomatematico Jean-Claude Perez, abbiamo analizzato attentamente la descrizione del genoma di questo virus RNA", ha spiegato il Nobel nella sua intervista con il dottor Jean-Francois Lemoine. "Non siamo stati i primi; un gruppo di ricercatori indiani ha cercato di pubblicare uno studio che mostra che il genoma completo di questo virus ha all'interno delle sequenze di un altro virus, quello dell'AIDS. Il gruppo indiano ha ritrattato dopo la pubblicazione. Ma la verità scientifica emerge sempre. La sequenza dell'AIDS è stata inserita nel genoma del Coronavirus per tentare di ottenere il vaccino. [...] Quindi la storia del mercato del pesce è una bella leggenda, ma non è possibile che sia solo un virus trasmesso da un pipistrello, (*anche se*) probabilmente è da questo che sono partiti, poi lo hanno modificato. Forse volevano creare un vaccino contro l'AIDS utilizzando un Coronavirus come vettore di antigeni. [...] Complottismo? No, il complottista è colui che nasconde la verità. Credo però che in questo caso sia il governo di Pechino che ha nascosto le cose. Ma la verità viene fuori, come ho detto. Errare humanum est, e non è il caso di fare accuse ora, ne' di aprire inchieste. La Cina è un grande Paese e spero che sia in grado di riconoscere un errore" (corsivo mio)[556]. Secondo Montagnier la buona notizia è che, se così fosse, ovvero se il virus fosse stato manipolato, gli elementi alterati verranno eliminati man mano che si diffonde poiché "la natura non accetta alcuna manipolazione molecolare, eliminerà questi cambiamenti innaturali e anche se non si fa nulla, le cose miglioreranno, ma purtroppo dopo molti morti"[557].

Prevedibilmente i "professionisti dell'informazione", quasi rammaricati del fatto che portasse buone notizie, si sono affrettati a sbugiardare Montagnier per via della sua apertura alla medicina omeopatica, di alcune sue affermazioni controverse sui vaccini e di alcune ricerche non *peer-reviewed* (ovvero non confermate da altri scienziati) da lui pubblicate sul *Journal of Physics*[(558)]. I "debunker" di *Open* si sono invece concentrati su Perez, colpevole, a loro dire, di aver pubblicato "nell'edizione di febbraio (pubblicata a marzo) della rivista *International journal of research GRANTHAALAYAH* una ricerca intitolata *Wuhan covid-19 synthetic origins and evolution*. Ciò che risulta curioso è che, a parte la ricerca firmata dal solo Perez, tale rivista risulti nella black list delle riviste predatorie redatta dal debunker Jeffrey Beall. Per rivista predatoria si intende una pubblicazione che non esegue una revisione dei contenuti, pubblicando qualsiasi articolo anche a pagamento"[(559)]. Ma la "blacklist" di Beall è davvero impeccabile ed inattaccabile? Leggiamo ciò che scrive Wikipedia in merito:

> "Phil Davis, in un'analisi di *Who's Afraid of Peer Review?*, ha osservato che "Beall sta accusando falsamente quasi uno su cinque di essere un "editore predatore potenziale, possibile o probabile" solo sulla base di apparenze". [...] Beall "dovrebbe riconsiderare l'elenco degli editori sulla sua lista "predatoria" fino a quando non ha prove di illeciti. [...] Joseph Esposito scrisse in *The Scholarly Kitchen* che aveva seguito parte del lavoro di Beall con "crescente disagio" e che la "critica più ampia di Beall [...] aveva superato il limite". Wayne Bivens-Tatum, bibliotecario della Princeton University, ha pubblicato una confutazione su TripleC (rivista accademica semestrale peer-reviewed, nda), in merito alle critiche di Beall sull'editoria "open access". [...] Ha concluso che "l'argomentazione di Beall fallisce perché le generalizzazioni radicali senza prove a sostegno la rendono insensata". Le bibliotecarie della City University di New York, Monica Berger e Jill Cirasella, hanno affermato che le sue opinioni (di Beall, nda) sono distorte rispetto alle riviste "open access" di Paesi meno sviluppati economicamente. Berger e Cirasella hanno sostenuto che "un inglese imperfetto o un comitato editoriale prevalentemente non occidentale non rende un diario predatorio" (*come invece sostiene Beall*). [...] Una delle principali "whitelist" di riviste "open access" è la *Directory of Open Access Journal*; Lars Bjørnshauge, il suo amministratore delegato, ha stimato che le pubblicazioni discutibili rappresentano probabilmente meno dell'1% di tutti gli articoli a pagamento, una percentuale molto inferiore alla stima di Beall del 5-10%. Rick Anderson, preside della

J. Willard Marriott Library dell'Università dello Utah, ha attaccato il termine stesso "pubblicazione predatoria": "Cosa intendiamo quando diciamo "predatorio", e questo termine è ancora utile?" (corsivo mio)[560].

Il minimo che posso fare è dunque pormi dei dubbi se la lista di Beall, centrale nella confutazione dei giornalisti di *Open*, sia realmente un valido indicatore dell'affidabilità di una rivista scientifica.

In ogni caso la mia posizione è che, a prescindere dalle controversie di cui sopra, in quanto biologo e virologo Montagnier ha certamente più diritto di parola sulla questione di quanto non ne abbia un giornalista o il classico "utente medio" di internet. Lungi dall'essere esperti in medicina, biologia o virologia, i "debunker" (compresi quelli di *Open*) si sono in effetti perlopiù basati, per la loro opera di "smascheramento", su una ricerca pubblicata da *Nature* il 17 marzo 2020 in cui si affermava semplicemente che l'origine naturale fosse la causa più probabile del Covid-19[561]: un po' pochino per escludere categoricamente l'origine artificiale del virus... Certo, bisogna pur dire che più di un esperto ha contestato l'ipotesi di Montagnier; ad esempio, il professor Enrico Bucci della Temple University di Philadelphia definisce la correlazione tra HIV e Covid-19 "pericolosa e criminale" in quanto le sequenze in comune tra i due virus sono talmente corte da essere certamente casuali[562]. Ma io credo che la scienza debba lasciare spazio ai revisionismi, e non porsi in maniera così categorica su una convinzione che potrebbe essere rettificata da studi futuri. E poi, più o meno indirettamente, ci sono altri studiosi che avallano la tesi di Montagnier. Uno di questi è il noto microbiologo russo Petr Chumakov, capo dell'Istituto Engelhardt di biologia molecolare a Mosca, il quale assicura che il Coronavirus è il risultato dell'opera degli scienziati cinesi. Intervistato dal *Daily Mail*, ha dichiarato che "in Cina gli scienziati del laboratorio di Wuhan sono stati attivamente coinvolti nello sviluppo di molte varianti di Coronavirus da oltre dieci anni. Lo hanno fatto, presumibilmente, non allo scopo di creare varianti patogene, ma per studiarne la patogenicità. [...] Hanno fatto cose assolutamente folli, secondo me. Mi chiedo persino perché questo concetto stenti ad arrivare alle persone. Penso che sarà comunque avviata un'indagine, a seguito della quale verranno sviluppate nuove regole per il lavoro con i genomi di tali virus pericolosi"[563]. La cosa più interessante è però che, secondo Chumakov, l'intento degli scienziati cinesi era appunto quello di creare un vaccino contro l'HIV[564], motivo per cui credo sia quantomeno legittimo rivalutare la tesi di Montagnier e di conseguenza lo studio dei ricercatori dell'Indian Institute of Technology, che pure immagino avessero eseguito tutte le verifiche del caso.

Sempre dalle colonne del *Daily Mail* è intervenuta Veronika Skvortsova, capo dell'Agenzia medica e biologica federale russa (Fmba) ed ex ministro della sanità di Putin, che, alla domanda se il Coronavirus potesse essere stato creato dall'uomo, ha risposto: "Questa domanda non è così semplice. Richiede uno studio molto approfondito, ma nessuna delle versioni può essere esclusa"[565]. E, nel corso di un'intervista all'emittente *Channel One Russia*, ha ribadito:

> "Possiamo vedere che un numero abbastanza elevato di frammenti accomuna questo virus al suo parente molto stretto, la SARS. Sono simili per circa il 94%, il resto è diverso. Penso che si debba condurre una ricerca molto seria. [...] Ad esempio andrebbero analizzati gli inserti, cioè le sostituzioni della sequenza naturale del genoma, che hanno dato al virus la capacità di infettare le cellule umane. Ora tutto questo è stato analizzato. Il quadro della possibile creazione (*artificiale*) dell'attuale Coronavirus sta lentamente emergendo" (corsivo mio)[566].

Le "sostituzioni della sequenza naturale del genoma" di cui parla la Skvortsova non potrebbero allora indicare che vi sia davvero stata qualche manipolazione? E perché non credere che questa ipotetica manipolazione sia proprio quella relativa all'inserimento di frammenti del virus dell'HIV?

6.6 - Credenze cinesi e alimentazione

Ammesso (e non concesso) che l'origine del Covid-19 sia del tutto naturale, questo non esonera dalle sue responsabilità il governo cinese, evidentemente incapace di attuare le giuste misure preventive di igiene che da noi sono d'obbligo da decenni. Pechino ha infatti, da decenni, permesso ed incentivato l'allevamento e la vendita di animali selvatici, considerati da tutti gli esperti come i vettori principali di virus potenzialmente letali per gli uomini. La ragione di questo commercio, come svela un interessante documentario del canale statunitense Vox, è che la vendita di orsi, pipistrelli, pangolini, tartarughe, pavoni e molti altri animali selvatici rappresenta una notevole fonte di arricchimento per alcuni poteri locali: nel 2018 l'industria dell'allevamento cinese valeva circa diciannove miliardi di euro[567], e costituisce tuttora una potente lobby in grado di influenzare in maniera significativa la politica del Paese.

L'allevamento di animali selvatici in Cina non è tuttavia una pratica antica, ma nacque negli anni Settanta in seguito alla terribile carestia che aveva colpito la nazione nel decennio precedente[568] ed ucciso da quindici a venti milioni di persone. Il governo comunista, incapace di provvedere al sostentamento degli allora oltre novecento milioni di abitanti, nel 1978 consentì l'allevamento privato, facendo proliferare a vista d'occhio il numero di allevatori specializzati nella cattura e nella vendita di animali selvaggi. Peter Li, professore dell'Università di Houston, ha spiegato a Vox che "all'inizio erano operazioni private, nel giardino di casa. Si allevavano tartarughe, per esempio. In questo modo ha iniziato a diffondersi l'allevamento di animali. Era imperativo per il governo incoraggiare le persone a sopravvivere con qualsiasi tipo di attività. Se potevi uscire dalla povertà non importava cosa stavi facendo, era accettato"[569]. Vent'anni dopo, nel 1998, il governo peggiorò ulteriormente la situazione con un provvedimento che dichiarava gli animali una "risorsa dello Stato" e consentiva, di fatto, ai privati di sfruttarne l'allevamento intensivo, sempre nell'ottica di "fare qualsiasi cosa per uscire dalla povertà". Così le piccole aziende locali, che in origine trattavano non più di una decina di animali, iniziarono ad allevarne a migliaia, favorendo la nascita dei cosiddetti "wet market" come quello di Wuhan, mercati all'aperto in cui "le gabbie sono posizionate una sopra l'altra" e dove "gli animali nelle gabbie più basse vengono coperti da liquidi di ogni tipo, escrementi, pus e sangue" dovuti alla macellazione per terra[570]. D'altronde non è un mistero: i documentari mostrano chiaramente cosa accade in quei luoghi, oltre ad averne conferma da parte di quasi tutti gli scienziati tra i quali il professor Massimo Ciccozzi, del campus biomedico di Roma. Che ha descritto i "wet-market" come "mercati dove si vendono animali vivi. In certi luoghi non c'è la corrente elettrica, non ci sono frigoriferi. Per questo gli animali devono essere venduti vivi. E poi vengono macellati. In questo modo le mani si imbrattano di sangue"[571]. Il risultato è che le medesime pratiche medievali vengono poi esportate anche all'estero, come è successo l'11 marzo in quel di Trani dove, su un balcone della centralissima via Manzoni, gli inquilini cinesi di un alloggio hanno ben pensato di "stendere" su uno stendibiancheria degli animali ad essiccare. L'allarme è giunto dai cittadini che, pensando si trattasse di pipistrelli, hanno allertato l'Asl; gli occupanti dell'appartamento hanno poi spiegato che si trattava di cosce di pollo, la cui essiccazione all'aperto è comunque vietata nel nostro Paese[572].

Come se non bastasse, in concomitanza con il Covid-19, Pechino ha recentemente annunciato la diffusione di un'epidemia di influenza aviaria dovuta al virus H5N1 nella provincia dello Shaoyang, che confina con quella dell'Hubei; 4500 polli sono già morti e altri 20mila sono stati abbattuti preventivamente[573]. La domanda, a questo punto, è: se si fosse prestata maggior attenzione alle norme igienico-sanitarie, si sarebbe potuta evitare questa nuova carneficina? Probabilmente sì, ma le cose sono andate diversamente. Ecco perché non è un caso che quella del Covid-19 sia almeno la quarta pandemia originatasi in Cina, dopo la cosiddetta influenza "asiatica" del 1957, quella "di Hong-Kong" del 1968-1969 e la SARS del 2002-2003[574], quest'ultima originatasi nel mercato cinese di Foshan e la cui scoperta portò alla chiusura dei "wet market". Ma solamente per pochi mesi, perché ben presto il governo autorizzò nuovamente la vendita e l'allevamento di ben cinquantaquattro specie animali tra cui volpi, pangolini, pavoni, struzzi e, naturalmente, pipistrelli. Contrariamente a quanto si possa credere, secondo Peter Li, queste usanze non sono però estese all'intera popolazione cinese, bensì alla minoranza benestante alla quale è stata inculcata l'assurda idea che le carni ed altre parti di animali esotici abbiano proprietà benefiche dal punto di vista fisico[575]. Ad esempio, la medicina tradizionale cinese ritiene che dalle squame del pangolino, che sono di cheratina come le unghie umane, si possano ricavare farmaci efficaci contro le malattie della pelle, le paresi, le malattie circolatorie e persino il cancro. Motivo per cui il consumo della sua carne è ormai diventato più uno status symbol che un fattore di necessità, anche per via dell'elevato costo. Costo che è a sua volta dovuto al fatto che, dopo aver praticamente decimato la popolazione di pangolini in patria, i cinesi hanno iniziato ad importarli dal Camerun, dalla Nigeria, dal Ghana e da altri Paesi africani: la African Wildlife Foundation stima che ogni anno i bracconieri ne uccidano in media 2,7 milioni nel continente nero, facendo del pangolino uno dei mammiferi più contrabbandati e a rischio d'estinzione al mondo[576]. Ma non parliamo solo di pangolini. Secondo i dati raccolti dall'Undc (Ufficio delle Nazioni Unite per droghe e crimini), sono oggi settemila le specie minacciate dal bracconaggio e dal commercio illegale, che finiscono poi nei "wet market" asiatici e cinesi in particolare: è un business che genera un indotto compreso tra i sette e i ventitré miliardi di dollari l'anno[577].

Per la medesima ragione, la Cina è responsabile della scomparsa di un enorme numero di elefanti e rinoceronti, cacciati per le proprietà afrodisiache che si ritiene abbiano i loro corni (possono costare da sessanta a sessantacinque dollari al grammo, pur essendo fatti di semplice cheratina). Nel 2018 la Cina importava il 70% dell'avorio ottenuto col bracconaggio in Africa, attività illecita e criminale che, secondo la Elephant Action League, frutta buona parte dei fondi di cui dispongono alcuni gruppi terroristici islamici; malauguratamente, sebbene il governo di Pechino ne abbia messa al bando la vendita, il mercato nero dell'avorio è ancora molto fiorente[578]. Stesso discorso per gli asini, dalla cui pelle bollita i cinesi ricavano una gelatina molto pregiata detta "eijao", che poi utilizzano come crema per il viso, come cibo e come cura per malattie quali la pressione alta, l'anemia, l'insonnia ed il mal di testa. Dato però che l'enorme richiesta della Cina ha ridotto la popolazioni di asini da undici a tre milioni (dal 1990 ad oggi), Pechino ha iniziato da ormai una decina d'anni ad importarli proprio dall'Africa. Soltanto recentemente alcuni governi locali, allertati dalla popolazione rurale che se ne serve per il trasporto di merci, hanno compreso il rischio d'estinzione di questi animali, varando delle leggi per la loro tutela. A questo proposito Jeff He, direttore per la Cina dell'International Fund for Animal Welfare, ammonisce: "I provvedimenti possono servire a salvare una quantità di specie in via di estinzione, ma solo se il bando (alla vendita di animali selvatici, nda) sarà mantenuto"[579]. Ma la cultura non si può cambiare dall'oggi al domani, servirà tempo. Fino ad allora il rischio di nuove epidemie come quella odierna non si potrà escludere. Tuttavia, il problema è che la

Cina non sembra aver perso le cattive abitudini nemmeno col Covid-19, come dimostra il fatto che, non appena passato il focolaio Coronavirus, siano stati riaperti i "wet market" delle città di Guilin e di Dongguan[580] (e probabilmente anche altri). L'unica differenza rispetto al passato, a detta dei reporter del *Daily Mail* che hanno indagato sulla questione, è che "le guardie di sicurezza cercano di impedire a chiunque di scattare foto, cosa che prima non sarebbe mai successa"[581].

Incredibilmente, pure in questo frangente, qualcuno ha trovato il modo di sollevare una polemica sulla questione, bollando la riapertura dei "wet-market" cinesi come una "bufala" in ragione del fatto che il *Daily Mail* è considerato un giornale inaffidabile, presumibilmente sulla base della classificazione fornita da *Newsguard*, estensione per browser Internet che contrassegna con un bollino rosso le notizie false. Senonché, appena una settimana dopo aver considerato inattendibile il *Daily Mail*, i responsabili di *Newsguard* hanno ammesso di essersi sbagliati e si sono scusati per l'equivoco[582].

6.7 – L'origine del virus in Italia

Tra il 18 ed il 22 gennaio 2020, a Rimini, si è svolta la fiera del gelato Sigep, descritta sul sito dell'evento come "l'unica fiera al mondo nella quale si presenta tutta la filiera del gelato artigianale, che va dalla sua preparazione con le nuove tendenze, per arrivare fino ai concept per i locali, agli eventi, alle competizioni, alle tecnologie e agli ingredienti del momento". Dunque, in quei giorni, aziende da tutto il mondo si sono trovate nella cittadina romagnola ed hanno fatto registrare ben 220mila presenze, 33mila buyer esteri e 1250 espositori provenienti da trenta Paesi. La cosa curiosa, come ha fatto notare Selvaggia Lucarelli su TPI, è che nel padiglione B3, che ospitava complessivamente una sessantina di stand, vi erano tre espositori in qualche modo correlati alla futura diffusione del Covid-19: il *Wuhan Huiyou Wood Products Co. Ltd* (azienda che produce oggetti biodegradabili come cucchiaini e vassoi), il *Punto italiana di Nanni Franco* di Crema e la *Pomati Group s.r.l.* di Codogno (produce macchine per il cioccolato); nello stesso padiglione vi erano anche stand quali *Cesarin Spa* del veronese ed atri ancora del nord Italia, nonché *La torrefazione Sammarinese*, adiacente allo stand di Wuhan. E nel padiglione accanto, sempre a poca distanza dallo stand di Wuhan, si trovavano varie aziende trevigiane tra cui Alphatech di Vittorio Veneto, la Steelco, la Vito Italia, la Imesa e così via. Sicché, è innegabile che vi possa essere un collegamento tra quell'azienda cinese e quelle con sede proprio nelle zone dei primi focolai italiani di Coronavirus, indipendentemente dai soliti anticomplottisti che escludono l'ipotesi poiché, da quella fiera, sarebbe passato troppo tempo prima della scoperta del "paziente zero" di Codogno. Chi fa questo ragionamento, omette infatti di considerare la verosimile ipotesi che i presenti potessero essere asintomatici ed aver avuto contatti più o meno volontari con persone che hanno poi sviluppato la malattia. Intervistata dalla Lucarelli, la titolare della *Pomati Group s.r.l.* ha appunto chiarito che "io e i miei ragazzi a gennaio eravamo lì ma mi creda, non abbiamo avuto neppure il tempo di guardarci intorno tanta era la ressa. Gli unici punti di possibile contatto con persone di altri stand erano il bagno e il bar del padiglione. Tutto è possibile, certo, ma noi che eravamo lì non ci siamo ammalati. Potremmo essere stati asintomatici, e riconosco che il caso sia curioso, ma non eravamo neppure l'unica azienda di zona presente a quella fiera"[583]. Parole confermate da un'impiegata della medesima ditta: "A quella fiera siamo stati in tanti qui di dell'azienda di Codogno, almeno una decina di persone. C'era tantissima gente, avevamo solo il tempo di andare nel bagno, che era dentro al padiglione"[584]; inoltre, proprio a Rimini, si erano registrati alcuni contagi già a febbraio. In attesa di conferme all'ipotesi, resta il fatto che quello della fiera Sigep potrebbe essere un buon punto di partenza per una futura ed eventuale indagine epidemiologica.

Una seconda ipotesi, suffragata da uno studio pubblicato sulla rivista *Journal Medical Virology* condotto dal gruppo di epidemiologia molecolare del Campus bio-medico di Roma, vorrebbe che il virus abbia fatto la sua comparsa in Italia in due momenti diversi. È quanto sostiene il già citato Massimo Ciccozzi in una ricerca intitolata "A doubt of multiple introduction of SARS-CoV-2 in Italy: a preliminary overview". "La ricerca che abbiamo effettuato" dice Ciccozzi, "dimostra che in Italia si sono succeduti due differenti eventi epidemici in due momenti distinti e probabilmente distanti tra loro: uno che viene direttamente dalla Cina, l'altro invece da un Paese europeo, probabilmente la Germania. Ciò significa che non siamo stati noi italiani gli untori dell'Europa, bensì quelli che hanno subito l'evento. [...] In pratica queste tecniche (i modelli utilizzati per lo studio, nda) permettono di dire, sulla base delle differenze genetiche isolate, se un gruppo di pazienti ha subito lo stesso evento epidemico o se l'evento epidemico è dovuto a un solo paziente. In questo caso si è visto che sono due gruppi di eventi epidemici in Italia leggermente distanziati a livello temporale l'uno dall'altro"[585].

Un'altra ipotesi ancora è che il focolaio italiano del contagio sia lo stadio milanese di San Siro, ove il 19 febbraio 2020 si disputò la partita Atalanta-Valencia, che coinvolse in tutto circa 45mila tifosi da ogni dove. I pullman, censiti dal tifo organizzato, furono conteggiati in ventotto, per un totale di poco più di 1500 spettatori. Gli altri, la maggior parte, arrivarono in macchina; tra questi vi erano anche gli abitanti dei trentotto comuni della val Seriana, uno dei focolai italiani del contagio. E vi era pure il giornalista spagnolo Kike Mateu, risultato positivo al Covid-19 pochi giorni dopo, che si dice certo di aver contratto la malattia sulla metropolitana di Milano, con la quale raggiunse lo stadio.

Ma per capire meglio la correlazione tra il Coronavirus, la Spagna e quella partita bisogna tornare al 13 febbraio quando, nella regione valenciana, morì un uomo che solo il 3 marzo, dopo averne riesumato il corpo, fu dichiarato positivo al Coronavirus (inizialmente si pensava ad una semplice polmonite). La conferma giunse dal ministro della Salute spagnolo nel corso di una conferenza stampa, durante la quale fu specificato che questo caso era stato rilevato dopo la modifica dei criteri per la definizione dei contagi, presentata dallo stesso ministero il 27 febbraio. Dopo la partita, mancavano però ancora otto giorni prima che si registrasse il primo caso italiano, a Codogno, ed il primo decesso, a Vo' Euganeo. Nel frattempo il ministro della Sanità spagnolo, Salvador Illa, raccomandava che le successive partite di ritorno di Champions League ed Europa League su suolo iberico venissero giocate a porte chiuse, per il rischio di contagio da Coronavirus. Pertanto, sei giorni prima di quella fatidica partita, il Covid-19 aveva certamente colpito il sud della Spagna, sebbene non sia chiaro in che modo. La domanda, a questo punto, sorge spontanea: il primo caso spagnolo era un caso isolato o tra i 2500 tifosi che sarebbero giunti a Milano la settimana successiva vi erano altri infetti? Massimo Galli, primario del reparto malattie infettive all'ospedale Sacco di Milano, disse al riguardo:

> "Certamente quella partita può essere stata un importante veicolo di contagio. Penso che l'epidemia sia partita prima, nelle campagne, durante le fiere agricole e nei bar di paese. Ma il fatto di concentrare decine di migliaia di persone della stessa zona nello stesso luogo può essere stato un importante fattore di diffusione"[586].

Quattro giorni dopo il match, i clienti di una trattoria di Zogno (Bergamo) furono contattati dalla Asl locale poiché un cliente che il 14 febbraio aveva festeggiato San Valentino nel ristorante era risultato positivo al Coronavirus. In capo a pochi giorni, si iniziarono a registrare i primi contagi nei vicini paesi di Alzano e Nembro, due dei centri più colpiti. Poi venne il tempo degli sciacalli, i paladini del giustizialismo che accusarono la regione Lombardia di non essere intervenuta in tempo per chiudere i due comuni ed evitare quindi la diffusione del virus su tutto il territorio italiano. Tolto il fatto che la decisione di chiudere interi paesi è subordinata al governo centrale e non alle amministrazioni regionali e chiarito che l'unico modo per blindare una zona è mandarvi l'esercito, che non risponde ai governatori delle regioni, ma al Ministero dell'Interno, sulla questione è intervenuto il noto giurista Sabino Cassese, ex giudice della Corte Costituzionale. Le dichiarazioni qui riportate sono riprese dalla trasmissione *Omnibus* in onda su La7 il giorno 20 aprile 2020:

> "Bisogna riconoscere che è stato un errore iniziale quello di non aver adottato un articolo della nostra Costituzione, che dice che la profilassi internazionale è compito esclusivo dello Stato e quindi riconoscere che bisogna prendere queste decisioni in materia unitaria su tutto il territorio nazionale; unitaria non vuol dire uniforme, perché la decisione unitaria presa al centro può comportare poi che vi siano delle differenziazioni regionali, non decise dalle regioni, ma sempre decise dal ministro. [...] C'è stata una grande confusione e l'errore è stato quello iniziale, ritenere che questo fosse un normale intervento in materia di sanità, mentre questo è un intervento che riguarda un'epidemia che è diventata una pandemia e le profilassi internazionali in casi di questo tipo sono indicate nella lettera Q del comma 2° dell'articolo 117 della Costituzione come materie che sono di competenza esclusiva dello

Stato, il quale Stato naturalmente può applicarle in maniera differenziata sul territorio"[587].

Ma Cassese non è stato il solo ad aver addossato la responsabilità al governo di Roma. Così il virologo Andrea Crisanti dell'Università di Padova, consulente medico della Regione Veneto:

"C'è stata una grande confusione a livello centrale basata ostinatamente sull'adesione a direttive dell'OMS, su presupposti sbagliati. La verità era davanti a tutti. Il 26 febbraio, quando la Regione Veneto ha pubblicato i dati di Vo', c'erano il 3% degli infetti e il 45% degli asintomatici. Io mi chiedo, ma questi dati chi li doveva vedere? La Regione Veneto, l'Istituto Superiore di Sanità, il Ministero della Salute o gli esperti della sanità? Ad un certo punto, su questi dati dovevano essere aggiustate determinate decisioni e determinate direttive [588]. [...] La Lombardia ha ritenuto di dover adeguarsi alle direttive centrali, noi (inteso come Regione Veneto, nda) abbiamo pensato che sulla base dei dati che avevamo non erano adeguate"[589].

Eppure l'Istituto Superiore di Sanità, come ricorda Crisanti stesso, aveva bocciato il modello veneto poiché "ha derogato all'evidenza scientifica estendendo i test anche agli asintomatici e creando confusione e allarme sociale"[590]; ma ancora nel protocollo del Ministero della Salute del 9 marzo si escludeva la possibilità di effettuare i test diagnostici ai soggetti asintomatici[591]. Oggi sappiamo però, grazie ad una ricerca condotta ad Hong Kong e pubblicata su *Nature medicine*, che i soggetti asintomatici sono responsabili di almeno il 44% dei contagi e per questo motivo "le misure di controllo della malattia devono essere adeguate per tenere conto della probabile trasmissione presintomatica"[592].

Solo il primo aprile, ad oltre un mese dalle evidenze scientifiche riscontrate in Veneto, la responsabile per il Coronavirus dell'Organizzazione Mondiale della Sanità, Maria Van Kerkhove, ha infine sottolineato la necessità di tracciare anche i casi asintomatici per prevenire la diffusione del contagio: "Sappiamo da ciò che abbiamo studiato in Cina che il 75% dei casi che non avevano mostrato i sintomi inizialmente li hanno alla fine mostrati"[593]. I fatti, non a caso, hanno dato ragione al modello del Veneto, che è stata la regione del Nord che meglio ha risposto all'emergenza, a dimostrazione che, semmai, l'unico errore della Lombardia è stato quello di affidarsi troppo al governo centrale ed attendere le sue tardive disposizioni in merito, a loro volta modulate su quelle altrettanto tardive dell'OMS. Il che mi ricorda un po' il caso cinese: laddove i funzionari delle province cinesi avessero agito tempestivamente e in barba alle disposizioni generali del governo di Pechino, le conseguenze del contagio sono state molto meno drammatiche rispetto a quelle regioni dove le autorità avessero seguito alla lettera gli ordini del PCC[594]. Ciononostante Walter Ricciardi, parlando indebitamente a nome dell'OMS, il 27 marzo ha criticato in diretta televisiva il modello veneto, sostenendo che "l'autonomia delle regioni ha determinato che si facessero tamponi a soggetti asintomatici, non seguendo l'evidenza scientifica"[595].

Comunque, prescindendo dalle ovvie responsabilità del governo di cui mi sono già occupato, esistono alcuni indizi che il virus circolasse nel nord Italia, e particolarmente a Milano, addirittura già da prima di natale 2019. La task-force sanitaria della Regione Lombardia ha infatti analizzato i dati del cosiddetto "mese oscuro", quando l'epidemia si era già attivata, ma i sintomi si mimetizzavano con gli strascichi finali dell'influenza e di altre malattie stagionali. Ebbene, nei ventisei giorni precedenti alla scoperta del primo caso (il trentottenne di Codogno), almeno centosessanta persone potrebbero aver contratto il coronavirus tra Milano e provincia. Gli esperti indicano come "giorno 0" dell'epidemia il 26 gennaio, quando si stima circolassero già quarantasei positivi al Covid-19 su 543 in tutta la Lombardia: una stima dedotta dallo studio di un grafico che analizza la "distribuzione della curva di inizio dei sintomi per i casi positivi". Si parte dai tamponi che hanno rivelato i positivi del 21 febbraio, fino ai 74.348 infettati lombardi al 28 aprile. Ai casi positivi, una volta risultati tali, veniva chiesto quando avessero iniziato a manifestare la sintomatologia. E i primi positivi sono stati in grado di collocare i sintomi proprio intorno alla fine di gennaio.

A questo proposito, una donna milanese di quarantun anni ha dichiarato al *Corriere della Sera*: "È iniziata con una febbre poco sopra i 37. Era il 22 dicembre. Poi la febbre è salita. La sera del 26 ha sballato i 39. Ho chiamato la guardia medica. Il giorno dopo, prescritto dal sostituto del medico di base, ho iniziato il primo antibiotico"[596]. Ma in quei giorni l'attenzione era concentrata quasi unicamente sui principali aeroporti italiani e, mentre i controlli proseguivano presso le frontiere aeree, gli ipotetici infetti di Milano, totalmente ignari, erano liberi di diffondere il contagio: nove persone avrebbero per l'appunto manifestato sintomi il 12 febbraio, tredici il 15 febbraio, dieci il 18 febbraio e trentacinque il 20 febbraio[597]. Stando così le cose, se il Covid-19 fosse già stato in circolo a Milano dalla fine di dicembre, significherebbe che il primo mese/mese e mezzo potrebbe avere colpito nella stragrande maggioranza persone giovani o adulte senza gravi patologie, che sono riuscite a guarire con cure normali o addirittura non si sono ammalate. Si può quindi ipotizzare che siano stati gli stessi medici e gli ospedali, ovviamente privi di adeguate protezioni e delle informazioni necessarie, ad aver fatto da inconsapevole veicolo di trasmissione nel passaggio alle persone più a rischio, ovvero anziani e malati. Per contro, il fatto che il virus fosse già diffuso alla fine dell'anno scorso potrebbe aver portato ad un'elevata percentuale di popolazione con gli anticorpi, consentendo così di avvicinarsi alla cosiddetta "immunità di gregge" e fornendo almeno un indizio del perché Milano sia stata relativamente poco colpita (ad esempio rispetto a Bergamo o Brescia). D'altronde la teoria dell'immunità di gregge, inizialmente osteggiata per mere questioni ideologiche, sembra aver trovato validi consensi, tanto che pure il Ministero della Sanità ha confermato che tutte le persone malate sviluppano gli anticorpi. Le domande d'obbligo, a questo punto, sono: se il virus circolava in Italia forse già dalla fine dello scorso anno, perché si sono dovuti attendere ulteriori tre mesi prima che ci si accorgesse della situazione anomala? Possibile che nessuno abbia notato l'insolitamente alto numero di decessi sul finire del 2019? E se qualcuno l'ha notato, perché l'allarme non è stato dato che a marzo 2020?

Per quanto riguarda l'elevatissima mortalità nelle province di Bergamo e Brescia, si è invece andata diffondendo una teoria quantomeno dubbia, che vale la pena riportare brevemente per evitare equivoci e per una questione di completezza. Orbene, qualcuno ha provato a mettere in correlazione la massiccia campagna di vaccinazioni contro il meningococco messa in atto dalle due province nell'autunno 2019 con il gran numero di decessi da Covid-19, come se il vaccino avesse in qualche modo favorito l'azione del Coronavirus o avesse inibito il sistema immunitario delle persone interessate dalla campagna. Effettivamente, va detto che il 4 novembre 2019 è stata intrapresa una massiccia campagna antinfluenzale ed antipneumococco organizzata dall'Agenzia di Tutela della Salute, dalle ASST della provincia di Bergamo (Aziende Socio Sanitarie Territoriali) e dai Medici di Famiglia. Carlo Alberto Tersalvi, direttore sanitario di ATS Bergamo (Agenzia per la Tutela della Salute), chiariva infatti che "l'obiettivo principale è la prevenzione delle forme gravi e complicate di influenza e la riduzione della mortalità in gruppi ad aumentato rischio di malattia grave"[598], specificando inoltre che il provvedimento avrebbe riguardato tutti coloro che avessero sessantacinque o più anni. Per questo motivo, la provincia acquistò lo scorso anno 185mila dosi di vaccino, replicando un provvedimento preso l'anno precedente (annunciato da un comunicato stampa ufficiale della regione Lombardia)[599]. Ma nel 2019 la campagna è stata estesa pure alla provincia di Varese, senza tuttavia che si sia registrato un numero di decessi paragonabile, in percentuale, a quello della bergamasca. Ragion per cui questa teoria è da prendere con le pinze, sebbene esista uno studio americano relativo alla stagione influenzale 2017-2018, pubblicato dal NCBI (National Center for Biotechnology Information, Centro Nazionale per le Informazioni Biotecnologiche), in cui si evidenzia come la vaccinazione antinfluenzale possa aumentare il rischio di essere infettati dai Coronavirus. Ma la ricerca stessa avvertiva altresì che "l'esame delle interferenze virali da parte di specifici virus respiratori ha mostrato risultati contrastanti. L'interferenza del virus derivato dal vaccino era significativamente associata al Coronavirus"[600].

C'è invece un'altra teoria decisamente più verosimile che potrebbe almeno parzialmente spiegare l'elevato numero di contagi nelle provincie di Bergamo e Brescia e, in generale, in buona parte del Nord Italia: l'inquinamento da Pm10. Inquinamento purtroppo favorito dalla particolare conformazione geografica della Pianura padana, che la pone spesso nel triste primato di area più inquinata d'Europa, oltre che dal fatto di essere la regione più produttiva e tra le più densamente popolate d'Italia. È quanto emerso da uno studio realizzato da una dozzina di ricercatori italiani e medici della Società italiana di Medicina Ambientale (Sima) sulla base dei dati forniti dalle centraline di rilevamento dell'Arpa (Agenzia regionale per la protezione ambientale) e di quelli sui contagi riportati dalla Protezione Civile. La ricerca evidenzia una relazione tra i superamenti dei limiti di legge delle concentrazioni di Pm10 e Pm2,5 e il numero di casi infetti da Covid-19. Il Pm10 in particolare, secondo la ricerca, avrebbe dato impulso alla diffusione virulenta dell'epidemia, come spiega Leonardo Setti dell'Università di Bologna: "Le alte concentrazioni di polveri registrate nel mese di febbraio in Pianura padana hanno prodotto un'accelerazione alla diffusione del Covid19. L'effetto è più evidente in quelle province dove ci sono stati i primi focolai"[601]. Una conferma alla teoria giunge dalla città di Roma che, pur inquinata quanto e forse più di tante città lombarde, è posta in un'area geografica che sfavorisce la permanenza nell'aria di particolato e che, appunto, conta un numero significativamente più basso di contagi. D'altra parte, che l'inquinamento possa favorire l'insorgenza di problemi respiratori, soprattutto negli anziani, è un fatto noto. Ma attenzione a chi ne approfitta per chiedere una drastica riduzione delle emissioni: in primo luogo perché la correlazione tra Covid-19 e inquinamento atmosferico non è del tutto dimostrabile, come suggerisce ad esempio il fatto che Milano, dove la qualità dell'aria è sicuramente peggiore di quella di Brescia, conta in percentuale meno casi. E poi c'è la cosiddetta eccezione che conferma la regola rappresentata da città quali Treviso e Padova che, nelle sole prime tre settimane del 2020, hanno fatto registrare ben diciotto superamenti dei limiti di Pm10 (seconde solo a Milano, con diciannove)[602]. Ciononostante, il Veneto è tra i modelli italiani più virtuosi nel contenimento dell'epidemia, il che pone la correlazione tra inquinamento e Coronavirus su un piano più teorico che pratico.

Infine, quello di "ridurre le emissioni" è essenzialmente poco più di un vuoto slogan, perché le fonti di queste emissioni sono molteplici e l'unico modo di bloccarle è mettere in standby l'intero Paese, come stiamo facendo in questi mesi. Io ho affrontato il complesso discorso, che non riporterò qui per questioni di spazio, nel mio precedente libro *Con la scusa del clima. Oltre l'ambientalismo mainstream: per un futuro consapevole*. Basti però sapere che, in un'auto moderna, pneumatici e freni emettono più particolato dei motori stessi e che il traffico automobilistico incide nelle emissioni in maniera davvero marginale rispetto ad altri settori. Perciò, chi volesse proporre lo stop delle auto o la conversione delle medesime ad elettriche per risolvere il problema è completamente fuori strada.

6.8 - Quello strano collegamento con l'Iran

Secondo l'Istituto Superiore di Sanità, la trasmissione dei contagi in Italia non c'entrerebbe con la Cina poiché il Coronavirus circolava già da tempo nel nostro Paese, dove i positivi erano già malati di seconda o terza generazione. La medesima fonte informa che "la trasmissione dell'infezione da Sars-Cov-2 è avvenuta in Italia per tutti i casi, ad eccezione dei primi tre segnalati dalla regione Lazio che si sono verosimilmente infettati in Cina, ed è stata poi segnalata dalla regione Lombardia una persona di nazionalità iraniana, tuttavia non è stato indicato dove possa essere avvenuto il contagio anche se la persona si è verosimilmente infettata in Iran"[603]. E questo apre nuovi scenari, perché qualcuno ipotizza che l'emergenza Coronavirus possa essere sfruttata dallo Stato islamico per diffondere l'epidemia come una forma di jihad globale. Ipotesi non tanto remota, dato che sul numero di contagi in Iran c'è ancora più riserbo di quanto ce ne fosse in Cina nei primi mesi dell'epidemia: si stimano all'incirca addirittura 60mila contagi e un migliaio di decessi. Ciononostante, nelle parole del presidente Hassan Rouhani, il governo iraniano non ha intenzione di mettere in quarantena alcuna città, ne' ha in programma di bloccare gli spostamenti da e verso gli altri Paesi ma, al contrario, ha deciso di rilasciare 70mila detenuti dalle patrie galere nel tentativo di arginare, non è ben chiaro in che modo, il virus. Virus che l'Ayatollah Ali Khamenei ha definito una "benedizione"[604], rifiutando persino gli aiuti americani e rilanciando l'accusa che Washington avrebbe deliberatamente diffuso il virus per mettere in difficoltà Iran e Cina[605]. Quest'ultima, d'altro canto, è una narrazione che gli ayatollah tengono particolarmente a diffondere, per fomentare ancora di più l'odio contro il "Grande Satana"[606] ed alimentare un singolare commercio: quello di bandiere USA (ma pure israeliane e britanniche) da bruciare sulla pubblica piazza. Esiste infatti, a poca distanza da Teheran, una fabbrica concepita appositamente per realizzare decine di migliaia di bandiere dei nemici del popolo iraniano, che verranno poi bruciate nelle continue manifestazioni promosse dagli ayatollah i quali, insieme ai dirigenti di questa singolare fabbrica, traggono profitto da questa discutibile attività[607].

Divagazioni a parte, c'è poi il fatto che la mortalità da Coronavirus ufficialmente dichiarata in Iran si attesta su valori più alti della media degli altri Paesi, con circa il 5,5% di decessi, il che fa supporre che davvero il governo iraniano stia nascondendo i reali dati del contagio. Già a febbraio Ahmad Amiriabadi Farahani, deputato della citta di Qom (epicentro del contagio in Iran), aveva in effetti dichiarato in Parlamento che solamente nella sua città il numero dei morti per Coronavirus fosse quasi quattro volte superiore ai dati ufficiali del governo relativi all'intero Paese, mentre l'ex deputato Mahmoud Sadeghi sosteneva che "in Iran tante cose prendono un colore politico, anche il Coronavirus"[608]. Così, la scarsa trasparenza dei dati da parte del governo centrale di Teheran ha dato origine ad una serie di proteste nello Stato islamico, culminate nell'incendio di una struttura sanitaria di Bandar Abbas ove i manifestanti supponevano fossero ricoverate persone infette provenienti da Qom; secondo *Atlantico Quotidiano*, inoltre, già il 3 marzo si parlava di ben 1500 morti ed erano state approntate fosse comuni per nascondere un gran numero di cadaveri. Il risultato di questa sottovalutazione del problema è stato drammatico, con situazioni assurde, come quando gli islamici fondamentalisti pensarono bene di leccare i luoghi sacri della città di Qom per dimostrare la loro incrollabile fede. Nel mentre il viceministro della salute Iraj Harirchi, inizialmente contrario ad adottare misure di quarantena, fu egli stesso contagiato e quindi costretto all'isolamento[609]. A ciò va aggiunto che Teheran ha una densità di popolazione altissima ed enormi problemi di inquinamento atmosferico, motivo per cui molti degli abitanti soffrono di malattie respiratorie più o meno gravi che possono indubbiamente aumentare il rischio di contagio da Coronavirus.

Fatto curioso è che in Iran, come in Cina, nei primi giorni del contagio erano in corso delle importanti elezioni, il che potrebbe spiegare perché le autorità avrebbero mentito sui dati effettivi. Ma a nulla è valsa la mistificazione dei dati, giacché l'affluenza alle urne è ugualmente stata molto bassa, come ci informa *Atlantico Quotidiano*: "Khamenei ha persino indicato questa propaganda (quella americana contro l'Iran, nda) come la vera causa della bassa affluenza alle elezioni parlamentari dello scorso 21 febbraio"[610].

Peccato però che il secondo decesso da Coronavirus negli Stati Uniti riguardi proprio una donna di "oltre trentacinque anni" da poco tornata dall'Iran[611], e non è da escludere che il primo decesso negli USA fosse altresì collegato ad una persona che era stata in Iran. Perciò, o gli americani sono tanto stupidi da diffondere un virus e non sottoporre nemmeno a quarantena i viaggiatori potenzialmente infetti che rientrassero da Teheran, oppure l'ipotesi non regge. Anzi, una ricostruzione fornita dal *New Yorker* sembra dimostrare che proprio dall'Iran il contagio si sia diffuso in Azerbaigian, Afghanistan, Bahrein, Canada, Georgia, Iraq, Kuwait, Libano, Oman, Pakistan, Emirati Arabi ed infine USA. E ciò è potuto accadere con la connivenza del governo iraniano, che ha taciuto i dati del contagio, e della compagnia aerea Mahan Air che, pur a conoscenza dell'epidemia, non ha fermato in tempo i voli da e per la Cina. Caso vuole che Mahan Air sia la compagnia aerea dei Pasdaran, il Corpo delle Guardie della rivoluzione islamica, alla quale gli USA avevano imposto pesanti sanzioni per il possesso di ingenti quantitativi di armi di distruzione di massa e per il conclamato supporto al terrorismo islamico[612].

Non solo: secondo quanto riportato da *Iran Wire*[613], il 22 febbraio un gruppo di esperti aveva incontrato il Viceministro della salute Harirchi per mettere in guardia il governo circa la diffusione del Coronavirus. Poco dopo, gli esperti furono contattati dai Pasdaran, che hanno loro intimato di tacere su quanto avevano riferito al Viceministro; due giorni dopo il capo delle Guardie Rivoluzionarie, Hossein Salami, ha contattato il Ministro della salute Saeed Namaki, annunciandogli che sarebbero state proprio quest'ultime a prendere in mano la gestione dell'emergenza Covid-19. In questo modo, non tanto diversamente da quanto accaduto in Cina, i Pasdaran hanno ottenuto un duplice obiettivo: da un lato si sono presentati quale unica forza in grado di gestire la difficile situazione, e dall'altro hanno potuto efficacemente reprimere ogni dissenso[614].

Nelle mani dei Pasdaran che, incrollabili nella loro fede, hanno minimizzato o nascosto il rischio, il contagio negli Stati limitrofi all'Iran è stato inevitabile, sia per mezzo dei pellegrini sciiti che visitano giornalmente città sante in Iraq, sia per mezzo delle migliaia di "foreign fighters" impegnati militarmente in Iraq, Yemen e Siria e finanziati dai Pasdaran stessi; in Libano il governo ha persino ufficialmente incolpato Teheran sottolineando che, dopo

Hezbollah, la Repubblica islamica aveva portato anche il virus. La risposta degli Hezbollah è giunta tramite il giornale filoiraniano *Al-Akhbar* che, appresa la notizia dell'epidemia in Italia, ha a sua volta addossato la responsabilità del contagio ad un fantomatico monaco italiano giunto in Libano tra il 15 e il 20 febbraio 2020. Naturalmente si tratta di una notizia del tutto priva di qualsiasi riscontro oggettivo, verosimilmente creata ad arte per distogliere l'attenzione dall'Iran e dai danni che la Repubblica islamica ha provocato con il suo silenzio. D'altronde, il fatto stesso di accusare un religioso non è casuale, volendo evidentemente attribuire non solo al nostro Paese ma all'intero mondo cattolico la responsabilità del contagio[615].

Ciò detto, per tornare alla questione principale: l'Iran sta davvero sfruttando il Coronavirus per i suoi scopi? Un indizio significativo potrebbe essere la precisa accusa rivolta a Teheran dal governo del Bahrein: quella di aggressione con armi biologiche. Secondo il ministro dell'interno del Bahrain, Rashid bin Abdulla al Khalifa, le autorità iraniane non si sarebbero infatti in alcun modo preoccupate di mettere il timbro sui passaporti dei cittadini bahreiniti in visita alla Repubblica islamica, impedendo di tracciare adeguatamente gli spostamenti di molte persone e soprattutto dei membri delle comunità sciite in Medio Oriente, che si recano spesso in visita in Iran[616]. Di certo c'è che l'epicentro del contagio a Qom non è casuale, dato che la città si trova a meno di quarantacinque chilometri dal centro nucleare sotterraneo di Fordow (Fordow Fuel Enrichment Plant), presso il quale sono impiegati numerosi scienziati provenienti dalla Cina[617]. Ma che si tratti o meno di pensieri al limite del complottismo ce lo dirà solo il tempo.

SETTIMO CAPITOLO

7.1 - Complottismo e Coronavirus

Le teorie del complotto, come sappiamo, hanno vita più facile in tempi di crisi, soprattutto se le informazioni riportate da sedicenti esperti sono contrastanti tra loro e, non di rado, completamente errate. Per questo è facile chiedersi, ad esempio, se gli americani non siano in qualche modo responsabili della diffusione del Coronavirus, magari "esportato" in Cina in occasione dei Giochi mondiali militari svoltisi proprio a Wuhan lo scorso ottobre[618]; se la drammatica situazione in Italia, prima che altrove, non sia stata una sorta di ammonimento di Francia e Germania o della "democrazia a stelle e strisce" per aver siglato vantaggiosi accordi con la Cina (la famosa *Nuova Via della Seta*); se non sia l'ennesimo ricatto per vendere nuovi vaccini; se l'invio in Europa di 20mila soldati statunitensi ed altro materiale bellico nell'ambito dell'operazione *Defender Europe 20* non abbia a che fare con il contagio...

Ma andiamo con ordine. Tramite il portavoce del Ministero degli Esteri Lijian Zhao, Pechino ha accusato Washington di aver deliberatamente introdotto il virus a Wuhan in occasione dei Giochi mondiali militari (Military world summer games), svoltisi nella città cinese dal 18 al 27 ottobre 2019[619] con 10mila atleti di 110 nazioni (gli USA iscrissero trecento soldati-atleti), tesi peraltro rilanciata dall'account Twitter dell'ambasciata cinese a Parigi. L'accusa del coinvolgimento americano, non supportata da alcuna prova materiale e costata quasi un incidente diplomatico con gli USA, è poi stata rilanciata dal *Global Times*, testata in lingua inglese del Partito comunista cinese, e dal sito delle forze armate cinesi *Xilu.com*, che ha descritto il Covid-19 come "un'arma biochimica prodotta dagli Stati Uniti contro la Cina"[620]. Al coro degli accusatori del governo statunitense si è quindi unito il canale televisivo *Russia Today* che, riportando le parole del biologo Igor Nikulin, ha avanzato l'ipotesi che il Coronavirus sia frutto dello sviluppo di un'arma biologica statunitense usata per colpire e indebolire Cina e Iran[621], mentre *Sputnik news*, citando il Ministro degli Esteri cinese, sostiene che "potrebbe essere l'esercito americano che ha portato l'epidemia a Wuhan"[622]. Da noi è invece il filosofo Diego Fusaro a rilanciare la teoria di un attacco di Washington all'economia cinese, ipotesi altresì condivisa dal leader venezuelano Maduro, dall'ex agente della CIA Philip Giraldi, da diverse fonti iraniane e da altri ancora. L'indizio più significativo che portano i sostenitori di questa teoria è il presunto scarso rendimento degli americani ai Giochi militari di Wuhan, da cui la domanda se si siano effettivamente impegnati così poco nelle gare perché tanto il loro fine ultimo era un altro, ovvero diffondere consapevolmente il virus per mettere in ginocchio il Paese rivale. La congettura è poi stata riportata da *TgCom24*, che titolava: "Coronavirus, quella strana esercitazione militare a Wuhan nel settembre 2019. Un mese prima dei Giochi delle Forze armate nella città cinese, si tennero esercitazioni militari per simulare una possibile minaccia batteriologica chiamata Coronavirus"[623]. Facevano eco alla notizia i "debunker" di *Open*, che sostenevano di aver "già pizzicato (*TgCom24*) nel diffondere la tesi complottista del virus scappato da un laboratorio" (corsivo mio)[624]. Peccato che poi, quando l'ipotesi del virus sfuggito da un laboratorio di Wuhan ha iniziato a farsi strada con diversi indizi a sostegno, *Open* non abbia provveduto a rettificare l'ormai non più valida definizione di "tesi complottista".

In ogni modo, verso il 10 di maggio, è stata riportata da più testate (comprese quelle "government approved") la notizia che molti militari-atleti di diverse nazioni, al ritorno in patria dopo i suddetti Giochi militari, hanno presentato sintomi compatibili con quelli causati dal Covid-19. Come riporta il *Corriere della Sera*, "l'enorme concentrazione di atleti e personale di supporto nella città, l'assoluta mancanza di misure di prevenzione del contagio e il ritorno senza quarantena degli atleti"[625] potrebbe aver innescato la diffusione dell'epidemia, all'epoca sconosciuta. Tuttavia non si diede, ovviamente, risalto alla coincidenza poiché gli atleti-militari, che si suppone fossero giovani e in ottima forma fisica, guarirono senza troppe difficoltà. E la cosa passò in sordina fino a quando, il 7 maggio 2020, su *Il Fatto Quotidiano* apparve un articolo secondo il quale "l'ipotesi che il virus abbia iniziato a circolare in Europa da metà ottobre è stata già oggetto di uno studio dell'Università Statale di Milano. E oggi il capo dipartimento di radiologia dell'ospedale di Colmar, nell'est della Francia, sostiene che da uno studio retrospettivo per cui sono stati passati in rassegna 2.456 scanner toracici realizzati nell'ospedale tra il primo novembre e il 30 aprile per diverse patologie (cardiache, polmonari, traumatiche, tumorali), i primi casi di Covid 19 sono stati registrati il 16 novembre. In quei giorni alcuni atleti che erano stati in Cina ricordano di aver avuto disturbi, febbre alta e problemi respiratori"[626]. E tra questi atleti vengono citati la ciclista Maatje Benassi, probabile "paziente zero" americana, e il campione olimpico di spada Matteo Tagliariol il quale, alla Gazzetta dello Sport, ha dichiarato:

> "Quando siamo arrivati a Wuhan ci siamo quasi tutti ammalati. Ma il peggio è stato il ritorno a casa. Dopo una settimana mi è venuta la febbre altissima, sentivo che non respiravo. Il malanno non passava nemmeno con gli antibiotici, sono guarito dopo tre settimane e sono rimasto a lungo debilitato. Poi si sono ammalati mio figlio e la mia compagna. Quando si è cominciato a parlare del virus mi sono detto: l'ho preso anche io"[627].

Pure la compagna di squadra di Tagliariol, la fiorettista Martina Batini, ha avuto qualche sintomo, "ma in maniera più lieve. In quei giorni mangiavo poco, quindi non ho fatto caso ad una mancanza di gusto e olfatto, come capita spesso a chi soffre di questa malattia. Posso dire che, rispetto a una normale influenza, è durata tanto ed è stata molto forte, però non ho competenze mediche per sbilanciarmi oltre"[628]. Medesima situazione per la giovane nuotatrice Aurora Petronio che, intervistata da Francesca Totolo per il *Primato Nazionale*, ha chiarito:

"Una cosa particolare che abbiamo subito notato tutti appena arrivati a Wuhan, una metropoli che conta undici milioni di abitanti, è che per le strade non c'era praticamente nessuno. Non avevo mai visto una città così vuota nelle competizioni internazionali precedenti a cui ho partecipato, ad esempio a Singapore e Taipei. Le immagini che arrivavano da Wuhan a gennaio, deserta a causa delle misure di contenimento del Coronavirus, non si discostavano molto dalla Wuhan che ho visto io a ottobre. [...] Ci siamo incuriositi e abbiamo perciò chiesto il motivo. Ci hanno detto che, per ragioni di sicurezza, le autorità cinesi avevano chiesto ai cittadini di rimanere a casa. Io mi immaginavo la folla tipica delle città cinesi, invece Wuhan era deserta soprattutto nella zona degli impianti sportivi. Abbiamo visitato il centro cittadino l'ultimo giorno prima di tornare in Italia. Qualche persona in più in giro, ma non certo la folla che mi aspettavo. (*Totolo*): Tornando al tuo stato di salute durante i Giochi Militari, anche tu quindi non ti sei sentita bene? (*Petronio*) Sì esattamente. All'inizio pensavo ad un problema di fuso orario. Poi però mi è venuta pure la febbre che mi ha fatto saltare una giornata di allenamento dopo la gara dei 100 delfino. Tutte le mattine mi sentivo svenire, ma non ci ho fatto molto caso, addebitando il malessere alle conseguenze del lungo viaggio. [...] Tornata in Italia, ho avuto un fortissimo raffreddore che ho cercato di curare normalmente con le aspirine. Poi mi hanno prescritto un antibiotico che però non ha funzionato come avrebbe dovuto. Nel frattempo, continuavo ad allenarmi in piscina perché servono almeno quindici giorni per recuperare due giorni fuori dall'acqua. Continuava a ripresentarsi la tracheite, con febbre, tosse e raffreddore, e non si riusciva a capirne il motivo. Sono andata avanti per due mesi così. Anche durante gli assoluti di nuoto non mi sentivo bene e infatti non ho fatto un buon tempo. A dicembre sono dovuta rimanere addirittura due settimane a casa perché non riuscivo nemmeno ad alzarmi dal letto. Ad un certo punto ho pensato che fosse diventata una cosa mentale. Infine, a Capodanno, sono stata ricoverata in ospedale perché non riuscivo più a respirare e avevo quasi 40 gradi di febbre. [...] Sono stata ricoverata dal 31 dicembre al 4 gennaio. I medici mi hanno detto che poteva essere stato un batterio. Sono stata riempita di cortisone e antibiotici. Mi hanno detto che gli antibiotici che avevo preso in precedenza non erano stati sufficienti. Dopo qualche giorno, fortunatamente, ho iniziato a sentirmi meglio. [...] Ho sentito l'intervista a Tagliariol. La differenza è che lui è stato male per tre settimane, mentre a me la malattia è durata per due mesi e mezzo, dopo il ritorno da Wuhan. [...] Per quanto riguarda i miei colleghi, so che altri non si sono sentiti bene. Un'altra nuotatrice ha saltato gli assoluti di dicembre perché non si sentiva bene. Si parlava di un sospetto di mononucleosi"[629].

Ma problemi di salute dopo i Giochi di Wuhan non sono stati accusati solo dagli atleti italiani. La pentatleta francese Elodie Clouvel, intervistata dall'emittente televisiva *Loire7*, ha appunto spiegato:

> "Penso che con Valentin (Belaud, altro pentatleta, nda) abbiamo già avuto il Coronavirus perché eravamo a Wuhan per i Giochi Militari. Ci siamo ammalati, lui ha saltato tre giorni di allenamenti, io ho avuto problemi mai avuti prima. E quando abbiamo parlato con un medico militare, ci ha detto: penso che l'abbiate già avuto perché gran parte della delegazione si è ammalata"[630].

Stando a quanto riportato dal quotidiano *L'Equipe*, un medico militare francese avrebbe oltretutto diagnosticato loro "evidenti sintomi di Coronavirus", sebbene il Ministero della Difesa francese abbia smentito[631].

Ed ecco ciò che non torna: i giornalisti del *Primato Nazionale* assicurano di aver contattato diversi partecipanti ai Giochi per avere chiarimenti, ma sostengono che "tutti gli atleti italiani, Matteo Tagliariol compreso, hanno risposto che non erano autorizzati a rilasciare interviste in merito alla trasferta di Wuhan"[632]. Per questo, dopo una serie di "no comment", hanno contattato telefonicamente il Capo della Prima Sezione Agonistica, il Tenente Colonnello Marco Pietro Carfì, il quale ha affermato: "Qualsiasi intervista riguardo agli atleti che sono andati a Wuhan viene trattata direttamente dallo Stato Maggiore della Difesa"[633]. A sua volta, lo Stato Maggiore della Difesa ha inviato ai giornalisti del *Primato* un comunicato stampa redatto subito dopo la testimonianza di Tagliariol:

> "Roma 7 maggio 2020, organi di stampa nazionale hanno diffuso una intervista rilasciata da un atleta militare che ha espresso la propria personale opinione sulla probabilità di aver avuto sintomi simili a quelli tipici del Covid-19, in occasione dei campionati mondiali militari organizzati a Wuhan lo scorso ottobre. A tal proposito è doveroso precisare che il personale sanitario militare, come previsto, ha sempre monitorato lo stato di salute della delegazione degli atleti militari durante la permanenza in Cina e non ha riscontrato alcuna criticità sanitaria individuale o collettiva al rientro in Italia collegabile al contagio da Coronavirus"[634].

A questo punto, non resta che capire per quale motivo la Difesa abbia imposto questo assordante silenzio stampa su una questione tanto delicata e sperare che vengano fatti (e possibilmente diffusi) test sierologici sugli atleti coinvolti, in modo da andare a fondo della questione. Forse Tagliariol ha detto qualcosa di scomodo? Ma, soprattutto, questi problemi di salute diffusi tra gli atleti possono supportare il fatto che siano stati gli americani a diffondere deliberatamente il virus?

Ammettiamo per un attimo che sia realmente così. Se fosse vero, i servizi segreti americani avrebbero ottenuto l'effetto opposto rispetto all'annichilimento del rivale asiatico, avendo rafforzato enormemente l'immagine della Cina agli occhi del mondo e mettendo a rischio la già precaria produttività di tutto il mondo occidentale. In questo modo, mentre l'Occidente potrebbe metterci anni a riprendersi, Pechino avrebbe modo di superare definitivamente il divario con i Paesi industrializzati, sfruttando l'enorme crisi economica per acquistare a prezzi ridicoli le ultime briciole della nostra industria e i nostri asset strategici. D'altronde, la Cina non è nuova a questo tipo di operazioni: lo ha fatto durante la terribile crisi greca allorché acquisì il 100% del porto del Pireo, il più importante del Paese, e si appresta a farlo in Iran, dove ha annunciato un piano di investimenti di quattrocento miliardi di dollari in cinque anni, già concordato con il governo di Teheran. La rivista *Petroleum Economist*, al riguardo, riferisce per l'appunto che la cooperazione sino-iraniana rappresenta "un cambiamento potenzialmente importante nel bilancio globale del settore petrolifero e del gas" e potrebbe segnare un "cambiamento sismico nel settore globale degli idrocarburi", precisando oltretutto che non saranno coinvolti dollari statunitensi nei pagamenti[635]: uno smacco decisamente enorme per Washington. Possibile che i servizi segreti americani siano stati tanto maldestri da non prevedere questa eventualità nel momento in cui avrebbero deciso di diffondere il virus? Eppure erano certamente a conoscenza degli accordi tra Cina ed Iran, che d'altra parte risalgono addirittura agli anni Ottanta, quando il Dragone forniva hardware militare ai Pasdaran nella guerra condotta dalla Repubblica Islamica contro l'Iraq, che era invece sostenuto dagli statunitensi.

Recentemente, nonostante le sanzioni imposte dagli USA all'Iran, la Cina è comunque stata uno dei principali acquirenti di petrolio iraniano: nel novembre 2019, ad esempio, ne ha importate la bellezza di 547.758 tonnellate⁽⁶³⁶⁾. Ma l'alleanza sino-iraniana non dovrebbe sorprendere più di tanto, giacché entrambi i Paesi vedono negli USA un grande nemico ed entrambi i Paesi, per il medesimo motivo, sono in prima linea nel promuovere la teoria del coinvolgimento americano nella diffusione del virus. Il problema è che lo fanno entrambi senza prove e, sovente, non utilizzano nemmeno il condizionale, non lasciano il beneficio del dubbio. Così i cittadini cinesi e iraniani, abituati a non contraddire il governo e i media ufficiali, credono realmente che Washington possa essere colpevole in tal senso. In Iran persino la televisione di Stato in lingua inglese *Press TV* ha ripreso la notizia, promuovendo a più riprese "teorie secondo le quali il Covid-19 potrebbe essere un'arma prodotta dagli Stati Uniti, o che gli scienziati di Israele e i "sionisti" abbiano usato l'epidemia come copertura per progettare un ceppo ancora più mortale del virus", soprattutto a danno dell'Iran[637].

Ciò che possiamo osservare da questa situazione è che un nemico comune si rivela decisamente un ottimo pretesto per rinsaldare le alleanze. Così l'Iran ha capito di poter fare affidamento sull'alleato cinese per qualsiasi necessità, proponendo a Pechino forti sconti sulle forniture petrolifere in cambio di una maggiore integrazione all'interno della Nuova Via della Seta[638], vero motivo per cui l'Impero Celeste non intende consegnare l'alleato mediorientale nelle mani di Washington: niente solidarietà quindi, ma solo business finalizzato all'espansionismo cinese. Espansionismo che ha già costretto l'Occidente a chiudere gran parte delle sue aziende in ragione della spietata concorrenza sleale, portata avanti con la vendita di prodotti a bassissimo prezzo, spesso nemmeno certificati per l'importazione in Europa. Un caso esemplare, emerso in questi mesi, è quello della ditta Coccato&Mezzetti di Galliate (Novara), che ha riattivato due linee di produzione di mascherine monouso dopo averle chiuse nel 2005 proprio a causa della massiccia importazione (a basso costo) dei medesimi prodotti dal Paese del Dragone[639]; oltre al danno la beffa, perché buona parte delle mascherine che abbiamo finora acquistato provengono proprio da Wuhan!

Malauguratamente, però, la situazione potrebbe persino peggiorare, poiché l'immagine di una Cina vincente, che sta riuscendo a sconfiggere il virus (o millanta di esserci riuscita), aprirà in futuro la strada verso nuovi accordi commerciali tra Pechino ed altri Paesi, a discapito degli Stati Uniti. Tutti noi sappiamo infatti che, per un Paese in rapida crescita come la Cina, la fiducia internazionale è fondamentale, soprattutto perché l'Impero Celeste è ormai diventato un grande produttore di qualsiasi bene, ed ha costantemente la necessità di trovare nuovi acquirenti. Ebbene, il modo esemplare (o presunto tale) con cui Pechino sta affrontando l'emergenza, più di ogni altra cosa, potrà fornirgli quella fiducia che invece perderanno l'Italia e via via gli altri Paesi occidentali. L'unica speranza è allora che il mondo, non più accecato dalla propaganda comunista, comprenda l'errore gravissimo di fare affidamento solo sulla Cina, perché se si ferma lei, si fermano tutti. Per questo auspico che la situazione attuale possa almeno servire da monito per riportarci a casa un po' del lavoro sottrattoci dall'Impero comunista. La buona notizia è che qualcuno si sta iniziando a muovere in questa direzione: se negli ultimi due anni il Giappone sembrava aver intensificato i suoi rapporti commerciali con Pechino, ora si sta registrando un'inversione di rotta senza precedenti. Con una mossa a sorpresa, il Primo Ministro Shinzo Abe ha infatti deciso di favorire lo spostamento della catena di distribuzione al di fuori della Cina, per riportarla in patria. Il fondo che ha messo a disposizione per raggiungere questo obiettivo è di circa 1,9 miliardi di euro per le compagnie che decideranno di rimpatriare la propria produzione di merci dalla Cina al Giappone e di duecento milioni per quelle che sposteranno la propria manifattura dalla Cina ad altri Paesi asiatici. L'ottima iniziativa ha quindi ispirato qualcosa di simile negli Stati Uniti, dove il direttore delle politiche sul commercio e la manifattura Peter Navarro e il senatore repubblicano Marco Rubio hanno chiaramente denunciato l'eccessiva dipendenza di Washington dal Paese del Dragone; per fare alcuni esempi, il 97% degli antibiotici usati negli USA sono prodotti in Cina, oltre che il 95% di ibuprofene, il 91% di idrocortisone ed il 70% di paracetamolo[640]. Da qui l'idea di Navarro e Rubio di invertire la tendenza e riportare almeno questo tipo di produzione in America, anche nell'eventualità che si dovesse far fronte ad una futura e purtroppo non improbabile epidemia. Se questo segni la fine del ruolo della Cina quale "fabbrica del mondo" è ancora presto per dirlo, ma l'inizio è promettente. In attesa del momento in cui si dovesse verificare il definitivo smarcamento degli USA da Pechino, bisogna però constatare come la Cina sia un grandissimo contenitore di investimenti e fabbriche statunitensi (e occidentali in genere), la cui partnership con Washington è stata voluta dal presidente americano Richard Nixon durante la Guerra Fredda, in funzione antisovietica. Sicché, quell'insolita alleanza tra Occidente ed Oriente è diventata il motore fondante della globalizzazione e quindi di buona parte dell'economia USA, che su di essa è fondata. In altre parole, l'America ha più che mai bisogno della Cina per soddisfare i suoi desideri capitalistici e la diffusione di un virus che paralizzi l'intero Paese asiatico e la sua produzione per mesi appare poco probabile. Ecco perché ha senso dire che "la globalizzazione è il paziente zero", come ha fatto Casapound sotto forma di striscioni in varie parti d'Italia[641].

A quanto detto finora va aggiunto che Robert Redfield, direttore del Centro Statunitense per il controllo e la prevenzione delle malattie (CDC), alla precisa richiesta del presidente Trump di approntare un vaccino al virus entro pochi mesi ha risposto che sia necessario molto più tempo. Mi è dunque ignoto il motivo per cui i servizi segreti americani, in mancanza di un vaccino, abbiano deliberatamente deciso di propagare un virus che, presto o tardi, sarebbe arrivato sul suolo statunitense ed al quale il Paese, col suo discutibile sistema sanitario, non avrebbe potuto efficacemente rispondere. E se così fosse, ovvero se fosse colpa di Washington, perché la Cina avrebbe nascosto per mesi il contagio anziché denunciare pubblicamente la situazione ed approfittarne per accusare di sabotaggio gli americani, coi quali Pechino è in costante rivalità?

Per motivi simili, ritengo altresì improbabile che la diffusione del virus sia stata deliberata da Germania e Francia come ritorsione nei nostri confronti per aver siglato vantaggiosi (ammesso che siano tali) accordi con la Cina; se da un lato è vero che il laboratorio batteriologico di Wuhan, dal quale avrebbe avuto inizio il contagio, è nato in collaborazione con il governo di Parigi, è anche vero che l'epidemia si sarebbe a breve ugualmente diffusa sul territorio francese e tedesco, che sono peraltro tra i maggiori partner commerciali di Pechino (nonostante la narrazione comune voglia che sia l'Italia il maggior alleato). Certamente va detto che Parigi ha mostrato scarsissima preoccupazione per l'epidemia, come se "già sapesse", e che Berlino ha a lungo nascosto le notizie relative al contagio, mascherando da semplici influenze i casi poi dimostratisi di Coronavirus. Tuttavia, accusare Francia e Germania senza uno straccio di evidenza scientifica mi pare quantomeno avventato. Ma ammettendo che ciò sia vero, avrebbero al più potuto trarre un minimo vantaggio dal danno d'immagine che l'Italia ha subito per la pessima gestione dell'emergenza, giustificata almeno in parte dal fatto di essere stata l'apripista della battaglia contro il Covid-19. E poi tanto la Francia quanto la Germania, come pure gli Stati Uniti, hanno nell'Italia un importante partner commerciale: colpendo il nostro Paese, avrebbero di riflesso colpito se' stessi. Lo dimostra molto bene il fatto che le case automobilistiche tedesche, vero punto di forza dell'economia di Berlino (generano un fatturato di circa quattrocento miliardi di euro l'anno ed impiegano direttamente quasi 850 mila lavoratori), abbiano chiesto aiuto alla Merkel perché "senza il supporto dell'Italia non possiamo produrre". L'industria automobilistica in Germania è per l'appunto strettamente dipendente dalle forniture di componentistica dalle aziende del nostro Paese; secondo Quattroruote, "in alcuni modelli d'alta gamma prodotti in Germania si arriva fino a quasi il 20% di componenti italiane e non si tratta solo di pellami o materiali per gli interni ma anche di soluzioni meccaniche ed elettroniche altamente tecnologiche"[642]. Per questo, come leggiamo sul *Fatto Quotidiano*, i gruppi *BMW*, *Daimler* e *Volkswagen* hanno fatto presente il problema alla Cancelliera, auspicando un sostegno all'Italia da parte del governo tedesco e dell'Europa[643]. Soprattutto per via del fatto che il settore dell'auto sarà prevedibilmente quello più colpito in assoluto, e non sembra molto sensato farsi la guerra tra produttori...

Ciò detto, vediamo ora le due teorie del complotto più assurde, che riporto per completezza. La prima vorrebbe che il virus sia un prodotto dei sionisti per mettere in ginocchio il mondo e diventarne padroni attraverso la vendita del vaccino (del quale sarebbero già in possesso). La seconda che il Covid-19 sia stato creato dai russi per invadere militarmente varie nazioni (come nel caso dei medici-militari inviati in soccorso all'Italia), magari in risposta all'operazione *Defender Europe 20* di cui parlo più avanti; naturalmente i russi, a seconda delle versioni, sarebbero già in possesso del vaccino o, per qualche motivo occulto, immuni al Covid-19. Come in tutte le leggende, vi è però un fondo di verità. Prima che Bill Gates annunciasse che uno dei laboratori da lui finanziati fosse prossimo alla scoperta del vaccino, era infatti un centro di ricerche israeliano, il Migal Institute, ad essere più vicino alla sua scoperta. Anzi, come leggiamo su *Il Foglio*, "lo Stato ebraico è all'avanguardia. Si preparava da anni all'epidemia"[644] ed aveva già sviluppato un vaccino per la SARS che ha mostrato risultati incoraggianti pure sul Covid-19[645]. Da qui la credenza, ovviamente falsa, che i ventimila soldati americani che avrebbero dovuto essere inviati in Europa nell'ambito dell'operazione *Defender Europe* fossero già vaccinati, magari proprio col vaccino prodotto in Israele in virtù dei notori buoni rapporti che gli USA intrattengono con lo Stato ebraico.

Quanto ai sospetti sulla Russia, è verosimile che questi abbiano avuto origine dal fatto che, al 12 marzo 2020, il Paese contava appena venti contagi (sebbene poi si siano allineati al resto del mondo), di cui solamente tre hanno avuto bisogno di ricovero ospedaliero[646]. Ma, un po' com'è stato per Taiwan, Singapore ed altri Stati geograficamente vicini alla Cina, il merito del "successo" è in massima parte da attribuire all'applicazione di una serie di provvedimenti via via più stringenti e soprattutto tempestivi, di cui fornisco una breve cronologia: a partire dal 31 gennaio i viaggi d'affari delle compagnie russe in Cina sono stati temporaneamente sospesi, mentre venivano diffusi i primi avvertimenti volti a cambiare le abitudini dei cittadini, tipo quella di abbracciarsi e baciarsi; il 2 febbraio venivano sospesi i collegamenti ferroviari con la Cina, il 3 si prese la decisione di bloccare temporaneamente tutti i viaggiatori ivi provenienti ed il 6 fu emanata una disposizione per cominciare a registrare la temperatura corporea delle persone che prendevano parte ad eventi pubblici; il 20 febbraio scattò il divieto di ingresso sul territorio della Federazione per tutti i cittadini cinesi e, contestualmente, vennero istituite delle zone di quarantena per i viaggiatori giunti nel Paese prima della chiusura delle frontiere; il 27 febbraio i viaggi turistici in Italia, Iran e Corea del Sud furono interrotti e il 28 Mosca sospese i visti di ingresso per i cittadini iraniani; il 4 marzo fu deciso di interrompere le esportazioni di mascherine, guanti, bendaggi e tute protettive fuori dal Paese; il 6 Mosca estese l'obbligo di quarantena per chiunque arrivasse da Spagna, Francia, Italia, Germania, Cina, Iran e Corea del Sud; il 10 l'autorità nazionale per i consumatori raccomandava di effettuare i propri acquisti evitando l'ora di punta; infine, l'11 marzo, fu varato un decreto che vietava gli eventi pubblici con più di cinquemila spettatori fino al 10 aprile (termine poi ulteriormente prolungato)[647]. Per questo, e non per altri motivi, la Russia è riuscita a contenere efficacemente i contagi, pur condividendo con la Cina un confine di oltre 4200 chilometri ed essendo il Paese con la maggior estensione al mondo: d'altra parte Putin non aveva altra scelta se non quella di prevenire, potendo fare affidamento, in caso di diffusione del contagio, su un sistema sanitario non propriamente eccelso... Ciononostante, molte persone dalla fantasia eccessivamente fervida hanno ipotizzato i più biechi scenari complottisti, suffragati dal fatto che, intorno al 20 marzo, i russi avevano in effetti avviato le sperimentazioni di un vaccino sull'uomo, come riferiva il Rospotrebnadzor (Servizio federale russo per la salute e i diritti dei consumatori); il centro di ricerca statale di Virologia e Biotecnologia Vector, parte del Rospotrebnadzor, "ha prontamente sviluppato prototipi di vaccini basati su sei diverse piattaforme tecnologiche", ed è in studio "il metodo e il programma" per la somministrazione[648]. Tuttavia, si tende a non considerare come la ricerca del vaccino sia un progetto di interesse mondiale, sicché non è da escludere che si sia trattato di un bluff per far guadagnare credibilità ai Paesi che fossero più vicini alla sua realizzazione; ipotesi che prende maggior forza se si considera che, nel medesimo periodo, pure Pechino si vantava di essere in pole position nella scoperta del vaccino (nonostante poi non se ne sia saputo più nulla). Ed anche la Germania annunciava trionfalmente alla Commissione UE che la tedesca CureVac "ha già avviato il suo programma di sviluppo di un vaccino anti Covid-19 e si prevede l'avvio di test clinici a partire da giugno 2020"[649], senza che si sia giunti, al momento della scrittura di queste pagine, ad un risultato concreto.

Ma, a proposito di vaccini, la CureVac è a sua volta al centro di un ulteriore mistero: secondo quanto riporta *Die Welt*, gli Stati Uniti avrebbero infatti cercato di convincere la società a spostare le proprie ricerche sul vaccino per il Coronavirus negli Stati Uniti, dietro il pagamento di una lauta somma di denaro (si parla di un miliardo di dollari). Le trattative, sempre a detta del *Die Welt*, sarebbero iniziate il 2 marzo, quando alcuni membri del governo americano avrebbero incontrato alla Casa Bianca i delegati dell'azienda tedesca, ivi compreso l'allora amministratore delegato Daniel Menichella[650]. Poco dopo, sollevando ulteriori sospetti sulla faccenda, Menichella si ritirò dalla sua carica a favore di uno dei fondatori della società stessa, Ingmar Hoerr. Questi, in una nota stampa pubblicata sul sito della CureVac, annunciò:

> "Da parte del consiglio di amministrazione vorrei ringraziare molto Dan Menichella per il grande contributo che ha dato a CureVac negli anni recenti. Dan ha sviluppato i nostri affari e ha dato impulso allo

sviluppo di importanti prodotti tra cui il recente inizio del nostro programma sul vaccino per il Coronavirus"[651].

L'enigmatica situazione ha indotto molti a pensare che CureVac fosse già in possesso di un vaccino o quantomeno che fosse prossima alla sua realizzazione, motivo per cui Trump si sarebbe accaparrato in esclusiva i diritti di produzione giacché, secondo la legge americana, le aziende straniere che vogliono lavorare negli USA sono costrette a cedere allo Stato qualsiasi tipo di brevetto che dovessero utilizzare. Proprio quest'ultima circostanza, ovvero la produzione in esclusiva del vaccino sul suolo statunitense, si suppone sia alla base del ritiro di Menichella, che forse non intendeva mantenere l'esclusiva per la produzione. Per tal motivo sembra siano state portate avanti trattative con il governo tedesco, interessato a capire se fosse comunque possibile sviluppare il vaccino e altre sostanze attive in Europa e in Germania in caso di trasferimento dei processi produttivi negli States. Immediata la risposta della classe politica tedesca che ha fatto sapere, tramite il ministro degli Esteri Heiko Maas, che "i ricercatori tedeschi sono leader nello sviluppo di medicine e vaccini, nell'ambito di collaborazioni globali. Non possiamo permettere ad altri di acquisire in esclusiva i vaccini. Possiamo sconfiggere il virus solo se agiamo insieme, non gli uni contro gli altri"[652]. Altrettanto immediata la controffensiva americana tramite l'ambasciatore Richard Grenell, il quale ha categoricamente negato che Washington avesse intenzione di acquisire in esclusiva i diritti di fabbricazione del vaccino ed accusato Die Welt, Business Insider, Reuters ed altri che hanno riportato la notizia di essere in possesso di informazioni sbagliate[653]. Dal canto suo, pure CureVac "rigetta fermamente le voci che riguardano la vendita di tecnologia della compagnia", rifiutandosi di commentare ulteriormente le speculazioni che si sono lette sui media[654]. Nondimeno, apprendiamo dal sito dell'azienda tedesca che effettivamente hanno avuto luogo degli incontri tra Menichella, Trump, il vicepresidente Mike Pence, diversi membri della task force della Casa Bianca per l'emergenza Coronavirus ed alti rappresentati delle case farmaceutiche e biotecnologiche americane[655]. Va però detto che il governo USA è in contatto con almeno altre venticinque case farmaceutiche, senza contare che alcuni rappresentanti dell'esecutivo di Trump per la lotta al Covid-19, intervistati dal *New York Times*, hanno assicurato che i risultati verranno condivisi con il resto del mondo[656]. Approfondiremo comunque più avanti la questione dei vaccini e dei relativi costi sui sistemi sanitari nazionali, in modo da comprendere se e quanto possano essere fondate le ipotesi circa la diffusione del virus da parte delle case farmaceutiche.

Veniamo quindi all'invio dei ventimila soldati americani in Europa nell'ambito della cosiddetta missione *Defender Europe 20*, "il più grande dispiegamento di forze nel Vecchio continente da almeno venticinque anni", come leggiamo in una nota ufficiale della NATO[657]. Anzitutto bisogna considerare che non si tratta affatto un'invasione perché, coerentemente con la propria strategia geopolitica, gli Stati Uniti cercano di contenere i loro rivali (Russia e Cina in testa), laddove gli Stati europei hanno invece perso la voglia di occuparsi della propria sicurezza. E poi non dimentichiamo che, in quanto vincitori materiali e morali dell'ultima guerra mondiale, non devono rendere conto a nessuno della loro presenza nel Vecchio Continente, dove hanno stabilmente dispiegati circa 66mila militari in una dozzina di Paesi[658]. Con *Defender Europe 20* ne avrebbero aggiunti altri 20mila, cui sommarne ulteriori novemila già presenti nel nostro continente ed ottomila forniti da una quindicina di membri della NATO, Italia inclusa. Totale: trentasettemila. Motivo: gli Stati Uniti puntano, per rimarcare la loro sfera d'influenza, sulla leadership navale. Sicché la questione non è tanto se Mosca sia o meno ostile (e non vi sono sufficienti ragioni per credere che lo sia), quanto piuttosto una questione che potremmo definire, per semplificare al massimo, puramente d'immagine. Ma oltre alla libertà delle rotte marittime, Washington vuole verificare quella delle rotte terrestri; per questo l'operazione prevedeva l'attraversamento di militari ed armamenti lungo mezza Europa, a partire dai porti di Brema (Germania), Anversa (Belgio) e Vliessigen (Paesi Bassi) per giungere in Polonia e nelle Repubbliche baltiche. Qui gli americani si sarebbero addestrati ed avrebbero calcolato, dispiegando circa dodicimila mezzi, quanto tempo è necessario per recarsi da un punto all'altro e quali infrastrutture bisogna potenziare. Il messaggio inoltrato dagli USA con questo enorme dispiegamento di forze è molto importante, e ci dice (giusto o sbagliato che sia) che Washington non ha abbandonato l'Europa a se' stessa a favore dell'asse Indo-Pacifico. Ed è esattamente ciò che si legge sul sito della NATO: "(*L'obiettivo è quello di*) dimostrare l'impegno degli Stati Uniti nei confronti della NATO e la sua determinazione a sostenere i suoi alleati e partner europei" e "accrescere la capacità di dispiegare rapidamente una grande forza di combattimento dagli Stati Uniti in Europa, per rispondere a potenziali crisi" (corsivo mio)[659].

Lungi dal voler fare una disamina delle motivazioni geopolitiche dietro un tale massiccio dispiegamento di forze, cerchiamo invece di capire perché si può affermare che questo non abbia alcuna correlazione col Coronavirus. Anzitutto, non è una guerra batteriologica portata avanti dall'America nei confronti dell'Europa ne' tantomeno della Cina, come possiamo facilmente comprendere analizzando una serie di fattori e fatti incontrovertibili: l'assenza di un vaccino, l'elevata trasmissibilità, la bassa virulenza ed il buon livello di immunità naturale. In secondo luogo, se pure ammettessimo che gli americani abbiano deciso di innescare una guerra batteriologica a ottobre 2019 in concomitanza coi Giochi Militari di Wuhan, dovremmo comunque prendere atto del fatto che un enorme dispiegamento di uomini e mezzi come *Defender Europe 20* non avrebbe certo potuto essere pianificato in così pochi mesi: la concomitanza dell'operazione con la comparsa del Covid-19 è dunque puramente casuale. Inoltre non è nemmeno vero che i soldati coinvolti sono già vaccinati, e infatti il comando europeo dell'US Army, prima di annullare la missione, ha riferito che "sta monitorando da vicino Covid-19 e sta lavorando diligentemente con i funzionari delle nazioni ospitanti mentre prosegue l'esecuzione di Defender Europe 20. Per ora il virus non ha influito sull'esecuzione dell'esercitazione"[660]. Andrew Rohling, generale dell'esercito americano e vicecomandante delle forze americane in Europa, ha poi chiosato: "Abbiamo piani di assistenza sanitaria e medica per identificare eventuali carenze che potremmo avere e stiamo affrontando tali carenze e requisiti con ogni singola nazione ospitante"[661].

A ciò si aggiunga che il segretario generale della NATO, Jens Stoltenberg, ha affermato che l'Alleanza ha stabilito piani di contingenza in caso di una significativa diffusione del contagio, sostenendo inizialmente che l'esercitazione si sarebbe svolta secondo i piani prestabiliti:

> "Stiamo chiaramente monitorando e seguendo la situazione molto da vicino perché potenzialmente potrebbe avere conseguenza anche per la NATO. Non prevediamo di cancellare l'esercitazione, ma questo lo

stabiliremo durante il corso degli eventi. Siamo pronti per aumentare gli sforzi e le misure preventive che stiamo già implementando"[662].

In più, si consideri che sono tuttora in atto esercitazioni militari americane in varie parti d'Europa. E possiamo qui citare *Dynamic Manta*[663], esercitazione navale che si sta tenendo in Italia a cui partecipano dieci nazioni, oppure *Cold Response 2020*[664], che si sta tenendo nel nord della Norvegia e vede la partecipazione di sedicimila uomini (7500 americani) dal Regno Unito, dalla Norvegia e dalla Finlandia impegnati in sedici giorni di manovre terrestri e anfibie. La differenza rispetto a *Defender Europe 20* è che dette esercitazioni erano già in corso prima dello scoppio dell'epidemia e quindi hanno avuto molto meno risalto, riuscendo ad evitare di essere coinvolte nei tipici "plot" complottistici.

Ad ogni buon conto i teorici della cospirazione possono tirare un sospiro di sollievo, perché l'11 marzo il Comando per l'Europa ha annunciato che il numero di soldati sarebbe stato ridotto a causa della pandemia, per garantire la sicurezza delle truppe[665]. Contestualmente è stato annunciato che l'Italia, all'epoca primo Paese europeo colpito dal Covid-19, non avrebbe preso parte all'esercitazione[666], soprattutto perché un civile italiano che lavora nella base americana di Vicenza è risultato positivo al Coronavirus[667]. Certo, sarebbe stato bello credere che i militari americani sbarcassero nel nostro continente già vaccinati in modo da testare su larga scala l'efficacia del vaccino. Sarebbe altresì stato bello pensare che Trump ci avesse inviato le sue truppe per difendere l'Europa dall'avanzata inesorabile dei profughi, che il criminale turco Erdogan lascia passare sul suo territorio[668], o dalla minaccia rappresentata da una ipotetica guerra batteriologica condotta dall'Iran. Però tutte queste congetture sono rapidamente crollate con l'annuncio dell'annullamento dell'esercitazione (con l'eccezione di pochissime attività) dopo l'esponenziale aumento dei casi di contagio negli USA[669]. E questa è un'ulteriore prova a discarico della responsabilità americana nella diffusione del contagio, perché è difficile credere che, dopo aver pianificato l'operazione per mesi e mesi (o forse addirittura anni) ed avervi investito una miriade di risorse sia economiche che umane, questa sia stata annullata proprio a causa di un virus che gli americani stessi avrebbero messo in circolazione.

Ma dicevo della Turchia e di Erdogan non a caso. Dopo aver a lungo bloccato 200mila mascherine destinate all'Italia perché il Ministero della Sanità turco non aveva dato il permesso ad esportarle (non è tuttora chiaro come sia evoluta la situazione ne' se Erdogan abbia ricattato il nostro governo per sbloccarle)[670], Ankara sembra voler giocare un ruolo di prim'ordine nel mondo post-epidemia. Un indizio è il fatto che il 23 aprile, in occasione del centenario della Grande assemblea nazionale turca (il parlamento unicamerale fondato da Mustafa Kemal Atatürk), i festeggiamenti per l'evento non siano affatto stati vietati o ridimensionati a causa del Coronavirus, ma anzi celebrati con grande fervore. Come a dire: la Turchia è di nuovo una grande potenza ed è pronta a comportarsi da protagonista nel "nuovo mondo". E lo dimostrano molto bene i giornali del Paese, che titolano trionfalmente *Il sogno di una grande Turchia è rinato*[671] o *La Turchia avrà una voce nel nuovo ordine mondiale*[672]. Sui medesimi vi sono poi numerosi riferimenti alla resistenza "contro la colonizzazione culturale", ovvero ai tentativi di occidentalizzare l'identità turca; emblematico in tal senso il trionfale riferimento dei media turchi a Necmettin Erbakan, che fu brevemente Primo Ministro (dal 1996 al 1997) prima di essere costretto dalle forze armate a rassegnare le dimissioni per via della sua agenda politica basata sul nazionalismo islamico. Il problema è che Erbakan è stato uno dei più importanti pensatori ed esponenti del movimento islamista Millî Görüş, ma soprattutto mentore dell'attuale presidente Erdogan, le cui politiche criminali ed aggressive sono purtroppo state sottovalutate da un occidente sempre più debole e sempre più incapace di imporre il rispetto delle proprie tradizioni e della propria cultura. Talmente debole e miope da vedere nel presidente turco quasi un "benefattore" che, negli ultimi anni, ha risollevato il destino della Turchia: non è un caso che molte aziende occidentali abbiano impiantato proprio in Turchia i propri stabilimenti. Il passaggio stesso dei presunti migranti sul territorio turco alla volta dell'Europa, passando dalla Grecia, dà una misura dell'enorme potere che ormai Ankara detiene da anni.

Del nuovo "rinascimento turco" ha fatto menzione pure il presidente del Parlamento, Mustafa Sentop: "La Turchia farà sentire la sua voce nel nuovo ordine mondiale dopo il Coronavirus. [...] La Turchia, rinata dalle sue ceneri cento anni fa, è oggi più potente, entusiasta e viva"[673]. E malauguratamente potrebbe avere ragione perché, dopo la Cina, la Turchia è il primo Stato al mondo per numero di materiali sanitari inviati: su cento richieste inoltrate da altrettanti Paesi, Ankara ne ha soddisfatte (al 24 aprile) ben cinquantatré[674]! Come Pechino, quindi, la Turchia sfrutta pienamente il cosiddetto "soft power", che coi turchi si è fatto decisamente "strong" viste le minacce cui Erdogan ci ha abituati. Ma l'influenza turca passa anche per la via religiosa, ovvero attraverso l'aperta promozione del fondamentalismo islamico che ha ben attecchito, talvolta in funzione antirussa, in quei territori che furono un tempo alla mercé degli ottomani: i territori balcanici, la Moldavia, l'Ucraina, l'Ungheria, alcuni territori dell'ex Unione Sovietica e l'Africa orientale[675]. Così il dopo-pandemia, come del resto è stato nei periodi successivi a tutte le grandi guerre, determinerà il crollo di consolidate alleanze e la nascita di nuove; e la Turchia, ormai quasi del tutto indipendente dalle importazioni europee ed economicamente molto forte, potrà davvero rappresentare uno dei poli del "nuovo mondo". Tutto dipenderà da quanto i singoli Stati sapranno resistere, per il loro bene, alla pressante influenza di Erdogan.

7.2 - *Guerra batteriologica e Coronavirus*

Quando l'epidemia di Coronavirus non era che agli inizi, sono circolate un'infinità di teorie complottiste secondo le quali il Covid-19 sarebbe un'arma batteriologica creata ora dagli americani, ora dai cinesi. Sostenitore di quest'ultima tesi è, tra gli altri, Francis Boyle, primo firmatario del Biological Weapons Act (legge sull'antiterrorismo per le armi biologiche) siglato nel 1989 dall'allora presidente americano George Bush (senior). All'epoca, parliamo di fine gennaio 2020, l'ipotesi che il virus potesse essere anche solo accidentalmente sfuggito dal laboratorio di Wuhan era considerata una mera leggenda metropolitana, sicché i "professionisti dell'informazione" si affrettarono a smentire l'indicibile tesi. Enrico Cicchetti de *Il Foglio*, con rara dovizia di particolari, scrisse un articolo su Boyle il cui preambolo recita:

> "I pacchi all'antrace del 2001 erano un inside job. L'America è gestita dai sionisti e dai Rothschild. I laureati di Harvard hanno una "mentalità nazista". Si potrebbe pensare che siano i deliri di un quindicenne affascinato da oscure teorie della cospirazione, e invece sono le tesi del

professor Francis Boyle dell'Università dell'Illinois, peraltro accreditato come colui che ha dato il via al movimento di boicottaggio contro Israele nei campus americani. Se ne parliamo è perché ieri, sul sito del *TgCom24* e di *Libero* è stata lanciata questa notizia: "Coronavirus, l'esperto americano di bioterrorismo: "Creato in laboratorio, è un'arma da guerra biologica"". I quotidiani online riportano senza contraddittorio le parole del professor Boyle, secondo il quale "il laboratorio BSL-4 di Wuhan è anche un centro di ricerca dell'Organizzazione mondiale della Sanità e per questo motivo la stessa OMS "non poteva non sapere". Il direttore del *TgCom24* Paolo Liguori già il 25 gennaio 2020 aveva detto di aver appreso da "una fonte attendibilissima" che "tutto nasce dal laboratorio di Wuhan". La fonte però era la screditata testata americana *Washington Times*"[676].

Ora, a prescindere dal fatto che si creda o meno alla teoria di Boyle sulle armi batteriologiche (cosa che io stesso non ritengo verosimile), già queste poche righe evidenziano in maniera più che palese la capziosità dell'intero articolo. In primo luogo perché il 5 febbraio, data di pubblicazione del "pezzo", le informazioni a disposizione sul Covid-19 erano veramente troppo esigue per prendere una posizione così netta, tant'è che la tesi della fuga del virus dal laboratorio di Wuhan ha sempre più preso piede fino a risultare quasi una cosa certa. In secondo luogo, non è ben chiaro perché Cicchetti tenga a rimarcare la frase di Boyle secondo cui l'OMS "non poteva non sapere", come fosse un'insinuazione senza fondamento e che, invece, abbiamo visto essere più che verosimile. E poi è quantomeno curioso che venga riportata la frase "i giornali online riportano senza contraddittorio le parole del professor Boyle", quasi fosse un'accusa, quando sono proprio i nostrani "professionisti dell'informazione" ad averci abituato ad assistere ai monologhi dei più disparati personaggi senza ascoltare la controparte: vedi Roberto Burioni o Walter Ricciardi. Infine è secondo me scorretto, giornalisticamente parlando, attaccare un personaggio sulla base delle proprie idee o affermazioni passate (condivisibili o meno che siano) per inficiarne la credibilità; il fatto ad esempio che Boyle creda che l'America sia gestita dai sionisti è, in questo caso, del tutto irrilevante. Ma devo purtroppo rilevare che questa discutibile tecnica di screditamento sia piuttosto diffusa, e difatti viene fatta propria pure dai "debunker" di *Open* che, senza aggiungere molto sulla questione, citano a loro volta l'articolo de *Il Foglio* di cui sopra, sottintendendo che la "fonte attendibilissima" di *TgCom24* sia proprio Boyle. Che, naturalmente, attaccano per le sue opinioni e non per l'unica affermazione che si propongono di delegittimare[677].

Poi Cicchetti calca ulteriormente la mano e scrive:

"La leggenda del "laboratorio segreto" ha già preso piede in Italia. Il 29 gennaio scorso l'europarlamentare a Cinque stelle Fabio Massimo Castaldo ha scritto su Facebook di volere presentare un'interrogazione parlamentare "per conoscere a fondo la realtà dei fatti" sul laboratorio di Wuhan. Per ora Castaldo non l'ha ancora fatto. Il 30 gennaio, ospite di Coffee Break su La7, il fondatore del partito sovranista Vox Italia, Diego Fusaro, ha detto che il Coronavirus ha "un'intelligente strategia filo-atlantista" perché "emerge proprio nel momento di massima criticità del rapporto tra Stati Uniti e Cina". Al di là dei casi singoli è interessante notare che questo genere di complottismi ha una matrice costante: antiamericana e antisionista. I grandi nemici dell'umanità sarebbero Israele e gli Stati Uniti, da sempre e per sempre impegnati a ordire oscure trame e macchinazioni omicide. [...] Il curriculum di Francis Boyle, infatti, non è quello del classico mistificatore complessato: è professore di diritto internazionale; è stato coinvolto nello sviluppo dell'accusa contro Slobodan Milosević per i crimini di guerra in Bosnia Erzegovina e ha redatto il Biological Weapons Act del 1989 firmato dall'allora presidente americano George H.W. Bush. Poi però c'è il Boyle attivista: un antisionista radicale e un feroce critico della politica estera americana nei confronti di Israele, che ha più volte definito "nient'altro che un bantustan giudeo (in riferimento ai territori assegnati alle etnie nere dal governo sudafricano nell'epoca dell'apartheid, nda), istituto dalle potenze coloniali occidentali per controllare e dominare il medio oriente secondo il loro volere". Nel maggio 2008, Boyle si offrì di "rappresentare l'Iran in un tribunale internazionale per processare il regime sionista con l'accusa di genocidio dei palestinesi" e chiese che la sua proposta fosse presentata all'ayatollah Khamenei e all'allora presidente iraniano Ahmadinejad. Serve altro?"[678].

A questo punto non si può che rispondere: sì, decisamente serve altro. Perché qui è evidente come Cicchetti, in mancanza di oggettive prove che il virus non provenga (accidentalmente o meno) dal laboratorio di Wuhan, si lasci andare ad una serie di personali considerazioni fini solo a se' stesse. E addirittura lancia infondate accuse di antiamericanismo ed antisionismo nei confronti dei "complottisti", come fossero tutti rozzi, ignoranti e, soprattutto, di destra. Ma forse sarebbe il caso di ricordare a Cicchetti che l'ipotesi della fuga del virus dal laboratorio non è mai stata categoricamente esclusa dal mondo scientifico ed è stata fatta propria, per citare un personaggio caro alla sinistra, dalla virologa Gismondo[679]. Quanto al mondo scientifico, comunque, la posizione generalmente condivisa è che l'ipotesi più probabile sia l'origine naturale del Covid-19, ma nessuno ha mai smentito categoricamente la sua fuga o creazione in laboratorio, nemmeno l'articolo di *Nature* del 17 marzo 2020 tanto caro ai "debunker"[680]. Questo non ha impedito a Cicchetti di titolare trionfalmente: "La bufala del Coronavirus creato in laboratorio rilanciata dai giornali italiani"[681]. Ma la cosa più curiosa dell'intera vicenda, in generale, rimane la pochissima enfasi data alla smentita delle accuse cinesi circa la creazione e la relativa diffusione del virus da parte degli americani. Eppure a lanciare questa grave accusa non è stato il "classico mistificatore complessato", per citare nuovamente Cicchetti, bensì il portavoce del Ministero degli Esteri Lijian Zhao[682]. Che la vicinanza ideologica del governo italiano alla Cina abbia fatto passare in secondo piano la questione? O forse le accuse all'America del "rozzo" Trump sono più tollerabili di quelle rivolte al suo omologo Xi Jinping?

Detto questo, bisogna precisare che il 23 luglio 2015 gli USA realizzarono davvero una sorta di Coronavirus attenuato, brevettato[683] tre anni dopo dall'agenzia inglese *Pirbright Institute* sotto l'egida del governo britannico e con sovvenzioni dell'OMS, della Commissione Europea, della Bill & Melinda Gates Foundation e di altri enti pubblici e privati[684]. Naturalmente, all'epoca del rilancio di questa notizia (verso fine gennaio 2020), la sola presenza della parola "Coronavirus" fece allarmare diverse persone che, giustamente, si chiesero se quel virus avesse a che fare con l'attuale. Oggi sappiamo bene che non è così, poiché il brevetto del 2015 riguardava la creazione di un virus attenuato (ovvero non pericoloso) da studiare in laboratorio per la creazione di un vaccino contro le malattie respiratorie di diversi animali. *Pagella Politica*, uno dei siti "government-approved", ci informa appunto che "il brevetto del *Pirbright Institute* [...] è relativo a due virus che fanno parte della famiglia dei Coronavirus: uno collegato alla bronchite infettiva aviaria, che infetta il pollame, e il delta-coronavirus suino, che infetta i suini. Lo stesso Pirbright Institute ha chiarito che il suo brevetto (n. 10130701) riguarda "lo sviluppo di una forma indebolita del Coronavirus che potrebbe essere potenzialmente utilizzata come vaccino per prevenire le malattie respiratorie negli uccelli e in altri animali" e che attualmente non ha a che fare con i Coronavirus umani"[685]. In questo caso ci vengono in aiuto i "debunker" di *Open*, che scrivono:

> "Curiosamente, dopo la pubblicazione del genoma del nuovo Coronavirus e il suo isolamento in diversi Paesi del mondo, nessuno, nemmeno un ricercatore precario, si sarebbe accorto che SARS-Cov2 è un Coronavirus noto e già attenuato, con tanto di brevetto depositato nel 2015. Dobbiamo ipotizzare, come sempre nelle tesi di complotto, che ci sia una omertà assoluta da parte di milioni di esperti nel mondo"[686].

E ancora:

> "Si parla soprattutto di un virus creato in laboratorio, con tanto di brevetto, per imporre la vendita del relativo vaccino. Il brevetto sarebbe stato depositato nel 2015 e concesso nel 2018. Ma la fonte a cui si fa riferimento riguarda un diverso tipo di Coronavirus. [...] Il documento a cui fanno riferimento i cospirazionisti, pubblicato sul portale di Justia patents, riguarda invece il Coronavirus attenuato della bronchite aviaria (Ibv), facente parte del genere *Gammacoronavirus*. Si tratta di un patogeno che colpisce i polli domestici. Dal testo capiamo anche che non si tratta di un virus creato in laboratorio, ma "attenuato" (lavorato in laboratorio per renderlo innocuo)"[687].

Ma quest'ultima frase non sottintende forse che, in qualche modo, i virus possano essere "lavorati" in laboratorio, ossia modificati? Posto che quello del *Pirbright* non abbia a che vedere con l'attuale Coronavirus, in base a quale criterio si afferma allora con assoluta certezza che il Covid-19 non sia modificato?

E veniamo infine al marzo 2019, quando il Canada inviò un pacchetto di virus letali al laboratorio batteriologico di Wuhan, motivando che fosse parte di una non meglio definita ricerca nel campo della salute pubblica mondiale. Com'era prevedibile, pure questo avvenimento è stato utilizzato da alcuni complottisti per avvalorare la tesi di un virus creato in laboratorio o diffuso appositamente; ma è il prestigioso sito *The Scientist* ad informarci che i virus in questione erano i già noti Ebola e Henipavirus, rassicurandoci oltretutto sul fatto che "non esiste un rischio noto per la salute pubblica"[688]. Tuttavia la scomparsa in circostanze poco chiare di Frank Plummer[689], scienziato di sessantotto anni che guidava il laboratorio canadese da cui sarebbero stati inviati (qualcuno dice "sottratti") i virus a Wuhan, ha ulteriormente alimentato il dibattito e fornito nuovi spunti alle teorie cospirazioniste. Senza peraltro che si sia riusciti, al momento della scrittura, a dirimere la questione. Attendiamo impazienti i prossimi sviluppi.

L'ultima notizia, in ordine di tempo, a gettare benzina sul fuoco del complottismo è l'inspiegabile omicidio-suicidio del professore di origine cinese Bing Liu dell'Università di Pittsburgh, impegnato nella ricerca medica contro il Covid-19 e, come riferisce la *CNN*, "sul punto di fare scoperte molto significative per comprendere i meccanismi cellulari che sono alla base dell'infezione da SARS-CoV-2"[690]. L'uomo, trentasettenne, è stato trovato morto il 6 maggio 2020 e riportava ferite da arma da fuoco; a poca distanza è stato rinvenuto il cadavere di un secondo uomo, il quarantaseienne Hao Gu, che sembrerebbe essersi autoinflitto un colpo di pistola in testa. L'università di Pittsburgh ha espresso il proprio cordoglio in una dichiarazione ufficiale, dicendosi "profondamente rattristata dalla tragica morte di Bing Liu, un prolifico ricercatore e ammirato collega", mentre i collaboratori di Liu hanno confermato la volontà di portare avanti le ricerche sul Coronavirus "nel tentativo di rendere omaggio alla sua eccellenza scientifica"[691]. Vedremo in futuro quale spiegazione razionale ci verrà offerta sulla faccenda; per ora qualsiasi congettura sarebbe, appunto, solo una congettura...

OTTAVO CAPITOLO

8.1 - *Bill Gates, i vaccini e l'ambientalismo "da salotto"*

Al momento della scrittura di queste pagine, l'azienda farmaceutica più vicina alla creazione di un vaccino contro il Covid-19 risulta essere l'americana Inovio, i cui test sono in buona parte finanziati dalla Bill & Melinda Gates Foundation e dalla Coalition for Epidemic Preparedness Innovations (CEPI) di Davos. Dopo il via libera della Food and Drug Administration (Fda) il vaccino, denominato Ino-4800, è infatti stato somministrato a quaranta volontari sani della Perelman School of Medicine dell'Università della Pennsylvania e del Center for Pharmaceutical Research di Kansas City, che hanno ricevuto una seconda dose dopo un mese; le risposte immunitarie e i dati di sicurezza dello studio sono previsti entro la fine dell'estate. Intanto l'azienda fa sapere che prevede di disporre di un milione di dosi di vaccino entro fine anno per ulteriori studi, in attesa che la sua distribuzione venga definitivamente approvata (si ritiene nella primavera 2021). In effetti, per quanto rappresenti un notevole passo avanti nella lotta alla pandemia, non si tratta ancora di una soluzione definitiva al problema, come ha ben chiarito il CEO di Inovio Joseph Kim:

> "Senza un vaccino sicuro ed efficace è probabile che questa pandemia continui a minacciare vite umane e mezzi di sussistenza. Il nostro team

di ricercatori, partner e finanziatori si è mobilitato da quando la sequenza genetica del virus è diventata disponibile all'inizio di gennaio (si noti la data, segno che la probabilità di un'epidemia era già nota a inizio anno, nda) e continua a lavorare 24 ore su 24 per garantire l'avanzamento rapido di Ino-4800 attraverso questo studio di fase 1"[692]. "La produzione di un vaccino Covid-19 entro i prossimi 12-18 mesi" prosegue Richard Hatchett, CEO della CEPI, "non è solo una sfida scientifica, ma richiederà anche nuovi livelli di collaborazione e investimenti nell'industria e nel governo. C'è ancora molta strada da percorrere, ma oggi abbiamo raggiunto un traguardo importante in quel viaggio"[693].

Sul podio per la realizzazione di un vaccino contro il Covid-19 figura altresì l'azienda Moderna Inc. di Cambridge (Massachusetts), la quale già a fine febbraio aveva consegnato al NIH (National Institutes of Health, il corrispondente americano del nostro Ministero della Salute) i primi campioni di un vaccino sperimentale chiamato mRNA-1273[694], testato a fine aprile su una ventina di volontari; il vaccino si basa su una delle tecnologie più avanzate oggi disponibili ed utilizza l'RNA, la sequenza del materiale genetico del Coronavirus[695]. Alla Moderna spetta in ogni caso il record di velocità nel trovare e sperimentare un nuovo vaccino: appena quarantadue giorni da quando è entrata in possesso della sequenza genetica del Covid-19. Motivo quest'ultimo che ha portato ad un vertiginoso aumento del 22% del proprio valore azionario[696], con un picco di +24,18% in sei mesi[697]. La cosa interessante è notare come le ricerche sul vaccino della Moderna siano interamente state finanziate dalla CEPI, a sua volta creata e sovvenzionata dalla fondazione di Gates[698], dal World Economic Forum, dai governi indiano e norvegese e da altri soggetti quali l'USAMRIID (Istituto di ricerca medica sulle malattie infettive dell'esercito degli Stati Uniti), il CDC cinese (Centro per il controllo e la prevenzione delle malattie), il James Robinson Biologics Consulting, la Food and Drug Administration, la VaxConsult e l'Accademia delle scienze africana; tra i componenti del comitato scientifico figurano altresì personaggi di spicco di aziende farmaceutiche tra cui Sanofi, Johnson & Johnson e Pzifer, mentre l'OMS è membro permanente senza diritto di voto[699]. A titolo personale, la Moderna Inc. riceve oltretutto ulteriori fondi da Gates almeno dal gennaio 2016, quando l'azienda stipulò un accordo per un progetto sanitario globale con la fondazione di quest'ultimo, che ha investito venti milioni di dollari per la prevenzione del virus dell'HIV[700]; Forbes ci informa, per di più, che "i progetti successivi stipulati con la Fondazione potrebbero portare, come dichiara l'azienda stessa, a un totale di finanziamenti di cento milioni di dollari"[701].

Tuttavia Gates, più o meno indirettamente, non si è limitato alle sole Inovio e Moderna ma, nell'intento di "cancellare il virus dal mondo"[702], ha finanziato complessivamente otto società impegnate nella ricerca di un vaccino, tra cui la Vir Biotechnlogy (anch'essa cofinanziata dalla CEPI), la Novavax e la Vaxart Inc., le quali hanno ugualmente fatto registrare un'impennata delle proprie azioni in Borsa. La Vir Biotechnology, ad esempio, ha realizzato un +97% dall'inizio del 2020, con conseguente impennata della capitalizzazione dell'azienda che è arrivata a ben tre miliardi di dollari, mentre Novavax ha registrato un rialzo del 113%[703]; da segnalare che molte di queste aziende, tra cui la stessa Inovio, sono sovvenzionate anche dall'agenzia militare statunitense Defense Advanced Research Projects Agency (DARPA)[704], che ha a sua volta più di un punto di contatto con la fondazione di Gates[705], come vedremo più avanti. Inoltre, il fondatore di Microsoft ha lanciato una campagna di raccolta fondi per la ricerca cui ha aderito, tra gli altri, il CEO di Facebook Mark Zuckerberg, che ha donato venticinque milioni di dollari[706]. Letteralmente briciole, se paragonati ai 415 milioni che ha donato Gates per la ricerca di un vaccino dall'inizio dell'epidemia[707], sebbene non sia chiaro perché non concentri la distribuzione dei finanziamenti solo alle aziende ed ai laboratori che siano più vicini alla realizzazione del medesimo, piuttosto che investire in una miriade di progetti contemporaneamente. Sovvenzionare due soli laboratori con, poniamo, quaranta milioni di dollari ciascuno non è forse meglio che finanziarne otto con dieci milioni a testa?

Il guaio è che, nonostante i fondi di Gates ed altri investitori, è praticamente certo che un vaccino a larga diffusione non arrivi prima della prossima primavera. Il che mi porta, da profano, a pormi una domanda: qual è il senso di studiare virus letali come accade nel laboratorio di Wuhan, con tutti i rischi del caso, se tanto per la distribuzione capillare del vaccino servirà ancora un anno? Certo è che non si può e non si deve mettere fretta alla scienza, ma giacché la famiglia dei Coronavirus è nota ormai da decenni, ci si sarebbe attesi una risposta ben più rapida. Non sarebbe meglio lasciare che la natura segua il suo corso, lasciare che le cose accadano e studiarvi un rimedio soltanto dopo che siano accadute?

Ma facciamo un passo indietro. Innanzitutto è bene sapere che il 13 marzo 2020, con le parole "voglio dedicare più tempo alle finalità filantropiche"[708], Bill Gates ha deciso di rassegnare le dimissioni dal Consiglio di Amministrazione di Microsoft, al cui progetto ha iniziato a lavorare nel 1975 insieme all'amico Paul Allen. Nondimeno, già dal 2006 aveva iniziato a mettere in secondo piano la multinazionale informatica da lui creata per dedicarsi con sempre maggior impegno alla fondazione che gestisce insieme alla moglie Melinda dal 1997, anno successivo al loro matrimonio. La fondazione, come leggiamo su Wikipedia, "sostiene il diritto ad un accesso universale all'aborto e promuove la diffusione della teoria del gender sessuale. Inoltre, finanzia la Sustainable Development Solutions Network (SDSN), fondata nel 2012 da Ban Ki-moon e diretta da Jeffrey Sachs, abortista e promotore della pianificazione delle nascite"[709].

Non solo. Oltre a queste discutibili campagne, Gates si occupa da qualche tempo pure di questioni energetiche e climatiche, avendo sostenuto in un discorso al TED (una serie di conferenze gestite dall'organizzazione privata non-profit statunitense Sapling Foundation) nel 2010 la necessità assoluta di ridurre a zero le emissioni globali di anidride carbonica, al fine di non favorire cambiamenti climatici che potrebbero essere devastanti per gli abitanti di alcune aree particolarmente povere del pianeta; ad esempio, la quantità di pioggia che cade su dette zone potrebbe influenzare l'agricoltura e quindi il mezzo di sostentamento di queste persone. A questo proposito, suggeriva ai presenti che "se poteste abbassare il prezzo di una cosa sola, per ridurre la povertà, scegliereste di gran lunga l'energia"[710]. Quindi continuava con altre farneticazioni relative all'azzeramento delle emissioni di CO_2:

> "Ho spesso chiesto ai migliori scienziati: dobbiamo davvero ridurre le emissioni quasi a zero? Non possiamo solo ridurle a metà o a un quarto? E la risposta è che, finché non scendiamo quasi a zero, la tem-

peratura continuerà a salire. È una grande sfida, quindi. Si tratta di dover scendere a zero. [...] (*Indicando i grafici proiettati alle sue spalle*): Abbiamo la quantità a sinistra, il CO_2, che dev'essere azzerata, e i fattori sulla destra sono la popolazione, i servizi che in media ogni persona usa, l'energia media richiesta da ciascun servizio e la CO_2 emessa per unità di energia. Analizziamo ciascun fattore e vediamo come possiamo azzerarlo. Probabilmente, uno di questi numeri deve abbassarsi fin quasi a zero. [...] Il primo fattore è la popolazione. Il mondo ha oggi 6,8 miliardi di abitanti. Ci dirigiamo verso i nove miliardi. Se facciamo un buon lavoro con i nuovi vaccini, la sanità, la salute riproduttiva, possiamo diminuirlo forse del 10-15 %, ma qui registriamo un aumento di circa il 30%. Il secondo fattore sono i servizi che usiamo. Il che comprende tutto, il cibo che mangiamo, il vestiario, la TV, il riscaldamento. Sono cose desiderabili, e liberarsi della povertà significa fornire questi servizi per quasi tutti al mondo. Ed è una cosa positiva che questo numero aumenti. Nel mondo ricco, nel miliardo più ricco, probabilmente potremmo risparmiare ed usare meno, ma in media, ogni anno, questo numero salirà. E quindi, complessivamente, la quantità di servizi erogati pro capite sarà più che doppia"[711].

Nel mio precedente libro *Con la scusa del clima. Oltre l'ambientalismo mainstream: per un futuro consapevole* avevo già provveduto a smontare alcune di queste strampalate teorie, evidenziando ad esempio come l'azzeramento delle emissioni di anidride carbonica non fosse assolutamente compatibile con la riduzione dei costi dell'energia, poiché tale azzeramento richiederebbe investimenti enormi sulle cosiddette energie rinnovabili, che al momento hanno una resa insufficiente per giustificarne le spese. Il risultato, se convertissimo tutte le fonti di energia in rinnovabili, sarebbe quindi opposto rispetto a quanto auspicato da Gates e l'energia così prodotta costerebbe inevitabilmente di più rispetto a quella prodotta con i combustibili fossili; di conseguenza, il divario tra le varie classi sociali aumenterebbe ulteriormente. A questo riguardo, nel mio libro, scrivevo:

"Un rapporto dell'American Enterprise Institute ha evidenziato come, a fronte di una manodopera composta di 400mila operai, il "solare" (fonte rinnovabile per eccellenza) ha prodotto meno dell'1% dell'energia totale generata in tutti gli Stati Uniti. Lo stesso numero di lavoratori, nel comparto del gas naturale, ha generato il 37% del fabbisogno USA, mentre ne sono stati sufficienti "soli" 160mila per produrne il 30% dal carbone[712]. Un confronto decisamente impietoso, specie se si considera che i 400mila impiegati nel "solare" producono, solamente spostandosi (magari in auto) per recarsi al lavoro, molte più emissioni di quante il fotovoltaico non ne faccia risparmiare".

D'altronde abbiamo osservato come lo stop pressoché totale alle attività produttive a causa del virus abbia determinato una riduzione davvero misera delle emissioni di anidride carbonica, sicché se ne deduce che l'azzeramento delle medesime non potrà avvenire in tempi brevi, se non con un costo economicamente insostenibile per qualsiasi Stato. Oltretutto, come spiegavo nel mio precedente libro, non vi sono affatto evidenze che l'uomo sia il maggior responsabile dell'aumento di anidride carbonica nell'atmosfera. Anzi, i dati oggettivi suggeriscono l'esatto opposto.

C'è poi il fattore relativo alla popolazione mondiale, che Gates sottintende debba essere ridotta del 10-15% grazie all'uso "intelligente" dei vaccini. Il sedicente filantropo non ha in effetti mai fatto mistero di considerare la crescita della popolazione mondiale incompatibile con il miglioramento delle condizioni sanitarie, tanto da affermarlo apertamente in un video pubblicato sul suo personale canale di YouTube[713]. Intervistato per la *CNN* da Sanjay Gupta, l'ex patron di Microsoft aveva inoltre dichiarato che "con i vaccini possiamo ridurre il numero di bambini che muoiono ogni anno da nove milioni alla metà. A quel punto avremo tutti gli strumenti per ridurre la mortalità infantile e ridurre la crescita della popolazione"[714]. Inquietante ad un primo ascolto, l'idea di fondo, a conti fatti, potrebbe invece essere ragionevole: nei Paesi poveri le famiglie tendono infatti ad essere più numerose in ragione dell'elevata mortalità infantile, alla quale pongono rimedio facendo più figli. Come Gates stesso suggeriva in un'intervista su *Forbes*, l'accesso ai vaccini e di conseguenza la minor mortalità infantile potrebbe quindi porre rimedio alla questione, facendo venire meno l'esigenza di avere famiglie così numerose[715]. D'altro canto, è però pur vero che la cultura della procreazione nei Paesi poveri è talmente radicata che, secondo me, nemmeno con una massiccia campagna di vaccinazione si potrebbe risolvere il problema. Ma, in ogni caso, questa soluzione dovrebbe essere applicata solo ai Paesi poveri, quelli che rappresentano la quasi totalità di quell'incremento del 30% della popolazione di cui Gates parla. La realtà dei fatti è tuttavia ben diversa ed il controllo delle nascite, vera raison d'être dei sedicenti ambientalisti, si estende pure all'Occidente già in gravissima crisi demografica. E lo fa attraverso aberranti studi che pretendono di dimostrare quanto sia dannoso per l'ambiente mettere al mondo un figlio[716] oppure con la creazione di movimenti come *BirthStrike*[717], che esortano le donne a non procreare per tutelare l'ambiente, in accordo col programma di sviluppo *Agenda 21* delle Nazioni Unite che chiede "di raggiungere una popolazione più sostenibile"[718]. Per chi lo salveremo il pianeta se poi non vi sarà nessuno per potersero godere è un mistero, mentre è un dato di fatto che simili movimenti godano dell'appoggio non solo di sciamannate attiviste, ma pure di personaggi in vista come la "star" dei democratici americani, nonché volto del *Green New Deal*, Alexandria Ocasio-Cortez[719].

Per la verità è comunque almeno dal 1968, anno tragico, che le "élite globali" ci propinano la teoria della sovrappopolazione, teoria che ha la sua origine moderna nel libro *The Population Bomb*[720] del biologo ebreo-americano Paul Ralph Ehrlich, le cui funeste previsioni si sono invero avverate soltanto in minima parte. Ehrlich è a sua volta considerato l'erede spirituale di Malthus, a proposito del quale, nel mio precedente libro, scrivevo:

"Le origini del moderno ambientalismo possono essere ricercate nelle teorie dell'economista e demografo Thomas Robert Malthus (1766-1834), benestante latifondista e fortemente critico della Rivoluzione francese colpevole, a suo dire, di promuovere idee sociali e di redistribuzione della ricchezza; in estrema sintesi, non vedeva di buon occhio la possibilità che le classi sociali meno abbienti potessero arricchirsi anche solo quel tanto che bastava per vivere in maniera decente. Malthus era inoltre convinto che il genere umano aumentasse in progressione geometrica (1,2,4,8,16,32...) e i mezzi di sussistenza in progressione aritmetica (1,2,3,4,5,6...); ne derivava che ben presto le risorse si sarebbero esaurite e il popolo "volgare" avrebbe preteso di espropriare i possedimenti dell'aristocrazia, ribaltando tutti gli schemi sociali che si erano fino a quel momento costituiti. La sua soluzione, senza troppi giri di parole, era quindi una riduzione drastica della popolazione da ottenersi (anche) attraverso l'induzione volontaria di una disoccupazione di massa. Così facendo, in assenza di un adeguato sostentamento economico, "il ritardo del matrimonio dovuto alla difficoltà di provvedere ad una famiglia [...] può essere utilmente definito la costrizione prudenziale agente sul matrimonio e sulla popolazione"[721].

Ovvero, senza lavoro si sarebbe ottenuta una drastica riduzione della popolazione, in quanto le famiglie non avrebbero potuto provvedere ai propri figli; di conseguenza, lo sviluppo economico si sarebbe arrestato per mancanza di manodopera e le classi sociali più povere non avrebbero "insidiato" quelle benestanti". Negli anni Settanta del Novecento, aggiungo ora, la questione del sovrappopolamento assunse persino toni scientifici, concretizzandosi nella dubbia teoria del *Child survival hypotesis*, evidentemente fatta propria da Gates, secondo la quale una mortalità infantile ridotta favorirebbe la pianificazione familiare e conseguentemente il calo del tasso di crescita della popolazione[722].

Oggi le cose sono un po' cambiate. I controllori delle nascite si sono pian piano evoluti nei controllori del clima ed hanno iniziato a giustificare i migranti climatici che fuggono dalle loro zone d'origine, presuntivamente compromesse dai cambiamenti del clima, per installarsi nei Paesi più ricchi. A parte il fatto che non è ben chiaro in che modo si possa risolvere il problema della sovrappopolazione spostando milioni di persone dalla loro terra natia ad un luogo che non gli appartiene, l'obiettivo di questo scellerato progetto è chiaramente quello di importare nei Paesi ricchi manodopera per nulla specializzata a bassissimo costo, generando una serie di inevitabili conflitti tra le classi sociali ed un altrettanto inevitabile abbassamento degli stipendi medi dei lavoratori. La ragione è molto semplice: se un immigrato accetta salari bassissimi per un dato lavoro, l'autoctono dovrà necessariamente adeguarsi e svolgere quella mansione con la medesima paga. Ma mentre l'immigrato, per definizione clandestino, potrà provvedere al suo sostentamento con quel (poco) denaro, in quanto non residente fisso e quindi non proprietario di alcun bene, l'autoctono, con quei soldi, dovrà pagare anche le tasse dei beni di cui è in possesso (casa, automobile...). Di quei beni, l'autoctono, dovrà oltretutto pagare le utenze (luce, gas, acqua...) o i consumi (benzina, ricariche telefoniche...), mentre il clandestino continuerà ad essere ospitato in strutture che provvedono al pagamento di tutte le spese o ad essere agevolato in varie maniere (sussidi per le famiglie numerose, accesso prioritario all'istruzione ed alla sanità garantiti...). Non ultimo, le organizzazioni umanitarie provvederanno a pagare i servizi agli immigrati: ne è un esempio l'assicurazione dell'automobile che, a detta di un impiegato di un'agenzia assicurativa intervistato dal *Resto del carlino*, gli viene pagata dalla Caritas per "aiutarli a lavorare"[723]. In questo modo, chi non fosse in regola continuerà a godere della sua condizione di "irregolare", non avendo di fatto ragioni per provvedere alla sua regolarizzazione. L'autoctono invece, a causa della concorrenza sleale dei salari, finirà per non poter provvedere al mantenimento di eventuali figli, e sempre più famiglie decideranno loro malgrado di non averne. Il desiderio di Malthus, sebbene con strategie leggermente diverse rispetto a quelle da lui ipotizzate, si sarà a questo punto concretizzato: è esattamente in questa direzione che va la proposta del ministro dell'Agricoltura Teresa Bellanova di regolarizzare centinaia di migliaia di clandestini, che potranno quindi essere sfruttati per la raccolta nei campi[724]. Ma forse non si pensa che questa astuta mossa altro non è che uno strumento infimo per veicolare l'approvazione dello *Ius Soli*, tanto caro alla sinistra. E, fatto ciò, la reazione a catena sarà drammatica, perché una volta regolarizzati i clandestini si dovrà provvedere al loro sostentamento e dovranno essere inseriti nelle graduatorie per l'assegnazione di case popolari ed altri servizi con la beffa che, avendo sovente più figli degli italiani, scavalcheranno quest'ultimi in detta graduatoria. Poi, ovviamente, si dovrà pensare all'istruzione dei loro figli; e ciò avverrà a spese della comunità, poiché i genitori risultano indigenti. Infine c'è il ricongiungimento famigliare, diritto garantito dalle convenzioni internazionali, per cui i parenti più prossimi dei clandestini regolarizzati dovranno a loro volta essere accolti nel nostro Paese, ed assistiti nella medesima maniera.

L'aspetto più assurdo della vicenda è che la proposta della Bellanova è stata in qualche modo ufficializzata in un documento redatto dagli economisti Leonardo Becchetti e Tito Boeri, firmato da Walter Ricciardi[725], sebbene non sia chiaro a che titolo, giacché non è membro del governo ma solo suo consulente sanitario. Non è neppure membro dell'Organizzazione Mondiale della Sanità, Ricciardi, come ha fatto credere a lungo; una nota ufficiale dell'Organizzazione ha per l'appunto precisato che le sue opinioni "non rappresentano necessariamente il punto di vista e/o le politiche dell'OMS e non dovrebbero essere attribuite né all'OMS né ai suoi organi"[726]. Ed ecco l'illuminazione: non sarà che Ricciardi ha ricevuto tanto credito per via della sua chiara posizione politica? Tanto per cominciare, fu fondatore di *Italia Futura*[727] con Luca

Cordero di Montezemolo e candidato con Scelta Civica di Mario Monti nel 2013. Il 27 marzo 2018, in un suo discutibile "tweet", fu ancora più esplicito:

> "Credo che come per Grecia, Portogallo, Irlanda e Spagna sia opportuno che gli italiani sperimentino sulla loro pelle quello che "salvatori" come Amato, Ciampi e Monti gli hanno finora evitato, solo provando quelle sofferenze potranno capire"[728].

In pratica, ci augurava di finire come la Grecia per comprendere la presunta efficacia delle misure draconiane proposte da Monti & Company. Ovviamente non ha neppure mancato di criticare il modello Lombardia solo perché a guida leghista, benché lui stesso non si sia rivelato esattamente un oracolo: dalla dichiarazione secondo cui le mascherine sarebbero state inutili[729] all'affermazione che il Covid-19 fosse poco più di un'influenza[730], non si può certo dire che sia stato infallibile...

Comunque, in attesa che Ricciardi venga scaricato dal governo o che abbia il buon senso di dimettersi per manifesta incapacità, è inevitabile porsi alcune domande: chi salverà noi (occidentali) dalla vera e propria sostituzione etnica che va profilandosi? Chi si prenderà il disturbo di dire ai "nuovi arrivati" che non dovranno fare figli per salvare il pianeta, quando mediamente ne hanno tre o quattro a testa? E perché i figli degli allogeni dovrebbero essere preferibili a quelli degli autoctoni? Volendo fare un esempio, io penso alla Cina e non trovo altra spiegazione alla sua enorme potenza economica se non quella relativa alla popolazione: Pechino è tanto forte proprio grazie all'enorme forza lavoro su cui può contare, a dimostrazione di quanto avere un Paese popoloso sia fondamentale per poter rientrare nel novero delle nazioni più competitive al mondo. Se ci si pensa, anche da noi il periodo del boom economico è corrisposto al momento in cui le famiglie avevano almeno due figli che, spesso senza in mano uno straccio di titolo di studio, hanno letteralmente fatto grande il Paese, fondando piccole e medie imprese che per decenni hanno sostenuto l'economia nazionale. Certo, ora i tempi sono molto cambiati e, d'altra parte, quello cinese è tutt'altro che un modello da seguire. Ma la lezione che ne possiamo trarre è molto importante.

8.2 - Controllo delle nascite e cambiamenti climatici

Da quanto detto finora, non dovrebbe sorprendere più di tanto che Bill Gates sia interessato a controllare l'aumento della popolazione, idea peraltro condivisa da buona parte dei suoi "colleghi" filantropi. Qualcuno ricorderà certamente il progetto *Zero population growth* dei petrolieri Rockefeller che, in linea con le farneticanti teorie malthusiane (riassumibili nello slogan "meno siamo, meglio stiamo"), si proponeva l'obiettivo del controllo delle nascite, come già aveva fatto nel medesimo periodo (anni Sessanta-Settanta) il famigerato *Club di Roma*[731]; David Rockefeller, davanti a una conferenza dell'ONU, aveva addirittura apertamente dichiarato questo ideale, mascherandolo da vocazione ambientalista "per salvare la biosfera"[732], come se un magnate del petrolio potesse avere a cuore l'ambiente...

Lungi dall'essere lo studentello sfigato che ha creato un impero dal nulla nel suo garage, Gates può tra l'altro "vantare" la presenza del padre, William Gates Sr., nel consiglio direttivo della *Planned Parenthood*, la fondazione filantropica che "si batte negli Stati Uniti in favore della legislazione abortista, dell'educazione sessuale, dell'accesso a certi servizi medici anche contrastando la libertà all'obiezione di coscienza"[733]. Quando poi la *Planned Parenthood*, nel 1986, istituì il riconoscimento *Margaret Sanger* per premiare "individui (*che si sono*) distinti nel riconoscimento dell'eccellenza e della leadership nel promuovere la salute riproduttiva e i diritti riproduttivi" (corsivo mio), tra i vincitori figurava nientemeno che John Davison Rockefeller III[734], il fondatore dell'ONG *Population Council*[735] che si occupa di condurre ricerche sulla "salute riproduttiva" (leggasi sterilizzazione) nei Paesi in via di sviluppo. C'è però dell'altro: secondo taluni, ma potrebbe in effetti essere un caso di omonimia, William Gates Sr. sarebbe figlio del pastore battista Frederick Taylor Gates, fondatore "de facto" della Rockefeller Foundation[736]. Fondazione che parimenti aveva strane vocazioni eugenetiche[737], avendo persino finanziato il *Kaiser Wilhelm Institute of Anthropology, Human Heredity ed Eugenics* di Berlino[738] quale filiale tedesca del movimento eugenetico americano. L'altro "merito" della Rockefeller Foundation è stato quello di dare l'esempio a tutte le successive organizzazioni pseudo-filantropiche, i cui fondatori, negli Stati Uniti, godono di notevoli riduzioni sul pagamento delle tasse (alla faccia della beneficenza...), oltre ovviamente ad esercitare una forte influenza nelle scelte politiche del Paese. Ma, mi raccomando, non dite in giro queste cose: la task force del governo contro le fake news non le ha approvate!

Sia come sia, se qualcuno pensava fosse impossibile partorire un'aberrazione peggiore del progetto *Zero population growth* dovrà ricredersi, perché Gates figlio, nel suo delirio di onnipotenza, è arrivato a proporre di oscurare il sole con tonnellate di polvere di carbonato di calcio per ridurre gli effetti del riscaldamento globale[739]. Inutile dire che gli effetti collaterali di questo esperimento potrebbero essere ben peggiori di quelli causati dal riscaldamento globale, ma sembra che a molti non sia ancora chiaro che è una pessima idea sfidare la natura. Il tutto nel nome dei cambiamenti climatici, ovvero una questione talmente complessa che la comunità scientifica non ha tuttora trovato un punto d'accordo, nonostante la propaganda pseudoambientalista voglia farci credere il contrario; per chi se lo stesse chiedendo, non è affatto vero che il 97% degli scienziati siano concordi nell'attribuire all'uomo la responsabilità dei cambiamenti climatici[740], tanto che è stata fatta una petizione per togliere dal sito della NASA questa fuorviante affermazione[741]. Purtuttavia il tema dei cambiamenti climatici è talmente sentito dall'opinione pubblica che, persino in una simile emergenza, qualcuno gioisce nel constatare come il blocco quasi totale di tutte le attività umane abbia ridotto il tasso di inquinamento, tanto in Cina quanto nel nord Italia (e via via in tutto il resto del mondo). Sarebbe forse bene spiegare a costoro che questo non è che un assaggio di ciò che succederebbe se ci ostinassimo a voler ridurre a zero le emissioni di anidride carbonica entro qualche anno, obiettivo ad oggi raggiungibile solo interrompendo completamente tutte le nostre attività, in maniera analoga a quanto accaduto in questo periodo. Davvero saremmo disposti a un tale enorme sacrificio per un risultato tutto sommato molto modesto? Glen Peters, del Center for International Climate and Environment Research, ha infatti calcolato che lo stop quasi totale delle attività umane a causa del Coronavirus comporterà una riduzione delle emissioni di anidride carbonica nell'ordine dell'1,2% rispetto al 2019[742]; cosicché, gli obiettivi posti da Gates per la riduzione della CO_2 risultano letteralmente lontani anni luce. Senza contare che c'è un rovescio della medaglia: se da un lato, come osserva Peters, tutte le recenti crisi economiche (gli shock petroliferi degli anni Settanta, il crollo del blocco sovietico, la crisi finanziaria asiatica degli anni Novanta...) sono state accompagnate da significative riduzioni delle emissioni, dall'altro il calo di emissioni, in tutti i casi di cui sopra, è stato di brevissima durata. Dopodiché la ricrescita economica ha portato con se' nuovi aumenti di emissioni, finanche superiori rispetto a quelle del periodo immediatamente precedente la crisi stessa. Ad esempio, nel 2009, la crisi finanziaria comportò una riduzione delle emissioni di anidride carbonica dell'1,2%, ma nel 2010 le misure di emergenza prese per far ripatire l'economia provocarono un aumento del 5,1%, molto più rapido che negli anni precedenti[743]. Ciò si spiega col fatto che l'andamento delle emissioni non dipende unicamente da quello dell'economia globale, ma pure dalla cosiddetta "intensità di emissione", ovvero la quantità di gas serra emessa per ogni unità di ricchezza prodotta.

Ora, senza raccontarci bugie, è chiaro che la ricchezza e il benessere di ogni Paese debbano necessariamente (e ancora a lungo) passare per i combustibili fossili, che sono tuttora la fonte energetica più accessibile ed economica. Pertanto è chiaro che, passata l'emergenza dovuta alla pandemia, i governi dovranno almeno momentaneamente rimandare tutti gli investimenti previsti nella cosiddetta economia verde ed investire maggiormente in altri settori che favoriscano la ricrescita economica di ogni Paese; sarebbe criminale per qualunque capo di Stato proporre di nuovo finanziamenti alla green economy o incentivi per le auto elettriche una volta passata l'emergenza Coronavirus. Eppure, malauguratamente, questa possibilità esiste, ed è molto concreta: Fatih Birol, direttore esecutivo dell'Agenzia internazionale dell'energia, ha appunto avvertito che la crisi economica prodotta dalla pandemia potrebbe avere conseguenze disastrose per la transizione energetica globale, proponendo che le misure di stimolo economico diano la precedenza proprio all'economia verde. Ed ecco quindi la mia perplessità: davvero vale la pena bloccare l'intera economia per una riduzione delle emissioni di CO_2 di appena l'1,2% entro la fine dell'emergenza (che, a quanto ne sappiamo, potrebbe durare mesi)? La nostra salute, fisica ed economica, vale meno di quella del nostro pianeta?

Probabilmente la risposta è sì, dato che le parole di una sedicenne ragazzina svedese, che qualche mese fa prevedeva la fine del mondo entro un decennio[744], hanno avuto maggior seguito di quelle di medici e virologi, che già da inizio febbraio manifestavano la loro preoccupazione per la diffusione di un virus sconosciuto e chiedevano pertanto un periodo di quarantena alla popolazione. Dato però che è sovente l'immagine e non la competenza a conferire il diritto di parola, quella stessa ragazzina, Greta Thunberg, è stata invitata ad un gruppo di discussione sul Coronavirus in un programma di prossima trasmissione dell'emittente americana CNN. L'incontro, intitolato *Coronavirus Facts and Fears* (Coronavirus, fatti e paure), coinvolgerà il conduttore Sanjay Gupta, il giornalista Anderson Cooper, l'ex segretario alla salute e ai servizi umani Kathleen Sebelius e l'ex direttore dei Centri per il controllo e la prevenzione delle malattie (CDC) Richard Besser[745]. Com'era prevedibile, molti hanno (giustamente) espresso forti dubbi sulla preparazione della Thunberg, che non è una scienziata, ma un'attivista climatica; altrettanto prevedibilmente si sono schierati in difesa della sedicenne svedese diversi "VIP", quali l'attrice Patricia Arquette o la scrittrice Roxane Gay[746]. Sarebbe a questo punto interessante domandarsi su quali basi la gente attribuisca credibilità ad alcune notizie e/o persone piuttosto che ad altre, ma questo è un altro discorso. Piuttosto mi preoccupa, e non poco, il fatto che Pechino possa sfruttare il pretesto di doversi riprendere economicamente per tagliare i fondi destinati all'economia sostenibile e costruire ulteriori centrali a carbone rispetto a quelle già previste[747], facendo ricadere il fardello di dover riconvertire l'economia esclusivamente su noi europei. Col risultato che dovremmo pagare per le inadempienze della Cina, la quale continuerebbe ad inquinare più degli altri Stati, come del resto ha fatto finora[748].

Il problema è che il fondamentalismo ambientalista viene predicato a tutti i livelli sui media allineati, tanto che il *Corriere* ha pubblicato un articolo a firma Susanna Tamaro dal titolo: "La natura si è ribellata, ora riattiviamo la capacità di distinguere bene e male"[749], come se il Covid-19 fosse una "punizione" naturale (o divina, per chi crede) per aver abusato del pianeta e delle sue risorse. Sicché dovremmo pensare che tutte le pestilenze scoppiate in era preindustriale, quando l'uomo era virtuoso e amico della natura, siano attribuibili all'inquinamento, alle emissioni di CO^2 e agli incendi in Amazzonia! O, forse, la colpa è da ricercare nella globalizzazione, nella reticenza delle classi politiche liberal a chiudere preventivamente i confini perché sarebbe stato "razzista", nella mancanza di controllo demografico in certe aree del mondo e nelle scarse condizioni igienico-sanitarie di dette zone, combinate con un'elevata densità abitativa e un elevato inurbamento? Ma queste devono essere logiche sconosciute per i moderni ambientalisti, personaggi talmente ciechi da anteporre il benessere della Terra al proprio. Eppure sono pronto a scommettere che, ipocritamente, non rinunceranno al vaccino o ai farmaci contro il Coronavirus, quantunque siano stati testati sugli animali; così il loro pseudo-ambientalismo finisce inevitabilmente, ancora una volta, per fare a pugni con la realtà e con le esigenze quotidiane di una popolazione che va via via aumentando.

Tra gli ambientalisti 2.0 si inseriscono pure coloro che, vedendo le imponenti operazioni di disinfestazione e lavaggio delle strade in Cina (e della coscienza del PCC), hanno espresso preoccupazione per i danni derivanti dall'irrorazione di grandi quantità di prodotti chimici nell'ambiente. L'esempio cinese, benché in misura molto minore, è quindi stato seguito in Italia, dove alcune amministrazioni comunali hanno disposto la sanificazione degli ambienti con disinfettanti specifici quali l'ipoclorito di sodio. Questa volta bisogna però dare atto agli ambientalisti che le loro preoccupazioni non siano del tutto campate in aria. Non a caso il Sistema Nazionale per la Protezione dell'Ambiente (SNPA) ha redatto, in collaborazione con l'ISS (Istituto Superiore di Sanità), un documento in cui raccomanda di non irrorare ripetutamente le superfici esterne con disinfettanti come l'ipoclorito di sodio, poiché ciò potrebbe comportare un rischio di inquinamento ambientale, delle falde acquifere superficiali e la dispersione nell'aria di sostanze potenzialmente cancerogene dovute alla reazione con eventuali materiali organici presenti sul manto stradale; inoltre, non vi sono al momento certezze sull'efficacia dell'ipoclorito nella distruzione del virus sulle strade. Il consiglio dell'SNPA è dunque quello di intensificare la pulizia con i tradizionali detergenti[750].

8.3 - Gates e l'OMS

Con 50,7 miliardi di dollari di asset, la Bill & Melinda Gates Foundation è diventata negli ultimi anni la più grande organizzazione privata del pianeta, al punto di potersi permettere di dettare l'agenda in campo sanitario molto più di quanto non facciano i singoli Stati. Prova ne è che il fondatore di Microsoft, nelle sue recenti interviste, stia praticamente dettando tempi e modi del ritorno alla "normalità" dopo il Covid-19, senza neppure avere particolari competenze in medicina. Ciononostante è riuscito a finire sulle pagine di prestigiose riviste mediche quali il *New England Journal of Medicine* (NEJM), dalle cui colonne ha proposto le sue soluzioni per rispondere all'emergenza: 1) i Paesi ricchi dovrebbero fornire a quelli a basso reddito dell'Africa e dell'Asia operatori sanitari qualificati, per monitorare la diffusione dei virus e consegnare vaccini; 2) bisognerebbe istituire un database internazionale con il quale i Paesi possano condividere informazioni; 3) è necessario sviluppare un sistema che controlli i medicinali che sono già stati testati, in modo da poterli utilizzare in un vaccino[751]; 4) governi e donatori dovrebbero finanziare insieme strutture produttive in grado di produrre i vaccini in poche settimane, possibilmente donando parte del loro Pil per la ricerca[752].

Intervistato da *Fox News*, Gates ha definito l'attuale pandemia uno "scenario da incubo", aggiungendo che le misure di distanziamento sociale non avrebbero portato risultati concreti prima della fine di aprile:

> "Se avessimo continuato a lavorare, a viaggiare come prima, quella curva non si sarebbe mai piegata e la maggior parte delle persone sarebbe infetta. Abbiamo dovuto applicare la quarantena, che è una cosa vecchia dai tempi della peste, come nostro strumento principale. Fortunatamente, se la usiamo abbastanza bene, entro la fine di questo mese (aprile, nda) dovremmo iniziare a vedere quei numeri livellati"[753].

Evidentemente in possesso di una sfera di cristallo o di qualche potere sovrannaturale di cui a noi comuni mortali non è stato fatto dono, Gates si è financo spinto a dichiarare che ai Paesi più ricchi serviranno circa due o tre mesi per sconfiggere il virus, a patto però che si realizzino "le giuste azioni, come continui test e distanziamento sociale (che io chiamo spegnimento)"[754]. Solo così, evidenzia ancora Gates, i "casi di contagi diventerebbero pochissimi e i Paesi sarebbero pronti quindi a ripartire"[755].

Ma qual è il motivo per cui un programmatore informatico ha più voce in capitolo di medici e ricercatori? Presto detto: dei cinquantaquattro miliardi di dollari spesi negli ultimi vent'anni dalla sua organizzazione, ben diciotto sono passati dalla divisione "salute", quattro dei quali destinati alla GAVI Alliance[756], l'alleanza mondiale sui vaccini sovvenzionata dal 1999 dai coniugi Gates con 750 milioni. Nel 2018 la GAVI ha poi ricevuto 540 milioni dalla Bill & Melinda Gates Foundation[757], che ne è risultata la prima finanziatrice mondiale davanti a Regno Unito, Norvegia ed altre organizzazioni in massima parte dipendenti dall'ONU, quali la Banca Mondiale, l'UNICEF e l'OMS. Proprio quell'OMS che, in barba alla sua missione umanitaria, non di rado ha destinato aiuti sanitari ai Paesi più poveri col solo scopo di vincolarli alle grandi cause farmaceutiche internazionali, con clausole assurde. Come quando, durante il caso dell'influenza suina nel 2009, aveva imposto ad alcuni Paesi un accordo che prevedeva la responsabilità a carico degli acquirenti in caso di effetti collaterali dei vaccini[758]; un po' come se io comprassi un elettrodomestico e l'azienda che lo produce attribuisse a me la responsabilità di eventuali malfunzionamenti! Il giornale *La Verità* aveva persino denunciato l'accaduto, purtroppo senza il clamore che una cosa tanto grave avrebbe dovuto suscitare. Clamore che, d'altra parte, non suscitò nemmeno il fatto che l'OMS, a fronte dei settantuno milioni di dollari annui per i progetti contro l'AIDS e l'epatite e dei circa sessantuno per la lotta alla malaria, ne spendeva ben duecento (!) per i viaggi dei suoi funzionari. Come quando, nel 2017, l'allora direttrice dell'Organizzazione Margaret Chan, in un viaggio in Guinea per festeggiare il primo vaccino contro l'Ebola, alloggiò nientemeno che al Palm Camayenne Hotel, uno di quei resort da novecento euro a notte[759].

Come sappiamo, secondo Trump, coi suoi ritardi e la sua scarsa trasparenza, l'OMS è stata fra le cause della diffusione globale del Covid-19[760], anteponendo il politicamente corretto alla salute delle persone ed opponendosi, ad esempio, ai divieti di viaggio da e per la Cina che il presidente americano aveva invece fortemente sostenuto. Anzi, ha prestato il fianco alla propaganda cinese e lodato l'impegno del governo di Pechino nel cercare di limitare il contagio, quando è ormai arcinoto che sia andata in maniera diametralmente opposta. Ecco perché Trump ha infine annunciato di voler sospendere i fondi a suo favore: "Oggi ordinerò alla mia amministrazione di bloccare il finanziamento all'Organizzazione mondiale della sanità in attesa che sia condotta una revisione per valutare il ruolo dell'OMS nella cattiva gestione e nell'insabbiamento della diffusione del Coronavirus"[761]. Immediata, com'era prevedibile, la risposta di Gates, che ha definito il taglio dei fondi all'OMS "una mossa pericolosa"[762]. E qui vale la pena specificare che il governo USA è il primo finanziatore pubblico dell'OMS, mentre la Cina figura tra gli ultimi. Nella sezione relativa ai contributi volontari sul sito dell'OMS è appunto evidente come gli Stati Uniti, che nel 2018-2019 hanno versato il 30,95% del totale, stacchino di gran lunga tutti gli altri Paesi. Al secondo posto c'è il Regno Unito con il 16,42%; seguono la Germania con l'11,99%, il Giappone con il 5,77%, il Kuwait con il 3,74%, il Canada con il 3,6% e la Repubblica Democratica del Congo con il 3,07%. Più in basso figurano Norvegia, Corea del Sud ed Emirati Arabi Uniti (tutti sotto al 3%), quindi altri Stati che contribuiscono per una percentuale tra l'1 e il 2%, ed è qui che si inseriscono l'Italia (1,15%) e la Russia (1,07%); la Cina si ferma ad un misero 0,44%[763]. Perciò stupisce negativamente il fatto che proprio Russia[764] e Cina[765], tramite i rispettivi ministeri degli Esteri, abbiano aspramente criticato la decisione di Trump di congelare i fondi all'Organizzazione Mondiale della Sanità.

Tra gli enti privati, senza troppa sorpresa per la verità, apprendiamo che i principali "sponsor" dell'Organizzazione sono la GAVI e la fondazione del "padre" di Microsoft, che hanno rispettivamente devoluto oltre 150[766] e 457[767] milioni di dollari nel 2017, mentre le case farmaceutiche hanno contribuito con trentanove milioni di dollari[768]. Nel biennio 2016-2017, come scriveva *La Verità*, l'OMS ha complessivamente utilizzato un budget da quasi quattro miliardi e mezzo di dollari, per l'87%[769] finanziato da contributi di aziende private che hanno coperto la graduale ritirata dei finanziamenti degli Stati, vincolando però questi ultimi alla realizzazione di progetti commissionati dai donatori stessi. Se infatti, all'inizio della sua attività, l'OMS avrebbe dovuto ricevere fondi solo dai governi dei membri delle Nazioni Unite, pochi anni fa, al fine di aumentare le entrate, ha istituito quello che chiama un "partenariato privato". E non ci sarebbe nulla di male, se non fosse che l'80% dei fondi donati dai privati sono "earmarked", vincolati cioè a finanziare programmi specifici decisi dai privati e non dall'OMS; ad esempio, dei 457 milioni donati dalla fondazione dei Gates nel 2017, ben 213 erano vincolati[770].

Nel biennio successivo, 2018-2019, è un documento dell'OMS dal titolo *WHO Results Report. Programme Budget 2018-2019. Mid-Term Review* a chiarire che Gates è stato il secondo finanziatore mondiale dell'Organizzazione, appena dietro agli Stati Uniti[771]. Ma non mancavano neppure case farmaceutiche quali Roche, Sanofi, Johnson & Johnson, Merck, Novartis, Gilead Sciences e GlaxoSmithKline[772], come evidenziava Milena Gabanelli per il *Corriere*[773]. Leggiamo qualche riga significativa del suo interessante articolo dall'esplicito titolo *OMS, chi comanda davvero: i 194 Stati, Bill Gates o la Cina?*:

> "Solo un'inchiesta internazionale indipendente potrà chiarire se davvero l'Organizzazione, istituita dall'ONU nel 1948 con funzione di vigilanza sanitaria mondiale, ha commesso errori. [...] È finanziata dai 194 Paesi membri con contributi fissi in base al Pil, sostanzialmente congelati dal 1987, e da contributi volontari. Questi ultimi, che rappresentano la parte più consistente, provengono anche da una moltitudine di soggetti privati: parliamo di 4,6 miliardi di dollari su un budget complessivo di 5,6. Il primo contribuente sono gli Stati Uniti che versano in totale 893 milioni di dollari. Al secondo posto troviamo Bill & Melinda Gates con oltre seicento milioni, al terzo il Regno Unito con quasi quattrocento, al quarto GAVI Alliance (di Bill Gates) con 370, poi il Rotary Club, il National Philantropic Trust e la Cina è al quattordicesimo posto con 85,8 milioni. Di fatto l'OMS gestisce il 20% del suo budget, perché il resto sono progetti specifici decisi dai privati, e non tutti trasparenti. [...] Chi comanda e decide è il direttore generale, che da statuto "non deve domandare né ricevere istruzioni da nessun governo od autorità straniera""[774].

Da segnalare che la Bill & Melinda Gates Foundation ha sovvenzionato con 355 milioni di dollari il Rotary Club in un progetto contro la poliomielite[775], mentre il National Philantropic Trust annovera tra i principali finanziatori la fondazione dei Gates[776], da cui ha ricevuto 1.605.000 dollari nel settembre 2016[777] e 1.725.000 dollari nel marzo 2013[778].

L'influenza dei privati sull'OMS è d'altra parte nota da tempo. Jean-Marie Kindermans, presidente dell'Agenzia Europea per lo Sviluppo e la Sanità, disse non a caso che "se c'è un vero problema, all'OMS, riguarda il modo in cui vengono destinate le risorse. Il che viene deciso senza un pubblico dibattito, a scapito di altre priorità"[779]. Ad esempio, si è visto che la poliomielite non uccide quasi più da anni; nondimeno, nel 2016-2017, l'Organizzazione ha destinato alla sua lotta ben 894,5 milioni di dollari, dieci volte tanto rispetto a quelli destinati alla prevenzione dell'AIDS, quarta causa di mortalità nei Paesi poveri. Che sia un modo per non scontentare i Gates, si chiedevano su *Repubblica*? Ovvero, è possibile che il fondatore di Microsoft elargisca col contagocce i fondi per la ricerca sull'AIDS perché preferisce continuare a lucrare sulla vendita dei farmaci per contrastarlo piuttosto che trovare un vaccino e quindi una cura definitiva? Forse non è così, ma il dubbio è legittimo. Il problema è che l'OMS ha a sua volta un notevole impatto sulle decisioni in materia sanitaria (e non) dei governi di quasi tutto il mondo, come chiarisce ancora la Gabanelli:

> "Sul tavolo dell'OMS ci sono le questioni del secolo: la valutazione sulla sicurezza del 5G e i rapporti con Impact, la task force che lotta contro la contraffazione dei farmaci (il 7% del totale), molto avversata dai Paesi asiatici. Metà della contraffazione è cinese, e decine di medicinali a larghissima diffusione contengono impurità potenzialmente cancerogene. La stima del valore globale sfiora nel 2020 i mille miliardi di dollari. Poi c'è la questione del vaccino contro il Covid-19. Quando finalmente lo avremo, l'OMS dovrebbe avere voce in capitolo per renderlo accessibile a tutti. Ci sarà da lottare. [...] Quindi della prossima epidemia se ne occuperanno i marines? O Bill Gates? Nulla è più geopolitico della salute. Stati Uniti, Europa e Giappone si sono da tempo allontanati dai principi che hanno ispirato la cooperazione tra i popoli, trovando maggiori benefici nei trattati dell'Organizzazione mondiale del commercio. Alle agenzie ONU è stato impedito di mettere becco. La globalizzazione ha prodotto enormi ricchezze per pochi, ed ha regole cogenti: se violo una postilla del WTO (World Trade Organization, nda) pago penali miliardarie, se me ne vado dall'accordo di Parigi sul clima non succede nulla. Abbiamo voluto che la Cina diventasse la fabbrica del mondo a basso costo, poi esplode

un virus a Wuhan, centinaia di migliaia di persone si ammalano a Milano o a New York, e non hanno la mascherina, i camici, i presidi sanitari, perché li fabbricano a Wuhan. Il virus ha svelato l'effetto di una interconnessione inestricabile. Vanno rimesse in discussione le cause. Per far fronte alle minacce che incombono sulle nostre vite, dalla rottura dell'ecosistema al debito dei Paesi depredati, ad altre pandemie che arriveranno, occorre rafforzare quell'Organizzazione nata da lacrime e sangue, costruendo però un nuovo multilateralismo insieme ai cinque continenti per uno sviluppo sostenibile. E l'unico modo per mettersi d'accordo è la sopravvivenza dell'umanità"[780].

D'altronde il ruolo poco trasparente di Gates all'interno dell'Organizzazione Mondiale della Sanità era già stato denunciato nel 2013 da *Medici Senza Frontiere*. Lo racconta in *Immunità di legge. I vaccini obbligatori tra scienza al governo e governo della scienza* il chirurgo e saggista Pierpaolo Dal Monte[781], il quale accusa la GAVI di imporre ai Paesi destinatari prezzi gonfiati per i vaccini, che finiscono nelle tasche di multinazionali tra cui Bayer e Novartis. E poi c'è la denuncia di Antoine Flahault, direttore dell'Istituto di Sanità Globale della facoltà di medicina dell'Università di Ginevra, secondo il quale "ormai l'OMS è costretta a tenere conto di quello che Gates ritiene prioritario"[782]. Peccato che tra le sue priorità vi sia quella di foraggiare aziende private quali la controversa Monsanto o il colosso del settore agroalimentare Cargill, costringendo di fatto alcuni Paesi africani ad utilizzare semi OGM a beneficio delle aziende di cui sopra e promuovendo sovvenzioni agricole a favore dell'agricoltura industriale, dell'uso di fertilizzanti chimici e di sementi geneticamente modificate, a danno dei piccoli agricoltori locali: il *The Guardian* ha più volte, purtroppo senza troppo seguito, denunciato la cosa[783].

Ma critiche al fondatore di Microsoft giungono pure dall'ONG britannica *Global Justice Now*, secondo cui la fondazione dei Gates sarebbe responsabile di "manipolare le priorità dell'aiuto internazionale, promuovendo di fatto la globalizzazione delle multinazionali"[784]. Ben lontana dall'essere un'organizzazione filantropica, la Fondazione Gates sfrutterebbe perciò la sua influenza per "inclinare pericolosamente" le priorità dell'aiuto e mettere a tacere gli esperti di sviluppo internazionale e i gruppi di pressione e di advocacy[785 – nota a pag. 236]. A questo riguardo, in un comunicato dell'ONG inglese, si legge:

"L'ex patron di Microsoft è tra le persone più ricche della terra, in vetta a quella lista presentata nei giorni scorsi da Oxfam dei sessantadue ricchi che detengono la stessa ricchezza di 3,6 miliardi di persone, ossia la metà più povera della popolazione mondiale. La sua attività filantropica per debellare le malattie killer, educare e nutrire i più poveri del pianeta gli ha fatto guadagnare applausi e consensi a livello globale ma, nonostante questo, Bill e Melinda Gates si trovano ad affrontare una serie di critiche importanti, che riguardano la loro azione filantropica, attraverso la quale hanno donato miliardi di dollari in tutto il mondo. A questo proposito si è chiesto che l'attività della Gates Foundation sia oggetto di un'indagine internazionale da parte di OCSE e parlamento britannico. [...] (*La Fondazione*) spesso sembra essere un'enorme multinazionale integrata verticalmente, che riesce a controllare ogni anello di una catena di fornitura che arriva dalla sala del Consiglio, con sede a Seattle, a milioni di utenti finali nei villaggi di Africa e Asia del Sud" (corsivo mio)[786].

Il fondatore di Microsoft sarà dunque chiamato a rispondere di queste accuse o, quando gli istituti di ricerca da lui sovvenzionati troveranno un vaccino al Covid-19, sarà annoverato (di nuovo) tra i benefattori dell'umanità? E i suoi poco chiari legami con l'OMS saranno oggetto d'indagine, o il "merito" di aver trovato un vaccino per il Coronavirus farà passare in secondo piano la questione? Nell'attesa di una risposta, ricordiamo che, mentre nel 1970 l'80% del bilancio dell'OMS era costituito dai contributi degli Stati membri e il 20% da quelli di privati, oggi il rapporto è l'esatto contrario, con il risultato che interi dipartimenti dell'Organizzazione sono finanziati per intero dalla fondazione Bill & Melinda Gates. Nicoletta Dentico, direttrice della ONG ginevrina *Health innovation in practice*, ha dichiarato in proposito che "questo ha, inevitabilmente, un impatto. Non tanto su quello che l'OMS dice ma, piuttosto, su quello che omette di dire"[787]. Detto in altre parole, significa che l'OMS segue ormai le logiche proprie della "filantropia capitalista", un business enorme con 9,4 milioni di "impiegati" che distribuiscono 316 miliardi di dollari nei soli Stati Uniti, nonostante le disuguaglianze globali continuino a crescere "e altre vite e co-

---

785) Da Wikipedia: "Advocacy, in ambito politico, identifica il supporto attivo e la promozione da parte di individui che mirano ad influenzare le politiche pubbliche e l'allocazione delle risorse all'interno dei sistemi politici, economici e sociali e relative istituzioni" (https://it.wikipedia.org/wiki/Advocacy)

munità vengono distrutte dal sistema che crea immense quantità di ricchezza per i pochi"[788]. Perciò, mentre l'operato di organizzazioni come l'OMS è vincolato ai desideri di pochi privati che, forse per lavarsi le coscienze, promuovono campagne nobili come quella per le vaccinazioni, il vero obiettivo dell'Organizzazione è stato perso a favore di un mero rendimento economico. E sapete chi ha detto tutto ciò, in un'intervista per il *New York Times* del 2013[789]? Nientemeno che Peter Buffett, figlio di quel Warren che siede nel Consiglio di Amministrazione della Bill & Melinda Gates Foundation!

8.4 - Il "braccio di ferro" tra l'OMS e Trump

Nella disfida tra Gates e Trump, il presidente americano ha vinto una battaglia quando ha sospeso i finanziamenti all'Organizzazione Mondiale della Sanità finché non venga fatta chiarezza sul suo rapporto con la Cina. Ma l'OMS ne ha vinta un'altra allorché ha, di fatto, reso irrilevante la proposta dell'Unione Europea, che chiedeva un'inchiesta indipendente sull'origine e la gestione della pandemia. In tutta risposta, Pechino ha invece promesso un'indagine "al termine della pandemia", cioè quando non potrà più nuocere alla sua immagine, ed ha ottenuto che nella mozione non si parlasse di "inchiesta", né si facesse riferimento esplicito alla "Cina" o a "Wuhan". Semplicemente verrà chiesta una revisione delle "lezioni imparate" dall'emergenza, cosa che non crea alcun problema alla Cina, la quale si è peraltro letteralmente comprata i responsabili dell'OMS mettendo sul piatto due miliardi in due anni "per rispondere alla pandemia"[790]. Non solo: Xi Jinping ha ben pensato di mostrare l'aspetto più "caritatevole" del suo Paese, promettendo più aiuti all'Africa e garantendo la condivisione del vaccino una volta che sarà trovato. In questo modo ha fatto passare in secondo piano, ad esempio, la decisione di alzare i dazi fino all'80% sull'orzo proveniente dall'Australia, uno dei Paesi più tenaci nel chiedere un'indagine indipendente sulle colpe della Cina nella diffusione della pandemia.

Allo stato attuale non è perciò detto che Trump vincerà la guerra, soprattutto se sarà la narrazione dell'OMS, e di riflesso quella del fondatore di Microsoft, a prevalere. Il problema è che Gates ha un'influenza eccezionale praticamente in tutto il mondo:

oltre a finanziare i principali istituti di ricerca attualmente più prossimi alla realizzazione di un vaccino, il sedicente filantropo sta difatti guidando la corsa per trovare delle terapie efficaci in attesa di una soluzione definitiva, pure nel nostro Paese. *La Stampa* lo dice senza mezzi termini: "Bill Gates finanzia la corsa italiana per trovare la cura. Il network del fondatore di Microsoft coordina i test in tutto il mondo. Nella penisola quarantotto progetti. Obiettivo: una terapia prima del vaccino"[791]. E cita il *Global Coronavirus Covid-19 Clinical trial Tracker* di Cytel, lo strumento cofinanziato dalla Bill & Melinda Gates Foundation per monitorare e collegare tutti i test in corso nel mondo e individuare le possibili cure. Joshua Schultz, amministratore delegato di Cytel, ha spiegato che "mentre gran parte del mondo si sta isolando", le comunità scientifiche e cliniche si stanno unendo per combattere il Covid-19:

> "Esiste un livello di collaborazione che non abbiamo mai visto prima e, nonostante le attuali pressioni sul sistema sanitario, centinaia di ospedali sono ancora impegnati a lavorare su studi clinici. In Cytel ci impegniamo a sostenere lo sforzo globale contro il virus, e il lancio del Covid-19 Clinical Trial Tracker ci ha consentito di farlo"[792].

I quarantotto progetti di cui parla *La Stampa* sono dislocati tra Milano, Roma, Brescia e Parma e coinvolgono Gilead Sciences, che conduce esperimenti sull'antivirale *Remdesivir*, e il Renmin Hospital della Wuhan University, che sta sperimentando il *Bevacizumab*[793]. Caso vuole che la fondazione dei Gates, nel novembre 2018, abbia donato 499.944 dollari proprio all'Università di Wuhan per "creare reti di ricerca internazionali e piattaforme di condivisione dei dati e sviluppare raccomandazioni politiche (policy recommendations) per migliorare il sistema di assicurazione medica in Cina"[794]. Soldi spesi male, evidentemente; altrimenti avremmo avuto una risposta più efficace e tempestiva da parte della Cina. E Trump non avrebbe probabilmente bloccato i fondi all'OMS.

8.5 - *Gates e i vaccini*

Il fondatore di Microsoft, coi suoi spassionati consigli, sta guidando il mondo verso l'uscita dal buio tunnel del Coronavirus e, sul Corriere della Sera, propone tre mosse da seguire per riuscirvi. La prima "è assicurarsi che le risorse mondiali vengano distribuite efficacemente: parliamo di mascherine, guanti e test diagnostici. Sappiamo però che le riserve sono limitate, e pertanto occorre fare scelte difficili in modo intelligente", sicché "gli operatori sanitari in prima linea dovrebbero essere i primi a sottoporsi a test diagnostici e ricevere tutti i dispositivi di protezione personale". Il secondo passaggio, fondamentale, prevede che "i capi di governo dovranno stanziare i fondi necessari alla ricerca medica per lo sviluppo di un vaccino. [...] Tre anni fa la nostra fondazione *Wellcome Trust*[795], con l'appoggio di alcuni governi, ha lanciato la Coalition for Epidemic Preparedness Innovations (CEPI), un consorzio per finanziare progetti di ricerca per lo sviluppo di vaccini contro le malattie infettive emergenti". La CEPI, continua Gates, "è già al lavoro per sviluppare otto nuovi potenziali vaccini per il Covid-19 e i ricercatori sono fiduciosi che uno di questi sarà pronto nei prossimi diciotto mesi. (*Ma questo*) dipenderà dai finanziamenti. Pur avendo molte nazioni contribuito al CEPI [...], al consorzio occorrono almeno due miliardi di dollari" (corsivo mio). Come terzo punto, "il futuro vaccino Covid-19" dovrà essere classificato "presidio sanitario di interesse globale e reso accessibile a tutti", a un prezzo contenuto. "Per fortuna", chiosa l'ex-patron di Microsoft, "esistono organizzazioni come la GAVI Alliance, che da anni lavora per migliorare l'accesso alle immunizzazioni essenziali nei Paesi più poveri"[796]. Che si sia dimenticato di essere egli stesso il principale finanziatore della GAVI?

Non è però solo quest'ultima l'unica organizzazione pro-vaccini in cui il fondatore di Microsoft è coinvolto. C'è pure l'*International Vaccine Access Center* (Ivac) del Johns Hopkins Center for Health Security, che "dal 2003 è diventata partner affidabile di governi, agenzie internazionali, gruppi di ricerca e organizzazioni no profit che cercano di far progredire l'accesso alle vaccinazioni salvavita per tutte le persone"[797]. L'Ivac è appunto finanziato dall'OMS, dalla fondazione di Gates, da diversi ministeri della Salute, istituti di ricerca e case farmaceutiche e dall'agenzia governativa americana *Centers for Disease Control and Prevention* (CDC), che è succeduta all'*Office of National Defense Malaria Control Activities* in cui era coinvolta la fondazione dei Rockefeller[798]; il

---

795) Con un finanziamento di 23,2 miliardi di sterline (nel 2017), il *Wellcome Trust* è l'ente di beneficenza con i maggiori stanziamenti al mondo dopo la Bill & Melinda Gates Foundation, che è a sua volta tra i suoi principali finanziatori (https://it.wikipedia.org/wiki/Wellcome_Trust).

CDC, co-fondato da Alexander Langmuir, che fu professore presso l'Università Johns Hopkins[799], è inoltre partner della Bill & Melinda Gates Foundation e dell'ex direttrice dell'OMS, Margaret Chan[800]. In più, la Johns Hopkins ha a sua volta ricevuto venti milioni di dollari dalla Bill & Melinda Gates Foundation per finanziare l'Institute for Population and Reproductive Health, con sede presso il Johns Hopkins Hospital di Baltimora[801].

Poteva dunque mancare il coinvolgimento della fondazione dei Gates nella ricerca di un vaccino contro il Covid-19? Ovviamente no. E infatti, coi capi di Stato di Italia, Francia, Germania e Norvegia, nonché col numero uno del Consiglio UE, una nota dell'Unione Europea ci informa che ci "sarà una cooperazione globale senza precedenti che coinvolgerà scienziati e autorità di normazione, industria e governi, organizzazioni internazionali, fondazioni e operatori sanitari. Sosteniamo l'OMS e siamo lieti di unire le forze con organizzazioni esperte come la fondazione Bill & Melinda Gates e il Wellcome Trust"[802]. E se ancora non bastasse, leggiamo cosa scriveva *Il Fatto Quotidiano*:

> "Uno sforzo comune per la lotta al Covid e la ricerca di un vaccino nel più breve tempo possibile. Sono questi i contenuti della conversazione telefonica che si è tenuta nel pomeriggio di sabato (2 maggio, nda) tra il presidente del Consiglio, Giuseppe Conte, e Bill Gates, il fondatore di Microsoft oggi impegnato con la fondazione Bill & Melinda Gates, che ha più volte espresso la volontà di finanziare la produzione mondiale di un vaccino contro il Coronavirus che si dovesse rivelare efficace. Fonti del Governo fanno sapere che la promozione della cooperazione globale nella lotta al Coronavirus, di cui la conferenza del 4 maggio promossa dalla Commissione Europea rappresenta un primo step, è stata al centro del colloqui tra i due. Il magnate americano ha riconosciuto l'impegno assicurato dall'Italia, negli anni, al contrasto alle pandemie e al sostegno della ricerca scientifica finalizzata ai vaccini. E Conte ha ribadito l'intenzione italiana di portare il tema al centro dell'agenda del G20 del 2021, a presidenza italiana, elemento questo fortemente sostenuto da Bill Gates anche nella prospettiva di fornire adeguata tutela a quei Paesi in via di sviluppo che dovessero risultare colpiti dalla pandemia e meno attrezzati a combatterla. [...] L'iniziativa a cui hanno fatto riferimento Conte e Gates nel corso della chiamata è quella promossa dalla Commissione europea e sostenuta da Francia, Italia, Germania, Norvegia e Consiglio UE e rinominata *World against Covid-19*. Si tratta di un piano di cooperazione globale

per la ricerca di un vaccino contro il Coronavirus, che proprio il 4 maggio sarà presentato ufficialmente in una conferenza di donatori con cui si punta a raccogliere almeno 7,5 miliardi di euro di finanziamenti. [...] "Ogni euro raccolto sarà convogliato principalmente tramite organizzazioni sanitarie mondiali riconosciute come CEPI, GAVI, l'Alleanza per il vaccino e tramite il Fondo mondiale e Unitaid, per sviluppare e distribuire il più rapidamente possibile e a più persone possibili gli strumenti diagnostici, le terapie e i vaccini che aiuteranno il mondo a superare la pandemia. Se riusciamo a sviluppare un vaccino prodotto dal mondo per il mondo, questo vaccino sarà un bene pubblico globale unico del ventunesimo secolo. Insieme ai nostri partner, ci impegniamo a renderlo disponibile e accessibile a tutti". Il testo è firmato da Conte, dal presidente francese Emmanuel Macron, dalla cancelliera tedesca Angela Merkel, dal presidente del Consiglio europeo Charles Michel, dalla premier norvegese Erna Solberg e dalla presidente della Commissione europea Ursula von der Leyen. "È questo il dovere della nostra generazione - si legge nella lettera - e sappiamo di potercela fare. [...] Nessuno è immune, nessuno può sconfiggere il virus da solo e nessuno sarà davvero al sicuro finché non lo saremo tutti, in ogni Paese. Dobbiamo riunire le menti più brillanti e più preparate del mondo per trovare i vaccini e le terapie necessarie per rimettere in salute il pianeta"" [803][804].

Caso vuole che Unitaid risulti in massima parte finanziato, tra gli altri, da Francia, Norvegia, Regno Unito e soprattutto dalla Bill & Melinda Gates Foundation[805], con cui la Solberg ha un legame molto stretto almeno dal 2013, come leggiamo sul sito della GAVI[806]. Ma non è finita qui, perché è Gates stesso a suggerire, non senza una certa dose di banalità, che se a guidare la ricerca di un vaccino contro il Covid-19 sono i principali forum di esperti a livello globale, è più probabile che si arrivi prima al risultato. E cita in particolare l'*R&D Blueprint* dell'Organizzazione Mondiale della Sanità[807], l'International Severe Acute Respiratory and Emerging Infection Consortium (Isaric) e il *Global Research Collaboration for Infectious Disease Preparedness* (GloPIDR)[808]. Peccato che, oltre all'OMS, pure Isaric[809] e GloPIDR[810] risultano avere una partnership ed essere finanziati dalla Bill & Melinda Gates Foundation.

---

804) Il quotidiano *La Verità* ci informa che la Commissione Europea ha già raccolto 7,4 miliardi di euro e che "all'appello hanno risposto molti soggetti privati. Ma a gestire i soldi saranno associazioni riconducibili al patron di Microsoft, che punta anche a test diagnostici e terapie" (https://www.laverita.info/bruxelles-da-in-appalto-il-vaccino-ai-gates-2645973960.html).

Così il cerchio si chiude, e si comprende il perché di quell'ossessivo interesse del padre di Microsoft sulla questione dei vaccini. Interesse ovviamente condiviso dall'OMS, che ha da anni messo in piedi un programma denominato *Immunization Agenda 2030: A Global Strategy to Leave No One Behind*, il cui obiettivo è descritto in queste poche righe: "Immunization is the foundation of the primary health care system and an indisputable human right. It's also one of the best health investments money can buy [...] IA 2030 (Immunization Agenda 2030, nda) envisions a world where everyone, everywhere, at every age, fully benefits from vaccines to improve health and well-being"[811]. Ovvero, letteralmente: "L'immunizzazione è il fondamento del sistema sanitario primario e un diritto umano indiscutibile. È anche uno dei migliori investimenti sanitari che il denaro possa comprare [...] IA 2030 prevede un mondo in cui tutti, ovunque, a tutte le età, traggano pieno beneficio dai vaccini per migliorare la salute e il benessere". Senonché, l'immunizzazione di massa non rientra in nessuno degli articoli della Universal Declaration of Human Rights[812], il che lo rende un diritto fatto indebitamente proprio dall'OMS stessa per giustificare le sue massicce campagne vaccinali.

8.6 - Abbiamo davvero bisogno di un vaccino contro il Covid?

Tralasciando per un attimo le enormi implicazioni economiche, politiche e sociali del futuro vaccino per il Covid-19, dovremmo comunque chiederci se ne avremo davvero bisogno o se sia meglio sviluppare terapie più efficaci e sicure, quale potrebbe essere la terapia antivirale basata sugli anticorpi dei soggetti guariti, come suggerisce (tra gli altri) il virologo Giulio Tarro. Classe 1938, discepolo del "padre" del vaccino contro la poliomielite Albert Sabin (del quale ha diretto il laboratorio dopo la morte) e primario in pensione dell'ospedale Cotugno di Napoli, Tarro ricorda appunto che "né per la prima SARS, né per la sindrome respiratoria del Medio Oriente (MERS) sono stati preparati vaccini, ma si è fatto ricorso agli anticorpi dei soggetti guariti"[813]. Sarebbe a dire che la chiave di volta per tornare verso la normalità potrebbe essere nella messa a punto di una terapia antivirale efficace, "una cura che potrebbe arrivare anche per l'estate. Spero che la scienza e il caldo possano essere alleati. E confido che potremo andare a fare i bagni.

Troppa gente parla del Coronavirus senza avere il supporto dei dati scientifici e senza le giuste conoscenze"[814].

Tarro è altresì convinto che sul Covid-19 ci sia molta esagerazione perché pur essendo "un virus un po' particolare, fortunatamente non ha la stessa mortalità della SARS e neppure della MERS, che uccideva un malato su tre. Oggi non lottiamo contro l'Ebola, ma il nostro nemico è una malattia che non è letale per quasi il 96% degli infetti"[815]. Il problema, per citare di nuovo il virologo, è che quel 4% di persone per cui è letale "si è scatenato contemporaneamente mettendo in difficoltà anche gli ospedali della Lombardia, che sono il nostro fiore all'occhiello. Ma questi, nell'inverno 2018, a causa di un'epidemia influenzale erano già sovraccarichi. Questo grazie ai tagli alla sanità compiuti negli anni. Di questo dovrebbero rendere conto, anche secondo l'Organizzazione Mondiale della Sanità, coloro che dal 1997 al 2015 hanno dimezzato tutti i centri di terapia intensiva. E vedo che oggi non c'è tempestività per riparare a quegli errori. È una cosa molto seria. Mi chiedo, perché a gennaio quando abbiamo avuto le notizie dalla Cina, i francesi hanno subito raddoppiato la possibilità di avere questi centri di terapia intensiva, e noi no"[816].

In altre parole, posiamo tranquillamente dire che il collasso del sistema sanitario nazionale è stato in buona parte causato dalla sventurata coincidenza per cui "in meno di un mese abbiamo avuto gli stessi malati di influenza di un'intera stagione"[817]. Ma questo non significa che la situazione sia destinata a rimanere tale o a peggiorare fintantoché non venga trovato un vaccino. Secondo Tarro, infatti, il Covid-19 "potrebbe sparire completamente come la prima SARS, ricomparire come la MERS, ma in maniera regionalizzata o diventare stagionale come l'aviaria. Per questo serve una cura più che un vaccino"[818]. Anche perché la fretta è cattiva consigliera, ed approntare un vaccino davvero sicuro entro dodici-diciotto mesi è oggettivamente qualcosa di impensabile. In primo luogo perché, per sviluppare qualsiasi farmaco, ci vogliono test in vitro, in vivo sugli animali ed una procedura lunga e rigorosa composta da tre fasi (Phase I, II e III)[819], l'ultima delle quali prevede la sperimentazione su migliaia di persone, con processi che durano dieci-quindici anni[820]. Senonché, fra dieci-quindi anni sarà totalmente inutile, vuoi per l'immunizzazione di massa che si è nel frattempo diffusa, vuoi perché i Coronavirus mutano molto in fretta e quindi un vaccino creato in breve tempo potrebbe non essere efficace per il tipo di mutazione raggiunta dal virus stesso nel momento in cui fosse disponibile. In altre parole, uno dei problemi dell'ipotetico futuro vaccino è appunto che esso sarà inevitabilmente tarato sulle caratteristiche del patogeno isolato a Wuhan a inizio pandemia e non sulle mutazioni che avrà sviluppato nel frattempo, risultando probabilmente meno efficace contro quest'ultime.

La conferma giunge da più parti. A detta di Massimo Ciccozzi, "il virus in un primo momento ha fatto danni importanti. Poi piano piano continua a mutare e queste mutazioni, che chiamiamo "transienti", lo adattano sempre di più a noi. Alla fine ce lo troviamo come un compagno di viaggio, che ci accompagnerà nei prossimi anni. Allora lì il vaccino può essere importante. Come ci vacciniamo tutti gli anni per l'influenza, ci vaccineremo per il Coronavirus"[821]. Mentre Roberto Burioni, in un video pubblicato sul suo portale Medical Facts, riporta il seguente esempio: "Immaginiamo che attraverso le mutazioni venga fuori una variante del virus che faccia venire la febbre a 37,2 e non a 39-39,5. Le cose cambiano. Con 37,2 di febbre non stiamo tanto male, andiamo al concerto, a cena, alla partita"[822]. Ciò significa che il virus che provoca 39 o 40 di febbre, quello più aggressivo, si diffonderà molto meno tra la popolazione rispetto all'altro; al contrario, quello più "buono" che provoca una temperatura di 37,2 o 37,5, avrà una diffusione maggiore perché gli infettati continueranno a uscire dalle proprie abitazioni. Detto altrimenti, significa che Burioni ipotizza che il Covid-19 possa diventare più buono poiché "tipicamente i virus hanno questa tendenza"[823].

Quest'ultima è un'opinione peraltro condivisa da Elena Vicenzi dell'Unità Patogenesi virale e Biosicurezza dell'ospedale San Raffaele di Milano, la quale è convinta che "il Coronavirus si indebolirà col passare del tempo e diventerà meno contagioso. È l'unica maniera che ha per sopravvivere. E il virus ha questa intelligenza". In particolare, l'esperta confida nella cosiddetta immunità innata "che è costituita da molte componenti sia cellulari sia del sangue e di altri tessuti e fluidi corporei, ed è la prima difesa dell'organismo contro i virus"[824]. Con queste parole, la Vicenzi apre tra l'altro la strada alla controversa teoria dell'immunità di gregge condivisa, seppure con toni meno plateali, da Burioni stesso[825] e da altri virologi quali il già citato Giulio Tarro. Questi, intervistato dal *Giornale*, ha così espresso la sua posizione:

> "(*L'immunità di gregge*) è quella che normalmente si cerca di ottenere con una vaccinazione verso un determinato agente che può essere un virus o un batterio. Attraverso questa si riesce ad ottenere il 95% della risposta immunologica delle varie persone, per questo si parla di "gregge". Il che vuol dire arrivare ad un numero che ci rende abbastanza tranquilli sul fatto che quell'agente non circolerà più, perché troverà gente vaccinata e quindi verrà bloccato. L'altro 5% che rimane è legato o a situazioni in cui non vengono consigliate le vaccinazioni perché sono persone in stato di immunodepressione, quindi non avrebbero una risposta valida, oppure potrebbero avere motivi ideologici o di altra natura per cui non vogliono essere vaccinati. [...] Ovviamente, nel caso del Covid-19, non stiamo parlando di vaccinazione. [...] Persone molto valide in campo virologico pensano, date le caratteristiche del Coronavirus, che proteggendo le fasce più deboli della popolazione come gli anziani o quelli affetti da altre malattie, si può far circolare liberamente il virus, non usando le misure che stiamo attuando noi come l'isolamento, e far quindi infettare tutti per produrre anticorpi. Quindi, in base a questo, noi avremmo un'immunità di tutta la popolazione" (corsivo mio)[826].

La tesi dell'immunità di gregge, come molti ricorderanno, è balzata agli onori della cronaca allorché fu erroneamente e disonestamente attribuita al premier britannico Boris Johnson, che invece non si è mai permesso di dare suggerimenti di natura medica; nondimeno, la teoria è stata ostracizzata dai media di mezzo mondo per mere questioni ideologiche. Il punto è però che non l'ha suggerita nemmeno il consulente scientifico di Johnson, Patrick Vallance, il quale l'ha menzionata solamente per rispondere alla domanda di un giornalista di Sky che sottintendeva che questi ne avesse parlato nel suo discorso. In realtà Vallance si è limitato a dire, in risposta alla domanda del giornalista circa il suo funzionamento, che "per ottenere l'immunità di gregge si dovrebbero ammalare il 60% degli inglesi"[827]; ma non si è neppure sognato di proporla quale soluzione per debellare l'epidemia in Inghilterra. A questo punto la propaganda "antisovranista" ha fatto il resto, facendo credere che Vallance avesse proposto di far deliberatamente ammalare trentasei milioni di inglesi (il 60% della popolazione)! E dire che sarebbe stato sufficiente visionare l'intervista di *Sky*, tranquillamente reperibile su YouTube[828], per dirimere la questione...

Ma dicevamo del fatto che il virus potrebbe mutare fino a diventare innocuo, o comunque molto meno pericoloso. Lo sostiene Alberto Zangrillo, primario del reparto di terapia intensiva del San Raffaele di Milano che, ospite di Bruno Vespa, ha affermato:

> "Francamente sono molto amareggiato dal continuare a sentir parlare e denunciare il numero dei morti e dei contagiati. Con tutto il rispetto per le persone che ho visto morire, non ha alcun senso. Anche perché non dimentichiamoci che mentre stiamo parlando, stiamo trascurando altri pazienti che hanno altre malattie. Dobbiamo ripartire e curare anche quei pazienti con altre patologie che possono determinare un numero di morti infinito. [...] Sono certo che questi tempi stanno maturando molto velocemente. Quello che manca secondo me in Italia è sentire il parere di chi è stato in prima linea. [...] Troppo poco spesso in Italia vengono ascoltati i medici. Io vedo che molto spesso vengono ascoltati i matematici che disegnano delle curve. Quello che io voglio dirvi è che sono circa ventuno giorni (aggiornato all'8 maggio, nda) che non c'è un malato che arrivi nella mia terapia intensiva. La mia terapia intensiva è di riferimento. Questo qualcosa vuol dire. [...] È possibile che il virus si adatti all'organismo umano e si stia modificando. Certo, non lo possiamo dimostrare. Ma non possiamo nemmeno stare fermi. Abbiamo ora la possibilità di mettere in atto tutte quelle misure che nell'emergenza non abbiamo potuto adottare"[829].

Della medesima idea il medico e ricercatore Pasquale Mario Bacco che, nel suo laboratorio di Bari, studia il virus già da fine gennaio insieme alla sua equipe e ha dimostrato come il Covid-19 fosse in circolazione già dallo scorso ottobre e come il 33,6% della popolazione potrebbe esservi entrata in contatto ed aver sviluppato gli anticorpi (il test si basava su 7.038 persone, delle quali 2.365 risultate positive). "Sono virus che mutano", dice Bacco.

> "Può essere che la popolazione verrà chiamata a sottoporsi al vaccino a giugno, ma quello stesso vaccino ad ottobre non servirà più. Io ho visto in laboratorio come muta questo virus, è quasi come l'HIV, quindi il vaccino non ci sarà mai. L'unica cosa che ci salverà, se il virus dovesse diventare più aggressivo, è un farmaco specifico. Oggi i soggetti siero-positivi hanno un'aspettativa di vita uguale a un soggetto sano, grazie a un farmaco. Conducono una vita normalissima

solo che devono prendere una, o due o tre, ma di solito una pillola al giorno, perché hanno un retrovirale che va nel sangue, e questo aiuta. E la stessa cosa sarà per il Covid. [...] Né l'Istituto Superiore della Sanità né il Ministero della Sanità ci hanno considerati. Poi abbiamo portato i nostri dati al professor Burioni e non li ha neanche visti"[830].

Bacco si spinge però ancora oltre, e sostiene che i numeri dei decessi da Coronavirus siano "stati inventati di sana pianta" e che "i morti per Covid che prima erano sani si contano sulle dita di una mano, perché questo virus non è capace di uccidere. È un virus banale, semplice. Un soggetto ad esempio siero-positivo non si ammala di Covid, perché ha l'HIV che è un virus molto più grande che utilizza gli stessi recettori del Coronavirus, quindi anche nella competizione il Covid non riesce ad andare sugli stessi recettori. Ovunque ci sia una risposta immunitaria adeguata viene annientato"[831]. Lo conferma una recente ricerca giapponese del Kobe City General Medical Hospital secondo la quale, su mille campioni di sangue esaminati, appena lo 0,01% è effettivamente deceduto solo a causa del Covid-19, facendo di quest'ultimo un virus appena più letale della normale influenza: lo riporta *La Stampa*[832]. Ed è sempre *La Stampa*, sulla base dei dati forniti dall'agenzia *Nova*, a chiarire che al 18 marzo 2020 erano "solo dodici le persone decedute senza patologie pregresse" ed a riportare le parole del virologo Silvio Brusaferro, pronunciate in un intervento ufficiale alla Protezione Civile, secondo il quale solamente lo 0,8% dei deceduti non presentava alcuna patologia pregressa[833].

In aggiunta, bisogna considerare che non è detto che un vaccino unico possa essere efficace per tutti, giacché non tutte le persone o le etnie presentano le medesime caratteristiche. Relativamente a ciò, uno studio cinese (per la verità ancora da validare) ha concluso quanto segue:

> "È stato segnalato che 2019-nCov condivide lo stesso recettore, l'enzima 2 di conversione dell'angiotensina (ACE2), con SARS-Cov. Qui, sulla base del database pubblico e della tecnica RNA-Seq a cella singola all'avanguardia, abbiamo analizzato il profilo di espressione dell'RNA ACE2 nei normali polmoni umani. Il risultato indica che l'espressione del recettore del virus ACE2 è concentrata in una piccola popolazione di cellule alveolari di tipo II (AT2). Sorprendentemente, abbiamo scoperto che questa popolazione di AT2 che esprime ACE2

esprimeva anche molti altri geni che regolano positivamente la riproduzione e la trasmissione virale. Un confronto tra otto singoli campioni ha dimostrato che il maschio asiatico ha un numero estremamente elevato di cellule che esprimono ACE2 nel polmone."[834].

Questo significa, in poche parole, che gli asiatici potrebbero essere più soggetti al Covid-19, motivo per cui un vaccino tarato sulle caratteristiche genetiche degli occidentali e/o degli africani potrebbe non essere sufficientemente potente per proteggerli; viceversa, un vaccino tarato sulle loro caratteristiche potrebbe essere eccessivamente "aggressivo" per noi (e non è detto che ciò sia un bene). Per di più, non pochi virologi prevedono una rapida ritirata del virus già a partire dai primi caldi di giugno, e tra questi figura Guido Silvestri, docente all'Università di Atlanta, nonché responsabile di uno dei laboratori di ricerca più avanzati di microbiologia e immunologia:

> "Quando si dice "a questo virus non piace il caldo" non ci riferisce alla temperatura a cui il virus stesso viene disattivato dal calore, ma alle temperature che rendono instabili le goccioline di fomiti (saliva, starnuti, tosse ecc....) che trasportano il virus nell'ambiente. Questo meccanismo è noto ai virologi da decenni, e spiega perché tutte le infezioni virali respiratorie sono altamente stagionali con chiarissima predilezione per l'inverno [...] Continua la grande ritirata di Sars-Cov-2 dall'Italia, perché diminuiscono i ricoveri in terapia intensiva per Covid-19, ma calano anche i ricoveri ospedalieri. [...] Quindi barra a dritta e avanti tutta verso la fine del tunnel"[835].

Silvestri conferma altresì che i pazienti guariti da Coronavirus sviluppano sempre gli anticorpi, notizia avvalorata da Roberto Burioni che, come riporta *Repubblica*, ha twittato:

> "Seppure in quantità variabili, i pazienti guariti da Covid-19 producono anticorpi contro il virus. Questo è bene perché rende affidabile la diagnosi sierologica e, se gli anticorpi fossero proteggenti, promette bene per l'immunità"[836].

La base scientifica di questa convinzione deriva da una ricerca pubblicata su *Nature medicine*, che segnala "risposte anticorpali acute a SARS-CoV-2 in 285 pazienti con COVID-19. Entro diciannove giorni dall'esordio dei sintomi, il 100% dei pazienti è risultato positivo all'immunoglobulina G (IgG) antivirale"[837], oltre a non mostrare alcuna evidenza di seconde infezioni. Il che è recentemente stato provato da uno studio condotto dal team di scienziati del Beth Israel Deaconess Medical Center (Bidmc) di Boston, pubblicato sulla rivista *Science*: "Nel nostro studio dimostriamo che l'infezione da Sars-CoV-2 protegge da una nuova malattia in caso di ri-esposizione"[838].

Lungi dall'essere antivaccinista, alla luce di quanto detto finora, ritengo perciò verosimile che il vaccino possa non essere necessario nel breve termine, e probabilmente nemmeno realizzabile. O, se lo sarà, dovremo accettare l'eventualità che esso stimoli il virus a mutare sempre più rapidamente come "arma" per la sua stessa sopravvivenza, cosa che è peraltro suggerita da tutta la letteratura scientifica sui Coronavirus. Insomma, che un Coronavirus muti per "sfuggire" all'eventuale vaccino e che sia sconsigliabile effettuare inoculazioni di massa durante un'epidemia provocata da questo tipo di patogeno dovrebbe essere un concetto basilare di immunologia. Dirò di più: l'esperienza con il vaccino sperimentale contro il primo virus della SARS ci ha insegnato che i pazienti vaccinati venuti in contatto con variazioni del virus originale fossero più esposti a una forma grave della malattia rispetto a coloro ai quali il siero non era stato iniettato.

D'altronde, anche volendo tralasciare queste complicazioni di natura prettamente scientifica, il vaccino contro il Covid-19 presenterebbe anche altre problematiche che il dottor Pier Paolo Pandolfi, genetista, biologo molecolare e professore presso la *Harvard Medical School*, riassume efficacemente in queste poche parole:

> "Immaginiamo cosa succederà con il vaccino per il Coronavirus, destinato a tutti: si dovrebbe distribuire su scala globale, ma la produzione diventerebbe uno dei problemi più seri. Il virus poi non è stabile, continuamente muta. Dovremo fare un vaccino semestrale o annuale e questo richiederà uno sforzo (*economico*) mostruoso" (corsivo mio)[839].

E giacché parliamo di costi, ricordo che, al tempo dell'influenza suina, l'Italia acquistò ventiquattro milioni di dosi di vaccino per un totale di 184 milioni di euro: di queste ventiquattro milioni di dosi, dieci furono ritirate dalle fabbriche e distribuite alle

ASL e soltanto 865mila furono effettivamente iniettate, poiché nel frattempo il virus era mutato e la situazione si era risolta da se'[840].

Ma ammettiamo che un vaccino possa davvero essere pronto in un anno circa: significherebbe saltare le tre fasi necessarie alla realizzazione di qualsiasi farmaco o vaccino e passare direttamente alla quarta (quella della distribuzione su larga scala), il che non è ne' etico ne' funzionale. Al contrario, un vaccino sviluppato in così poco tempo potrebbe perfino provocare una reazione immunitaria avversa, ovvero il nostro organismo potrebbe riconoscere il vaccino come un agente estraneo e reagire di conseguenza. Ecco perché nessun vaccino è mai stato sviluppato in meno di quattro anni, ed ecco perché ne' per la SARS ne' per la MERS (entrambe causate da Coronavirus) esiste tuttora un vaccino, pur essendo passati rispettivamente diciassette ed undici anni.

Per lo stesso motivo, in effetti, non sono mai esistiti vaccini nemmeno contro malattie ben più gravi del Covid quali ad esempio la mononucleosi, che è nota da almeno duecento anni. Eppure quello che causa la mononucleosi è un virus ad altissima trasmissibilità a cui è esposta in maniera latente il 90% della popolazione mondiale, anche se la maggior parte delle persone lo contrae senza nemmeno accorgersi. Non per questo, però, è meno pericoloso di altri, essendo tra l'altro coinvolto nello sviluppo di alcune forme tumorali e malattie auto-immuni. Tuttavia, a detta di buona parte di medici e ricercatori, produrre un vaccino contro la mononucleosi non conviene perché i trial clinici da effettuare sarebbero troppo lunghi e, soprattutto, perché non ne varrebbe la pena dato il rischio piuttosto concreto di effetti collaterali.

Diverso è invece il discorso per altre tipologie di malattie come il vaiolo o la poliomielite, i cui virus responsabili sono ben diversi da quelli della famiglia dei Coronavirus e per i quali, dati alla mano, è stato possibile creare efficaci vaccini.

C'è poi un'altra questione: Conte, dopo una videochiamata con Bill Gates, sembra aver consegnato in mani britanniche la produzione del futuro vaccino, escludendo dalla corsa l'Italia. Il vaccino promosso da Gates era infatti in fase di studio dallo Jenner Institute della Oxford University in partnership con la società IRBM di Pomezia, ma pare che verrà infine prodotto e distribuito in esclusiva dalla multinazionale britannica AstraZeneca e non da una azienda italiana. Il motivo? Quando la IRBM di Piero Di Lorenzo ha cercato di convincere il governo di Conte ad entrare fra i finanziatori del progetto italo-inglese, l'importanza della proposta è stata sottovalutata. Per questo IRBM, dopo due mesi di inutili tentativi, ha mollato il colpo. Inoltre, contemporaneamente, dal nostro governo era partito un finanziamento di dieci milioni di euro alla *Reithera*, un'azienda svizzera con sede a Castel Romano legata alla direttrice dell'ospedale Spallanzani e all'Assessore alla Salute della Regione Lazio[841]. Il governo britannico ha invece messo subito sul piatto venti milioni per la ricerca Jenner-IRBM e così, per una manciata di milioni, il nostro Paese ha perso l'occasione di avere voce in capitolo nella produzione e nella distribuzione globale del vaccino[842].

Dal punto di vista etico, avendo spiegato sopra i potenziali rischi di un vaccino prodotto così in fretta, non è detto che ciò sia un male. Dal punto di vista economico, però, è certamente una notizia negativa, perché la produzione del vaccino avrebbe consentito all'Italia un notevole guadagno (pure in termini d'immagine) con la vendita a terzi del medesimo, a fronte di un investimento tutto sommato esiguo. Qual è la allora soluzione migliore? Lasciar vincere l'etica o il profitto?

In ogni caso la ricerca per il vaccino potrebbe non essere terminata, perché proprio dall'ospedale Spallanzani di Roma è giunta la notizia che gli anticorpi generati nei topi dal vaccino italiano dell'azienda Takis funzionano, come ha confermato all'*Ansa* l'amministratore delegato dell'azienda, Luigi Aurisicchio[843]. Tuttavia i test sull'uomo partiranno verosimilmente dopo l'estate, sicché la corsa al vaccino è, al momento della scrittura, ancora pienamente in atto. Così come ancora in atto è la discussione se renderlo o meno obbligatorio, una volta che sarà disponibile. Da un lato abbiamo il viceministro della Salute Pierpaolo Sileri che, illecitamente, vorrebbe imporlo a tutti:

> "Con il vaccino sconfiggeremo questo virus. Visti i danni che ha creato il virus, non ho dubbi sul fatto che un vaccino del genere debba essere obbligatorio. Una volta che saranno garantite efficacia e sicurezza del vaccino, dovremmo avere una copertura tale per non far più contagiare nessuno"[844].

Dall'altra Walter Ricciardi, che punta più sulla tecnica del terrore:

> "Non ci sarà bisogno di introdurre l'obbligo per il vaccino contro il Coronavirus, perché la gente ha sperimentato cosa significa avere paura di una malattia"[845].

E proprio quest'ultima discutibile frase rappresenta, estendendo il concetto, la perfetta sintesi dell'interesse di Bill Gates nel vaccino: se da un lato il fatto di farsi carico della sua produzione lo esonera dall'accusa di voler ridurre la popolazione mondiale attraverso la volontaria diffusione di una pandemia (altrimenti non ne finanzierebbe il rimedio ed avrebbe ideato un virus ben più pericoloso dell'attuale), dall'altro mostra molto bene quanto intenda sfruttare la paura della popolazione per la vendita del futuro vaccino. Come spiegare altrimenti le sue profezie terroristiche circa il fatto che non si tornerà ad una vita normale prima di uno o due anni (o comunque finché non sarà trovato un vaccino), nonostante buona parte di coloro che sono impegnati in prima linea nella lotta al Covid-19 sostengano che il problema si risolverà spontaneamente e in tempi relativamente brevi? Malauguratamente, ad avere maggior seguito, sono proprio i personaggi "in cerca di visibilità" come Gates, quando mi pare evidente che si debba dare più ascolto a medici e ricercatori direttamente coinvolti. Lo sa bene Mario Bacco che, al *Giornale*, ha confessato con un certo rammarico:

> "Accettare il nostro studio (quello relativo alla progressiva ritirata del Covid-19, nda) significa negare tutto quello che è stato detto fino ad ora. Ma noi abbiamo una dignità come medici e possiamo solo dire la verità perché siamo dei medici liberi. Abbiamo lavorato giorno e notte, abbiamo dormito anche per terra per tre ore a notte e siamo stati mortificati e oscurati. Io non sono un uomo-immagine, ma ho solo una cosa che non posso perdere ed è la mia credibilità"[846].

D'altro canto è stato uno dei ricercatori dell'Università di Oxford, Adrian Hill, impegnato nello studio del vaccino, a precisare che:

> "...è una corsa contro il tempo. E anche contro il rischio che il virus scompaia. Le chance di successo del nostro vaccino attualmente sono

al 50%. [...] Ci troviamo in questa bizzarra situazione in cui vogliamo che il Covid resista, almeno un altro po'[847].

In altre parole, significa che se il virus circolerà a bassi livelli e i dati sui contagi continueranno a diminuire, come sta accadendo, gli scienziati non riusciranno a testare l'efficacia del vaccino e, invece dei due mesi promessi per le sperimentazioni, potrebbero servirne il triplo. Questo vuol dire che potremmo non essere pronti per tempo per una futura probabile ondata di contagi? Forse sì, ma il fatto che il virus sia mutato e divenuto meno aggressivo fa ben sperare che, dopotutto, non ci sia questa gran fretta di trovare un vaccino.

Concludendo: poiché l'esperienza passata ci ha insegnato che un vaccino potrebbe non essere realmente necessario, non sarebbe meglio che l'OMS investisse più nella prevenzione che nei vaccini? Ad esempio, contando sul fatto che opera in tutto il mondo e in virtù delle sue ingenti risorse finanziarie, potrebbe esercitare maggior pressione affinché i "wet market" vengano vietati o quantomeno fortemente regolamentati. Oppure potrebbe impiegare più risorse a favore dell'accesso per tutti all'acqua potabile, un "privilegio" di cui parte della popolazione mondiale non può tuttora godere: solo in Cina si stima siano ben venti milioni le persone che non vi possono accedere, con tutti i rischi sanitari che comporta l'assunzione di acqua non potabile[848]. O, ancora, potrebbe farsi carico dell'insegnamento delle norme igieniche ai Paesi più poveri, giacché spesso è a causa della loro ignoranza, più che di una precisa volontà, che le popolazioni di quei Paesi non rispettano le regole sanitarie. La piaga dei "wet market" non è in effetti una prerogativa asiatica, ma è un fenomeno purtroppo diffuso pure in Africa, come ha sottolineato in un intervista al *The Guardian* la segretaria esecutiva della Convenzione Mondiale per la Biodiversità, Elizabeth Maruma Mrema[849]. Del resto ce lo ripetono sin da bambini che prevenire è meglio che curare, e sappiamo bene quanto le corrette abitudini igieniche siano fondamentali per evitare l'insorgenza di un gran numero di malattie. Solamente l'OMS sembra non ricordarsene...

8.7 - Gates, Trump e la clorochina

Nella lotta tra Donald Trump e l'OMS, il presidente USA ha schierato il *Surgeon General* (Generale chirurgo) dell'esercito a stelle e strisce Jerome Adams, il quale ha annunciato che la task force americana contro il Covid-19 abbandonerà il modello di previsione basato sui dati forniti dall'Organizzazione Mondiale della Sanità poiché "basati sulla paura" ed esageratamente gonfiati[850]. Di riflesso la decisione colpirà l'immunologo Anthony Fauci, attualmente a capo di quella stessa task force americana contro il Coronavirus, nonché membro del Consiglio direttivo della *Decade of Vaccines Collaboration* (DoV)[851], subordinata alla GAVI[852], e direttore del National Institute of Allergy and Infectious Diseases (NIAID), sovvenzionato in almeno un'occasione dalla fondazione di Gates[853]; in più, lungi dall'essere uno scienziato "super-partes", Fauci ha lavorato al *Global Vaccine Action Plan*, partenariato pubblico-privato fra l'Organizzazione Mondiale della Sanità, l'UNICEF e la Bill & Melinda Gates Foundation (lo riporta il sito dell'OMS)[854].

La differenza di vedute sulla questione è quindi enorme: da un lato c'è Fauci che, in quanto membro del DoV, punta ovviamente al lockdown quasi totale degli USA fintantoché non sarà trovato un vaccino. Dall'altra c'è Adams che, preoccupato dalle richieste di sussidi di disoccupazione inoltrate da milioni di americani impossibilitati a recarsi al lavoro, preme per una graduale riapertura in sicurezza, confidando nell'efficacia dell'idrossiclorochina (un antimalarico) nel trattamento dei pazienti positivi al Covid-19. Intervistato da *Il Giornale*, il medico e ricercatore Pasquale Mario Bacco ci spiega come funziona questo farmaco:

"Abbiamo l'idrossiclorochina che ora è inutile prendere, ma ad ottobre no. Le faccio un esempio: la caratteristica dell'anemia mediterranea è quella delle catene dell'emoglobina. L'emoglobina, detta in maniera semplice, è composta da una parte alfa e una beta. I soggetti betatalassemici (quindi quelli affetti da anemia mediterranea) non hanno le catene beta. Il Covid si lega alle catene beta, quindi questi pazienti, non avendole, sono immuni al Covid; il virus può entrare nel loro organismo, ma non si lega. L'hanno capito gli studiosi americani. Detto questo, l'idrossiclorochina ha un meccanismo banalissimo (che si avvicina al concetto di anemia mediterranea, nda), viene utilizzata per la malaria. Prendendo prima questo farmaco, le catene beta vengono tamponate; se il virus entra nell'organismo che ha preso questa medicina, non sa dove legarsi e se non entra nelle cellule, muore. E non è vero che ha mille effetti collaterali come ha detto uno dei professori televisivi"[855].

In realtà, va detto che i benefici di questo farmaco sono, al momento della scrittura, in discussione all'interno del mondo scientifico[856], sebbene abbia fatto registrare ottimi risultati in Corea del Sud[857] ed ottenuto l'approvazione del *Virology Journal* nella cura generica contro i Coronavirus[858]; ma è stato sufficiente che Trump si schierasse apertamente a favore della clorochina perché tutti coloro che avessero assunto tale posizione venissero classificati come incompetenti, nel migliore dei casi, o criminali, nel peggiore. Addirittura, i governatori democratici del Nevada e del Michigan hanno preso provvedimenti per limitare al massimo l'uso della clorochina e si è detto che Trump intendesse favorire il farmaco in quanto detentore di azioni Sanofi, l'unica azienda farmaceutica che ancora lo produce in ragione della sua scarsa richiesta prima dell'attuale epidemia; non a caso, il 3 aprile 2020, la Sanofi ha notificato all'Agenzia italiana del farmaco il rischio di carenza del medicinale, mentre la Casa Bianca se n'è accaparrata trenta milioni di dosi[859]. Facendo qualche ricerca, si scopre però che Trump detiene azioni della Sanofi per un valore modestissimo, pari ad appena 435 dollari[860]. Sicché, o il presidente americano ha aumentato a dismisura le sue quote di partecipazione negli ultimi mesi, oppure possiamo tranquillamente affermare che si tratti di un mero attacco strumentale. Quest'ultima ipotesi è in effetti la più probabile, dato che non è stata sollevata la medesima polemica quando il numero due dell'OMS, Bruce Aylward, ha vivamente raccomandato il Redemsivir per il trattamento dei malati da Covid-19, senza attendere i risultati dei test e schierandosi nettamente, nel corso di una conferenza stampa a Pechino, a favore della Gilead Sciences, che ha brevettato il farmaco[861] e che ha visto aumentare i propri titoli in borsa del 5% subito dopo tale dichiarazione[862]. Sono dunque autorizzato a pensare che l'azienda farmaceutica abbia pagato Aylward per fargli pubblicità gratuita, o certe illazioni sono tollerate solo se rivolte al "rozzo e ignorante" Trump?

E se qualcuno si stesse interrogando circa l'esistenza di almeno un punto di contatto tra Gilead e i Gates, può trovare una valida risposta sul sito della fondazione stessa:

> "La Bill & Melinda Gates Foundation ha annunciato di aver assegnato a *Family Health International* (FHI) un finanziamento triennale di 6,5 milioni di dollari per uno studio clinico multinazionale per valutare l'efficacia di un trattamento antiretrovirale nella prevenzione dell'HIV. [...] Lo studio FHI è progettato per valutare la sicurezza e l'efficacia del tenofovir disoproxil fumarato antiretrovirale (tenofovir DF) come metodo per ridurre il rischio di infezione da HIV negli adulti sessualmente attivi che sono regolarmente esposti al virus. [...] Gilead Sciences ha sviluppato il tenofovir DF e sta fornendo il farmaco per questo studio"[863].

Ma, naturalmente, sono solo fortuite coincidenze. Perché sarebbe peccato credere che Aylward dell'OMS abbia suggerito l'uso del farmaco solo perché prodotto da un'azienda in parte sovvenzionata dal maggior finanziatore dell'Organizzazione stessa...

Il dibattito sulla clorochina non ha però animato solamente gli Stati uniti, ma pure la Francia. Qui il presidente Macron, dopo un iniziale divieto al suo impiego, ha fatto marcia indietro[864] e, nel decreto aggiornato al 25 marzo (pubblicato sulla Gazzetta Ufficiale), ha evocato la possibilità di somministrare il farmaco ai pazienti rientrati a casa dopo il necessario ricovero in ospedale. Il suo impiego sotto stretta responsabilità medica potrebbe infatti davvero rivelarsi decisivo nel trattamento dei malati da Coronavirus, come sostiene il microbiologo ed infettivologo Didier Raoult, numero uno dell'ospedale universitario *Timone* di Marsiglia, che sostiene di aver somministrato, con successo, un mix tra l'antimalarico e l'antibiotico azitromicina: "Le persone che li hanno presi hanno avuto una reazione spettacolare, erano praticamente tutti guariti in sei giorni"[865].

Sessantotto anni, già noto per le sue scoperte sulle Rickettsia, batteri che causano il tifo, e per aver decriptato il genoma del batterio responsabile della malattia di Whipple, che provoca infezioni articolari, Raoult è tutt'altro che un ciarlatano: ha pubblicato una lunga serie di pubblicazioni scientifiche[866] ed è a capo di ottocento colleghi del prestigioso ospedale universitario *Méditerranée* di

Marsiglia, uno dei centri di avanguardia nella ricerca e nel trattamento delle malattie infettive. In più, secondo il cosiddetto *h-index*[867], con un "punteggio" di 175, Raoult risulta essere il virologo più citato in assoluto, seguito da Fauci con 174; per avere un termine di paragone, si pensi che Roberto Burioni è fermo a 26[868]. Naturalmente questo può significare che uno scienziato si sia dedicato più al campo pratico che a quello teorico, quindi l'h-index non rappresenta un criterio assoluto per la valutazione della competenza di un ricercatore, ma è senz'altro un valido indicatore di quanto le sue pubblicazioni siano o meno tenute in considerazione nel mondo scientifico. Al di là di questo, c'è però un altro motivo per cui dovremmo ascoltare Raoult: nel 2003 il microbiologo aveva rimarcato, in un suo resoconto, l'eventualità di un gigantesco pericolo derivante da una pandemia. Incluso in una sorta di task-force francese che cercava di prevedere i rischi derivanti da possibili eventi terroristici sulla scia di quello dell'11 settembre 2001, Raoult aveva infatti paventato il rischio di una guerra batteriologica o, se non altro, di un'accidentale diffusione di un virus da qualche laboratorio, rimarcando la necessità che questi fossero sottoposti ad un controllo più severo. La cosa più interessante è che, proprio nel 2003, si iniziarono a gettare le basi della collaborazione franco-cinese che avrebbe portato alla realizzazione dell'ormai arcinoto laboratorio virologico di Wuhan, del quale i francesi persero infine il controllo. Raoult non ebbe un ruolo specifico nell'edificazione del laboratorio, ma sostenne con decisione la necessità di porre degli "ufficiali di sicurezza" all'interno del medesimo: più precisamente ufficiali francesi, come quelli in servizio fisso a Marsiglia e Grenoble[869]. Allora, tuttavia, nessuno gli diede ascolto, e forse sarebbe il caso di farlo adesso!

Torniamo alla clorochina. Rispetto ad altri farmaci, altresì sperimentati, ha il notevole vantaggio di essere già fruibile a prezzi abbordabili, nonostante le perplessità espresse da gran parte del mondo scientifico e dell'OMS, che considerano insufficienti a fini statistici i circa venti casi curati dal dottor Raoult. Ciononostante, si omette di dire che è stato condotto un secondo test analogo, come

---

867) L'h-index è un indicatore ottenuto facendo la media tra il numero di pubblicazioni scientifiche e il numero delle citazioni ricevute da un dato ricercatore.

ci informa *Repubblica*:

> "Ben sessantacinque pazienti, pari all'81,3%, hanno "avuto esiti favorevoli e sono stati dimessi dalla nostra unità". Dodici pazienti (pari al 15%) hanno avuto bisogno di ossigenoterapia, uno dei quali è poi deceduto. Gli altri tre invece sono stati trasferiti in terapia intensiva: uno era ancora lì al momento della scrittura del report, mentre gli altri due sono migliorati e tornati in reparto. Insomma, su ottanta pazienti, solo uno è deceduto mentre sessantacinque sono rapidamente migliorati grazie al trattamento. Uno studio che fa sperare bene, ma i detrattori del professor Raoult sottolineano la mancanza di randomizzazione per dare validità scientifica allo studio"[870].

Purtroppo, i detrattori dell'infettivologo si sono spinti a minacciarlo telefonicamente (tanto che la giustizia francese ha annunciato l'apertura di un'inchiesta)[871], benché mi sia del tutto ignota la ragione per cui, in un momento simile e con una cura promettente, qualcuno dovrebbe minacciare l'ideatore di quella cura. Con una mentalità "complottista" potremmo credere che i responsabili delle intimidazioni siano persone legate alla *Big Pharma*, con forti interessi affinché venga commercializzato un vaccino piuttosto che un farmaco già brevettato. Probabilmente non lo sapremo mai. Ma abbiamo quantomeno un indizio del perché Fauci ed altri abbiano esagerato gli effetti collaterali della clorochina e sconsigliato il suo impiego finché non vi siano test attendibili.

Intanto, più in concreto, la terapia al momento più promettente (oltre alla clorochina) è quella che prevede l'impiego di plasma iperimmune prelevato da pazienti malati di Coronavirus e guariti grazie allo sviluppo di anticorpi; la stampa, almeno quella nostrana, checché se ne dica ha a lungo snobbato la cura, sperimentata con grande successo negli ospedali di Pavia e Mantova. Il motivo apparentemente più logico è che si tratta di una terapia "democratica e gratuita"[872], il che spiega molto bene il diffuso scetticismo di parte della comunità scientifica, che non ha tuttavia espresso i medesimi (e ben più legittimi) dubbi su un ipotetico vaccino creato in pochi mesi. Ciononostante, Bill Gates è riuscito ad allungare i suoi tentacoli pure su questa cura, collaborando e finanziando un progetto che prevede non la semplice trasfusione di plasma, ma la realizzazione di un farmaco sulla base di questo (ovviamente con il coinvolgimento di alcune aziende farmaceutiche quali Takeda ed Octapharma)[873]. Certo, è pur vero che il plasma dei soli soggetti guariti potrebbe non essere sufficiente per curare il gran numero di malati che potrebbero emergere in caso di una nuova ondata di contagi; resta il fatto che le case farmaceutiche sono state coinvolte ancora una volta, ed avranno il loro buon tornaconto.

Un'altra strada incoraggiante è quella di uno studio tedesco che avrebbe trovato l'arma per bloccare il "motore" di diffusione del Covid-19: come riportato da *TgCom24*, si tratta di una molecola chiamata 13B che lega e inibisce l'enzima proteasi usato dal virus per replicarsi nelle cellule infettate. Testata in provetta su cellule di polmone umano colpite da Coronavirus, la molecola è subito entrata in azione e, sperimentata sui topi, ha dimostrato di non essere tossica e di poter essere somministrata per via inalatoria, depositandosi dopo ventiquattro ore nei polmoni. "Ora il nostro inibitore deve essere trasformato in un farmaco: per farlo avremo bisogno del supporto di una azienda farmaceutica, per avere le risorse per finanziare la sperimentazione clinica", afferma il coordinatore dello studio Rolf Hilgenfeld[874]. C'è, a questo punto, da chiedersi se il fondatore di Microsoft metterà le mani anche su questa ricerca o se preferirà continuare ad investire sui vaccini.

Aggiornamento del 26 maggio
Dopo aver a lungo dibattuto sull'efficacia della clorochina, l'OMS (tramite il suo direttore Ghebreyesus) ha infine preso posizione sospendendo gli studi sul suo utilizzo, sulla base di uno studio pubblicato sulla rivista *The Lancet*[875] secondo il quale "nuove evidenze cliniche relative all'utilizzo di idrossiclorochina nei soggetti con infezione da SARS-CoV-2 (seppur derivanti da studi osservazionali o da trial clinici di qualità metodologica non elevata) indicano un aumento di rischio per reazioni avverse a fronte di benefici scarsi o assenti"[876]. Contestualmente, ne è stato vietato l'uso nel trattamento di casi di Covid-19 in Francia, dopo che l'Alto consiglio per la sanità pubblica (Hcsp) e l'Agenzia del farmaco (Ansm) hanno sostenuto che il farmaco anti-malarico può mettere a serio rischio la salute; medesima decisione in Italia, dove l'Aifa (Agenzia italiana del farmaco) ha sospeso l'utilizzo del farmaco nella cura dei malati da Covid-19[877]. Tuttavia, va rilevato come questa scelta

sia in realtà dettata più da motivazioni ideologiche che mediche; è quanto sostiene il ricercatore dell'Istituto Superiore di Sanità Andrea Savarino, che nel 2003 fu tra i primi a proporre l'idrossiclorochina nel trattamento dei malati di SARS. Leggiamo la sua intervista per *Il Fatto Quotidiano*:

"Purtroppo questa ricerca (quella pubblicata su *The Lancet*, nda) soffre dall'esser stata presa in mezzo nell'agone di una battaglia politica. Donald Trump, uno dei principali sostenitori dell'idrossiclorochina, ha recentemente sospeso i finanziamenti americani all'OMS. Personalmente, ritengo che sia davvero controproducente che ricerche scientifiche, specie quelle con potenziale impatto sulla salute pubblica, vengano prese in ostaggio dalla politica. Entrando nel merito della pubblicazione: dopo aver condotto un'analisi retrospettiva su 671 ospedali in sei continenti, gli autori concludono che clorochina ed idrossiclorochina, in particolare in combinazione con antibiotici macrolidi, aumenterebbero il numero di decessi in pazienti ospedalizzati con Covid-19 e che questa mortalità in eccesso sarebbe associata ad un aumento delle aritmie. Lo studio, tuttavia, è influenzato da una distribuzione non omogenea di fattori di rischio preesistenti. Nonostante queste limitazioni, lo studio supporta la necessità di un attento monitoraggio cardiologico dei pazienti che ricevono clorochina/idrossiclorochina, in particolare quelli che hanno fattori di rischio indipendenti potenzialmente associati a una maggiore mortalità per eventi cardiovascolari. [...]
Intervistatore: L'idrossiclorochina aumenta la mortalità nei pazienti trattati?
Savarino: Da un'analisi dei dati della pubblicazione non è possibile trarre questa conclusione.
Intervistatore: La randomizzazione, nell'articolo su Lancet, con quale criterio è stata concepita?
Savarino: Purtroppo non è stata effettuata randomizzazione alcuna. Questo è uno studio osservazionale retrospettivo. Non ha la forza di una sperimentazione clinica randomizzata. [...] Lo studio è influenzato da una distribuzione non omogenea di fattori di rischio preesistenti. Ad esempio, i gruppi trattati con clorochina/idrossiclorochina contenevano, rispetto ai controlli, una prevalenza maggiore di fumatori, ipertesi ed avevano in media un più elevato indice di massa corporea (BMI), un fattore associato all'obesità. Tutti questi fattori sono associati a prognosi più infauste. Secondo le stesse analisi degli stessi autori, alcuni di questi fattori come l'ipertensione sono risultati essere predittori di mortalità in tutta la coorte di pazienti considerata, indipendentemente dall'uso o meno di clorochina/idrossiclorochina. Inoltre, non è chiaro perché solo i pazienti trattati con *Remdesivir*, ma non

quelli trattati con gli altri antivirali, siano stati esclusi dall'analisi. Vi erano infatti altri trattamenti antivirali concomitanti, e la distribuzione dei diversi antivirali nei gruppi con o senza clorochina/idrossiclorochina non è stata riportata. È noto che alcuni antivirali come il Lopinavir, quando somministrati a dosi complete, possono aumentare l'incidenza di aritmie, e pertanto questa analisi avrebbe dovuto essere riportata. Infine, i limiti dello studio si evincono dal fatto che ha fallito nel dimostrare il contributo del fumo di sigaretta all'incidenza delle aritmie, un'associazione ampiamente documentata in letteratura, mentre qui scompare. [...]
Intervistatore: Ci sono pubblicazioni, come si dice in ambito scientifico, con un alto referaggio (autorevoli), che riportano dati diversi da *The Lancet*?
Savarino: Ci sono molte di queste sperimentazioni, alcune randomizzate. Alcune riportano un effetto benefico dell'idrossiclorochina, altre no, per questo sono in corso ulteriori ricerche. Ma un disastro di questo genere in termini di mortalità non è stato riportato da nessuno. In Europa è in atto la sperimentazione clinica DISCOVERY, condotta con tutti i dovuti crismi. Anche qui è stata già effettuata un'analisi ad interim e, di nuovo, se il farmaco avesse avuto qualche effetto collaterale inaccettabile, la sperimentazione clinica sarebbe stata interrotta. Invece, i responsabili del trial RECOVERY, nato come un braccio di DISCOVERY e resosi poi indipendente nel Regno Unito, hanno deciso di continuare con la sperimentazione di idrossiclorochina non considerando lo studio pubblicato su Lancet evidenza sufficiente per comprovare la pericolosità del farmaco" (corsivo mio)[878].

Insomma, la presunta pericolosità della clorochina si basa su uno studio da cui è stata esclusa l'osservazione degli effetti collaterali del *Remdesivir* (fortemente consigliato dall'OMS), pubblicato su una rivista scientifica che, negli ultimi mesi, ha assunto posizioni apertamente filocinesi! Nonostante questa evidente incoerenza, resta però il fatto che l'OMS ha segnato un altro punto nel match contro Trump e il "dissidente" Raoult; ma il presidente americano ha recuperato quando, il 30 maggio, ha dato l'annuncio che gli Stati Uniti avrebbero definitivamente tagliato i ponti con l'Organizzazione Mondiale della Sanità[879], verosimilmente proprio in risposta alle dichiarazioni dell'Organizzazione in merito alla clorochina. La partita, comunque, è ancora aperta, e per ora non possiamo che notare come fosse proprio *The Lancet*, nel 2001, a elogiare la clorochina, evidenziandone l'efficacia e la bassissima pericolosità:

"A parte i suoi noti effetti antimalarici, il farmaco ha interessanti proprietà biochimiche che potrebbero essere applicate contro alcune infezioni virali. La clorochina esercita effetti antivirali diretti, inibendo le fasi legate al pH nella replicazione di numerosi virus tra cui Flavivirus, Retrovirus e Coronavirus. I suoi effetti più studiati sono quelli contro la replicazione dell'HIV, che sono stati testati in studi clinici. Inoltre, la clorochina ha effetti immunomodulatori, che sopprimono la produzione ed il rilascio del fattore di necrosi tumorale α. [...] Specificamente sintetizzata per essere utilizzata come agente antimalarico, la clorochina ha successivamente dimostrato di avere proprietà immunomodulanti che ne hanno favorito l'applicazione nel trattamento di malattie autoimmuni come l'artrite reumatoide. Per questa patologia specifica, la clorochina e l'idrossiclorochina hanno rappresentato un valido contributo agli strumenti farmacologici disponibili, dal momento che si sono dimostrati in grado di rallentare l'avanzamento della malattia pur mostrando una tossicità limitata. [...] La tollerabilità, il basso costo e le proprietà immunomodulanti della clorochina/idrossiclorochina sono associate ad effetti biochimici che suggeriscono un potenziale uso nelle infezioni virali. [...] La clorochina/idrossiclorochina ha un profilo di tossicità ben studiato. L'utilizzo per mezzo secolo di questo farmaco nella terapia della malaria dimostra la sicurezza della somministrazione intensa di clorochina negli esseri umani. L'uso di clorochina/idrossiclorochina nelle malattie reumatiche e nella profilassi antimalarica ha mostrato una bassa incidenza di eventi avversi durante la somministrazione cronica di questo farmaco, per periodi fino a qualche anno. In questi casi l'effetto collaterale più grave è la retinopatia maculare, che dipende dalla dose cumulativa più che dalla dose giornaliera; ma durante il trattamento si possono prevenire danni permanenti con un regolare monitoraggio visivo. Uno studio recente ha fornito risultati incoraggianti sulla sicurezza ad elevate dosi del farmaco (fino a 500 mg di clorochina al giorno), anche durante la gravidanza"[880].

Viene allora da chiedersi quando siano emersi gli effetti collaterali della clorochina considerato che, con l'eccezione della parentesi attuale, non risultano negli ultimi quindici anni impieghi regolari del farmaco tali da far emergere qualsivoglia problema. L'unica cosa certa è che questi effetti collaterali si sono presentati con un tempismo straordinario, dopo oltre settantacinque anni (la clorochina come la conosciamo oggi è stata brevettata nel 1934) in cui erano rimasti "dormienti"...

8.8 - Gates e i quantum-dot tattoos

Sul suo blog personale, rispondendo alle domande che gli erano state rivolte da alcuni utenti, Bill Gates ha previsto in questo modo la prossima fase dell'*Era Coronavirus*: "Eventualmente avremo certificati digitali per mostrare chi è guarito o è stato sottoposto di recente al test o, quando avremo un vaccino, chi lo ha ricevuto"[881]. Più di un indizio lascia intuire che questo nuovo "certificato digitale" sarà una sorta di micro-tatuaggio sottocutaneo, al quale i ricercatori del MIT (Massachusetts Institute of Technology) stanno lavorando, che permetterà di tenere un registro delle vaccinazioni. Non è fantascienza, ma un progetto descritto sul *MIT News*, portale ufficiale dell'istituto:

"Ogni anno, la mancanza di vaccinazione porta a circa un milione e mezzo di decessi prevenibili, principalmente nei Paesi in via di sviluppo. Un fattore che rende più difficili le campagne di vaccinazione in quelle nazioni è che ci sono poche infrastrutture per conservare le cartelle cliniche, quindi spesso non esiste un modo semplice per determinare chi ha bisogno di un determinato vaccino. I ricercatori del MIT hanno ora sviluppato un nuovo metodo per registrare la storia clinica delle vaccinazioni di un paziente: la memorizzazione dei dati in un tipo di inchiostro (pattern of dye), invisibile ad occhio nudo, che viene somministrato sotto la pelle contemporaneamente al vaccino. [...] I ricercatori hanno dimostrato che il loro nuovo colorante, costituito da nanocristalli chiamati punti quantici, può rimanere per almeno cinque anni sotto la pelle, dalla quale emette una sorta di luce ad infrarossi che può essere rilevata da uno smartphone appositamente attrezzato. [...] Diversi anni fa, il team del MIT ha deciso di ideare un metodo per la registrazione delle informazioni sulle vaccinazioni in modo da non richiedere un database centralizzato o altre infrastrutture. Molti vaccini, come il vaccino contro il morbillo, la parotite e la rosolia (MMR), richiedono dosi multiple distanziate a determinati intervalli; senza registri accurati, i bambini potrebbero non ricevere tutte le dosi necessarie. [...] Per creare una cartella clinica decentralizzata "sul paziente" (on-patient), i ricercatori hanno sviluppato un nuovo tipo di punti quantici a base di rame, che emettono luce in uno spettro vicino all'infrarosso. I punti hanno un diametro di circa quattro nanometri, ma sono incapsulati in microparticelle biocompatibili che formano sfere di circa venti micron di diametro. Questo incapsulamento consente al colorante di rimanere in posizione, sotto la pelle, dopo essere stato iniettato. I ricercatori hanno progettato il loro "colorante" in modo tale da essere iniettato da un cerotto con micro-aghi (microneedles) anziché da una siringa e da un ago tradizionali. Tali cerotti vengono sviluppati per fornire vaccini contro il morbillo, la rosolia e altre malattie, e i ricercatori hanno dimostrato che il loro colorante potrebbe essere facilmente incorporato in questi cerotti. I micro-aghi usati in questo studio sono fatti di una miscela di zucchero dissolvibile e un polimero chiamato PVA, così come il colorante a punto quantico e il vaccino. Quando il cerotto viene applicato sulla pelle, i micro-aghi, lunghi 1,5 millimetri, si dissolvono parzialmente, rilasciando il loro principio attivo in circa due minuti. [...] Il cerotto può essere personalizzato per imprimere diversi schemi che corrispondono al tipo di vaccino somministrato. [...] Test effettuati sulla pelle di un cadavere umano hanno mostrato che lo schema di punti quantici poteva essere rilevato dalla fotocamera degli smartphone anche dopo cinque anni di esposizione al sole simulata. [...] I ricercatori ritengono che i punti quantici siano sicuri perché incapsulati in un polimero biocompatibile, ma hanno in programma ulteriori studi sulla sicurezza prima di testarli nei pazienti. [...] La ricerca è stata finanziata dalla Bill & Melinda Gates Foundation e dal Koch Institute for Integrative Cancer Research"[882].

Aggiungo io che il Koch Institute for Integrative Cancer Research ha sede presso il campus del MIT, che ha stretti rapporti di collaborazione con Bill Gates almeno dal 1999, quando l'ex-patron di Microsoft donò all'istituto venti milioni di dollari per la costruzione di un laboratorio informatico chiamato *William H. Gates Building*[883]; nel 2017, la fondazione di Gates ha anche donato 17,6 milioni di dollari al MIT, all'University College di Londra e all'Università del Kansas per lo sviluppo di vaccini a bassissimo costo, al cui progetto ha collaborato J. Christopher Love dell'Istituto Koch[884].

L'innovativo "tatuaggio a punti quantici" è stato altresì descritto sul portale *Science Translational Medicine* dell'AAAS (American Association for the Advancement of Science)[885] e sulla rivista *Scientific American*, che conferma il contributo economico devoluto dalla fondazione dei Gates: "Il progetto è stato finanziato dalla Bill & Melinda Gates Foundation e nasce da una richiesta diretta del fondatore di Microsoft e filantropo Bill Gates, che ha sostenuto sforzi per debellare malattie come la poliomielite e il morbillo in tutto il mondo"[886].

Dell'articolo del *MIT News* di cui sopra c'è tuttavia un'altra cosa che balza all'occhio: il titolo. Forse chi lo ha scritto è esperto di tecnologia, ma certamente non di comunicazione, altrimenti non avrebbe mai scritto "Storing medical information below the skin's surface"[887], ovvero "Archiviazione di informazioni mediche sotto la superficie della pelle". Se a ciò aggiungiamo che il professor Robert Langer del MIT ha dichiarato che "un giorno è possibile che questo approccio "invisibile" crei nuove possibilità per l'archiviazione dei dati e le applicazioni vaccinali"[888], allora diventa chiaro che la comunicazione non è proprio il punto forte dell'Istituto. Come si può pensare che un simile titolo ed una simile dichiarazione non avrebbero dato adito alle più fantasiose teorie complottiste sull'impiantamento di chip sottocutanei per il controllo delle persone?

In realtà mi pare abbastanza evidente che i quantum-dot tattoos, a mio avviso molto interessanti, siano ben altra cosa rispetto agli strumenti per il controllo remoto degli individui degni delle peggiori distopie. Semmai, quindi, dovrebbe infastidire di questo progetto non chi lo ha realizzato, ma chi lo ha finanziato. Soprattutto perché le sovvenzioni concesse da Gates al MIT hanno un ambiguo legame con l'imprenditore ebreo Jeffrey Epstein, il criminale arrestato per abusi sessuali e traffico internazionale di minorenni che, l'anno scorso, qualcuno ha ben pensato di mandare all'altro mondo (non ne sentiremo la mancanza); il presidente dell'Istituto, Leo Rafael Reif, ha personalmente ringraziato con una lettera Epstein, che ha donato a titolo personale circa 850mila dollari[889]. Al riguardo, l'*Agi* scrisse:

> "Almeno in tre occasioni Gates andò a trovare il finanziere nel suo appartamento di Manhattan, e lo stesso fecero alcuni dipendenti della sua fondazione. Con Gates e la moglie Melinda, il finanziere discusse alcune iniziative caritatevoli. "Il suo stile di vita", scrisse il fondatore di Microsoft in una email indirizzata ad amici [...] pubblicata dal *New York Times*, "è molto diverso dal mio e per certi versi intrigante anche se non è fatto per me". "Gates si riferiva solo all'arredamento del suo appartamento", ha spiegato la portavoce del fondatore di Microsoft, Bridgitt Arnold. "Non c'è mai stata approvazione del suo stile di vita e neanche interesse". Però, quando i due si incontrarono, il passato di Epstein era già noto: il finanziere aveva scontato un breve periodo in carcere per sfruttamento della prostituzione minorile, e aveva precedenti per abusi sessuali (Epstein fu condannato per la prima volta nel 2008, nda). [...] Tra gli incontri che il giornale ha ricostruito ce n'è uno in particolare, quello avvenuto il 31 gennaio 2011 nell'appartamento

del finanziere nell'Upper East Side di Manhattan. All'incontro si unirono una ex Miss Svezia, che aveva avuto una storia con Epstein, e la figlia di quindici anni. [...] "Bill è un grande", commentò in una mail il finanziere. Il fondatore di Microsoft, a sua volta, sempre per email, aveva lodato l'intelligenza e il fascino del padrone di casa. [...] Gates e Epstein si rividero, poco tempo dopo, a un evento pubblico, a Long Beach, California e poi a maggio di nuovo nell'abitazione newyorkese del finanziere. L'amicizia si consolidò al punto che Gates fu ospite dell'aereo personale del finanziere, anche se poi spiegò di non sapere che fosse di Epstein. Nell'ottobre 2014, il fondatore di Microsoft donò due milioni di dollari al MIT, in quella che, in un'altra email, veniva definita come una donazione "diretta" da Epstein"[890].

Ma non è tutto perché, in un altro articolo, l'*Agi* aggiunse:

"L'ipotesi più accreditata è che Epstein facesse da intermediario tra il laboratorio (MediaLab, subordinato al MIT, nda) e altri ricchi donatori, sollecitando donazioni di milioni di dollari da parte di persone facoltose e organizzazioni. Ed è a questo punto della storia che spuntano i nomi di Bill Gates e dell'investitore Leon Black, il fondatore di Apollo Global Management, una delle più grandi società di private equity al mondo. In particolare, a Epstein si devono le donazioni per il laboratorio di due milioni di dollari da parte di Gates e di 5,5 milioni di dollari da parte di Black"[891].

La notizia è stata riportata pure dal sito RaiNews, da cui apprendiamo che "con Gates e la moglie Melinda, il finanziere discusse alcune iniziative caritatevoli"[892].

I *tatuaggi a punti quantici*, ad ogni modo, rappresentano però solo una parte della strategia di Gates, che si completerà verosimilmente con l'ambizioso programma *ID Alliance*, il quale si propone di costruire "un nuovo modello globale per la progettazione, il finanziamento e l'implementazione di soluzioni e tecnologie di identificazione digitale"[893], come leggiamo sul sito del programma stesso. Dalla medesima fonte veniamo poi a conoscenza degli altri partner dell'Alleanza, oltre a Microsoft: *Accenture*, GAVI, Fondazione Rockefeller e Ideo.Org. Partiamo da quest'ultima: si tratta di uno studio di design che progetta gratuitamente prodotti e servizi da fornire a "organizzazioni impegnate a creare un mondo più giusto e inclusivo"[894], in partnership con la Bill & Melinda Gates

Foundation e con la compagnia telefonica indiana Airtel⁽⁸⁹⁵⁾. La *Accenture* è invece una multinazionale irlandese (con sede nelle Bermuda) di servizi tecnologici, recentemente balzata agli onori della cronaca in Italia per aver offerto gratuitamente, in prova, alla regione Friuli-Venezia-Giulia la propria app per il tracciamento dei positivi al Covid-19⁽⁸⁹⁶⁾. La compagnia ha a sua volta intense collaborazioni con Microsoft⁽⁸⁹⁷⁾ e con la fondazione dei Gates, finanziatrice quest'ultima del progetto *Blockchain for good* che consente transazioni di denaro sul mercato azionario globale, senza necessità di passare per un server centrale⁽⁸⁹⁸⁾; sulla GAVI e sulla Rockefeller Foundation ho già speso abbastanza parole.

Sia come sia, lo scorso settembre, al suo incontro annuale a New York, l'ID Alliance (ID2020) ha annunciato per il 2020 un nuovo programma di identità digitale combinata alla somministrazione di vaccini, in collaborazione col governo del Bangladesh e la GAVI; "il programma", chiariscono i vertici, "ha lo scopo di consentire alle persone di ricevere la vaccinazione e dimostrare di averla ricevuta, non di rintracciare le persone, come sostenuto da alcuni teorici del complotto"⁽⁸⁹⁹⁾. Già perché per rintracciare le persone, più che i tatuaggi a punti quantici, servirebbero dei veri e propri chip sottocutanei, che pure non sono utopia. Al punto che il canale di informazione dell'Unione Europea, *EuroNews*, titolava il 13 maggio 2020:

> "I microchip sottocutanei saranno la prossima grande rivoluzione tecnologica in Europa?". Ecco i punti salienti dell'articolo: "Migliaia di svedesi e tedeschi si sono fatti impiantare microchip futuristici sotto la pelle della mano. Una tecnologia utilizzata per adesso per attività quotidiane come l'accesso allo smartphone, l'apertura della porta d'ingresso di casa o l'attivazione di un allarme. L'azienda che produce i microchip, grandi come un chicco di riso e impiantati tramite una siringa, sta ora lavorando per diffondere la tecnologia in altre parti d'Europa. Eric Larsen, che guida Biohax Italia, è in attesa dell'approvazione delle autorità sanitarie e del Ministero della Salute. Prevede di poter impiantare i chip sottocutanei in circa 2.500 soggetti a Milano e Roma nei primi sei-otto mesi. Anche senza la certificazione del Ministero della Salute, Biohax Italia è già riuscita a inserire questi chip in alcune centinaia di persone con l'aiuto di un centro medico. [...] Ma la pandemia di Covid-19 potrebbe creare qualche apprensione in più tra la popolazione, aggiunge Larsen. L'opinione pubblica ha infatti mostrato preoccupazioni per le app che servono alla ricerca di contatti

introdotte o allo studio dei governi. [...] "Si tratta semplicemente di eliminare il bisogno di portarsi dietro il portafogli, il portachiavi, tutti questi elementi scollegati che creano solo rischi: se li perdiamo, perdiamo la nostra identità", dice l'ex body piercer Jowan Österlund della start-up Biohax International. [...] Larsen indica che in Italia Biohax sta parlando con *Vodafone* e Paypal per tentare di sbloccare questa funzionalità (il pagamento tramite microchip, nda). Anche un'azienda del Regno Unito, BioTeq, sta lavorando per creare pagamenti contactless tramite i microchip impiantati. Steven Northam, direttore dell'azienda britannica BioTeq, indica che questo sarà il "punto di svolta per l'adozione "di massa", dato che l'azienda riceve quotidianamente richieste di informazioni sugli "impianti di pagamento". [...] I microchip utilizzano le comunicazioni near field (NFC) e l'identificazione a radiofrequenza (RFID) per comunicare con un sistema. Sono onde radio lette a stretto contatto. [...] Österlund aggiunge che al momento stanno lavorando con dei partner per far sì che questi microchip possano contenere informazioni sulla salute. Nel caso in cui qualcuno venisse portato in ospedale privo di sensi, un paramedico potrebbe scansionare il microchip e ottenere informazioni su allergie o condizioni preesistenti"[900].

Resta solamente da chiedersi se questa pandemia possa accelerare la diffusione di simili sistemi, una volta superata l'iniziale diffidenza; ad esempio, proprio per prevenire i contagi, dalla Commissione Europea sono giunti caldi inviti a ricorrere all'uso dei pagamenti contactless al posto del più tradizionale contante[901]. Sarà forse su questa necessità che faranno leva gli sviluppatori di tali tecnologie avveniristiche? O magari punteranno più sull'aspetto sanitario, sfruttando l'ondata di preoccupazione collettiva che si è andata sviluppando con il Covid-19? Quel che è certo è che simili sistemi di controllo dello stato di salute della popolazione ricalcano il progetto *ID Alliance* di cui ho parlato, e potrebbero divenirne i migliori alleati.

Naturalmente, il fondatore di Microsoft non poteva rimanere immune al fascino esercitato dai chip sottocutanei. E infatti esiste un progetto, parimenti sviluppato dal MIT, sul quale la fondazione di Gates investe da anni e che riguarda microchip da impiantare sotto la pelle: come ha chiarito egli stesso, si tratta di un "anticoncezionale che consentirà alle donne di controllare gli ormoni contraccettivi nei loro corpi"[902]. Il giornale canadese *National Post* ci illustra brevemente il funzionamento di questa tecnologia, già in avanzata fase di studio almeno dal 2017:

> "Bill Gates finanzia un microchip anticoncezionale che dura sedici anni all'interno del corpo e può essere attivato o disattivato con un telecomando. Con l'aiuto di uno dei miliardari più famosi al mondo, un'azienda statunitense sta sviluppando un impianto anticoncezionale che può essere attivato o disattivato senza chirurgia. [...] Il microchip per il controllo delle nascite, finanziato dalla Bill & Melinda Gates Foundation, potrà contenere per quasi due decenni un ormone comunemente usato nei contraccettivi e potrà dispensarne trenta microgrammi al giorno, secondo il rapporto del MIT Technology Review. Durante una visita di Gates in un laboratorio del MIT nel 2012, ha parlato con il professor Robert Langer della possibilità di un nuovo controllo delle nascite che potrebbe essere attivato e disattivato per un lungo periodo di tempo. [...] Il professor Langer ha fatto da intermediario tra la fondazione (*di Gates*) e Microchips, una società del Massachusetts autorizzata a utilizzare la tecnologia a rilascio controllato. La fondazione Bill & Melinda Gates ha devoluto oltre quattro milioni mezzo di dollari a Microchips Inc. per sviluppare un sistema personale che consenta alle donne di regolare la propria fertilità" (corsivo mio)[903].

Sul sito della Bill & Melinda Gates Foundation si legge invece che, nel gennaio 2014, il filantropo ha sovvenzionato con quasi venti milioni e mezzo di dollari l'azienda Microchips Biotech Inc. allo scopo di "sviluppare un sistema personale che consenta alle donne di regolare la propria fertilità"[904]. Il tutto in perfetto accordo con la volontà del creatore di Microsoft di controllare le nascite, per la cui riuscita ha sovvenzionato diversi progetti, tra i quali uno nato in seno alla Johns Hopkins. La professoressa Laurie Schwab Zabin, a capo di detto programma, ha dichiarato in merito che "la popolazione globale cresce di cento milioni ogni anno, ma più di cento milioni di donne che vogliono ritardare la gravidanza o non avere più figli non hanno accesso alla contraccezione. [...] Siamo molto grati che la Gates Foundation abbia contribuito a dare vita alla nostra visione condivisa di ciò che un'istituzione accademica può fare per affrontare questi problemi attraverso una combinazione di borse di studio e scienza"[905].

NONO CAPITOLO

9.1 - Gates il "profeta"

Nel marzo 2015, invitato nuovamente a parlare di fronte all'uditorio del TED (a Vancouver), Bill Gates aprì il suo discorso dicendo che "quando ero bambino il disastro di cui ci si preoccupava di più era la guerra nucleare. [...] Oggi il più grande rischio di catastrofe globale possibile non è più questo. Se qualcosa ucciderà dieci milioni di persone nei prossimi decenni è più probabile che sia un virus altamente contagioso, piuttosto che una guerra. Non missili ma microbi. In parte il motivo è che abbiamo investito cifre enormi in deterrenti nucleari. Ma abbiamo investito pochissimo in un sistema che possa fermare un'epidemia. Non siamo pronti per la prossima epidemia. [...] La mancanza di preparazione potrebbe permettere alla prossima epidemia di essere terribilmente più devastante dell'Ebola. [...] La prossima volta potremmo non essere così fortunati. Può essere un virus col quale ci si sente abbastanza bene anche quando si è contagiosi, tanto da montare su un aereo o andare al mercato. Immaginate cosa succederebbe se una delle varianti della aviaria cinese cominciasse ad attraversare gli oceani insieme alle trentamila persone che ogni giorno transitano dal Paese asiatico verso il resto del mondo[906]. [...] Ci sono cose che potrebbero rendere la situazione mille volte peggiore. Vediamo il modello di un virus che si diffonde per vie aeree, come l'influenza spagnola del 1918. Si diffonderebbe nel mondo molto rapidamente. Vedete che più di trenta milioni di persone sono morte in quell'epidemia"[907]. Ed aggiungeva:

> "(*All'epoca dell'Ebola*) il problema non era che il sistema non funzionava. Il problema era l'assenza totale di un sistema. Di fatto, mancano alcuni elementi chiave abbastanza ovvi. Non avevamo un gruppo di epidemiologi pronti a partire, che sarebbero andati, avrebbero controllato il tipo di malattia e il livello di diffusione. I rapporti sui casi sono arrivati tramite i giornali. Sono stati messi online con molto ritardo ed erano estremamente imprecisi. Non avevamo un team medico pronto a partire e non avevamo nemmeno un modo per preparare la gente. [...] Allora avremmo potuto ad esempio prendere il sangue dei sopravvissuti, filtrarlo e mettere quel plasma nelle persone per proteggerle. Ma non è mai stato tentato. Sono mancate molte di queste cose. Ed è stato un fallimento globale. L'OMS viene finanziata per monitorare le epidemie, ma non per fare le cose che vi ho detto" (corsivo mio)[908].

Presumo di non essere l'unico ad aver dovuto rileggere più volte questo passaggio, cercando invano di capire il motivo per cui il principale finanziatore dell'OMS si lamenti di come i finanziamenti devoluti all'Organizzazione stessa vengano malamente gestiti e del fatto che non sia stato impiegato il plasma dei guariti, proprio quel plasma dal quale oggi vorrebbe ricavare farmaci piuttosto che sfruttarne il potenziale naturale a bassissimo costo. Senza dubbio la cosa più sorprendente è però che Gates, pur non avendone fatta menzione, nel corso di quel dibattito aveva proiettato sullo schermo alle sue spalle l'inconfondibile immagine di un Coronavirus, fornendo la sua personale soluzione al problema:

> "Servono sistemi sanitari forti nei Paesi poveri; serve un esercito di riservisti sanitari, tanta gente addestrata e con le competenze appropriate; e poi dobbiamo affiancare ai medici i militari, sfruttandone l'abilità di muoversi velocemente, la logistica, la capacità di mettere le aree in sicurezza. Infine servono più ricerca e sviluppo nell'area dei vaccini e della diagnostica"[909].

L'unico appunto che si potrebbe fare a questa previsione è che, alla fine, il virus si è dimostrato capace di far collassare persino i sistemi sanitari migliori al mondo, e non solo quelli dei Paesi meno avanzati. In ogni modo, il fondatore di Microsoft rifletteva sulla minaccia della pandemia sfiorata l'anno prima, sottolineando tuttavia come l'Ebola fosse stata contenuta principalmente per due motivi: contrariamente al Covid-19, non si trattava di un virus trasmissibile per via aerea e costringeva a letto fin da subito quasi tutti coloro che ne fossero malati, rendendone più facile l'identificazione.

Il 17 febbraio 2017, alla Munich Security Conference[910], Gates mise nuovamente in guardia circa il rischio che una pandemia potesse mettere in ginocchio la maggior parte dei Paesi del mondo e chiese idealmente ai leader politici di provare "a immaginare che da qualche parte nel mondo esista una nuova arma in grado di uccidere milioni di persone, portando le economie allo stallo e gettando le nazioni nel caos. Se questo vettore fosse un'arma militare, la risposta dovrebbe essere quella di fare qualsiasi sforzo per sviluppare delle contromisure. Quando parliamo di minacce biologiche, penso che manchi il senso dell'urgenza"[911]. Ma l'ipotesi di dover far fronte ad una futura pandemia preoccupò l'ex-patron di Microsoft al punto che il 27 aprile 2018, durante la conferenza annuale della Massachusetts Medical Society a Boston, fece una previsione circa la possibilità che nel sud dell'Asia si diffondesse un virus in grado di provocare oltre trenta milioni di morti in soli sei mesi e danni economici complessivi nell'ordine dei tremila miliardi di dollari. Ed aggiunse che "il mondo deve prepararsi alle pandemie nello stesso modo in cui i militari si preparano alla guerra"[912], precisando che tali rischi sarebbero legati all'aumento della popolazione, alla facilità dei collegamenti tra continenti dovuta alla globalizzazione e al degrado ambientale. Per spiegare il modello di diffusione del fantomatico virus ricorse ad un software, sviluppato dall'*Institute for Disease Modeling* di Bellevue (Washington), che simulava la velocità di diffusione della pandemia, ipotizzandone l'origine in uno dei Paesi in via di sviluppo in cui le infrastrutture sanitarie non sarebbero riuscite a gestire l'emergenza:

> "Le crisi recenti e le epidemie hanno dimostrato sia la mancanza di preparazione nei sistemi sanitari sia la potenziale letalità dei problemi. La febbre suina nel 2009 e l'Ebola nel 2014 hanno rivelato la nostra

incapacità di controllare la diffusione delle malattie e la mancata istituzione di adeguate misure di sanità pubblica a livello locale e globale. Non c'è dubbio che ci sia la necessità di avere sistemi di rilevamento precoce e di mettere in campo una risposta globale"[913].

Infine paventò il rischio che l'ipotetica nuova pandemia avrebbe potuto rivelarsi mortale come l'influenza spagnola del 1918, che causò svariati milioni di vittime[914].

Solo qualche giorno più tardi, intervistato da *La Stampa* (maggio 2018), Gates proferì quindi queste parole:

"Quest'anno ricorre il centenario dell'influenza del 1918, che uccise circa cinquanta milioni di persone in tutto il mondo. I modelli matematici elaborati dagli epidemiologi dimostrano che se oggi si diffondesse nell'aria un agente patogeno altamente contagioso e letale come quello dell'influenza nel 1918, nel giro di sei mesi morirebbero quasi trentatré milioni di persone in tutto il mondo. [...] Dovremmo prepararci ad affrontare le pandemie nello stesso modo in cui i militari si preparano alla guerra, incluse simulazioni e altre esercitazioni per aiutarci a capire come si diffonderanno le malattie e come affrontare problemi come la quarantena e le comunicazioni per ridurre al minimo il panico"[915].

Tuttavia, abbiamo visto come i modelli matematici siano ben poco utili per comprendere la reale diffusione di una pandemia, risultando piuttosto utili per fare del becero terrorismo psicologico, perché trentatré milioni di vittime in sei mesi non sono realisticamente raggiungibili nemmeno nella peggiore delle ipotesi. Al di là di questo, bisogna però dare atto al "padre" di Microsoft di aver dato seguito alle sue affermazioni: infatti, per tentare di prevedere la reazione dei governi ad un'ipotetica pandemia, il 18 ottobre 2019 la Bill & Melinda Gates Foundation, il Johns Hopkins Center for Health Security di Baltimora ed il World Economic Forum (quello che riunisce i potenti della terra a Davos, dove ha sede la CEPI) organizzarono a New York una simulazione virtuale denominata *EVENT 201*, che fu descritta in questo modo:

"L'*evento 201* simula lo scoppio di un nuovo Coronavirus zoonotico trasmesso dai pipistrelli, ai maiali, alle persone che alla fine diventa efficacemente trasmissibile da persona a persona, portando a una grave pandemia. L'agente patogeno e la malattia che causa sono in gran parte modellati sulla SARS, ma è più trasmissibile in ambito comunitario da persone con sintomi lievi. La malattia ha origine negli allevamenti di suini in Brasile, inizialmente in silenzio e lentamente, ma poi comincia a diffondersi più rapidamente negli ambienti sanitari. Quando inizia a diffondersi efficacemente da persona a persona nei quartieri a basso reddito e densamente affollati di alcune delle megalopoli del Sud America, l'epidemia esplode. (*Il virus*) viene prima esportato per via aerea in Portogallo, negli Stati Uniti e in Cina e poi in molti altri Paesi. Sebbene all'inizio alcuni Paesi siano in grado di controllarlo, continua a diffondersi e a essere reintrodotto, e alla fine nessun Paese può tenerlo sotto controllo. Non è possibile che un vaccino sia disponibile nel primo anno. Esiste un farmaco antivirale immaginario che può aiutare i malati, ma non limitare in modo significativo la diffusione della malattia. Poiché l'intera popolazione umana è sensibile, durante i primi mesi della pandemia, il numero di casi aumenta esponenzialmente, raddoppiando ogni settimana. E man mano che i casi e le morti si accumulano, le conseguenze economiche e sociali diventano sempre più gravi. Lo scenario termina dopo diciotto mesi, con sessantacinque milioni di morti. [...] La pandemia continuerà in una certa misura fino a quando non vi sarà un vaccino efficace o fino a quando l'80-90% della popolazione mondiale non sarà stata esposta. Da quel momento in poi, è probabile che diverrà una malattia endemica dell'infanzia"[916].

In breve, perciò, "l'esercitazione ha identificato le aree in cui saranno necessari partenariati tra strutture pubbliche e private, durante la risposta ad una grave pandemia al fine di ridurre le conseguenze economiche e sociali su larga scala di un'eventuale epidemia virale da Coronavirus"[917]. La cosa interessante è che all'ipotetica pandemia fu assegnato il nome *nCoV-2019*[918], lo stesso inizialmente adottato dall'OMS prima di mutarlo in "Covid-19"[919].

Della simulazione, comunque, fu prodotto anche un resoconto ufficiale, stilato da Amesh Adalja e Lane Warmbrod della *Johns Hopkins Bloomberg School of Public Health*[920]:

"La *Coronavirus Acute Pulmonary Syndrome* (CAPS) è un'infezione respiratoria acuta che può progredire in polmonite e sindrome da stress respiratorio acuto. È provocata da un Coronavirus di origine suina. Il virus CAPS proviene dalla stessa famiglia dei virus (*responsabili*) di SARS e MERS, ma è genicamente distinto. Il virus esiste da molti anni

---

920) La scuola, come si legge su Wikipedia, è stata ribattezzata *Johns Hopkins Bloomberg School of Public Health* il 20 aprile 2001 in onore di Michael Bloomberg, che ha donato un totale di 2,9 miliardi di dollari nell'arco di diversi decenni (https://en.wikipedia.org/wiki/Johns_Hopkins_Bloomberg_School_of_Public_Health).

nella popolazione dei pipistrelli della frutta ed è stato trasmesso ai suini domestici. Il virus provoca una lieve malattia nei suini: come per la SARS e la MERS, una mutazione del virus CAPS ha consentito l'infezione umana, portando a uno o più eventi di ricaduta tra gli agricoltori del Sud America, ma con una diffusione da uomo a uomo limitata. Come la SARS, un'ulteriore mutazione del virus CAPS ha successivamente consentito un'efficace trasmissione da uomo a uomo. [...] La trasmissione avviene attraverso le vie respiratorie, principalmente da goccioline, con una certa percentuale trasportata dall'aria durante le procedure mediche che generano aerosol. Circa il 50% dei casi di CAPS richiede il ricovero, molti dei quali in un'unità di terapia intensiva. Il tasso di mortalità CAPS nei pazienti ospedalizzati è di circa il 14%; il tasso di mortalità complessiva è del 7%; [...] Il periodo di incubazione varia da cinque a sette giorni. Non esiste un vaccino autorizzato per nessun Coronavirus, sebbene alcuni di essi siano in fase di sviluppo per SARS e MERS. Non esiste un farmaco antivirale con un'indicazione per il trattamento contro il Coronavirus, per quanto ci siano diversi farmaci, inclusi i farmaci anti-HIV, che potrebbero essere efficaci. Esiste un antivirale fittizio per l'HIV, l'Extranavir, che può essere efficace per il trattamento o la profilassi del CAPS" (corsivo mio)[921].

Com'era prevedibile, la precisione di alcuni dettagli rispetto all'attuale pandemia ha spinto molti a sospettare che il Covid-19 sia in qualche modo legato a quella simulazione, motivo per cui il Johns Hopkins Center for Health Security ha dovuto chiarire che durante l'esercitazione non è stata fatta nessuna previsione circa la reale diffusione di un virus potenzialmente mortale e che i dati utilizzati per simulare la pandemia non corrispondono a quelli reali del Covid-19:

"Di recente, il Center for Health Security ha ricevuto domande sul fatto che quell'esercitazione di pandemia avesse predetto l'attuale nuovo focolaio di Coronavirus in Cina. Per essere chiari, il Centro per la sicurezza sanitaria e i partner non hanno fatto alcun tipo di previsione durante l'esercitazione. Per lo scenario abbiamo modellato una pandemia immaginaria di Coronavirus, ma abbiamo dichiarato esplicitamente che non era una previsione. Invece, l'esercitazione è servita a evidenziare le sfide di preparazione e risposta che potrebbero sorgere in una pandemia molto grave. Al momento non prevediamo che l'epidemia nCoV-2019 ucciderà sessantacinque milioni di persone. Nonostante la nostra esercitazione includesse un finto Coronavirus, i dati che abbiamo usato per modellarlo non sono simili all'nCoV-2019"[922].

In effetti va detto che il Johns Hopkins Center propone esercitazioni simili da circa diciannove anni, come si legge nella pagina "Eventi" del Centro stesso: "Convochiamo gruppi di lavoro di esperti, seminari, riunioni scientifiche, conferenze ed "esercizi da tavolo" (tabletop exercises) per stimolare nuovi pensieri e provocare azioni"[923]. Ma basta così poco per escludere qualsiasi legame tra la simulazione e l'attuale pandemia? Seguendo diligentemente quanto raccomandato dal nostro governo, prima di gridare al complotto, ho quindi cercato informazioni su vari siti di "fact-cheking" tra cui *PagellaPolitica*, che si propone l'esplicito obiettivo di smascherare le bufale e che vanta collaborazioni con la *Rai* e con l'*Agi*. Con un certo rammarico ho tuttavia constatato che, per spiegare la curiosa coincidenza, chi scrive si limita a dichiarare che "questa notizia è fuorviante" e a riportare lo scarno chiarimento di cui sopra del Johns Hopkins Center for Health Security. Che è un po' come chiedere ad un assassino se abbia o meno ucciso una persona: quante probabilità ci sono che si dichiari colpevole? Indi, per aggiungere un po' di sostanza ad un articolo altrimenti piattissimo, l'autore del medesimo aggiunge: "Come spiega anche il Ministero della Salute italiano, i Coronavirus sono un'ampia famiglia di virus respiratori che possono causare malattie da lievi a moderate, dal comune raffreddore a sindromi respiratorie come la MERS (sindrome respiratoria mediorientale) e la SARS (sindrome respiratoria acuta grave)"[924]. Risultato: ne sappiamo esattamente quanto prima.

E veniamo alla stretta attualità. Il 14 febbraio 2020, Gates pronunciò queste parole davanti al pubblico dell'American Association for the Advancement of Science, con sede a Seattle:

> "Quella di fronte a noi è un'enorme sfida. Una pandemia mette a dura prova i sistemi sanitari, le economie e può causare più di dieci milioni di morti. [...] L'emergenza sanitaria potrebbe rivelarsi estrema, se dovesse diffondersi in aree come l'Africa sub-sahariana o alcune zone dell'Asia. A quel punto, la situazione diverrebbe drammatica. Se questa malattia arrivasse in Africa, creerebbe molti più danni di quanti non ne faccia in Cina. E con questo non voglio assolutamente minimizzare quanto sta accadendo nel Paese asiatico"[925].

Oltre alla solita dose di terrorismo psicologico ("più di dieci milioni di morti"), possiamo di nuovo constatare quanto le previsioni di Gates si siano rivelate incredibilmente esatte. Soltanto poche ore dopo il discorso, infatti, le autorità egiziane annunciavano il primo caso di Coronavirus nel continente africano: un trentatreenne atterrato all'aeroporto del Cairo.

La diffusione del virus in Africa, d'altronde, era già stata prevista da alcuni grafici elaborati dal centro di ricerca *Brookings Institution* di Washington[926] sovvenzionato, ça va sans dire, dalla Bill & Melinda Gates Foundation[927], che aveva previsto l'arrivo di almeno millecinquecento cinesi al giorno presso l'aeroporto Bole di Addis Abeba. In effetti, il continente nero è davvero diventato la nuova casa per quasi un milione di cittadini cinesi nell'ambito dei lavori connessi alle infrastrutture della Belt and Road Intiative, la Nuova Via della Seta. E ciò è vero particolarmente nello Zambia dove, presso la città mineraria di Kiwte, ha sede il *Sino-Zambia Friendship Hospital* (Sinozam): qui i lavoratori cinesi sono migliaia, perché cinesi sono le aziende che gestiscono le decine di cave e miniere. Una di esse ha sede proprio a Wuhan e, naturalmente, centinaia di persone hanno viaggiato su questa tratta quando l'epidemia non era che all'inizio. Il problema è che l'Africa non è chiaramente preparata ad affrontare efficacemente un'epidemia, come ha chiarito Fundi Sinkala, dottoressa in forze all'istituto Sinozam: "Non siamo assolutamente preparati, basterebbero un paio di casi per far diffondere il virus molto velocemente. Stiamo facendo del nostro meglio con le risorse che abbiamo"[928]. Per fortuna, al momento sembra che il Covid-19 non abbia attecchito in maniera particolarmente violenta nel continente africano.

Cronologicamente parlando, l'ultima previsione di Gates (che è pure la più inquietante) è stata quella pronunciata nel corso di un'intervista per *Le Figaro*, poi riportata da *Repubblica* il 28 aprile 2020, che si può così riassumere:

> "Non torneremo alla normalità prima di uno o due anni. Con un sistema basato su test e tracciamenti dovremmo essere in grado di individuare in fretta i focolai d'infezione e di soffocarli. Anche così, però, non torneremo a una vita normale, perché le persone avranno grande timore di essere contagiate e cambieranno radicalmente le loro abitudini. Perfino se i governi dovessero stabilire che non c'è pericolo, la

gente non tornerà a riempire gli stadi fino a che non sarà provato che le terapie o un vaccino rendono residuo il rischio di morte"[929].

Ma siccome la preveggenza non basta, ecco emergere il Gates fortunello: uno dei primi focolai di Coronavirus negli Stati Uniti ha casualmente avuto origine a Seattle[930], dove ha sede la sua fondazione filantropica. Così non ha nemmeno dovuto prendersi il disturbo di fare troppa strada per distribuire i kit per il Covid-test a domicilio, che la sua fondazione ha promesso di donare a tutti i cittadini di Seattle e che alla medesima dovranno essere restituiti per le analisi. Come ci informa *Repubblica*, "secondo il *Seattle Times*, i cittadini che pensano di essere a rischio positività dovranno compilare un questionario online per ottenere il kit. Nel caso in cui i sintomi denunciati fossero compatibili al Covid-19, la malattia causata dal Coronavirus, allora sarà possibile richiedere il tampone, che gli verrà consegnato a domicilio entro due ore. Per eseguire il tampone bisogna inserirlo nel naso e inviare il campione per la analisi. Il risultato viene recapitato nel giro di uno o due giorni con la certificazione delle autorità locali nel caso in cui il test risultasse positivo"[931]; si stima in questo modo la possibilità di eseguire fino a quattrocento "self-test" al giorno, i cui risultati dovranno essere condivisi su un'apposita piattaforma con il personale medico, che provvederà a fornire le istruzioni necessarie.

9.2 - Gates il "benefattore"

In attesa della prossima "prevedibile previsione" di Gates, non possiamo che chiederci se l'ex-patron di Microsoft sia veggente, previdente o semplicemente menagramo; il tempo ce lo dirà. Intanto ricordiamoci che lui stesso, in un'intervista al *Times* di Londra, ha specificato che "se i risultati del lavoro che stanno facendo a Oxford sugli anticorpi saranno quelli promessi, allora io e gli altri del consorzio faremo in modo che venga prodotto in maniera massiccia", sottolineando che "nessuno di quanti stanno realizzando il vaccino si aspetta di guadagnarci, sapendo che sarà un bene comune"[932]. Sarà davvero così? Se guardiamo alla storia recente dei vaccini, ci possiamo facilmente accorgere di quanto questi abbiano sempre influito sui costi dei sistemi sanitari di tutti i Paesi. Ad esempio in Italia, soprattutto a seguito dell'introduzione di nuovi obblighi vaccinali, la spesa a carico del Servizio Sanitario Nazionale è passata dai 317 milioni di euro nel 2015 ai 529 del 2018, e l'incremento medio nel periodo 2013-2018 è stato persino più rilevante: da un valore di 5,3 euro pro capite nel 2013 si è giunti a 8,7 nel 2018 (+66%), con una variazione media annuale del +11%[933]. Perché dovremmo credere che questa volta sarà diverso? Perché dovremmo pensare che Gates faccia tutto questo per bontà d'animo, dopo aver dichiarato al canale televisivo americano CNBC che "il mio "miglior investimento" ha trasformato dieci miliardi di dollari in duecento miliardi di vantaggio economico"? Aggiungendo oltretutto che "investire in organizzazioni sanitarie globali volte ad aumentare l'accesso ai vaccini crea un ritorno di venti a uno"[934].

Certo è pur vero, come si sono affrettati a sottolineare i giornalisti di *Open*, che nel corso della medesima intervista disse che "aiutare i bambini piccoli a vivere, ottenere la giusta alimentazione, contribuire ai loro Paesi - questo ha un ritorno che va oltre ogni tipico ritorno finanziario"[935]. Ma è sufficiente per credere che Gates ci voglia regalare il vaccino? Secondo me il fatto che abbia caldamente invitato i Paesi più ricchi a donare parte del loro Pil a quelli più poveri per far fronte all'epidemia è già di per se' un segnale che nulla sarà regalato alle nazioni industrializzate. Prova ne è che, dalle colonne del *The New England Journal of Medicine*, chiedeva esplicitamente che i governi versassero miliardi di dollari per far fronte all'epidemia[936] in modo che tutti, compresi i Paesi più poveri, possano avere accesso alle terapie ed ai farmaci. Inoltre fu Gates stesso a sostenere che il finanziamento dei governi fosse necessario, perché "si tratta di investimenti ad alto rischio e un intervento da parte delle istituzioni fa sì che le aziende farmaceutiche entrino in gioco"[937]. Secondo me, ma potrei sbagliarmi, si può quindi tranquillamente porre la questione in questo modo: gli Stati più ricchi doneranno a quelli più poveri, che potranno comprare vaccini e medicinali dalle aziende che Gates stesso sovvenziona.

Tra l'altro, se vogliamo essere precisi, i Paesi più ricchi fanno già la loro parte nella beneficienza a favore di quelli più poveri, indipendentemente dall'invito del filantropo americano; ad esempio, proprio l'anno scorso il fondatore di Microsoft aveva pubblicamente ringraziato in un tweet la Germania, l'Italia e la Commissione Europea per aver "dimostrato grande capacità di leadership con i loro impegni verso il Global Fund. Grazie al ministero per

Cooperazione e lo Sviluppo Economico tedesco, a Giuseppe Conte e alla Commissione Europea. Il vostro impegno aiuterà a proteggere chi nel mondo è più vulnerabile a malattie come AIDS, tubercolosi e malaria"[938]. Prima ancora, nel luglio 2016, era sempre Gates a ringraziare "il premier Renzi e gli italiani" per aver incrementato del 30% le risorse destinate al Global Fund. E nel corso dell'intervento in cui si annunciava questa decisione, al quale presi personalmente parte, ribadì come l'Italia fosse "una grande sostenitrice del Global Fund, che fu fondato ufficialmente a Genova nell'ambito del G8 del 2001. Da allora il vostro Paese è stato uno dei principali benefattori del fondo cui ha contribuito con più di un miliardo di euro. Nel 2013 l'Italia ha rinnovato il proprio impegno nei confronti del Global Fund nonostante la crisi economica e ora siamo grati dell'aumento del suo impegno. Del resto l'Italia ha da tempo capito il valore di un investimento in questa organizzazione che consente un incredibile ritorno rispetto all'investimento. Ogni cento milioni di dollari investiti nel Global Fund salvano ben 60mila vite. [...] Una delle ragioni per cui il Fondo è stato così efficace è il fatto che oltre ad aiutare i Paesi in via di sviluppo nella lotta alle tre grandi malattie, malaria, HIV e tubercolosi, aiuta anche questi Paesi a rafforzare i loro sistemi sanitari. Più di un terzo degli investimenti del Global Fund è destinato ad aiutare i Paesi a costruire sistemi più resilienti e sostenibili"[939]. Nella medesima occasione si lanciò pure in una delle sue ormai proverbiali previsioni relativamente alla creazione di un vaccino per l'AIDS, ipotizzando che ci sarebbero voluti otto-dieci anni; sicché non si capisce perché le cose non dovrebbero andare nello stesso modo per il vaccino contro il Covid-19. Naturalmente non occorre specificare che il primo finanziatore del Global Fund, all'epoca della fondazione, fu proprio Gates[940]...

C'è però un'altra questione che mi fa dubitare della "beneficenza" del fondatore di Microsoft: sabato 2 maggio 2020 lui e Giuseppe Conte si sono sentiti telefonicamente per discutere dell'emergenza Coronavirus e soprattutto del vaccino. *La Stampa*, al riguardo, titolava: "Bill Gates chiama Conte: "Più soldi per la ricerca del vaccino""[941], precisando che i due avrebbero discusso proprio della gestione degli investimenti[942]. Sicché, a meno di non aver mal interpretato l'articolo, mi pare evidente che non si tratti affatto di un regalo che il munifico filantropo americano farà il favore di offrirci. Al contrario, leggendo un articolo del *Sole24Ore*, apprendiamo che l'impegno finanziario del nostro Paese alle varie fondazioni e centri di ricerca che stanno mettendo a punto il vaccino sarebbe nell'ordine dei 130-140 milioni di euro[943]. Ma non è certo un mistero: a darne annuncio (in inglese) è stato lo stesso Conte in un breve filmato pubblicato su YouTube dal *Sole24Ore*:

> "Oggi ho l'onore di annunciare, a nome del popolo italiano, che contribuiremo con 140 milioni di euro a tre organizzazioni. [...] Dieci milioni alla CEPI [...] dieci milioni all'OMS per continuare a sostenere i Paesi più vulnerabili nella risposta al Covid-19 [...] mezzo milione al Fondo Globale (*per la lotta all'AIDS, la tubercolosi e la malaria*) e 120 milioni all'alleanza GAVI per i prossimi cinque anni per l'immunizzazione globale" (corsivo mio)[944].

A parte il fatto che non si capisce bene perché, in un frangente tanto delicato, l'Italia debba farsi carico di progetti per la lotta contro AIDS, tubercolosi e malaria, sarebbe interessante domandarsi se il premier si sia premurato di verificare che davvero il "popolo italiano" sia onorato di questa donazione. Quel che è certo è che l'attuale governo sembra unito, caso quasi più unico che raro, sulla necessità di istituire una partnership globale per la realizzazione di un vaccino senza il quale, lo scriveva Luigi Di Maio sulla sua pagina Facebook, non potremo tornare alla normalità[945].

D'altro canto è ormai dagli anni Ottanta che i governi nazionali hanno delegato la ricerca scientifica ai laboratori privati e, di conseguenza, alle case farmaceutiche. E queste, naturalmente, se ne approfittano. Come ha fatto Sanofi che, tramite il suo direttore generale, ha dichiarato la volontà di distribuire l'eventuale futuro vaccino prima agli Stati Uniti che all'Europa poiché Washington devolve più fondi di noi. Indi, nelle parole del presidente di Sanofi France, Olivier Bogillot, l'azienda ha fatto sapere che non darà preferenza agli USA se l'Unione Europea si mostrerà "altrettanto efficace" nei finanziamenti: "In questo periodo gli americani sono efficaci. Anche l'UE deve esserlo altrettanto, aiutandoci a mettere a disposizione molto rapidamente il vaccino"[946]. Questo dimostra molto bene in che misura siamo in balìa delle pretese ricattatrici delle case farmaceutiche e dei finti benefattori, che hanno sostituito gli Stati nei finanziamenti relativi alla ricerca in ambito medico-sanitario: nulla di cui stupirsi, perciò, che un programmatore informatico abbia voce in capitolo nelle scelte politiche di un Paese. Non entro nel merito di chi, come e perché abbia fatto pressioni affinché ciò accadesse, ma mi limito a far notare che i vaccini rientrano naturalmente in questa "strategia di mercato": pensare che nessuno guadagnerà da questa epidemia è semplicemente assurdo, così come è assurdo negare il ruolo rilevante che il mercato dei farmaci e dei vaccini ha ricoperto durante tutte le epidemie verificatesi in tempi moderni. Il che non significa certamente che *Big Pharma* sia colpevole di qualsiasi male e che speculi sempre sulla salute delle persone. Ad esempio l'azienda farmaceutica svizzera Roche, con una scelta che le fa molto onore, ha deciso di fornire gratuitamente (fino al termine dell'emergenza) il farmaco per l'artrite Tocilizumab, positivamente sperimentato in Cina e altrove contro il Coronavirus[947]. Però è innegabile che, quando c'è di mezzo il profitto, l'uomo si è sempre dimostrato capace delle peggiori nefandezze, a partire dalle guerre. E cos'è il Covid-19 se non una guerra contro un nemico invisibile?

9.3 - *Profeti e pandemie*

Bill Gates non è stato l'unico a prevedere una possibile pandemia in grado di mettere in ginocchio finanche i Paesi più evoluti. Prima di lui, nel 2010, la Rockefeller Foundation, in un dossier dal titolo *Scenarios for the Future of Technology and International Development*, prevedeva uno scenario chiamato *Lock Step*, inquietantemente descritto in questo modo: "Un mondo di controllo governativo più stretto e una leadership più autoritaria, con un'innovazione limitata e un crescente respingimento (pushback) dei cittadini"[948]. Autore di questa simulazione fu l'ebreo Peter Schwarz, "un futurista americano, innovatore, autore e co-fondatore della *Global Business Network* (GBN)[949], una società di strategia aziendale, specializzata nella pianificazione di scenari futuri", come si legge su Wikipedia[950]. Sulla medesima pagina leggiamo anche:

"Nel 2010, Schwartz e la GBN furono autori (*del documento*) Scenari

---

949) La stessa GBN è stata in passato sovvenzionata in almeno due occasioni dalla Bill & Melinda Gates Foundation, come si legge sul sito web della medesima (https://www.gatesfoundation.org/How-We-Work/Quick-Links/Grants-Database/Grants/2009/05/OPP1001752) (https://www.gatesfoundation.org/How-We-Work/Quick-Links/Grants-Database/Grants/2010/01/OPP1012219).

per il futuro della tecnologia e dello sviluppo internazionale, pubblicato dalla Rockefeller Foundation. [...] Uno scenario intitolato *Lock Step* descrive una pandemia mondiale che porta a fallimenti economici internazionali e controlli autoritari oppressivi. Altri scenari sono intitolati *Clever Together*, *Hack Attack* e *Smart Scramble*, ed illustrano le risposte dei governi, delle aziende e sociali pre e post-pandemiche" (corsivo mio)[951].

Per farla breve, si prevedeva che un'epidemia diffusa in tutto il mondo, nel 2012, avrebbe fatto sì che i leader di vari Paesi assumessero il controllo pressoché totale dei propri cittadini come misura di salute pubblica, in vista della creazione di una sorta di unico sistema totalitario-sanitario globale; non a caso, l'immagine "di copertina" di questo scenario raffigura delle videocamere di sorveglianza. "A differenza dell'H1N1 (influenza suina, nda) del 2009", si legge nella previsione:

> "...questa nuova varietà influenzale, originata da oche selvatiche, era estremamente virulenta e mortale. Anche le nazioni più preparate per la pandemia furono rapidamente sopraffatte quando il virus si diffuse in tutto il mondo, infettando quasi il 20% della popolazione mondiale e uccidendo otto milioni (*di persone*) in soli sette mesi, la maggior parte dei quali giovani adulti sani. La pandemia ha anche avuto un effetto mortale sulle economie: la mobilità internazionale di persone e merci ha subito un arresto, debilitando industrie come il turismo e spezzando le catene di approvvigionamento globali. Anche a livello locale, negozi e uffici normalmente affollati sono rimasti vuoti per mesi, privi sia di dipendenti che di clienti. [...] Tuttavia, alcuni Paesi hanno ottenuto risultati migliori, in particolare la Cina. La rapida imposizione e applicazione da parte del governo cinese della quarantena obbligatoria per tutti i cittadini, nonché la sua chiusura immediata e quasi ermetica di tutti i confini, hanno salvato milioni di vite, fermando la diffusione del virus molto prima rispetto ad altri Paesi, consentendo un più rapido recupero post-pandemia. [...] Il governo cinese non è stato l'unico a prendere misure estreme per proteggere i suoi cittadini da rischi ed esposizioni. Durante la pandemia, i leader nazionali di tutto il mondo hanno fatto valere la loro autorità e imposto regole e restrizioni stringenti, dall'uso obbligatorio delle mascherine facciali ai controlli della temperatura corporea agli ingressi di spazi comuni come stazioni ferroviarie e supermercati. Anche dopo che la pandemia è svanita, il maggior controllo autoritario e la supervisione dei cittadini e delle loro attività sono rimasti, anzi si sono persino intensificati. Al fine di proteggersi dalla diffusione di problemi sempre più globali -

dalle pandemie al terrorismo transnazionale alle crisi ambientali e alla crescente povertà - i leader di tutto il mondo hanno preso sempre più potere. All'inizio, l'idea di un mondo più controllato ha ottenuto ampia accettazione e approvazione. I cittadini hanno volontariamente rinunciato a una parte della loro sovranità - e della loro privacy - in cambio di maggiore sicurezza e stabilità. I cittadini erano diventati più tolleranti e persino desiderosi di seguire a tutti i livelli il controllo, ed i leader nazionali avevano più spazio per imporre l'ordine nei modi che ritenevano opportuni. [...] In molti Paesi sviluppati, la cooperazione rafforzata con una serie di nuovi regolamenti e accordi ha ripristinato lentamente ma costantemente sia l'ordine che, soprattutto, la crescita economica. Nei Paesi in via di sviluppo, tuttavia, le cose sono andate diversamente e in modo incerto. L'autorità "a tutti i livelli" (top-down authority) ha assunto forme diverse in diversi Paesi, dipendendo in gran parte dalla capacità, dal calibro e dalle intenzioni dei loro leader. Nei Paesi con leader forti e attenti, lo stato economico generale dei cittadini e la qualità della vita sono aumentati. In India, ad esempio, la qualità dell'aria è migliorata drasticamente dopo il 2016, quando il governo ha messo fuorilegge i veicoli ad elevate emissioni. In Ghana, l'introduzione di ambiziosi programmi governativi per migliorare le infrastrutture di base e garantire la disponibilità di acqua pulita per tutto il suo popolo ha portato a un forte declino delle malattie trasmesse dall'acqua. Ma una maggiore leadership autoritaria ha funzionato meno bene - e in alcuni casi tragicamente - in Paesi gestiti da élite irresponsabili che hanno usato il loro crescente potere per perseguire i propri interessi a spese dei loro cittadini. Ci sono stati altri aspetti negativi, poiché l'ascesa del nazionalismo virulento ha creato nuovi pericoli [...] Gli investimenti della Cina in Africa si sono espansi quando l'affare di nuovi posti di lavoro e infrastrutture in cambio dell'accesso a minerali chiave o esportazioni di alimenti si è rivelato gradito a molti governi. [...] Entro il 2025, le persone sembrarono stancarsi del massiccio "controllo a tutti i livelli" e lasciarono che i leader e le autorità facessero delle scelte per loro. Ovunque gli interessi nazionali si scontrassero con interessi individuali, c'era conflitto"[952].

Segue quindi un autocompiacimento sul ruolo chiave delle organizzazioni filantropiche nell'affrontare proficuamente gli scenari previsti:

"Le organizzazioni filantropiche dovranno affrontare difficili scelte in questo mondo. Dato il forte ruolo dei governi, fare filantropia richiederà maggiori competenze diplomatiche e la capacità di operare efficacemente in ambienti estremamente divergenti. [...] Le associazioni filantropiche più grandi manterranno una quota di influenza fuori misura e molte associazioni filantropiche più piccole potrebbero trovare valore nella fusione di risorse finanziarie, umane e operative. Le organizzazioni filantropiche interessate a promuovere i diritti e le libertà universali verranno bloccate ai confini di molte nazioni. Sviluppare relazioni intelligenti, flessibili e ad ampio raggio in questo mondo sarà la chiave. [...] In questo mondo, le organizzazioni filantropiche focalizzano la loro attenzione sui bisogni del "miliardo inferiore" (le persone dei Paesi più poveri, nda), collaborando con governi, aziende e ONG locali per migliorare gli standard di vita in tutto il mondo"[953].

Ora, pur senza voler vedere complotti in ogni dove, non posso fare a meno di notare i numerosi punti di contatto tra il Johns Hopkins, che fu direttamente coinvolto nella simulazione di pandemia dell'ottobre 2019, e la Rockefeller Foundation. Non solo perché la fondazione dei magnati del petrolio ha più volte devoluto fondi al *Center for Health Security*[954], ma soprattutto perché è stata determinante nella creazione dell'omonima scuola di igiene e salute pubblica, come leggiamo in una cronologia ufficiale:

"La Johns Hopkins School of Hygiene and Public Health è stata fondata nel 1916 con il finanziamento della Rockefeller Foundation (RF). La scuola fu la prima del suo genere negli Stati Uniti e divenne enormemente influente sul campo. La decisione della RF di investire nell'educazione alla salute pubblica è stata una naturale estensione del suo ruolo già consolidato nel miglioramento dell'educazione medica di base e nella conduzione di campagne globali contro le malattie"[955].

Già nel 1913, tuttavia, la fondazione dei Rockefeller aveva sponsorizzato una conferenza sulla necessità di educazione alla salute pubblica negli USA e, nel giugno del 1916, il comitato esecutivo della Rockefeller Foundation approvò il piano per creare un istituto di sanità pubblica presso la Johns Hopkins University di Baltimora, nel Maryland[956]. Da allora le due istituzioni hanno più volte collaborato, e non sempre in maniera positiva; ad esempio, è tuttora in corso una causa legale da un miliardo di dollari a carico della Johns Hopkins University, del Johns Hopkins Hospital, della Johns Hopkins University School of Medicine, della Johns Hopkins Bloomberg School of Public Health e della Rockefeller Foundation relativamente al ruolo che queste hanno rivestito in una serie di esperimenti negli anni Quaranta, durante i quali numerose popolazioni guatemalteche sono state deliberatamente infettate con la sifilide, la gonorrea e ad altre malattie veneree senza il loro consenso informato[957]. Esperimenti simili, con il coinvolgimento di membri di spicco della Johns Hopkins e della Rockefeller Foundation[958], furono altresì condotti nella città statunitense di Tuskegee (Alabama) su circa seicento contadini afroamericani, curati dalla sifilide con placebo piuttosto che con la penicillina, all'epoca già nota[959]; lo studio, condotto tra il 1932 ed il 1972, venne effettuato con lo scopo di verificare gli effetti della progressione naturale della malattia su un corpo infetto non curato[960].

Otto anni dopo la previsione di pandemia della Rockefeller Foundation, il testimone è passato all'OMS che, a inizio 2018, paventò una nuova epidemia chiamata molto romanzescamente *Disease X*, malattia X, descritta come "un elemento patologico sconosciuto, un virus di origine animale, capace di nascondersi nella fase di sviluppo iniziale e di insinuarsi in vaste zone geografiche prima di essere identificato"[961]; sarebbe lecito, dunque, chiedersi perché proprio l'OMS abbia reagito in maniera così inefficiente al Covid-19. Prima ancora, comunque, erano state autorevoli riviste quali *Foreign Policy* e *The Atlantic* a dedicare articoli di copertina ad una imminente ed ipotetica epidemia, tanto che l'allora presidente americano Barack Obama aveva insistito affinché si istituisse una task force permanente, costituita da un gruppo di scienziati e specialisti della sicurezza nazionale, contro gli eventuali rischi derivanti da una pandemia; furono persino organizzate alcune simulazioni. In più, al momento del passaggio di consegne tra Obama e Trump, il primo ripeté al suo successore l'appello relativo al rischio di future pandemie e lo invitò a considerare seriamente la questione. Tuttavia John Bolton, Consigliere per la sicurezza nazionale dell'amministrazione Trump e già consulente nelle amministrazioni di Bush (padre e figlio) e di Reagan, giudicò eccessive le spese per la simulazione di epidemie e sciolse l'unità di crisi. Chi pensa però ad una responsabilità dell'attuale presidente americano in tal senso è fuori strada. In primo luogo perché Bolton aveva una certa libertà di movimento e sue erano le decisioni prese in merito alla sicurezza nazionale. In secondo luogo perché fu lo stesso Trump, dopo averlo insignito della carica il 22 marzo 2018, a chiederne le dimissioni il

10 settembre 2019 poiché in contrasto con le sue posizioni, ritenute eccessivamente aggressive ed interventiste[962]. Nel suo ruolo di commentatore di Fox News Channel, Bolton aveva persino dichiarato che "Obama ha un'ossessione ideologica con lo smantellamento del nostro deterrente nucleare, che si dimostra pericolosa"[963].

Rimanendo in ambito "militare", pure la DARPA, forse in ragione del suo poco chiaro legame con gli istituti di ricerca attualmente più vicini alla realizzazione di un vaccino contro il Covid-19, è stata accusata di essere preventivamente a conoscenza dell'epidemia. Qui l'unico ragionamento che posso fare è che, esattamente come avviene in qualunque Paese del mondo, l'esercito è spesso in possesso delle migliori tecnologie e può avvalersi della collaborazione di superesperti; sicché, il coinvolgimento di un'agenzia militare può essere spiegato in questi termini, senza scomodare l'ipotesi di una guerra batteriologica in atto o altre strampalate teorie simili. Semmai dovrebbe destare qualche sospetto il fatto che la Bill & Melinda Gates Foundation, ente privato, abbia più di un contatto con la DARPA, che è un ente pubblico (il settore della Difesa è statale per definizione). Ad esempio il direttore del dipartimento *Innovative Technology Solutions*[964][965] della fondazione di Gates, Dan Wattendorf, ha condotto fino al 2016 un programma di diagnostica, biologia sintetica e vaccini a RNA per conto della DARPA; inoltre, è stato direttore dell'Air Force Medical Genetics Center e del Centro di genetica del cancro presso il Walter Reed National Military Medical Center[966]. In più, la DARPA è strettamente collegata ad un'altra organizzazione governativa, la ARPA-E, che si occupa di promuovere e finanziare la ricerca e lo sviluppo di tecnologie energetiche, particolarmente quelle legate alle fonti rinnovabili. Ebbene, nel 2017, Bill Gates scrisse sul suo blog personale che "l'ARPA-E potrebbe essere la mia agenzia governativa preferita. In effetti, è uno dei motivi per cui l'anno scorso sono stato certo di voler far parte di un fondo di investimento da un miliardo di dollari"[967]. Investimento che il patron di Microsoft ha portato a termine attraverso la sua società *Breakthrough Energy Ventures*, che si propone l'esplicito obiettivo

---

965) Si occupa di identificare tecnologie emergenti che abbiano applicazioni concrete nel miglioramento della sanità globale.

di ridurre le emissioni di gas serra di almeno mezzo Gigaton (a titolo esemplificativo, nel 2017, sono stati globalmente emessi 37 Gigaton). "Se l'ARPA-E fa per l'energia ciò che ha fatto la DARPA per l'informatica[968]" ha chiarito il fondatore di Microsoft "sarà uno degli investimenti pubblici più intelligenti che io possa immaginare. [...] In definitiva vogliamo aiutare le persone a sfuggire dalla povertà, promuovere l'indipendenza energetica, ridurre l'inquinamento ed evitare i peggiori effetti del cambiamento climatico"[969]. L'uso del plurale "vogliamo" è giustificato dal fatto che hanno aderito all'iniziativa ed investito nel progetto venti degli uomini più ricchi al mondo, tra i quali Mark Zuckerberg (CEO di Facebook), Jeff Bezos (CEO di Amazon) e Richard Branson della Virgin Atlantic.

Ma ancora non è tutto. Sul sito della DARPA leggiamo:

"Il dottor Rohit Chitale è entrato a far parte della DARPA come responsabile del programma nel 2019. [...] In precedenza, presso la Johns Hopkins Bloomberg School of Public Health, il dottor Chitale è stato cofondatore della *The Mentor Initiative*, un partenariato pubblico-privato progettato per testare e valutare [...] tecnologie di controllo delle malattie. Il dottor Chitale è stato consulente di organizzazioni come la Bill & Melinda Gates Foundation, la PATH, l'Organizzazione Mondiale della Sanità, Wyeth Pharmaceuticals e Thomson Reuters Inc. [...] ed ha conseguito [...] un dottorato in epidemiologia presso la Johns Hopkins Bloomberg School of Public Health"[970].

Ciò che stupisce è che tutte le organizzazioni summenzionate presso le quali Chitale è stato consulente, a partire dall'OMS, sono in qualche modo legate alla Fondazione di Gates: per iniziare la PATH, descritta come "un'organizzazione no profit globale che migliora la salute pubblica"[971], ha ricevuto almeno una donazione di due milioni e mezzo di dollari dalla Bill & Melinda Gates Foundation nel novembre 2015[972]. Inoltre l'organizzazione PATH, che ha sede non distante dalla Bill & Melinda Gates Foundation a Seattle[973], dall'aprile 2017 ha con quest'ultima un rapporto di collaborazione piuttosto intenso volto alla realizzazione di un programma per la prevenzione della polmonite, che causa la morte di

---

968) Il riferimento è al fatto che la DARPA ha sviluppato nel 1969 una rete informatica ad uso militare denominata ARPANET, poi evolutasi nell'attuale internet.

un milione di bambini ogni anno nei Paesi più poveri. "Il programma", si legge sul sito della fondazione, "cercherà un vaccino in grado di affrontare una vasta gamma di ceppi di pneumococco, il batterio che causa la polmonite. [...] L'impegno quinquennale è supportato da una sovvenzione di settantacinque milioni di dollari da parte della Bill & Melinda Gates Foundation"[974]; in occasione del sodalizio tra i due enti, Steve Davis, CEO di PATH, dichiarò che "accogliamo con favore i piani della Bill & Melinda Gates Foundation di istituire un nuovo istituto di ricerca medica senza scopo di lucro per condurre attività integrate di ricerca e sviluppo nelle aree chiave delle malattie globali. Dati i numerosi bisogni insoddisfatti della salute globale, raccomandiamo i continui investimenti della Gates Foundation nella fase iniziale di ricerca e sviluppo su vaccini, medicine e diagnostica per le priorità urgenti di salute. Non vediamo l'ora di lavorare insieme per accelerare l'identificazione e lo sviluppo di nuovi strumenti per affrontare alcuni dei problemi di salute più difficili del mondo. [...] Apprezziamo il continuo supporto della Gates Foundation per PATH"[975]. Quanto alla Wyeth Pharmaceuticals, sappiamo che Emilio Emini, attuale direttore di un programma della fondazione dei Gates per la lotta contro l'HIV in alcune aree densamente popolate del pianeta, è stato vicepresidente senior del programma *Vaccine Research and Development* presso la casa farmaceutica Pfizer, che aveva acquisito la Wyeth nel 2009; alle dipendenze di quest'ultima, Emini aveva guidato il programma di ricerca e sviluppo che portò alla realizzazione del farmaco Prevenar 13 per la prevenzione delle malattie da pneumococco, poi ceduto a Pfizer[976]. Prima ancora, fu vicepresidente senior per lo sviluppo dei vaccini presso l'International AIDS Vaccine Initiative (IAVI), a sua volta sovvenzionata dalle fondazioni dei Gates e dei Rockefeller[977]. In particolare la fondazione dei magnati del petrolio, nel 1994, ha convocato un incontro internazionale di ricercatori, funzionari della sanità pubblica e rappresentanti delle organizzazioni filantropiche a Bellagio (Como) per discutere dello sviluppo di un vaccino contro l'HIV[978].

Anche la Thomson Reuters, multinazionale canadese che accorpa diverse agenzie di stampa, ha a sua volta creato una fondazione filantropica. Ebbene, per il 2020, il sito dell'organizzazione ci informa che "stiamo cercando dodici giovani africani pronti a [...] prendere parte ad un programma unico, di sei giorni, interamente finanziato dalla Bill & Melinda Gates Foundation, finalizzato allo sviluppo di portavoce (storytellers) che potrebbero ispirare il cambiamento su una piattaforma globale. [...] Il corso è stato sviluppato da esperti di comunicazione e media presso la Thomson Reuters Foundation e mirerà a migliorare il profilo di dodici portavoce africani. La formazione comprende tecniche di comunicazione, capacità di parlare in pubblico e presentazione, uso efficace dei social media, gestione dei media e altro ancora. Saranno quindi pronti a condividere le loro storie in un'arena globale. Generation Africa mira ad aiutare i giovani africani, le cui esperienze personali hanno plasmato la loro determinazione per aiutare gli altri ad affrontare le sfide in tutto il continente, per raccontare le loro storie a livello globale. [...] In particolare stiamo cercando persone con una storia personale da condividere, che sproni all'azione in materia di salute globale, pianificazione familiare, alimentazione, agricoltura, inclusione finanziaria e parità di genere"[979]; dei legami tra la fondazione di Gates e la Johns Hopkins ho già parlato a sufficienza.

Ed eccoci all'ultima previsione in ordine di tempo, realizzata più o meno in concomitanza con la simulazione del Johns Hopkins Center, nell'ottobre 2019. In quel periodo, gli esperti del Center for strategic and international studies di Washington (CSIS) previdero una possibile situazione globale di crisi generalizzata dovuta alla diffusione di un virus, seguita da un congelamento dell'economia[980]. Si prevedeva che questo ipotetico virus sarebbe stato altamente trasmissibile, che avrebbe avuto un tasso di mortalità superiore al 3% e che fosse stato accidentalmente rilasciato da un laboratorio di ricerca[981]. Il realismo della previsione fu tale che gli esperti previdero perfino il rischio di risposte insufficienti da parte dei governi, dettate dal fatto che il pur immediato blocco dei voli aerei fosse comunque un provvedimento tardivo poiché, si legge nel rapporto, "la nostra ipotetica malattia era trasmissibile prima che i portatori mostrassero sintomi gravi, quindi le autorità si sono ritrovate a dover recuperare"[982]; la previsione mise altresì in guardia dal fatto che il mondo si sarebbe reso conto della pandemia solo circa tre mesi dopo la sua esplosione, come è effettivamente accaduto.

Perciò, convocati una ventina di esperti di salute globale, bioscienze, sicurezza nazionale, gestione delle emergenze ed economia, il CSIS fece una simulazione per studiare gli impatti di una pandemia globale, annunciando che a scatenarla avrebbe potuto essere un nuovo tipo di Coronavirus partito da Berlino, e precisamente dall'aeroporto Tegel[983]. In effetti dopo un periodo in cui il mondo, dimentico dell'origine del virus in Cina, diede la colpa del contagio all'Italia, qualcuno ipotizzò realmente che il contagio, almeno a livello europeo, avesse avuto origine in Germania. Ad esempio, il 30 gennaio 2020, il prestigioso *New England Journal of Medicine* descriveva un evento accaduto intorno al 24 gennaio a Monaco di Baviera, dove un uomo d'affari di trentatré anni aveva cominciato ad accusare malori, tosse e febbre alta; dopo soli tre giorni di convalescenza, ormai guarito, l'uomo tornò al suo lavoro. Ed è qui che l'articolo entra nei dettagli, spiegando come, prima della comparsa dei sintomi, il possibile "paziente zero" avesse partecipato a diverse riunioni con una partner cinese della sua compagnia tra il 20 ed il 21 gennaio. La donna, originaria di Shanghai, aveva soggiornato in Germania nel periodo 19-22 gennaio senza aver presentato alcun tipo di sintomo, presentatisi soltanto al suo ritorno in Cina, dove è risultata positiva al Covid-19 il giorno 26. Il 28 gennaio altri tre impiegati della ditta tedesca sono risultati positivi al virus e, di questi, uno ha avuto contatti diretti con l'uomo d'affari tedesco, gli altri due con la donna cinese[984]. Lo studio scientifico, oltre a certificare come la malattia sia giunta in Europa passando dalla Germania, illustrava per la prima volta un altro fattore molto importante: la possibilità di contagio da parte di soggetti asintomatici.

Dal momento che la sequenza genetica del virus è stata accuratamente mappata[985], è stato possibile individuare i ceppi originari da cui si sono separati i ceppi locali. Ebbene il virus italiano, indicato come *CDG1/2020*, al pari di altri sembra discendere proprio da quello tedesco (*BavPat1/2020*) originatosi in Baviera o comunque avere un "parente comune", verosimilmente legato alla donna cinese sbarcata a Monaco[986]. Ecco perché non possiamo escludere che il virus, seppur innegabilmente di origine cinese, potrebbe essersi diffuso in Germania prima che altrove: facendo qualche calcolo, e tenendo presenti i tempi di incubazione di Covid-19 indicati in circa quattordici giorni, risaliamo infatti all'inizio di febbraio, un periodo concomitante col primo caso tedesco accertato. E poi, il 20 febbraio di quest'anno, era proprio la televisione di Stato tedesca *Deutsche Welle* a riportare che i casi di "influenza" nel Paese erano quasi raddoppiati rispetto alla media degli anni precedenti[987]. In un rapporto pubblicato intorno al 25 febbraio dal Robert Koch Institute di Berlino si legge appunto che quasi 13.300 casi sono stati ricoverati in ospedale e che, dallo scorso settembre, sono stati registrati in totale 79.263 casi[988].

La spiegazione è in realtà molto semplice, poiché la Germania è uno dei Paesi europei che intrattiene più rapporti con la Cina, tra turismo e commercio. Molte aziende tedesche, soprattutto le multinazionali, hanno almeno uno stabilimento nel Paese asiatico ed è inevitabile pensare che il flusso di persone sulla rotta Germania-Cina sia molto elevato. Nondimeno, la Germania aveva inizialmente tenuto nascosti questi numeri e, in barba alla presunta solidarietà europea, aveva preferito lasciar circolare la versione dominante secondo cui sarebbe stata l'Italia l'epicentro del contagio nel continente, benché il primo caso italiano si sia registrato almeno una ventina di giorni dopo rispetto a quello tedesco. Il sospetto è nato dal fatto che la Germania, con ottanta milioni di abitanti, è il secondo Paese più popoloso d'Europa, se si considera anche la Russia; per questo ha sorpreso che Berlino avesse dichiarato contagi oltre dieci volte inferiori a quelli italiani. In questo senso ha aiutato il fatto che in Germania non abbondino, come da noi, virologi ed "esperti" in cerca di visibilità, e la classe politica ha sicuramente più capacità della nostra di non far trapelare notizie "scomode".

Un'altra ipotesi vuole che il primo caso di contagio europeo sia quello di un quarantatreenne di Bondy, in Francia, ricoverato il 27 dicembre 2019 per una polmonite e poi dimesso. Il dottor Yves Cohen, capo dei servizi di rianimazione degli ospedali Jean Verdier a Bondy e Avicenne a Bobigny, ha spiegato di aver riesaminato tutti i test effettuati su pazienti con polmoniti già ritenute "sospette" tra dicembre e gennaio 2019 e che, su ventiquattro pazienti esaminati, uno è risultato positivo al Covid-19. A quanto sembra nessuno della sua famiglia si è mai recato in Cina ne' è risultato positivo al virus, ma la moglie lavora al banco del pesce di un supermercato presso il quale sono impiegate diverse persone di origine cinese; l'ipotesi è quindi che la donna si sia infettata, senza tuttavia presentare sintomi[989]. La notizia è stata data intorno al 26 marzo dall'emittente televisiva BfmTV, mentre la pubblicazione di una relazione ufficiale sull'*International journal of antimicrobial agents* è stata pubblicata nella prima metà di maggio[990].

Ma torniamo alla previsione del CSIS. Contrariamente a quanto si potrebbe pensare, non si trattava affatto di una simulazione segreta (come del resto non lo erano le altre fin qui menzionate), bensì di un progetto al quale due figure di spicco del CSIS, Samuel Brannen e Kathleen Hick, avevano dato ampio rilievo sulle colonne del quotidiano statunitense *Politico*[991] e sul sito stesso del CSIS stesso[992]; i risultati di questo test furono oltretutto sottoposti a funzionari del governo statunitense, membri del Congresso, amministratori delegati ed altre persone influenti. Verificata l'attendibilità del modello proposto, gli esperti del CSIS hanno perciò fatto sapere che "il mondo è cambiato in modi che rendono molto più difficile contenere le malattie, e alcuni degli errori che alimentano la sua diffusione sono già avvenuti nell'attuale epidemia"[993]. Ed hanno aggiunto che, per far fronte all'attuale emergenza, sarebbe stata necessaria una "cooperazione a livello nazionale e internazionale tra governi, aziende, lavoratori e cittadini"[994], nonché una comunicazione coerente per evitare il panico.

Dalle analisi del CSIS emersero altresì due criticità nella risposta all'emergenza da parte dei vari governi: la prima riguardante la politica statunitense che "semplicemente non prende la salute abbastanza seriamente come un problema di sicurezza nazionale", mentre la seconda, più generalizzata, relativa al fatto che "sebbene esistano organismi dedicati al coordinamento globale, in particolare l'OMS, i Paesi danno la priorità alle considerazioni interne in tempi di crisi e il coordinamento e la collaborazione internazionale arrivano in un secondo momento"[995]. Prova ne è che in tutta Europa non esiste ad oggi una direttiva unica e precisa per fronteggiare l'epidemia, ed ogni Stato si comporta nel modo che ritiene più opportuno. Sicché, secondo il CSIS, gli Stati avrebbero investito miliardi per gestire questa situazione in maniera superficiale, col rischio di trovarsi nelle medesime condizioni in caso di una nuova crisi. La "buona notizia", secondo i membri del CSIS, è che l'epidemia è avvenuta in Cina, che ha una comunità scientifica relativamente avanzata ed un sistema di governo "che le conferisce un'insolita capacità di controllare e monitorare l'enorme popolazione affrontando l'emergenza in modo aggressivo"[996]. Dobbiamo allora intendere che la soluzione sarebbe quella di instaurare una dittatura di stampo comunista in tutto il mondo? Forse sì, perché pare piuttosto evidente che sia una caratteristica comune a tutti i "veggenti" del Coronavirus tessere le lodi del Paese asiatico, a cominciare dagli autori della simulazione per la Rockefeller Foundation, prima in ordine di tempo. Per questo non sorprende che Bill Gates abbia respinto le accuse mosse a Pechino circa il fatto di aver nascosto a lungo le informazioni relative al Covid-19, oltre ad aver dichiarato che "ha fatto molte cose nel modo giusto" e che "penso che ci siano molte cose errate e ingiuste dette a proposito"[997]. Anzi, ha perfino dato merito alla Cina di essere stata tra i Paesi che si sono mossi più velocemente nello sperimentare i test per prevenire il virus, mentre ha criticato gli USA: "Alcuni Paesi hanno risposto molto rapidamente e hanno messo a punto i loro test ed hanno evitato incredibili sofferenze economiche ed è triste che negli Stati Uniti, dove ti aspetteresti di fare bene, abbiano fatto male"[998]. Doppio affondo quindi, perché il fatto di parlare degli USA in terza persona, come se lui non ne fosse cittadino, è un messaggio politico ricco di significato!

Parentesi su Gates a parte, gli esperti del CSIS avvertono che la prossima pandemia potrebbe scoppiare "in un Paese o una regione più povera, fragile politicamente e con una sanità pubblica debole"[999]: staremo a vedere se hanno ragione. Intanto, però, non possiamo che accettare la previsione della corrente epidemia quale ulteriore prova che il governo americano non sia coinvolto nella diffusione del virus, come molti pretendono. Il motivo principale di questa mia conclusione è che la Casa Bianca, che pure era in possesso dei dati elaborati dal CSIS in merito alla possibile pandemia, avrebbe certamente reagito meglio. Ovvero, gli Stati Uniti si sarebbero preparati in modo più efficace all'epidemia poiché ne sarebbero già stati al corrente tempo prima, il che, tra l'altro, sarebbe stata un'ottima pubblicità per Trump.

Ciò detto, veniamo finalmente alla domanda del secolo: la fondazione dei Gates poteva non avere alcun tipo di legame col CSIS?

Certo che no, ovviamente. A cominciare dal fatto che Melinda Gates in persona, nata French, è stata convocata almeno una volta al CSIS per discutere del ruolo delle donne nello sviluppo internazionale[1000]. Più materialmente, basti sapere che "la Task Force del CSIS sull'HIV/AIDS è stata finanziata principalmente dalla Bill & Melinda Gates Foundation, con il sostegno e il contributo della Kaiser Family Foundation, della David & Lucile Packard Foundation e della Merck & Co."[1001]. Ma non finisce qui: la Bill & Melinda Gates Foundation ha devoluto 3.600.000 dollari nel marzo 2016 alla *Kaiser Family* per "sviluppare informazioni e dati rilevanti affidabili, oggettivi e tempestivi sulla politica sanitaria, sui finanziamenti e sui programmi globali statunitensi"[1002] ed altri 4.860.478 dollari nel marzo 2019 in un altro progetto relativo all'educazione ed alla pianificazione famigliare[1003]. La fondazione *David & Lucile Packard* ha invece collaborato con quella dei Gates all'International Family Planning Leadership Program (IFPLP), un programma che promuove la creazione di un "gruppo influente di leader della pianificazione familiare" che possa fornire assistenza sull'argomento in alcuni dei Paesi in via di sviluppo. Robert Minnis, direttore di *International Health Programs* (IHP), ha specificato al riguardo: "Il supporto di queste due fondazioni ci ha permesso molto rapidamente di implementare il nostro programma, ampliando sia il numero dei nostri colleghi sia il numero di Paesi che saremo in grado di raggiungere"[1004]. Giusto per non lasciare nulla al caso, la Bill & Melinda Gates Foundation è partner pure della Merck & Co., una delle principali società farmaceutiche al mondo, in un programma relativo alla somministrazione di cure per l'AIDS in Botswana, al quale i Gates doneranno cinquanta milioni di dollari in cinque anni[1005].

DECIMO CAPITOLO

10.1 - Chi specula sulla salute: i pandemic bonds

Quando scoppia un'emergenza sanitaria, il costo per farvi fronte, tra ospedali e personale sanitario, è elevatissimo e difficile da sopportare perfino per i Paesi più avanzati, sicché si rende spesso necessario l'intervento della Banca Mondiale (BM). Nondimeno, pure per la BM una situazione del genere può rappresentare un costo notevole. Motivo per cui, nel maggio 2016, al G7 di Sendai (Giappone) era stato annunciato un nuovo strumento sviluppato dalla *World Bank* stessa e dall'OMS (entrambe agenzie delle Nazioni Unite): i *pandemic bonds* o *cat-bond* (catastrophe-bond). Così, in caso di pandemia, alla BM è stata concessa la facoltà di prelevare i fondi avuti in prestito dai bondisti per metterli nel *Pandemic Emergency Financing Facility* (PEF)[1006] dell'Organizzazione Mondiale della Sanità, ovvero il fondo destinato a finanziare la lotta alle pandemie, evitando di dover ricorrere a lunghi e complicati negoziati con i Paesi più ricchi. Tuttavia questa "assicurazione" ha dei costi enormi, i cui profitti ingrassano le casse delle banche sotto forma di pagamento degli interessi; ad esempio, nel 2018, l'OMS ha versato alla Repubblica democratica del Congo cinquanta milioni di dollari per l'emergenza Ebola, mentre le banche detentrici dei *pandemic bonds* hanno incassato oltre sessanta milioni di dollari in interessi[1007]. Prima ancora, nel pieno dell'emergenza Ebola, il PEF versò trentuno milioni di dollari entro il tredicesimo mese dell'epidemia, ma pagò un totale di settantacinque milioni e mezzo di dollari in premi agli obbligazionisti[1008], rivelando una volta di più come, di fatto, la Banca Mondiale abbia quotato in Borsa la salute globale, promettendo cospicui interessi alle banche e ai grandi istituti di gestione patrimoniale, nonché il rimborso del capitale a scadenza. E adesso, in piena pandemia, questo strumento finanziario rischia di ritorcersi contro di noi. Nel 2017 la banca Mondiale ha infatti emesso due bond per un totale di 320 milioni, con scadenza 15 luglio 2020. Questi titoli pagano cedole molto alte, ma pongono condizioni molto pesanti; ovvero, se prima della scadenza dovesse scoppiare una pandemia (com'è accaduto quest'anno), i detentori dei bond (banche e gestori) verranno rimborsati solo di una parte del capitale o addirittura perderanno tutto, il che può spiegare almeno in parte il motivo per cui l'OMS abbia tardato tanto a dichiarare lo stato di pandemia, fino all'11 marzo. Ci sono però anche altre clausole per cui è previsto il mancato rimborso dei *pandemic bonds* della Banca Mondiale, tra cui il numero di Paesi coinvolti dalla pandemia e il tasso di crescita del contagio. Il problema è che queste obbligazioni non sono in mano a investitori al dettaglio, ma solo a banche e gestori che possono decidere di liberarsene infilandoli nel nostro fondo o nella nostra gestione patrimoniale[1009].

Come scrive *Il Fatto Quotidiano*:

> "Chi compra i bond accetta il rischio di perdere parte o tutto il suo investimento qualora si verifichino determinate condizioni legate ad emergenze sanitarie. In questo caso i soldi non vengono più restituiti ma usati per contrastare la malattia. In cambio di questo rischio i possessori del bond ricevono interessi molto elevati, nel caso delle tranches più rischiose fino a oltre l'11% l'anno. [...] Finora un vero affare, ma l'esplosione dell'epidemia Covid-19 rischia ora di mandare in fumo buona parte dell'investimento. Il problema è che le condizioni per dirottare il capitale dei bond sono estremamente complesse e piuttosto confuse. Non è un caso che in occasione dell'epidemia di Ebola che si verificò tra il 2018 e il 2019 nella Repubblica Democratica del Congo i possessori dei bond non persero un solo centesimo. Motivo? Troppo poche le vittime fuori dal Paese dove l'epidemia si era manifestata inizialmente. Questa è solo una delle condizioni che servono per poter dirottare i fondi degli investitori. Vediamo le altre. Devono

passare dodici settimane dall'inizio dell'epidemia, nel caso del Covid 19 stabilito il 31 dicembre 2019: la data chiave è stata quindi il 23 marzo. Da ora in poi verranno valutati il numero di decessi e contagi nel Paese originario e negli altri Stati oltre al numero di Paesi coinvolti e il tasso di aumento dei contagi nelle due settimane successive (cioè fino al 6 aprile). La pandemia comunque ha raggiunto dimensioni tali che il taglio del rimborso sembra dietro l'angolo. Il numero di vittime e di Paesi coinvolti è sufficiente per far scattare l'accesso ai fondi. Il tasso di crescita dei contagi sarà invece noto solo il 9 aprile. [...] Se tutte le condizioni sono rispettate i Paesi *IDA*, in pratica i più poveri del pianeta, possono fare richiesta per accedere ai fondi. Una delle tante critiche è che non di rado questi Paesi faticano a raccogliere statistiche affidabili sui decessi e i tassi di contagio richiesti per far scattare i rimborsi. Dati approssimativi aprirebbero autostrade per lunghi contenziosi legali sui rimborsi"[1010].

Insomma, per dirla con le parole del *Fatto Quotidiano*:

"...i *pandemic bond* sono un enigma che assomiglia abbastanza a un inganno", poiché "il meccanismo è perverso: per reperire fondi si istituiscono degli strumenti finanziari che rendono moltissimo con tassi di interesse fino all'11%. Gli investitori, fondi pensioni, assicurazioni, grandi investitori scommettono sul verificarsi dell'evento: se non si verifica guadagnano moltissimo, altrimenti perdono tutto o parte del loro capitale. Nel caso dei Cat-Bond del programma PEF, la Banca mondiale aveva emesso nel 2017 due tipi di obbligazioni: una di classe A dal valore di 225 milioni di dollari con rendimento del 6,9% e una di classe B da 95 milioni, rendimento dell'11%. Il PEF, scrive la stessa Banca Mondiale, "copre sei virus che hanno maggiori probabilità di causare una pandemia. Questi includono nuovi Orthomyxovirus (nuovo virus pandemico influenzale A), Coronaviridae (SARS, MERS), Filoviridae (Ebola, Marburg) e altre malattie zoonotiche (Crimea Congo, Rift Valley, Lassa febbre)". Il finanziamento ai Paesi ammissibili, continua l'istituto internazionale, viene attivato al verificarsi di determinati parametri relativi ai livelli di contagio, al numero dei decessi o alla velocità di diffusione della malattia. [...] La parola finale, però, spetta a una società privata con sede a Boston, la Air Worldwide Corporation che, interpellata da Bloomberg nei giorni scorsi, ha preferito non commentare la situazione. In ogni caso, il via libera alla definizione del cosiddetto covered peril, ovvero il verificarsi dell'evento che fa scattare la perdita dell'investimento, è nelle mani di questa. [...] Ma dall'inizio degli anni 2000, il mercato dei cat-bond si è ampiamente sviluppato con un ruolo attivo delle assicurazioni e delle compagnie di riassicurazione. Nell'obbligazione in questione, infatti, la gestione è affidata a colossi come Swiss RE, Munich RE e GC Securities. La Swiss RE, ad esempio, ha costituito un programma chiamato Vita Capital IV Ldt. che muove fino a due miliardi di dollari. La compagnia francese Axa possiede un programma analogo chiamato Osiris Capital. Esiste una Borsa di scambio dei titoli catastrofici, il Catex con sede nel New Jersey, in cui chi è esposto su una catastrofe può coprire il rischio con un altro evento che magari non si verifica. "È stato creato un altro mercato finanziario che scommette sulla vita e sulla salute collettiva", dice Marco Bersani di Attac Italia, l'associazione contro le speculazioni finanziarie, che ieri ha lanciato la denuncia su questa ennesima trovata del mercato"[1011].

10.2 - Il crollo delle Borse: qualcuno già sapeva?

Qualche mese fa, in pienissima emergenza sanitaria, la presidentessa della Bce Christine Lagarde aveva gelato il sangue a tutti gli italiani con la frase "non siamo qui per ridurre gli spread, non è compito nostro"[1012]. Da molti interpretate come un semplice lapsus, quelle parole hanno invece avuto conseguenze drammatiche sulla Borsa di Milano, che ha fatto segnare un -16,92%: il dato peggiore della sua storia[1013]. Nonostante ciò, è stata presa l'infausta decisione di non chiudere la Borsa ancora per diversi, fatali, giorni, cosa che ha favorito enormemente gli speculatori, i quali hanno così potuto acquistare a prezzi di saldo le azioni ed alcuni dei nostri asset strategici[1014]. Per questo Raffaele Volpi, Presidente del Copasir, ha annunciato possibili audizioni del sistema bancario-assicurativo per verificare se siano in atto operazioni internazionali relative al controllo proprietario di Borsa Italiana; in particolare si intende accertare se "nel breve-medio periodo si intravedano azioni internazionali per il controllo proprietario di Borsa Italiana" e se vi sia stata "complicità" di Istituti di credito nel sostenere finanziariamente "quell'elenco di attori interessati all'aggressione degli asset nazionali"[1015]. Questi "attori", che potrebbero essere stranieri, si sono visti "girare" quindici miliardi di euro (per acquisire aziende italiane) da un non meglio identificato istituto di credito, che il Copasir non esclude possa essere *Deutsche Bank Italia*. Motivo per cui alcuni membri del Comitato hanno chiesto che ne vengano ascoltati i vertici "per approfondire la solidità della capofila tedesca del gruppo che da molte fonti sembra riscontri criticità, in particolare per gli ingentissimi volumi di prodotti finanziari derivati detenuti, e per capire se scelte relative a tale peculiarità possano intercettare gli interessi dei risparmiatori italiani o in qualche modo condizionare gli interessi nazionali del Paese"[1016].

Solamente il 12 marzo, con la delibera 21301, il Consob (Commissione nazionale per le società e la Borsa) ha finalmente deciso di vietare temporaneamente le vendite allo scoperto su ottantacinque titoli azionari italiani. Ma è stata una decisione più che mai tardiva, visto che si sono dovuti bruciare oltre cento miliardi (68 in un sol giorno), più dell'intero guadano di un anno, affinché si mettesse fine a questo scempio[1017]. E dire che Fratelli d'Italia, lega e persino Italia Viva di Matteo Renzi chiedevano, già dai primissimi giorni di emergenza sanitaria, di chiudere la Borsa... Purtuttavia, il già tardivo intervento del Consob non potrà nulla contro la perdita di cento miliardi per ogni mese di stop alla produttività: parola del presidente di Confindustria, Vincenzo Boccia. Il quale, ai microfoni di Circo Massimo su Radio Capital, sentenziava:

> "Con questo decreto (il decreto "Chiudi Italia", nda) si pone una questione che dall'emergenza economica ci fa entrare nell'economia di guerra. Il 70% del tessuto produttivo italiano chiuderà. [...] Se il Pil è di 1.800 miliardi all'anno, vuol dire che produciamo 150 miliardi al mese. Se chiudiamo il 70% delle attività vuol dire che perdiamo cento miliardi ogni trenta giorni. [...] Dobbiamo porci due domande: come far arrivare i prodotti essenziali a supermercati e farmacie, e come fare per far riaprire le imprese e riassorbire i lavoratori, visto che la cassa integrazione aumenterà. Dobbiamo occuparci e preoccuparci di come uscire da questa criticità per evitare che molte aziende, se non tutte, per crisi di liquidità potrebbero non riaprire più nel giro di poche settimane. Quanti giorni, quanti mesi può sopravvivere un'azienda che arriva a fatturato zero?"[1018].

Ma se a Milano la situazione della Borsa è tragica, a Wall Street non va meglio: il 9 marzo ha segnato il peggior dato dell'ultimo decennio a causa dell'emergenza Coronavirus, che potrebbe rappresentare il tanto temuto "cigno nero" (metafora che, in gergo borsistico, descrive un evento non previsto con gravi effetti rilevanti). L'economista Piergiorgio Gawronski, sulle colonne de *Il Fatto Quotidiano*, paventava proprio questa ipotesi, evidenziando che "il governo cinese prevede quest'anno un rallentamento della crescita dal 6,6% al 2,5%. [...] I grandi modelli econometrici dell'economia globale segnalano che per ogni 1% di crescita cinese che se ne va, la frenata nel resto del mondo è pari a 0,3-0,4%. Ciò implicherebbe una frenata dell'economia globale dal 3,3% all'1,8%" di crescita nel 2020[1019]. Situazione simile per le Borse europee, che all'11 marzo avevano già bruciato 611 miliardi di euro[1020]. Come se non bastasse, poco dopo la notizia del crollo della Borsa meneghina è giunto l'annuncio-beffa che la Germania avrebbe ricevuto finanziamenti per 550 miliardi di euro, a fronte dei miseri venticinque (di cui venti in deficit) concessi al nostro Paese. Ma se è vero che il Pil tedesco (3.936.038 di dollari internazionali nel 2019[1021]) è poco meno del doppio di quello italiano (2.146.513 di dollari internazionali nel 2019[1022]), i finanziamenti concessi all'Italia avrebbero allora dovuto essere circa la metà di quelli tedeschi, ovvero una cifra prossima ai 250 miliardi: c'è da chiedersi perché il governo ne abbia invece promessi soltanto un decimo. Senza contare che questi soldi sono quelli versati dai contribuenti nelle casse dello Stato, per l'utilizzo dei quali dobbiamo pregare l'UE anziché poterne disporre liberamente per le situazioni di emergenza, come sarebbe logico!

Fatta questa premessa, veniamo al punto centrale di questo paragrafo: qualcuno già sapeva del crollo delle Borse? A novembre 2019, ben prima che il Covid-19 iniziasse a circolare, il fondo USA Bridgewater, il più grande fondo d'investimenti al mondo, scommise su un crollo generalizzato del mercato azionario entro marzo 2020; per questo il fondatore di Bridgewater, Ray Dalio, versò un miliardo e mezzo di dollari (un centesimo del portafoglio della società) per sottoscrivere polizze assicurative che tutelassero il fondo. Ma Dalio non è nuovo a questo tipo di previsioni, avendo già "profetizzato" (tramite il suo fondo *Pure Alpha*) il crollo della Borsa americana nel 2008, all'epoca del fallimento della Lehman Brothers. In quell'occasione, il fondo portò a casa introiti dell'8,7%, saliti al 27,4% nel giro di due anni in seguito al maxi acquisto di bond e titoli di Stato[1023]. Dunque, Dalio già sapeva della pandemia? Per rispondere, bisogna fare un passo indietro fino all'epoca della sua attuale previsione, a novembre dello scorso anno. Ebbene, in quell'occasione l'imprenditore americano dichiarò al *Wall Street Journal* che la sua decisione non nacque da una reale previsione della crisi, ma da una tattica difensiva secondo la quale l'inizio della campagna elettorale per le nuove presidenziali americane, iniziata proprio a marzo (in vista delle elezioni di novembre), avrebbe potuto portare un certo tumulto anche nel settore finanziario[1024]. Inoltre, secondo l'agenzia Bloomberg, "la scommessa non è stata sufficiente per proteggere il principale hedge fund dell'impresa da forti perdite. Il *Pure Alpha Fund II* di Bridgewater è crollato di circa il 13% questo mese (aggiornato al 12 marzo, nda) aggravando il declino di quest'anno a circa il 20%"[1025]. E ciò è altresì confermato da un'indagine del *New York Times* che, citando un investitore anonimo a conoscenza delle performance del fondo, ha osservato come la scommessa di Bridgewater sul crollo del mercato azionario abbia generato risultati contrastanti[1026]; ossia, la società non ha incassato molto denaro nonostante la sostanziale correttezza della previsione.

Ora, se da un lato è vero che il fondo Bridgewater non ha guadagnato granché dalla previsione di novembre, dall'altro è pur vero che il fondo ha ugualmente trovato il modo di speculare sull'emergenza e di avere il suo buon tornaconto. Leggiamo ciò che scriveva in merito il *Fatto Quotidiano*:

> "Il più grande fondo speculativo del mondo scommette miliardi contro il Vecchio Continente con la tecnica delle vendite allo scoperto: più i titoli scendono, più guadagna. Nel mirino società francesi e tedesche, ma anche tre italiane. Il fondatore Ray Dalio vive da guru nei boschi vicino New York e ha costruito il successo sulla strategia "pure alpha". Mentre tutto il mondo combatte contro la pandemia c'è anche chi pensa di guadagnarci sopra. E lo fa alla grande, puntando quattordici miliardi di dollari su un ulteriore crollo delle Borse europee e delle aziende quotate. Il più grande fondo speculativo del mondo, Bridgewater, ha piazzato una serie di puntate miliardarie contro il Vecchio Continente. La tecnica è quella delle vendite allo scoperto, ossia si vendono titoli senza possederli con l'impegno ad acquistarli e consegnarli in una data futura prestabilita. Se nel frattempo il prezzo scende si guadagna sulla differenza. Il problema è che in questo modo si amplificano le spinte al ribasso di titoli, che vengono effettivamente venduti, aggravando gli effetti della crisi in corso. Ma per chi fa investimenti speculativi l'importante è che i mercati si muovano, verso l'alto o verso il basso cambia poco. [...] Più nel dettaglio, Bridgewater ha scommesso 5,2 miliardi su un calo di sedici società quotate francesi, 4,8 miliardi contro aziende tedesche, 1,7 miliardi contro cinque olandesi e circa due miliardi su cinque società spagnole e tre italiane. [...] Già all'inizio del 2018, Bridgewater aveva scommesso forte contro l'Europa. In particolare vendite allo scoperto su azioni come Eni, Enel, Intesa Sanpalo, Unicredit. In tutto una puntata da 2,6 miliardi di euro. Andò bene, perché nel corso dell'anno il listino italiano perse circa il 17%. [...] Bridgewater ha costruito il suo successo su una tecnica battezzata "pure alpha" che scollega gli investimenti dall'andamento generale del mercato. Le puntate al ribasso fanno parte di questa strategia. Con questa tecnica il fondo gestisce centosessanta miliardi di dollari di investimenti ed era riuscito a superare indenne le crisi degli ultimi anni. Nel 2008 il fondo era addirittura riuscito a guadagnare oltre

l'8%. [...] Ray Dalio, fondatore e guida di Bridgewater, è un personaggio curioso. Pratica ed invita a praticare la meditazione trascendentale, ha stabilito la sede del suo fondo non nella caotica Manhattan ma sopra un torrente nei boschi vicini a New York. Da qualche anno ha deciso di ergersi a maestro di vita. Ha pubblicato il libro *Principi* in cui non elargisce solo consigli di investimento ma anche ricette esistenziali pop, una specie di "Scientology" della finanza"[1027].

Delio non è tuttavia stato l'unico a speculare sull'emergenza. Come riferisce *RaiNews*, a gennaio, diversi senatori USA hanno venduto le proprie azioni prima che il Coronavirus affossasse la Borsa, come se già sapessero. Nel corso di un incontro privato, avvenuto il 24 gennaio, il senatore repubblicano Richard Burr, che per il suo ruolo poteva accedere a informazioni riservate dal governo, informò altri senatori della gravità dell'epidemia, invitandoli ad occuparsi dei loro investimenti finanziari. Senonché, Burr stesso aveva pubblicamente rassicurato gli americani sugli effetti limitati del contagio, mentre dava dritte a Kelly Loeffler, Dianne Feinstein, Ron Johnson e Jim Inhofe su come gestire i loro affari in vista dell'imminente pandemia. la cosa interessante è che la Loeffler, che risulta aver venduto i suoi titoli proprio il 24 gennaio, è moglie di Jeffrey Sprecher, presidente del New York Stock Exchange (una delle principali Borse mondiali).

Burr, a detta del sito investigativo *ProPublica*, ha invece venduto le sue quote il 13 febbraio e, in un discorso pronunciato ad un evento privato, sembra aver ammonito i suoi colleghi investitori circa l'imminente disastro sanitario: "Vi posso dire che siamo a livello dell'epidemia del 1918"[1028]. Secondo *RaiNews* "a beneficiare delle informazioni riservate, mentre gli americani venivano quotidianamente rassicurati, sono stati altri due membri della commissione Intelligence: la senatrice democratica Feinstein e il repubblicano Inhofe, che hanno venduto i loro titoli subito dopo l'incontro. Il quinto nome è quello del senatore repubblicano del Wisconsin, Ron Johnson, anche lui tra quelli che avevano sminuito pubblicamente la portata dell'epidemia. [...] Intanto, però, Johnson si era attivato per cedere tutti i suoi titoli. Poche settimane dopo l'incontro riservato, con la diffusione delle notizie allarmanti e le prime ammissioni del governo, la Borsa è crollata. Secondo i media, la maggior parte dei titoli ceduti dai senatori ha poi perso tra il 30 e il 39%"[1029]. Allora, lungi dal voler ipotizzare i più biechi scenari complottisti, possiamo davvero affermare con certezza che nessuno sapesse già dell'emergenza sanitaria, prima che questa fosse dichiarata dall'OMS?

10.3 - Il Meccanismo Europeo di Stabilità (MES)

Dopo un'infinita serie di tira e molla sugli aiuti che l'Europa avrebbe dovuto garantire all'Italia, la presidentessa della Commissione europea, Ursula von Der Leyen, ha finalmente garantito che l'UE avrebbe concesso al nostro governo tutti gli aiuti funzionali al superamento dell'emergenza[1030]. Senonché, uno degli strumenti cui l'Unione Europea intende ricorrere per aiutare il nostro Paese è il MES, Meccanismo Europeo di Stabilità, la cui ratifica era inizialmente prevista per il 16 marzo[1031]. Per nostra fortuna, e vedremo poi il perché di questo giudizio negativo, la ratifica è stata più volte rinviata e, sebbene al momento della scrittura non vi siano ancora certezze sulla questione, è comunque lecito preoccuparsene. In primo luogo perché l'Eurogruppo, "riunitosi" in teleconferenza il 23 marzo, non ha parlato ad esempio della grave carenza di mascherine che all'epoca aveva colpito il nostro Paese o dell'emergenza sanitaria che ci ha toccati in prima linea. Ma ha parlato proprio del MES, come se fosse già cosa fatta, nonostante allora non vi fosse affatto un consenso unanime sull'argomento e sottintendendo che il "via libera" sarebbe giunto dal Consiglio Economia e Finanza (Ecofin) dopo l'annuncio della Von der Leyen di venerdì 20 marzo. In secondo luogo, dovremmo preoccuparcene perché Paolo Gentiloni ed il Ministro dell'Economia Roberto Gualtieri dichiararono immediatamente all'UE di voler ricorrere al MES senza condizionalità[1032], senza consultare il Parlamento e, soprattutto, senza che Conte, Gentiloni o Gualtieri abbiano chiesto il parere delle altre forze politiche, benché fosse chiaro che, oltre al Partito Democratico, nessun altro era d'accordo sul MES. Nemmeno il *Movimento 5 Stelle*. Assente ingiustificato il presidente-fantasma Sergio Mattarella, del quale gli italiani hanno ormai dimenticato persino il volto.

Intanto, l'assenza di una figura autoritaria e il servilismo del governo italiano all'Unione Europea hanno permesso a Berlino di fare il bello e il cattivo tempo, dichiarandoci guerra sotto la minaccia della Troika. Dice bene Gianluigi Paragone sul suo sito personale:

"Niente linee di credito all'Italia attraverso il MES se non attraverso condizioni concordate in anticipo, niente obbligazioni con garanzia comune, come i famosi coronabond. [...] I soldi ce li daranno, insomma. A patto però di poter influenzare il nostro modo di spenderli in futuro. E d'altronde quello che la Bce sta facendo è ormai chiaro: aiutare innanzitutto le banche francesi e tedesche, come spiegato in queste ore dall'ex presidente Ifo Hans-Werner Sinn. "I francesi hanno investito molto nei titoli di stato italiani e si possono aiutare sostenendo il corso di questi titoli, altrimenti ci sarebbero delle svalutazioni e delle perdite e quindi il rischio di fallimento di qualche banca". E poi i tedeschi, prima del Bel Paese: "Se l'Italia non dovesse pagare, un terzo sarebbero a carico della Germania". [...] Lo aveva ribadito anche il membro del Consiglio di esperti Handelsblatt Volker Wieland: "I Paesi attualmente colpiti dalla crisi dovrebbero presentare una domanda di assistenza al Meccanismo Europeo di Stabilità, ma sarebbero vincolati a delle condizionalità". Ciò consentirebbe poi alla Banca Centrale Europea di acquistare titoli di Stato di singoli paesi attraverso l'Omt". Un programma mai utilizzato che però permetterebbe alla Bce l'acquisto illimitato di titoli di Stato di un Paese che non riesce più a finanziarsi sui mercati"[1033].

Così, mentre il governo italiano si gode anticipatamente il merito che gli verrà attribuito al termine dell'emergenza sanitaria (Nicola Zingaretti, già il 21 marzo, proclamava trionfalmente che "senza Europa non ce l'avremmo mai fatta"[1034]) e cavalca la paura di questo periodo per distruggere quel briciolo di sovranità nazionale residua, Giuseppe "Churchill"[1035] Conte, propugna ancora una volta la ratifica delle famigerate modifiche al Meccanismo Europeo di Stabilità. Intervistato dal *Financial Times*, il Presidente del Consiglio ha appunto dichiarato: "Il MES è stato creato con un diverso tipo di crisi in mente, dunque adesso deve essere adattato alle nuove circostanze, in modo da poter usare tutta la sua potenza di fuoco. La strada da seguire è quella di aprire una linea di credito per tutti gli Stati membri, in modo da aiutarli a combattere le conseguenze dell'epidemia di Covid"[1036]. Ma qui occorre ricordare che, per quanto queste parole possano essere state dettate dall'esigenza di trovare una strategia comune europea per fronteggiare l'emergenza Covid-19, i prestiti del MES sono comunque debito pubblico. E allora, se le linee di credito del MES sono debito pubblico al pari dei normali titoli di Stato, perché lo Stato non può continuare a finanziarsi come già sta facendo? Si potrebbe ipotizzare che il nostro premier sottintendesse che l'Italia non dispone più della capacità di ottenere credito sul mercato per combattere l'emergenza. Perché o il nostro Paese è ancora solvibile e quindi in grado di rifinanziarsi sul mercato, facendo quindi venire meno l'esigenza del MES, oppure è diventato insolvente e allora l'intervento del MES, o di qualsiasi altra misura analoga, è necessario per poter emettere nuovo debito a copertura di quello in scadenza e del nuovo deficit. Il fatto è che, qualora l'Italia sia davvero insolvente (e non vi sono al momento indizi che lo lascino supporre), è una pessima idea quella di dichiararlo in anticipo, a meno che non sia già stato predisposto un paracadute che, allo stato attuale, sembra non essere stato previsto.

Ciò detto, facciamo un po' di chiarezza. Quali sono le modifiche al MES di cui tanto si parla? Certe volte le persone comuni riescono ad esprimersi con una chiarezza nemmeno lontanamente paragonabile a quella dei professionisti e Giacomo Garuti, collaboratore tra l'altro de *Il Primato Nazionale*, sul suo sito personale fa proprio questo: spiega in maniera semplice ed esemplare cosa sia il MES e perché dovremmo preoccuparci in caso vengano approvate le modifiche proposte. "Il compito del MES" scrive Garuti:

> "...è quello di fornire assistenza finanziaria ai Paesi dell'area Euro che attraversano gravi problemi di finanziamento. L'assistenza viene concessa solo nel caso in cui sia necessaria per salvaguardare la stabilità finanziaria dell'intera area euro e dei membri del MES stesso. Da quest'ultima frase si evince una prima caratteristica di questo meccanismo, mirato alla salvaguardia degli stati dell'Unione Europea, più che del singolo Paese in difficoltà economico-finanziaria. [...] Tramite il MES, ci sono diversi strumenti utili per concedere aiuti agli Stati in difficoltà. Si passa dalla possibilità di concedere prestiti ai Paesi in difficoltà per consentire un aggiustamento macroeconomico, fino al prestito per la ricapitalizzazione indiretta delle banche. [...] Il MES viene finanziato dai singoli Stati membri, con una ripartizione percentuale in base alla loro importanza economica. Per questo motivo, i primi tre stati per finanziamenti diretti al MES sono, in ordine decrescente: Germania, contributo per il 27,1%, esattamente 27 miliardi di euro; Francia, contributo per il 20,3%, esattamente 20 miliardi di euro; Italia, contributo per il 17,9%, esattamente 14,3 miliardi di euro. L'ammontare complessivo è di 700 miliardi di euro; tuttavia il finanziamento diretto da parte degli Stati ammonta a 80 miliardi di euro. I restanti 620 miliardi possono essere raccolti sui mercati finanziari attraverso l'emissione di bond. [...] Il MES prevedrà due principali linee di credito: una per gli stati più "ricchi" ed una per quelli più "poveri" (Grecia, Italia, Portogallo, Belgio, Cipro, Francia, Spagna, Austria, Slovenia e Irlanda). La prima si chiama PCCL; per accedervi i Paesi devono soddisfare alcuni criteri. Il criterio più noto è quello del rapporto debito/Pil che deve essere entro il 60%; inoltre si devono impegnare a

rispettare il patto di stabilità e crescita. Devono anche avere un debito pubblico sostenibile e l'assenza di problemi di solvibilità bancaria. Il secondo si chiama ECCL, ed è riservato ai Paesi che hanno un rapporto debito/Pil oltre il 60%. Il Paese sarà quindi obbligato ad adottare misure correttive per rientrare nei parametri non rispettati ed evitare eventuali difficoltà future per quanto riguarda l'accesso al finanziamento del mercato. L'Italia sarà quindi in grado di utilizzare i soldi del MES; tuttavia ho sottolineato il fatto che i Paesi della seconda linea di credito, la ECCL (quindi anche il Belpaese), devono poi impegnarsi ad adottare misure correttive per migliorare la loro situazione. [...] Nella riforma che viene proposta emerge in modo implicito ma abbastanza chiaro l'idea che un Paese che chiede aiuto al MES debba ristrutturare preventivamente il proprio debito pubblico nel caso in cui non sia ritenuto sostenibile dallo stesso MES. Le misure correttive da adottare le riassume perfettamente il giornale *Tempi*: se l'Italia, che ha versato al MES 14,3 miliardi di euro, dovesse avere bisogno in un futuro prossimo di un prestito del MES, non potrebbe ottenerlo a meno che non intervenga selvaggiamente per rendere sostenibile il proprio debito agli occhi dei tecnici del Meccanismo. La ristrutturazione sarebbe una calamità immensa, con distruzione di risparmio, fallimento di banche, disoccupazione, impoverimento della popolazione. Insomma, si danno gli aiuti, ma li si condizionano alla ristrutturazione del debito. [...] Il MES ha dunque la possibilità di intervenire nelle crisi banco-sovrane come fu quella del 2010 in Grecia; tuttavia abbiamo poc'anzi parlato delle norme che uno Stato aderente alla seconda linea, dovrebbe subire in caso di richiesta d'aiuto al Meccanismo. Questo non vale per gli stati più ricchi come la Germania; cosa dire delle banche tedesche a tal proposito? Come cita AffariItaliani, il problema è che il sistema bancario tedesco, nonostante 240 miliardi di euro di aiuti pubblici ottenuti nel corso degli anni, resta molto più "malato" di quello italiano. Questo ci fa capire, indiscutibilmente, che in caso di una crisi delle banche tedesche (non così improbabile dati gli ultimi sviluppi), la Germania potrebbe attingere senza grosse difficoltà alla prima linea di credito del MES. Quindi, senza ristrutturare il suo debito (in quanto non ne avrebbe bisogno), accederebbe ad una parte dei 700 miliardi di euro"[1037].

Sulla questione MES si è espresso negativamente pure Giulio Tremonti che, intervistato dal quotidiano *La Verità*, ha detto:

"Ecco che arriviamo al MES. La situazione oggi è questa: devi capitalizzarlo per attivarlo, e per capitalizzarlo devi sottoscrivere nel nostro caso circa cento miliardi. Ovviamente facendo altro debito. Assumendo che il MES cubi settecento miliardi, e che all'Italia venga data solo la sua quota di competenza, nel dare e nell'avere mettere cento vorrebbe dire avere solo qualcosa in più in termini finanziari. Ma pagando un altissimo prezzo politico. Sarebbe una partita di giro, anzi in realtà è una partita di raggiro. Possono raccontarcela come vogliono:

avvio soft, finalità virtuose, eccetera. Ma l'ingresso del veicolo in Italia presuppone comunque fortissime condizionalità. Può essere che la partenza sia soft, ma l'evoluzione sarà hard. Anche perché c'è un punto che tutti hanno ignorato: il Ministro tedesco deve riferire al Bundestag (Parlamento tedesco, nda) ogni minimo elemento dell'attività del MES. Noi abbiamo costituzionalizzato l'UE, la Germania l'ha germanizzata. Possono dire quello che vogliono, ma la disciplina del MES spinge verso una direzione diversa da quella che ci viene raccontata"[1038].

Indi sono stati centouno economisti di fama internazionale ad esprimersi negativamente sul Meccanismo, attraverso la firma di un appello rivolto al nostro governo per non piegarsi all'accordo, che finirebbe per mettere in ginocchio l'Italia. "L'accordo raggiunto dall'Eurogruppo il 9 aprile scorso sugli interventi europei per fronteggiare la pandemia e le sue gravissime conseguenze economiche è insufficiente, prefigura strumenti inadatti e segna una continuità preoccupante con le scelte politiche che hanno fatto dell'eurozona l'area avanzata a più bassa crescita nel mondo"[1039], si legge in un articolo pubblicato su *MicroMega* (rivista di cultura, politica, scienza e filosofia), che riporta altresì il nome dei centouno firmatari. Perfino il presidente francese Macron, che a suo tempo era stato tra i fautori del MES, compreso che i maggiori beneficiari del medesimo sarebbero Germania e Olanda ha fatto marcia indietro e si è schierato al fianco dell'Italia: "Non voglio un'Europa egoista e divisa, la Francia è al fianco dell'Italia. Non supereremo questa crisi senza una solidarietà europea forte, a livello sanitario e finanziario"[1040]. Peccato che poi ci abbia ripensato...

Sorprendentemente la Bce, dopo le improvvide parole di Christine Lagarde ("Non siamo qui per ridurre gli spread, non è compito nostro"[1041]) che sembravano sottintendere che l'Italia sarebbe stata lasciata da sola al suo destino, ha cambiato idea e proposto un massiccio piano che avrebbe dovuto prevedere uno stanziamento eccezionale di 750 miliardi di euro. La somma erogata rientrava nel piano *Pandemic Emergency Purchase Program*, illustrato proprio dalla Lagarde, grazie al quale la Banca Europea avrebbe dovuto lanciare una serie di acquisti di titoli per "contrastare i seri rischi alla trasmissione della politica monetaria e le prospettive economiche dell'eurozona legate alla diffusione dell'epidemia"[1042]. A questi 750 miliardi se ne sarebbero dovuti aggiungere ulteriori venti al mese, più i centoventi (entro fine 2020) annunciati a inizio marzo. Senonché, la Banca Centrale ha ben presto fatto marcia indietro, mettendo una pietra tombale sull'ipotetico stanziamento dei circa mille miliardi previsti (750 + 120 + 20 al mese per il periodo di emergenza[1043]). In ogni caso, i 750 miliardi di euro creati dal nulla dalla Bce sarebbero stati prestati alle banche per acquistare i titoli emessi dai vari Stati, i quali avrebbero perciò dovuto pagare gli interessi alle banche stesse: da qualsiasi parte lo si guardi, l'aiuto economico promesso dall'UE rassomiglia quindi ad una specie di ricatto. E se anche la Bce dovesse cambiare nuovamente idea e concederci quei miliardi, ci sarebbe ben poco da gioire: la tragica esperienza greca di qualche anno fa, dietro la quale vi era proprio Christine Lagarde, ci ha insegnato che il Fondo Monetario Internazionale ha sacrificato la Grecia "per salvare l'euro e le banche del nord Europa" (come scrisse l'editorialista economico del Daily Telegraph, Ambrose Evans-Pritchars[1044]). Dunque, se qualcuno pensa ancora che le parole della Lagarde siano state casuali e frutto di una svista si dovrà certamente ricredere, perché è chiaro che la "presidenta" della Bce sapesse benissimo quale terremoto avrebbe provocato con la sua dichiarazione. Così il debito del nostro Paese, che servirà per garantire la nostra sopravvivenza, dovremo accollarcelo noi stessi e, terminata la crisi, le misure di austerità saranno persino peggiori di quelle messe in campo dal governo Monti nel novembre 2011[1045]. Non ne fa mistero il Ministro dell'Economia tedesco Peter Altmaier, il quale ha specificato che "una volta che la crisi sarà finita, torneremo alle politiche di austerità", confermando una volta di più che la Germania comanda, e che l'Italia non conta nulla. Persino l'Olanda, con un Pil due volte e mezzo inferiore al nostro, ha più voce in capitolo di noi, avendo chiarito che chi vuole deroghe, soldi e miliardi deve spalancare le porte del proprio Paese alla Troika[1046]. Ipotesi che, tragicamente, sembra verosimile, giacché a trattare con Bruxelles per conto dell'Italia è un personaggio ambiguo quale Alessandro Rivera, attuale direttore generale del Tesoro. Il motivo dell'aggettivo ambiguo è presto detto. Mentre Conte e Gualtieri erano invano impegnati (o fingevano di esserlo) nell'ardua impresa di far togliere le condizionalità al MES, Rivera metteva loro i bastoni tra le ruote seguendo in pieno i diktat dei suoi omologhi europei: se l'Italia vuole i soldi del MES, dovrà ripagarli fino all'ultimo centesimo a suon di riforme e tagli. C'è poco da ribaltare la questione, visto che persino *La Stampa* riferiva di quanto fossero indispettiti Conte e Gualtieri per il comportamento di Rivera, che rischia di mettere una seria ipoteca su numerose generazioni di italiani. D'altronde Rivera, nominato generale del Tesoro da Giovanni Tria, risponde al perfetto stereotipo del burocrate senza scrupoli, avendo già rivestito un ruolo decisivo nei salvataggi di Banca Etruria, delle ex Popolari Venete e nell'aumento precauzionale del Monte dei Paschi di Siena[1047]. Ma sorprende che Gualtieri si accorga solo adesso della scarsissima flessibilità del MES e di come non possa esistere senza condizionalità: come apprendiamo dal sito ufficiale del Parlamento Europeo, nel marzo 2011 fu infatti relatore del "progetto di decisione del Consiglio europeo che modifica l'articolo 136 del trattato sul funzionamento dell'Unione europea relativamente a un meccanismo di stabilità per gli Stati membri (MES) la cui moneta è l'euro"[1048] insieme all'allora presidente della Commissione per gli affari esteri del Parlamento, Elmar Brok.

Comunque, a poco è servito che Conte battesse i pugni sul tavolo per far cambiare le cose: alla fine, dopo un iniziale momento di autorevolezza, ha approvato la ratifica del MES "light", che sarà destinato a divenire "hard" non appena terminata l'emergenza. Il tutto mentre, in diretta TV a reti unificate e senza contraddittorio, ne approfittava per accusare Giorgia Meloni e Matteo Salvini di averlo a loro volta firmato nel 2012. Forse ha dimenticato che proprio l'allora Lega Nord, di cui faceva parte Salvini, votò all'unanimità contro il Meccanismo, mentre la Meloni, andando contro il suo ex partito (Popolo delle Libertà), si era astenuta[1049]. Così le parole di Conte, pronunciate quasi cinque ore dopo l'annuncio della conferenza stampa, sono apparse come un chiaro tentativo di fare becera propaganda politica al suo partito, sfruttando l'assenza dei diretti interessati. Tanto che persino esponenti del suo stesso schieramento o personaggi non certo ascrivibili alla destra, quali Enrico Mentana[1050], hanno biasimato il Premier. Che il due di picche ricevuto da Bruxelles lo abbia indispettito a tal punto da volersi "vendicare"? O le sue parole sono state ben ponderate per far passare in secondo piano la totale incapacità ed inadeguatezza di cui ci ha finora dato prova? Probabilmente non lo sapremo mai. Ma se Conte rode, Gualtieri esulta: "Messi sul tavolo i bond europei, tolte dal tavolo le condizionalità del MES". Un modo più gentile per nascondere il completo fallimento della trattativa, visto che il governo italiano ha lottato fino all'ultimo per i coronabond (di cui parleremo tra poco), e non li ha ottenuti.

Insomma, hanno vinto Germania e Olanda su tutta la linea, ancora una volta[1051]. Hanno vinto perché i soldi stanziati col MES potranno essere usati soltanto per le spese sanitarie, mentre gli altri settori dell'economia rimarranno sostanzialmente a bocca asciutta, se non accettando condizioni estremamente stringenti che si tradurranno in anni e anni di "austerity": la bozza del Meccanismo, al punto 16, prevede di fatto che le linee di credito siano da destinare esclusivamente al finanziamento delle spese sanitarie, le quali saranno stabilite dal direttivo del MES stesso e non dai governi. Dopodiché "gli Stati membri dell'area euro si impegneranno a rinforzare i fondamentali economici e finanziari, in coerenza con il coordinamento economico e fiscale UE e nell'ambito del quadro di monitoraggio, ivi inclusa ogni forma di flessibilità concessa dalle istituzioni"[1052]. E chi si illude che il MES "light" di cui parla Gualtieri sia senza condizionalità dovrà ricredersi, semplicemente perché il Meccanismo stesso, e Gualtieri dovrebbe saperlo, prevede per statuto la condizionalità. Lo chiarisce molto bene l'insindacabile articolo 136 comma 3 del Trattato sul funzionamento dell'Unione Europea (TFUE), secondo il quale "la concessione di qualsiasi assistenza finanziaria necessaria nell'ambito del Meccanismo sarà soggetto a una rigorosa condizionalità"[1053]. Perfino *Repubblica* pare essersi accorta "casualmente" dell'inghippo, e scrive:

> "Nel MES spunta la "sorveglianza rafforzata". Commissione e Bce controlleranno Roma. Il documento trasmesso ai governi prevede una procedura di vigilanza sui conti dei Paesi che chiederanno l'aiuto del Fondo contro la pandemia. Ma l'Italia ora vuole ammorbidire la clausola per evitare qualsiasi vincolo in futuro. Da un lato l'assenza di condizionalità, come chiesto dall'Italia. Dall'altro una pericolosa "sorveglianza rafforzata" da parte di Commissione e Bce"[1054].

Vale a dire che, finito il periodo critico, per chi avrà attinto ai fondi e non avrà restituito anche solo una minima parte di quanto ricevuto, le condizionalità ritorneranno. Lo dice senza mezzi termini l'ex ministro dell'Economia greco Yanis Varoufakis, che di austerità ne sa qualcosa: "I prestiti del MES senza condizionalità sono una bufala elaborata e ispirata dalla Merkel: certo, prendi miliardi di nuovi prestiti senza condizioni. Ma poi, l'anno prossimo, Bruxelles "noterà" che il tuo debito/Pil è salito alle stelle e richiederà, ex post, un'austerità gigantesca e catastrofica"[1055]. Certo, si può obiettare che l'adesione al MES non implichi che vi si debba ricorrere; ma potremo davvero farne a meno nei prossimi mesi, quando la situazione economica del Paese peggiorerà a vista d'occhio? A quel punto la Germania potrà letteralmente tenerci in scacco, e certamente non farà sconti. Cosa che, invece, l'Italia fece in almeno un'occasione nei confronti della Germania: il pagamento dei debiti della seconda guerra mondiale. A ricordarlo è l'ex ministro degli Esteri tedesco Joschka Fischer che, in un suo libro, cita la Conferenza di Londra del 1953 grazie alla quale la Germania si vide dimezzata i debiti di guerra e senza la quale "(*noi tedeschi*) non avremmo riconquistato la credibilità e l'accesso ai mercati. La Germania non si sarebbe ripresa e non avremmo avuto il miracolo economico" (corsivo mio)[1056]. Tra i Paesi che decisero allora di non esigere il pagamento dei debiti c'era l'Italia di De Gasperi, padre fondatore dell'Europa, e la Grecia, che pure subì enormi danni durante la seconda guerra mondiale; solamente i sovietici pretesero ed ottennero il pagamento dei danni di guerra fino all'ultimo centesimo, mentre gli altri Paesi, europei e non, decisero di rinunciare a più di metà della somma dovuta. Per dare un'idea dell'ammontare del debito si pensi che, dopo il 1945, questo aveva raggiunto i ventitré miliardi di dollari, una cifra colossale che era pari alla totalità del Pil tedesco e che quindi la Germania non avrebbe mai potuto pagare. Non solo: nel 1990 l'allora cancelliere Helmut Kohl si oppose alla rinegoziazione dell'accordo che avrebbe procurato un terzo default alla Germania e, di nuovo, Italia e Grecia acconsentirono a non esigere il dovuto.

Nell'ottobre 2010 la Germania ha finito di rimborsare i debiti imposti dal trattato del 1953 con il pagamento dell'ultimo debito, per un importo di 69,9 milioni di euro[1057]. Senza l'accordo di Londra, la Germania avrebbe dovuto rimborsare debiti per altri cinquant'anni! Chissà se la Merkel se ne ricorderà, quando saremo noi ad aver bisogno di questi sconti...

10.4 - I coronabond

Già nel 2011, prima che assumessero l'attuale denominazione di coronabond, iniziarono a circolare le prime proposte relative all'emissione di obbligazioni comunitarie chiamate *eurobond*, le quali avevano l'obiettivo di mettere in comune il debito di tutti i Paesi dell'eurozona. Tuttavia, pur se preferibile al MES, questo sistema non è certamente ottimale, soprattutto perché non è dato sapere a quanto ammonterebbe l'emissione di coronabond, sebbene si possa ipotizzare come parametro teorico il capitale della Banca Centrale Europea stessa. Ciò significa che la Germania, detenendo una quota della Bce pari al 17%, sarebbe enormemente più favorita ad esempio rispetto alla Spagna, che ne detiene solo l'8%; detto altrimenti, Madrid otterrebbe circa la metà degli introiti di Berlino[1058]. Il tutto si è perciò giocato in una sorta di match "nord contro sud", con Germania e Olanda (rappresentate da Angela Merkel e Mark Rutte) per il primo schieramento e Spagna e Italia (rappresentate da Giuseppe Conte) per il secondo. E se dal fronte sud sono piovute accuse di eccessiva riluttanza degli "avversari" nell'utilizzare gli strumenti comunitari, dal fronte nord è invece arrivata (di nuovo) la secca risposta: MES. "Dal punto di vista tedesco noi preferiamo il MES come strumento, è stato fatto per le crisi", ha spiegato la Merkel, cui ha fatto seguito la risposta del premier olandese: "L'UE ha creato i suoi strumenti, come il MES, che può essere usato in modo efficace, ma con le condizionalità previste dai trattati"[1059]. Detto in parole povere, i Paesi del nord vogliono commissionare il debito italiano all'UE, cosicché questa possa gestirne le spese alle proprie condizioni. Infatti, per gli Stati più ricchi i coronabond non sono convenienti perché, al pari degli *eurobond*, sono uno strumento finanziario emesso dai Paesi dell'Unione Europea nel suo insieme, che consente di mettere in comune il debito tra più nazioni; ma siccome i Paesi del nord Europa hanno un debito molto più basso di quelli del sud, si capisce bene perché non vogliano farsene carico. Rinunciando all'emissione dei coronabond verrebbe però meno il senso stesso dell'UE, nata proprio con l'obiettivo di mettere tutti i membri sullo stesso livello, quando è evidente che non tutti siano uguali. In pratica è la dottrina comunista applicata all'Europa: nessuna sorpresa che funzioni solo sulla carta e non all'atto pratico!

Ad ogni modo i coronabond, che sono obbligazioni comunitarie, saranno gestiti da Bruxelles, che prevedibilmente istituirà allo scopo una struttura burocratica con autonomia di spesa e meccanismi complessi e lentissimi, col rischio che gli aiuti vengano talmente dilazionati nel tempo da risultare poco utili. Questo perché, nel lungo periodo, nemmeno uno strumento di debito comune riuscirà ad allineare le economie dei vari Paesi, così strutturalmente diverse da rendere impossibile la creazione di un'area valutaria ottimale. Da un punto di vista pratico, almeno nel breve termine, i coronabond potrebbero però rappresentare una discreta soluzione per l'Italia, poiché il tasso di interesse da pagare sul nostro debito sarebbe quasi sicuramente più basso di quello attuale. Ma purtroppo è inutile farsi illusioni:

> "I Paesi mediterranei accusano il resto d'Europa di non rendersi conto che occorre una manovra espansiva" dice l'economista Roberto Perotti. "È una accusa fuorviante, perché tutti i Paesi europei stanno at-

tuando o attueranno manovre espansive e, sorprendentemente, la Germania più di tutti: come riporta l'Osservatorio dei conti pubblici italiani, tra il 4 e il 10% del Pil, oltre a garanzie statali alle imprese fino al 35% del Pil. Una cifra enorme. [...] Il vero nodo è che i Paesi mediterranei associano sempre il termine "manovra espansiva" al termine "solidarietà". Ora, "solidarietà" vuole dire che qualcuno aiuta qualcun altro: e, senza inutili giri di parole e senza nascondersi dietro il dito della retorica, siccome l'Italia non può aiutare i Paesi nordici, può solo voler dire che i Paesi nordici devono aiutare l'Italia. Ed è qui che i sogni si scontrano con la realtà. Tutte le maggiori proposte sul tavolo hanno questo elemento di regalo dal nord Europa all'Italia. Prendiamo i coronabond. Questi sono titoli emessi congiuntamente dai Paesi europei, garantiti individualmente e in solido da ogni Paese: se un Paese non paga la propria parte, ogni altro Paese può essere chiamato a pagare per il Paese insolvente. Data la situazione attuale, è di fatto la Germania che garantisce per l'Italia, non viceversa. [...] Che sia un regalo diretto o indiretto, e al di là dei giudizi di valore, è così strano che i Paesi nordici siano riluttanti? Al contrario della crisi del 2011, in questa ci sono di mezzo in pieno anche loro, e hanno davanti una incertezza enorme: è impensabile che si accollino anche il rischio di un Paese ad alto debito come l'Italia. Nessun politico di un Paese nordico può assumersi la responsabilità di regalare o prestare i soldi del proprio contribuente all'Italia e poi sentirsi rimproverare che quei soldi servivano nel loro Paese. Politici e commentatori italiani farebbero bene ad accettare la realtà una volta per tutte"[1060].

Sfortunatamente per noi Perotti ci ha visto giusto e, puntualissima, è arrivata l'ennesima doccia fredda. Ursula von Der Leyen, in un'intervista alla Dpa (principale agenzia di stampa tedesca), ha difatti categoricamente escluso che una delle richieste del blocco dei Paesi del sud venga discussa, poiché la parola coronabond "è uno slogan" e "ci sono limiti legali molto chiari, non è questo il piano, non stiamo lavorando a questo". Ma, soprattutto, la von Der Leyen condivide le preoccupazioni dei Paesi del nord, che non vogliono spartire alcun rischio con i governi più indebitati: dietro ai coronabond "c'è la questione più grande delle garanzie e in questo le riserve della Germania e di altri Paesi sono giustificate"[1061].

Contro ogni previsione, il ministro Gualtieri ha rimarcato quanto le parole della Presidente della Commissione europea fossero sbagliate, mentre Conte ha addirittura risposto per le rime, in un raro momento di autorevolezza: "L'Europa sia all'altezza, le proposte le farà l'Eurogruppo, non la presidente"[1062]. Sicché, infine, sono arrivate le scuse della von Der Leyen:

"Qualcuno ha pensato soltanto ai suoi interessi, ma d'ora in poi sarà tutto diverso. [...] Migliaia di italiani, personale medico e volontari, hanno risposto alla chiamata del governo e sono accorsi ad aiutare le regioni più colpite. Le industrie della moda ora confezionano mascherine protettive, i produttori di amaro imbottigliano disinfettante per mani"[1063].

Peccato che quel "qualcuno ha pensato soltanto ai suoi interessi" non possa che riferirsi proprio alla Germania, che col suo atteggiamento ondivago ha fatto più danni che benefici: tanto sarebbe valso, allora, lasciarci completamente carta bianca. E invece, ipocritamente, l'UE ha promesso uno stanziamento di cento miliardi di euro per i Paesi più colpiti dalla crisi, omettendo però di fornire dettagli rassicuranti sulle modalità. Siamo sicuri che Unione Europea sia davvero cambiata? Siamo sicuri che non sarà, di nuovo, la Germania a dettare le regole del gioco? La risposta viene da sè, se pensiamo che dei 1800 miliardi di aiuti autorizzati dall'Europa, secondo *La Stampa*, il 55% finirà nelle casse tedesche, il 20% in quelle francesi e il 10% in quelle italiane[1064].

10.5 - *Lo strozzinaggio olandese e tedesco*
Mentre la Germania procede col suo comportamento ambiguo, emettendo obbligazioni una tantum per tamponare l'emergenza economica, è l'Olanda a condurre una vera e propria guerra d'attacco contro i Paesi mediterranei, ostacolando puntualmente ogni nostra richiesta. Si tratta però di una tecnica molto pericolosa, come ha spiegato l'ex presidente della Banca centrale olandese Nout Wellink al *De Telegraaf*: "Non saremo più un nord ricco se tutto il sud cadrà"[1065]. D'altronde, i conti sono abbastanza facili da fare: i coronabond una tantum potrebbero costare ai contribuenti olandesi dieci o quindici miliardi di euro, quando l'erosione fiscale annua ai danni dell'Italia è nell'ordine dei venti miliardi. Sono tutte tasse che dovrebbero essere pagate in Italia, ma che grazie alla politica fiscale "morbida" dei Paesi Bassi, vero e proprio paradiso fiscale, prendono la via del nord, arricchendo gli azionisti e le casse del fisco olandese. Il problema è ben noto a livello comunitario, ma ai richiami dell'UE, l'Olanda ha fatto orecchie da mercante, nonostante l'ammonimento che "la lotta contro la pianificazione fiscale aggressiva è essenziale per rendere i sistemi fiscali più efficienti ed equi, come riconosciuto nella raccomandazione del 2019 relativa alla zona euro"[1066]. Gianluigi Paragone, sul suo sito personale, riassume molto efficacemente:

"A occuparsi del gran fascino esercitato dall'Olanda sulle aziende straniere era stata la stessa Commissione UE, che aveva rilevato come le tasse per chi viene dall'estero fossero volutamente tenute basse, rendendo di fatto i Paesi Bassi uno degli Stati più aggressivi al mondo sotto il profilo fiscale. Un rapporto del Centro Studi del Parlamento Europeo evidenziava come nel 2015 in Olanda lo stock di investimenti esteri diretti era di oltre 3.250 miliardi, cifra lievitata a 4.830 nel 2017. Di questi, ben quattromila miliardi erano finiti in società di facciata in modo da evitare il fisco dei Paesi dove erano stati creati"[1067].

A ciò si aggiunga che il National bureau of economic research di Cambridge ha calcolato che "lo spostamento dei profitti da un Paese all'altro da parte delle multinazionali riduce gli introiti fiscali aziendali all'interno dell'Unione europea di circa il 20%"[1068]. Il che vuol dire che per ogni cento euro di utile aziendale, venti vengono drenati dai paradisi fiscali, per un totale annuo complessivo di seicento miliardi di dollari di utili che lasciano il Paese d'origine per volare nei paradisi fiscali; due esempi su tutti sono FiatChrysler e Campari, che hanno spostato le proprie sedi legali ad Amsterdam. Alla luce di ciò, si comprende molto bene il motivo per cui l'Olanda abbia molta più voce in capitolo di noi sulle decisioni europee; ma se l'Italia dovesse fallire, Amsterdam ci seguirà.

E se l'Olanda ne approfitta, la Germania già balla sulla nostra tomba scommettendo contro di noi. Nello specifico è la Commerzbank, la quarta più grande banca della Germania posseduta al 15% dallo Stato tedesco, ad aver suggerito ai suoi clienti di vendere i Btp (Buono del tesoro poliennale) italiani perché è "quasi inevitabile" che diventino "titoli spazzatura" a causa del peggioramento dei conti pubblici necessario per contrastare gli effetti della pandemia. Secondo Commerzbank, il rapporto debito-Pil sfiorerà il 150% nel 2020 per poi scendere al 145% nel 2022, come emerge da una nota diffusa da Michael Leister dell'istituto tedesco, che ha evidentemente deciso di mollare il nostro Paese, convinto che stia andando incontro a un disastro sul fronte economico[1069]. "Per l'Italia, la perdita del livello investment grade sembra quasi inevitabile, dal momento che le misure messe in campo per contrastare il nuovo Coronavirus aggraveranno il deterioramento dei conti pubblici", ha detto Leister in una nota ufficiale[1070].

Ora, da un lato è vero che queste note sono spesso previsioni azzardate (quindi non necessariamente veritiere), ma dall'altro è vero anche che in questo delicato periodo qualsiasi parola fuori luogo potrebbe avere effetti devastanti: Christine Lagarde lo sa molto bene. In più, come se non bastasse, pure *Deutsche Bank* si è messa a fare previsioni nefaste stilando un rapporto nel quale prevede tutte le problematiche alle quali andrà incontro l'Italia, "mai così in difficoltà dai tempi della Seconda Guerra Mondiale" e prossima ad una "perdita del PIL che per il 2020 sarà stimata intorno all'8,7%". Insomma, uno scenario da conflitto post bellico che non contribuisce certo ad accrescere la fiducia intorno al nostro Paese da parte dei mercati esteri, sempre meno convinti della nostra capacità di rialzare prontamente la testa. Addirittura, secondo Jim Reid, manager dell'istituto tedesco, potrebbe profilarsi nei prossimi mesi una crisi perfino superiore a quella del 1929. Impassibile Angela Merkel, che non ha alzato ciglio per questo grave attacco; d'altra parte, sappiamo tutti molto bene che dalla cancelliera tedesca il massimo che si potrà ottenere saranno finanziamenti ad hoc, con emissioni da parte della Bce di fondi appena sufficienti per una misera ripresa. Paragone, in un interessante articolo, riassumeva molto bene la cosiddetta solidarietà tedesca:

> "La sfiducia generale con cui la Germania guarda al nostro Paese non è, d'altronde, che la naturale conseguenza di un atteggiamento evidente anche in sede di Unione Europea, con i tedeschi che continuano a rifiutare l'idea di aiutarci senza porre ferree condizioni dietro la mano che eventualmente ci tenderanno. Il tutto, si badi, accompagnato però da messaggi di incoraggiamento e "Forza Italia" che rimbalzano sui social. Perché la solidarietà tedesca è questa: poco più di qualche slogan vuoto da condividere in rete"[1071].

Il Ministro Gualtieri, dal canto suo, ha tentato di rassicurare gli animi, anticipando che l'Italia emetterà garanzie per le imprese "fino a cinquecento miliardi di euro", sulla falsariga di quanto sta facendo la Germania. Con la differenza, però, che il nostro debito pubblico è più del doppio di quello tedesco e che in autunno potremmo trovarci con lo spread di nuovo in ascesa vertiginosa e gli investitori a fare pressioni, costringendoci dunque ad accettare il MES. A proposito: questo dovrebbe insegnarci che lo spread non dipende dal governo in carica, come qualche burocrate europeista "montiano" suggeriva durante la breve parentesi del governo Lega-5Stelle...

10.6 - *Quali soluzioni per l'economia?*

Le conseguenze economiche della pandemia, come si può facilmente intuire, saranno tragiche. La chiusura totale del Paese nell'ambito del decreto "Chiudi Italia", secondo il presidente di

Confindustria Vincenzo Boccia, è stata un'operazione dalla quale "usciremo tutti con un debito, che potrà essere pagato a trent'anni, come un debito di guerra. La preoccupazione non basta, serve l'azione per fare in modo che lavoratori e imprenditori superino questa fase di transizione. Abbiamo proposto al governo di allargare un fondo di garanzia che permetta di avere liquidità alle imprese per superare questa fase di transizione. [...] Dobbiamo intervenire per fare in modo che, quando tutto sarà finito, le aziende riaprano e tutto, con gradualità, torni alla normalità. [...] Ora bisogna lavorare su due strumenti necessari: garantire alle imprese la liquidità e costruire un'operazione di opere pubbliche in modo che la domanda pubblica possa compensare il calo di domanda privata. Oggi parliamo di numeri più rilevanti del decreto da venticinque miliardi, bisogna prenderne consapevolezza. La UE lo ha già fatto sospendendo il Patto di stabilità"[1072]. I venticinque miliardi cui fa riferimento Boccia sono quelli che, l'11 marzo, Camera e Senato hanno autorizzato con l'innalzamento del deficit. E che hanno in effetti consentito di tirare un piccolo sospiro di sollievo, ma si sono letteralmente rivelati un pugno di mosche rispetto ai fondi dei quali realmente avremmo avuto bisogno. Soprattutto, però, non si sono "magicamente" trasformati in 350 miliardi per mezzo di un "effetto leva", come auspicava Roberto Gualtieri nel goffo tentativo di magnificare l'effetto della "manovrina" del governo, nella quale rientrava la misera "mancia" di seicento euro mensili per i lavoratori con partita IVA[1073]. Da ciò deduciamo che c'è evidentemente un problema di natura economica o di malafede nell'ottimistico ragionamento di Gualtieri, primariamente perché non tutti quei venticinque miliardi sono andati a sostenere la circolazione del credito. E poi perché, di fronte alla prevedibile gravissima recessione, quasi nessuna azienda potrà pensare di ricorrere ad un prestito o ad investimenti di qualsiasi sorta, invalidando di fatto la strampalata teoria di Gualtieri sull'effetto leva e sui "flussi" generati dagli iniziali venticinque miliardi. Il concetto è più semplice di quanto si pensi: un'azienda fallita non investe e un disoccupato non spende!

Come aiutare allora il Paese a superare la crisi? Abbiamo già visto che i coronabond e, meno che mai, il MES non sono le soluzioni più auspicabili. Ma una soluzione esisterebbe (vedremo poi il perché del condizionale) e, se fino a poco tempo fa, chi la proponeva veniva considerato un visionario, ora è nientemeno che Paul De Grauwe, uno dei principali economisti europei, a rilanciarla:

"La Bce deve acquistare titoli di Stato sui mercati primari, emettendo denaro per finanziare i deficit di bilancio degli Stati membri durante la crisi. L'aspetto positivo di tale approccio è che risparmia ai governi nazionali di dover emettere nuovo debito. Poiché tutti i nuovi debiti sarebbero monetizzati, infatti, il deficit non aumenterebbe i rapporti debito/Pil. In questo modo i Paesi non dovranno preoccuparsi di un'eventuale ritorsione da parte dei mercati. Si potrebbe obiettare che il finanziamento monetario produrrebbe inflazione. Tuttavia, nelle circostanze attuali, questo rischio non esiste"[1074].

Dello stesso parere il governatore della Banca Centrale francese, François Villeroy de Galhau che, secondo quanto riporta il *Financial Times*, ha prospettato l'idea di stampare denaro e darlo direttamente alle aziende, affermando che "tali misure potrebbero essere concepibili se necessario per combattere una grave deflazione"[1075]. Villeroy, che è membro del consiglio direttivo della Banca Centrale Europea, ha dichiarato che se ci fosse "un grave rischio per la stabilità dei prezzi", sarebbe possibile considerare che la "banca centrale crei denaro su una base duratura per finanziare direttamente le imprese", realizzando il cosiddetto *helicopter money*[1076] che vari Paesi, quali Stati Uniti ed Hong Kong, si sono affrettati a realizzare. Pura fantasia, dirà qualcuno: la Bce non acconsentirà mai ad emettere denaro per finanziare il deficit degli Stati, se non imponendo rigide condizioni. A meno che... a meno che non sia l'ex presidente della Banca Centrale Europea, Mario Draghi, a proporlo! Recentemente Draghi ha appunto suggerito di neutralizzare l'attuale crisi economica con un finanziamento titanico, ovvero con l'immissione di liquidità da parte della Bce finché non sia stata risolta l'emergenza. "Non è sufficiente rinviare il pagamento delle tasse", ha detto. "Bisogna immettere subito liquidità nel sistema, e le banche devono fare la loro parte, prestando denaro a costo zero alle imprese per aiutarle a salvare i posti di lavoro. I costi dell'esitazione sarebbero irreversibili"[1077].

Insomma, serviva una pandemia globale per far rivalutare un europeista incallito come Draghi? Forse sì, ma sarebbe meglio ricordare chi è stato l'ex presidente della Bce. Direttore della Banca Mondiale dal 1984 al 1990, svolge un ruolo fondamentale nel periodo delle privatizzazioni in Italia, rivelatasi alla fine nient'altro che una svendita dei nostri asset strategici. A partire dal 2002 diventa dirigente per Goldman Sachs e, nove anni dopo, assume la

---

1076) Con l'espressione soldi dall'elicottero o elicottero monetario (*helicopter money*) s'intende una politica economica per cui una banca centrale crea del denaro e lo distribuisce direttamente ai cittadini (https://it.wikipedia.org/wiki/Soldi_dall%27elicottero).

presidenza della Bce, evento che "celebra" inviando una lettera (5 agosto 2011), co-firmata dal suo predecessore Jean-Claude Trichet, con la quale invita il governo Berlusconi ad adottare misure di austerità e tagli della spesa pubblica per abbassare lo spread. Giulio Tremonti, intervistato da *Il Giornale*, ha illustrato molto bene lo scopo di quella lettera:

> "Al tempo io ero presidente dei ministri dell'Economia del PPE (Partito Popolare Europeo, nda). [...] Sulla Grecia le banche tedesche e francesi erano a rischio per duecento miliardi di euro, l'Italia solo per venti. L'ipotesi del passaggio nel calcolo dal Pil al rischio innescò la crisi. Qualche giorno dopo esplosero gli spread e fu spedita la lettera Bce-Bankitalia del 5 agosto. Obiettivo di queste manovre non era solo prendere i nostri soldi per salvare le loro banche, ma anche mascherare gli altrui vizi di sistema e, passando dal calcolo sul Pil al calcolo sul rischio, evitare di far venir fuori la vera causa della crisi, una crisi bancario-sistemica che era più nel Nord che nel Sud dell'Europa"[1078].

La missiva incriminata era stata redatta in seguito al vertice dei capi di Stato e di governo dell'area Euro del 21 luglio 2011 e recitava, tra le altre cose:

> "Il governo italiano ha deciso di mirare al pareggio di bilancio nel 2014 e, a questo scopo, ha di recente introdotto un pacchetto di misure. Sono passi importanti, ma non sufficienti". Perciò "è necessaria una complessiva, radicale e credibile strategia di riforme, inclusa la piena liberalizzazione dei servizi pubblici locali e dei servizi professionali. Questo dovrebbe applicarsi in particolare alla fornitura di servizi locali attraverso privatizzazioni su larga scala"[1079].

E continuava:

> "C'è anche l'esigenza di riformare ulteriormente il sistema di contrattazione salariale collettiva, permettendo accordi al livello d'impresa in modo da ritagliare i salari e le condizioni di lavoro alle esigenze specifiche delle aziende e rendendo questi accordi più rilevanti rispetto ad altri livelli di negoziazione. [...] L'obiettivo dovrebbe essere un deficit migliore di quanto previsto fin qui nel 2011, un fabbisogno netto dell'1% nel 2012 e un bilancio in pareggio nel 2013, principalmente attraverso tagli di spesa. [...] Inoltre, il Governo dovrebbe valutare una riduzione significativa dei costi del pubblico impiego, rafforzando le regole per il turnover e, se necessario, riducendo gli stipendi"[1080].

Ma il governo Berlusconi non sembrava molto incline ad accettare quelle disposizioni sicché, il 22 ottobre, Angela Merkel e

Nicolas Sarkozy fecero pressioni "sul Primo Ministro (Silvio Berlusconi) affinché annunciasse forti e concrete misure e affinché le applicassero in modo da dimostrare che il suo governo è serio sul problema del debito"[1081]. Venti giorni dopo, Berlusconi fu "invitato" a dimettersi e l'allora Presidente della Repubblica, Giorgio Napolitano, nominò al suo posto Mario Monti, che accettò in toto il "diktat" imposto da Germania e Francia. Così, i tagli alla spesa pubblica "suggeriti" (leggasi imposti) dal duo Trichet-Draghi portarono ad una clamorosa riduzione di 70mila posti letto ospedalieri, alla chiusura di circa centosessantacinque ospedali tra il 2010 e il 2017, nonché ad una drastica sottrazione di trentasette miliardi di euro al Servizio sanitario nazionale, con conseguente licenziamento del 6% del personale medico[1082]. Dunque, se il sistema sanitario nazionale è andato in crisi già durante le prime fasi del Covid-19, lo dobbiamo in parte proprio a Draghi! Malauguratamente la sua frase sull'immissione di denaro da parte della Bce, che al tempo in cui ne era al comando non avrebbe nemmeno sognato, sembra aver fatto dimenticare a molti, anche antieuropeisti, la reale entità del personaggio: un "vile affarista" che "svenderebbe quel che rimane" dell'Italia[1083], per citare Francesco Cossiga (che pure non era esattamente un "modello"). È quindi inaccettabile, dal mio punto di vista, il "ritorno" di Draghi, il cui peso politico potrebbe al limite far comodo nel breve termine per far allentare alla Bce i cordoni della borsa. Sarebbe invece auspicabile non farsi prendere in giro per l'ennesima volta con l'ipotesi di un governo Draghi. O, ancora meglio, sarebbe "riprendere la sovranità monetaria e rimettere in circolo grandi volumi di lire", proposta che Alessandro Meluzzi ha invitato a far propria a Giorgia Meloni, unica nell'attuale centrodestra a non vedere di buon occhio un governo guidato dall'ex numero uno della Bce[1084].

D'altronde, relativamente alla crisi greca del 2011, lo disse sul suo sito nientemeno che lo speculatore per eccellenza, George Soros: l'euro ha portato più danni che benefici poiché "creando una banca centrale indipendente, i Paesi membri si sono indebitati in una valuta che non controllano. [...] Quando la crisi greca ha sollevato lo spettro del default, i mercati finanziari hanno reagito con una vendetta, relegando tutti i membri della zona euro fortemente indebitati allo status di Paesi del Terzo mondo in una valuta estera. Successivamente, i Paesi membri fortemente indebitati sono stati trattati come se fossero i soli responsabili delle loro sventure e il difetto strutturale dell'euro è rimasto incorretto"[1085]. Se allora, in una situazione di crisi come fu quella greca del 2011, si comprese tanto bene quanto l'euro fosse dannoso, c'è qualche speranza che accada lo stesso con l'attuale crisi sanitaria? Secondo Desmond Lachman, vicedirettore del Fmi (Fondo Monetario Internazionale), la pandemia potrebbe davvero essere fatale per l'eurozona perché se il debito pubblico italiano salirà al 140% entro fine anno, cosa non improbabile, la "Bce avrebbe poche alternative reali se non quella di cercare di salvare il Paese. Dopotutto, essendo un membro fondatore dell'euro e il terzo Paese membro dell'Eurozona, l'euro non potrebbe sopravvivere senza l'Italia"[1086]. Realisticamente parlando, purtroppo, l'uscita dell'Italia dalla moneta unica presenta però almeno due problemi: il primo è che il nostro Paese (o chi per esso) ha rinunciato alla sovranità monetaria, il che rende l'uscita dalla moneta unica una speranza abbastanza inconsistente. Il secondo è "se la Bce avrà la volontà politica di mettere in campo le ingenti somme di denaro che un salvataggio italiano comporterebbe. Detto in altri termini, la vera domanda è se Christine Lagarde riuscirà a convincere i suoi riluttanti padroni tedeschi e nord europei a consentire alla Bce di prestare in Italia fondi sufficienti per mantenere a galla il Paese"[1087]. Sicuramente il totale silenzio di Ignazio Visco, governatore della banca d'Italia, e di Fabio Panetta, membro del Comitato esecutivo della Bce, non fanno ben sperare, ed anzi confermano una volta di più quanto l'euro sia per noi una moneta estera, subordinata alla volontà delle banche nordeuropee. Che però, con la crisi attuale, iniziano a sudare freddo: qualcuno potrebbe davvero decidere di uscire dall'euro, e allora ci sarà un ottimo precedente da seguire...

10.7 - *Il Coronavirus decreterà la fine dell'Unione Europea?*

Abbiamo visto che, causa Coronavirus, la moneta unica europea ha iniziato a vacillare. Con una mentalità ancora più visionaria, si potrebbe credere che non solo l'euro, ma l'intera Unione Europea possa essere smantellata. Di fatto, la politica "ognuno per se'" è stato il primo fattore a determinare una rottura non indifferente all'interno di questa "unione non unione", che avrebbe potuto e dovuto prevedere una crisi del genere ed adeguarsi di conseguenza. Ad esempio, sarebbe stata auspicabile la creazione di una sorta di OMS europea, un'organizzazione della sanità esclusiva per il nostro continente che metta da parte anno per anno i capitali da utilizzare nei gravi momenti di crisi e coordini le misure da intraprendere in caso d'emergenza, pur lasciando massima autonomia agli Stati. In secondo luogo, non appena annunciata l'epidemia, il Parlamento

Europeo avrebbe dovuto riunirsi in seduta straordinaria per discutere della situazione e dare un coordinamento univoco per tutti gli Stati; invece la Commissione Europea ha inizialmente addirittura vietato l'accesso ai deputati italiani eletti in Lombardia e Veneto, le prime regioni colpite dal contagio.

Il secondo fattore che ha determinato una frattura dell'Unione Europea è stata la "cancellazione" arbitraria, da parte di alcuni Stati, del patto di Schengen, che sancisce la libera circolazione di persone e merci all'interno dell'UE stessa. Sia ben chiaro che non contesto la politica di chiusura dei confini, particolarmente in tempo di crisi; ma è evidente che si sia venuti meno agli impegni presi, senza peraltro che sia stata convocata una riunione eccezionale per discuterne le modalità. Il primo Paese a chiudere le frontiere con l'Italia è stata l'Austria di Sebastian Kurz che, il 10 marzo scorso, ha decretato la chiusura dei confini annunciando l'istituzione di controlli sanitari al Brennero. Il giorno dopo è stata la volta della Slovenia, che ha annunciato l'istituzione di controlli ai varchi col nostro Paese e predisposto barriere (talvolta un po' raffazzonate, costituite di semplici massi in mezzo alla strada) nei punti strategici. Poi è stata la volta della Svizzera e della Danimarca, in data 14 marzo, quindi hanno fatto seguito diversi Stati dell'Est: Polonia, Repubblica Ceca, Slovacchia ed Ungheria. In particolare il premier ungherese, Viktor Orban, ha puntato su una linea molto dura, annullando anche la partenza del giro d'Italia prevista a Budapest all'inizio di maggio; linea dura pure per la Croazia, che ha chiuso in entrata e in uscita i confini (con eccezioni concesse a diplomatici, militari, medici, camionisti) ed istituito l'obbligo di quarantena di quattordici giorni in auto-isolamento domiciliare o in strutture ospedaliere per chi arrivasse dall'estero[1088]. Altri Stati come la Romania ed alcuni Paesi nordici, pur non avendo chiuso del tutto le frontiere, hanno comunque predisposto rigidi controlli sanitari per l'ingresso sul proprio territorio; fortissime limitazioni altresì nelle Repubbliche Baltiche, dove è stato vietato o ridotto al massimo l'ingresso agli stranieri. Domenica 15 marzo, con notevole ritardo e contrariamente a quanto annunciato fino al giorno prima, è infine stata la Germania di Angela Mekel a disporre la chiusura dei confini tedeschi, in accordo con il ministro dell'Interno Horst Seehofer e quello della Sanità Jens Spahn[1089]. Solo allora, finalmente (e non casualmente), la Commissione Europea si è decisa ad intervenire sulla questione, cercando di dettare "in extremis" una serie di linee guida per salvare quello straccio di Trattato di Schengen ancora residuo. Eric Mamer, portavoce capo della Commissione, ha chiarito che "il Coronavirus è diffuso già in tutti i Paesi, quindi la chiusura dei confini non è il modo migliore per bloccarlo"[1090]. Tuttavia, si è dovuto prendere atto del fatto che molti Stati li avessero già chiusi e quindi è stato deliberato che non venissero fatte discriminazioni in base alla nazionalità e deciso che l'UE avesse facoltà di istituire corsie preferenziali per cibo e medicinali, in modo da favorire l'approvvigionamento di generi di prima necessità soprattutto nelle aree colpite dal Covid-19: finora questa solidarietà non s'è vista, ma attendiamo ulteriori sviluppi. La cosa certa è che l'introduzione della barriere ed il rafforzamento dei confini ha portato ad una messa in discussione di principi ritenuti fino a pochi mesi fa fondamentali nell'attuale sistema europeo. Ma la stessa messa in discussione di tali principi ha fatto scricchiolare ancora di più le già fragili fondamenta dell'Unione Europea, al punto che il consiglio della Commissione del 26 marzo, dopo ben sei ore di seduta, non ha portato a nulla di fatto tanta era la divergenza sui temi trattati. Risultato: è stato redatto un documento col quale si è deciso di rinviare di due fatali settimane qualsiasi decisione presa a livello comunitario. Alla fine persino l'OMS, non propriamente competente in materia ne' particolarmente solerte nelle comunicazioni, nelle parole del suo direttore vicario Ranieri Guerra ha dovuto ammettere che "a distanza di un paio di mesi dall'inizio dell'epidemia, ancora gli stati membri non riescano a trovare una risposta comune. L'Italia all'inizio non soltanto è stata lasciata sola, ma è stata anche isolata. Questa è una vergogna"[1091].

10.8 - Verso l'uscita dall'UE?

Qualche mese fa, all'inizio della diffusione del contagio in Europa, c'era stata un'aspra polemica relativamente al blocco dell'esportazione di materiale sanitario dagli altri Paesi europei verso l'Italia; dopo l'iniziale rifiuto, dietro minaccia di una sanzione dell'UE, gli altri Stati membri decisero infine di sbloccare l'esportazione[1092]. Ormai però il danno era fatto, e il messaggio che passò fu quello di un'Europa assente in cui ognuno pensa ai propri interessi. Tuttavia, forse ci si è dimenticati che prima di allora, il 25 febbraio, era stata l'Italia stessa a bloccare legittimamente l'esportazione di mascherine prodotte sul territorio nazionale verso altri Paesi[1093], in ragione del fatto che la nostra situazione fosse all'epoca più grave rispetto a quella del resto d'Europa. Eppure solo pochissimi fecero notare questo importante dettaglio, che di fatto legittimava la decisione degli altri Stati sull'esempio di quanto già avevamo fatto noi.

Ma se anche considerassimo l'iniziale decisione di bloccare le esportazioni di mascherine da parte delle altre nazioni come un'azione volta a metterci deliberatamente in difficoltà, credo non si possano biasimare quei Paesi poiché, in previsione di una rapida diffusione del virus, la scelta di conservarle per se' si è senz'altro rivelata molto saggia. E ciò è tanto più vero se si pensa che, ad esempio, la Germania fu per un certo periodo talmente in difficoltà nel reperire mascherine, che fu costretta a chiedere ai medici di utilizzare la stessa due volte, con conseguente perdita di efficacia della medesima. Mi sembra perciò evidente che Berlino abbia imparato dai nostri errori visto che, in tempi non sospetti, noi abbiamo ingenuamente regalato materiale sanitario alla Cina anziché custodirlo gelosamente: era il 15 febbraio quando il nostro governo prese la scellerata decisione di inviare due milioni di tonnellate di materiale sanitario alla Cina, mentre il sindaco di Firenze e il Vaticano, pur con la già crescente difficoltà nel reperire questo materiale, donarono rispettivamente 250mila e 700mila mascherine a Pechino[1094]. A partire dal 21 febbraio, dal sito ufficiale della Commissione Europea, si apprende inoltre che Francia, Germania, Italia, Lettonia ed Estonia hanno fornito complessivamente ben 30,5 tonnellate di attrezzature di protezione individuale alla Cina, e che le spese di trasporto sono state cofinanziate dal meccanismo di protezione civile dell'UE[1095]. Il che è assurdo, considerando che il Paese del Dragone è da tempo il maggior produttore mondiale di questo tipo di dispositivi medici, con una produzione giornaliera regolare di centoventi milioni di mascherine[1096], ampliata di quasi dodici volte dall'inizio dell'epidemia. Il *New York Times*, che ha fornito i dati sulla produzione cinese giornaliera di cui sopra, ci informa per di più che il governo di Pechino ha rivendicato l'acquisto di tutte le mascherine prodotte dalle fabbriche statunitensi (come la 3M) sul suo territorio, oltre a bloccare l'esportazione di mascherine e ad acquistare gran parte della produzione mondiale delle stesse: dai dati ufficiali risulta che la Cina aveva importato, al 14 marzo, ben cinquantasei milioni tra mascherine e respiratori, a partire dalla prima settimana successiva all'annuncio della quarantena nella città di Wuhan[1097]. Resta perciò da chiedersi perché l'Unione Europea sia così accondiscendente con la Cina, mentre non lo è ad esempio con la Russia, che pure ci ha inviato preziosi aiuti ed ha messo a disposizione nove aerei da trasporto con a bordo attrezzature mediche e otto brigate mobili di medici militari[1098]; ciononostante, l'UE applica ormai da anni pesanti sanzioni al Paese, probabilmente più per una battaglia ideologica con il presidente Putin che non per motivi concreti. Che poi è lo stesso motivo per cui i media italiani hanno preferito prendere le difese di Xi Jinping piuttosto che di Donald Trump, sul cui conto sono state diffuse le più disparate falsità; come quando si pretendeva che avesse suggerito di iniettarsi disinfettanti nel corpo per eliminare il Coronavirus, mentre in realtà si era limitato a riportare i risultati di uno studio americano in cui si dimostrava che il Covid-19 scompare in pochi istanti a contatto con vari tipi di disinfettanti. Da cui la proposta se non si potesse, in qualche modo che la scienza deve dimostrare, "portare" quei disinfettanti all'interno del corpo (lo chiarivano i giornalisti di *Open*)[1099].

E se fosse proprio Trump il nostro miglior alleato contro questa deleteria Unione Europea? Già a ottobre dello scorso anno, intervistato dall'emittente radiofonica britannica LBC, il presidente americano avanzava d'altronde l'ipotesi concreta di un progetto *Italexit* per l'uscita del nostro Paese dalla stretta morsa dell'UE, suggerendo la possibilità di vantaggiosi accordi commerciali tra Roma e Washington: "Siete bloccati dalla UE come lo sono altri Paesi. Anche l'Italia e altri Paesi starebbero molto meglio senza l'Unione Europea. Ma se questi Paesi vogliono rimanere nella UE, ok. [...] Sappiate che in Europa governano persone con le quali è molto difficile negoziare, mentre con me sarebbe tutto più facile: faremmo subito un accordo commerciale con voi"[1100]. Che sia o meno un tentativo del presidente USA di sottrarre l'Italia alla Nuova Via della Seta lo scopriremo solo col tempo. Di sicuro la tardiva e fiacca risposta dell'Europa all'emergenza attuale ha contribuito non poco a raffreddare l'entusiasmo di buona parte della sinistra e disilluso definitivamente quella parte di destra che ancora intravedeva qualche utilità in questa fallimentare "unione". Unione che considera l'Italia, Stato fondatore, un Paese di "serie B". Lo dimostra molto bene il fatto che, nella classifica degli Stati beneficiari dell'iniziativa di investimento dell'UE in risposta al Coronavirus, eravamo soltanto al quarto posto con appena 853 milioni, dietro all'Ungheria (855 milioni), alla Polonia (1,12 miliardi) ed alla Spagna (1,16 miliardi)[1101]. Per di più, quei soldi promessi da Bruxelles erano in realtà fondi dormienti già presenti nelle casse delle regioni e degli enti locali italiani, cioè risorse non spese ricevute come fondi dall'Unione, che avrebbero dovuto essere restituite al bilancio UE.

Sicché il mancato "pugno duro" dei nostri governanti, incapaci di farsi rispettare a Bruxelles, potrebbe davvero aprire nuovi orizzonti ad una collaborazione con Washington, ipotesi rafforzata dal crescente scetticismo degli italiani nei confronti dell'Unione Europea: un sondaggio di Monitor Italia, realizzato in collaborazione con l'agenzia *Dire* e l'istituto *Tecnè*, rivela appunto che ben il 67% degli italiani vorrebbe uscire dall'Europa, ritenuta uno svantaggio per l'Italia; l'88% degli intervistati ritiene che l'UE non stia aiutando il nostro Paese in questo delicato frangente, solo il 4% la pensa in modo opposto e l'8% non ha risposto. Il dato è particolarmente significativo perché, indipendentemente dall'orientamento politico, segna una svolta decisiva rispetto ai sondaggi del 2018, quando solo il 47% degli italiani era euroscettico[1102]. Intanto Nigel Farage, leader del Partito della Brexit ed intimo amico di Trump, azzarda una previsione secondo la quale l'Italia sarà il prossimo Paese a lasciare l'Unione Europea, dopo la Gran Bretagna[1103]. Non posso che augurarmi che abbia ragione!

10.9 - *Europeisti e migranti*

Se da un lato c'è chi auspica l'uscita dell'Italia dall'Unione Europea, dall'altro ci sono gli irriducibili adepti di Emma Bonino che, pure in un simile frangente, hanno il coraggio di suggerire "più Europa" e di pensare alla salute dei richiedenti asilo[1104]. Al contrario, l'emergenza sembra addirittura aver incrementato gli sbarchi, fino ad un preoccupante +376%: basti pensare che dal 1° gennaio al 28 febbraio 2019 sono sbarcati in Italia 262 migranti, mentre nello stesso periodo del 2020, il Viminale ha registrato complessivamente 2.553 persone approdate irregolarmente[1105]. Persino il governatore della Campania Vincenzo De Luca, che prometteva con tutte le forze di blindare i confini della sua regione a chi provenisse dal nord Italia, ha infine dovuto ammettere, imbarazzato, l'arrivo di 20mila migranti sul litorale domizio per svolgere non meglio precisate mansioni[1106]. Come se non bastasse, qualche folle vorrebbe sfruttare l'emergenza per regolarizzare tutti i migranti, suggerendo di impiegarli nella raccolta di frutta e verdura. L'idea, proposta dal Ministro dell'Agricoltura Teresa Bellanova, dal sindaco di Bergamo Giorgio Gori e da Roberto Saviano, è stata suggerita dopo l'allarme lanciato da Massimiliano Giansanti, presidente di Confagricoltura: "Nell'agricoltura italiana lavorano 400mila lavoratori stranieri regolari, il 36% del totale, la maggior parte dei quali rumeni. Quest'anno non arriveranno. Chi raccoglierà gli ortaggi e la frutta?"[1107]. Da qui la decisione di regolarizzare (temporaneamente?) almeno 200mila clandestini, quando gli italiani disoccupati e i percettori del reddito di cittadinanza potrebbero efficacemente essere impiegati in tal senso. E, sebbene non si accontenteranno (giustamente) di due o tre euro all'ora come gli immigrati, si contribuirà se non altro a garantire un introito agli italiani in grave difficoltà economica. Ma gli europeisti più accaniti, ormai fuori dalla realtà ed immersi in un perenne autorazzismo, preferiscono evidentemente favorire gli allogeni agli autoctoni, quasi a volersi scusare del passato in cui i "bianchi" furono colonizzatori dell'Africa. Per questo non deve stupire, ma semmai far adirare, che il portavoce della Commissione Europea, Adalbert Jahnz, abbia precisato che "i respingimenti devono essere bilanciati con gli obblighi del diritto internazionale; i richiedenti asilo possono entrare in Europa"[1108]. In pratica, con uno degli innumerevoli paradossi a cui ci ha abituato negli ultimi anni, l'Europa vieta l'ingresso ai turisti, ma apre le porte ai clandestini. Dacché ne deduciamo che le regole non valgano per gli immigrati, ancora padroni a casa nostra, con le mascherine addosso (fornite non si sa da chi) e sempre impegnati nelle loro "solite" attività, come testimoniano le risse per strada[1109] e i più svariati gesti folli di cui sono più volte stati protagonisti.

In altre parole, possiamo dire che il rispetto delle leggi è subordinato al colore della pelle, ovvero che quanto più la si ha scura, tanto più si è esentati dal rispettarle. E non è razzismo, bensì una semplice constatazione dei fatti. Anzi, proprio questa pandemia ha paradossalmente evidenziato una sorta di "razzismo inverso" in Africa, che pure è il continente attualmente meno colpito dal Coronavirus (al 20 marzo si contavano ufficialmente appena 633 contagiati e diciassette morti[1110]). Ciononostante, verso l'inizio di marzo, in Kenya è stata aperta una vera e propria "caccia al cinese", cui ha fatto seguito la chiusura dei collegamenti con il nord Italia e con Ginevra. Dal canto suo, il Sudan ha reagito con la completa chiusura dei confini (tranne per gli aiuti umanitari), mentre in Etiopia sono stati registrati, poche settimane più tardi, i primi episodi violenti ai danni degli europei "untori". Tanto violenti che l'ambasciata USA in Etiopia ha provveduto a diramare un comunicato con cui invitava americani e stranieri a non uscire da soli e ad evitare i mezzi pubblici. Situazione analoga in Sudafrica, dove un gruppo di residenti, a Johannesburg, si è scagliato contro un autobus di turisti europei al grido di "corona, corona", mentre sui social molti utenti sudafricani hanno iniziato ad accusare i bianchi di "importare il coronavirus"[1111]. Il motivo di tanto accanimento? Un post su Facebook in cui si diceva che l'inviato in Africa del settimanale britannico *The economist*, Tom Gardner, sarebbe stato positivo al Covid-19. Poco importa che la notizia fosse falsa: da allora le aggressioni ai danni dei "bianchi" sono aumentate a dismisura e si è diffuso l'epiteto "corona" per riferirsi agli occidentali. Purtuttavia, fatta eccezione per le parole del Primo Ministro etiope Abiy Ahmed "il virus non ha nazionalità siamo tutti a rischio, è il momento di aiutarsi reciprocamente. Siamo parte di una comunità globale e non possiamo demonizzare gli stranieri", non risultano essere stati presi ulteriori provvedimenti.

Complessivamente, comunque, sono circa una trentina gli Stati africani colpiti da virus. Ma la scarsità di prevenzione, la carenza d'igiene ed un sistema sanitario quasi inesistente hanno a lungo fatto temere un rapido e fatale peggioramento della situazione (che, per fortuna, non c'è stato). Ecco perché aveva destato non poca preoccupazione la decisione del nostro Ministro degli Interni, Luciana Lamorgese, di redistribuire i migranti in piccole strutture sparse per tutto il territorio nazionale, dopo che nei centri di accoglienza furono evidenziate numerose lacune rispetto alle disposizioni anti-coronavirus[1112]. D'altronde, già prima dell'epidemia di Covid-19 si nutrivano parecchi dubbi circa il rispetto delle norme sanitarie all'interno di queste strutture, nelle quali risulta estremamente difficile far mantenere le distanze di sicurezza suggerite. Proprio il mancato rispetto di questi accorgimenti, attorno al 15 marzo, ha determinato il primo caso di contagio nel centro di accoglienza di via Fantoni a Milano, dove erano all'epoca alloggiati circa 160 migranti, poi temporaneamente trasferiti in attesa della sanificazione dei locali. Non tutte le operazioni di trasferimento si sono però risolte nel migliore dei modi; ad esempio a Camparada, in provincia di Monza Brianza, la quarantena preventiva per tutti gli ospiti a seguito della positività al test Covid-19 di uno di essi ha provocato tensioni culminate in una violenta rissa[1113]. Si può quindi ben comprendere la delicatezza della situazione, in massima parte dovuta all'impossibilità di far rispettare le norme in ambienti sovraffollati dove migranti ed operatori sono costretti a lavorare fianco a fianco e dove il divieto di uscita, come a Camparada, provoca aggressioni e risse. Sui social i rappresentanti del Coordinamento migranti bolognese hanno infatti lanciato l'allarme:

"Molti di noi lavorano uno accanto all'altro notte e giorno, all'Interporto, dove in alcuni magazzini il lavoro è raddoppiato per star dietro alla grande richiesta di merci causata dal panico dell'epidemia. Quando dobbiamo riposare ritorniamo all'affollamento dei centri di accoglienza in via Mattei, dove viviamo in più di duecento e dormiamo in camerate che ospitano cinque o più persone, spesso anche dieci, con letti vicini, uno sopra l'altro. Molte di queste stanze non hanno nemmeno le finestre per cambiare l'aria. Alcuni dormono in container, anch'essi sovraffollati, anch'essi senza finestre"[1114].

Tuttavia il problema riguarda altresì i rider poiché, come scriveva *Il Giornale*, "in tanti, specialmente nelle grandi città, si affidano alle consegne di cibo a domicilio per evitare di uscire. E gran parte di coloro che materialmente portano le ordinazioni a casa, sono migranti in bicicletta che girano senza protezioni, a cui spesso non è stata data nemmeno una mascherina. E che poi, la sera, tornano magari in uno dei tanti centri affollati dove si dorme in stanze anche con letti a castello"[1115]. Ecco dunque il motivo per cui si era ipotizzata una redistribuzione dei migranti su tutto il territorio nazionale. Ma a che prezzo? In Italia risultano censiti 85.324 migranti, perlopiù distribuiti in Lombardia ed Emilia Romagna. A lungo ci si chiese, senza ottenere risposte, in che modo sarebbe stato possibile prevedere, in tempi brevi, lo spostamento di buona parte di essi verso altre regioni e l'assegnazione di strutture idonee alla loro accoglienza, pur garantendo l'applicazione degli standard di sicurezza previsti. Soprattutto, crollata la retorica buonista dell'accoglienza a tutti i costi, ci si chiede ancora oggi perché gli sbarchi in Italia continuino come se niente fosse. Un esempio dei tanti è quello riportato dal quotidiano online *Il Crotonese* del 22 marzo, che denunciava l'arrivo su una barca da pesca di dodici immigrati dalla Grecia, partiti probabilmente due giorni prima; alcuni dei dodici, tutti uomini, risultavano peraltro provenire dall'Iran, focolaio mediorientale del contagio[1116]. E si potrebbero citare tantissimi altri casi analoghi...

L'arrivo di migranti restii ad essere isolati e dei quali non sappiamo praticamente nulla ha comportato tra l'altro un ulteriore rischio sanitario, dovuto principalmente al fatto che, mentre buona parte degli immigrati sono piuttosto giovani e in salute, gli italiani hanno un'età media molto elevata (la più alta d'Europa)[1117], e sappiamo bene quanto il Covid-19 sia pericoloso per gli anziani. Anche se non potremo mai saperlo con certezza, di certo non possiamo escludere che proprio i giovani immigrati, sovente irrispettosi delle norme sanitarie, abbiano in parte contribuito alla diffusione del contagio, pur risultando asintomatici. Probabilmente non è un caso che due delle regioni più colpite dal Coronavirus, Lombardia ed Emilia Romagna, siano quelle in cui è concentrato il maggior numero di migranti. D'altra parte non sarebbe nemmeno la prima volta che quest'ultimi si sono inconsapevolmente resi protagonisti della diffusione di malattie, come spiegava Alessandro Meluzzi:

> "La crescita fortissima che si è registrata in Italia, segnatamente in Toscana, di meningiti, è correlata al fatto che il meningococco di tipo C, che quasi in Italia non esisteva, viene dalla fascia del meningococco. Ovvero il Sahel, da cui proviene il 90% della migrazione africana in Italia. [...] Quello che voglio dire è che i confini, come le membrane per le cellule, servono a sopravvivere. Non è questione di razzismo, non è questo il problema, ma quello di fermare i virus e i batteri"[1118].

Il rovescio della medaglia è che sembra che gli africani siano meno soggetti al contagio da Coronavirus, il che può forse essere spiegato col fatto che le scarse condizioni igieniche dei Paesi da cui provengono, li abbiano in qualche modo resi più resistenti al virus; ma è solo un'ipotesi personale, da prendere con molta cautela. Non risultano neppure evidenze scientifiche che la vaccinazione contro la tubercolosi cui sono sottoposti molti soggetti provenienti dall'Africa sia stata determinante nella prevenzione contro il Covid-19, come pretendono taluni. L'unica sperimentazione in tal senso è stata fatta in Olanda, dove su cinquecento operatori sanitari a contatto con malati di Covid-19 è stato usato il vaccino per la TBC; i dati emersi sono però insufficienti per fornire una risposta scientificamente attendibile[1119]. I pochi casi di Coronavirus registrati in Africa potrebbero invece essere dovuti allo stile di vita ed alle miserevoli condizioni igieniche di buona parte della popolazione, ma anche alla fragilità del sistema sanitario africano a causa del quale la benché minima forma di contagio potrebbe essere letale, laddove magari in un Paese con una migliore sanità la guarigione sarebbe più probabile; di nuovo, questa è solo una mia teoria da prendere con le pinze. Quel che è certo è che, al momento della scrittura, la situazione nel continente africano sembra essere piuttosto stabile per un motivo che ci suggerisce un promettente studio americano. Ossia, è molto probabile che il caldo ed il sole siano ottimi alleati nella lotta contro il Coronavirus, come ha spiegato Walter Ricciardi:

"Uno studio presentato il 24 aprile dal sottosegretario alla sicurezza interna USA alla Casa Bianca (Bill Bryan, nda) mostrerebbe che il virus soffre il caldo umido. Al chiuso, con 24°C e 20% di umidità può resistere su una superficie per diciotto ore, con 35°C ed un tasso di umidità dell'80% la sua permanenza non supera l'ora. Se poi si è al sole bastano 24°C e lo stesso livello di umidità perché scompaia in due minuti"[1120].

Alla CNN, Bryan ha inoltre aggiunto che "il virus muore più rapidamente in presenza della luce solare diretta. La nostra osservazione più sorprendente finora è il potente effetto che la luce solare sembra avere sull'uccisione del virus, sia sulle superfici che nell'aria"[1121].

Non solo lo studio americano citato da Ricciardi, ma pure Francesco Gentile Ficetola e Diego Rubolini, ricercatori dell'Università degli studi di Milano, hanno dimostrato come il virus sopravviva meglio in condizioni di freddo secco, prediligendo una temperatura attorno ai 5°C e un'umidità compresa tra 0,6 e 1 kilopascal[1122], mentre Francesco Le Foche, primario di immuno-infettivologia al day hospital del Policlinico Umberto I di Roma, sostiene che l'estate sarà d'aiuto perché "con i primi caldi ci sarà anche una riduzione delle goccioline, che si essiccheranno, e quindi avranno meno possibilità di passare da una persona all'altra"[1123]. Quest'ultima conclusione è la medesima cui è giunto Pasquale Mario Bacco, il quale ha ribadito che la famiglia del Coronavirus soffre il clima e che, complice la sudorazione corporea che faciliterà l'espulsione del virus dal nostro organismo, quasi certamente scomparirà d'estate (per riapparire verosimilmente con l'abbassarsi delle temperature). Inoltre, continua Bacco, si manifesterà in maniera più incisiva nelle zone più fredde, il che può essere una valida spiegazione del perché il nord Italia sia stato più colpito del sud[1124].

10.10 - Confini, politicamente corretto e virologi-star

Per nostra fortuna la bomba sanitaria innescata dall'incosciente decisione di non interrompere lo sbarco degli immigrati non è esplosa, e la situazione è tutto sommato rimasta sotto controllo. Il pericolo che abbiamo corso, tuttavia, è stato enorme, e si sarebbe potuto benissimo scongiurare blindando i confini. D'altronde, di chiuderli, Giorgia Meloni e Matteo Salvini lo dicevano già da febbraio, chiedendo oltretutto le medesime misure e la messa in quarantena di chiunque provenisse dall'estero, indipendentemente dalla sua nazionalità. E, incredibilmente, si univa all'appello niente meno che Roberto Burioni[1125], da sempre idolo di quella stessa sinistra che accusava di "razzismo" i leader di Fratelli d'Italia e Lega. Malauguratamente le divergenze tra Burioni e la virologa Maria Rita Gismondo (direttrice del Laboratorio di microbiologia clinica, virologia e diagnostica delle bioemergenze dell'ospedale Sacco di Milano), diventata l'idolo degli antirazzisti per la frase "il virus ci ha insegnato una cosa: in un mondo che vuole innalzare muri, la natura ci ha dimostrato che i confini non esistono"[1126], fecero schierare l'opinione pubblica dalla parte di quest'ultima. Senonché, la realtà dei fatti ha clamorosamente smentito la virologa in almeno due occasioni: la prima quando ha dimostrato che la chiusura dei confini avrebbe potuto arginare in maniera considerevole l'espansione dell'epidemia. La seconda quando il Covid-19 si è mostrato ben più pericoloso di una "semplice influenza" che avrebbe dato "una spinta" a persone che sarebbero morte lo stesso[1127], come sosteneva lei stessa in un primo momento. Il problema è che, ammaliati dalla frase di cui sopra, il governo e i media hanno inizialmente dato grande credito alle parole della virologa, agendo di conseguenza. Così, al grido di "il vero virus è il razzismo", il politicamente corretto ha contribuito in modo significativo alla sottovalutazione di un problema che si è poi rivelato molto più grave del previsto. Tanto grave che la Gismondo stessa, da sempre accanita sinofila (lo si nota benissimo dai suoi profili social), si è dovuta ricredere, dicendosi sorpresa di come il virus fosse diventato insolitamente aggressivo[1128]. Ma la presa di coscienza dell'accaduto è stato tardiva, e l'associazione *Patto trasversale per la scienza* (Pts) ha inviato una diffida legale alla Gismondo "per le gravi affermazioni ed esternazioni pubbliche sul Coronavirus, volte a minimizzare la gravità della situazione e non basate su evidenze scientifiche"[1129]. Nello specifico, la Pts ha chiesto alla virologa di "rettificare immediatamente le sue argomentazioni, che potrebbero aver indotto ad una minimizzazione del problema Coronavirus, nonostante le robuste evidenze della drammaticità della situazione" e di "rettificare alcune sue affermazioni che possono indurre la popolazione a violare i precetti governativi, con nefaste ricadute in termini di salute pubblica, soprattutto perché provenienti da un medico con responsabilità istituzionali nella regione più colpita d'Italia"[1130]. Immediata la risposta della virologa: "Ho la coscienza a posto e chi mi attacca è pietoso. Non torno indietro sulle mie dichiarazioni. Invece di perdere tempo in queste cose, perché non si uniscono al mio appello a lavorare tutti insieme? Diamo spazio alla scienza"[1131]. Peccato che lei stessa non abbia dato spazio alla scienza, ignorando le evidenze scientifiche circa la pericolosità del Covid-19, che pure erano già note da tempo!

Quanto a Burioni ricordiamo che, dal salotto di Fabio Fazio (*Che tempo che fa*), proclamava fieramente: "In Italia, in questo momento, il rischio di contrarre il Coronavirus è zero. Ci sono stati due casi ma siamo stati in grado di contenerli (quelli dei due turisti cinesi a Roma del 31 gennaio, nda), gli italiani stanno ritornando in sicurezza"[1132]. Non contento, ironizzava sulle mascherine col ministro della Salute Roberto Speranza, anch'egli ospite di Fazio: "Sarà per l'inquinamento... Il virus in Italia non sta circolando. Ci si può preoccupare dei fulmini, delle alluvioni, non di quel virus in questo momento"[1133]. Era il 2 febbraio, e sappiamo benissimo tutti com'è andata a finire. Forse però non tutti sanno che, il 31 agosto 2019, il Codacons (Coordinamento delle associazioni per la difesa dell'ambiente e dei diritti degli utenti e dei consumatori) chiedeva ai leader del Partito Democratico (Nicola Zingaretti) e del Movimento 5Stelle (Luigi di Maio) di non candidare Burioni al ruolo di Ministro della Salute, come suggerito da Matteo Renzi, poiché "in base ad un esposto presentato all'Anac (Autorità nazionale anticorruzione, nda), il dottor Roberto Burioni risulterebbe responsabile ed ideatore di una società di ricerca immunologica denominata Pomona Ricerca Srl, la quale avrebbe intrattenuto rapporti con il Wellcome Trust, soggetto di diritto statunitense che sponsorizzerebbe eventi organizzati dalla Novartis, dalla Roche (che avrebbe partecipato alla sperimentazione del vaccino per il papilloma virus) e dalla Johnson & Johnson (la quale, attraverso la Crucell, si occuperebbe dello studio e dello sviluppo dei vaccini con anticorpi monoclonali, proprio il campo di studio di Burioni, che vanterebbe otto brevetti per farmaci disegnati principalmente su anticorpi monoclonali). Il dottor Burioni, durante la sua carriera, avrebbe partecipato a studi presso il CDC di Atlanta e avrebbe frequentato il Wistar Institute di Philadelphia, la cui attività sarebbe sponsorizzata, tra gli altri, dalla GlaxoSmithKline, dalla Pfizer e dalla Janssen Biotech Services, che si occupano di vaccini. A ciò aggiungasi la circostanza che i brevetti relativi a vaccini, di cui al sito http://patents.justia.com/inventor/roberto-burioni, risulterebbero registrati a nome di Burioni (e di Massimo Clementi). Più di una volta, infine, le attività e gli interventi del dottor Burioni sarebbero stati sponsorizzati da case farmaceutiche"[1134]. Da segnalare che il Wellcome Trust[1135], la Novartis[1136], la Johnson&Johnson[1137], la GlaxoSmithKline[1138], la Pfizer[1139] ed il CDC[1140] sono a diverso titolo legati alla fondazione filantropica di Bill Gates; il Wistar Institute ha invece ricevuto dalla fondazione di Gates 8.755.120 di dollari nel novembre 2016 per "sviluppare un candidato alla sperimentazione clinica contro l'infezione da virus Zika"[1141], come leggiamo sul sito stesso dell'Istituto[1142]. E non è un dettaglio da poco, giacché proprio il fondatore di Microsoft punta da anni ad introdurre un enorme programma di vaccinazioni a livello globale, oltre ad essere il principale finanziatore dell'OMS e degli istituti di ricerca attualmente più vicini alla creazione di un vaccino contro il Covid-19: il conflitto d'interessi è più che evidente!

Il Codacons, comunque, non si è occupato solo di Burioni. Nella lista dei "sospetti" sono finiti pure altri virologi ed esperti, ospiti pressoché fissi in gran parte delle trasmissioni televisive. Perciò ci si è chiesti quali implicazioni economiche potessero avere le ospitate di questi "VIP", che si presentano in studio quasi sempre senza contraddittorio ledendo "il diritto del cittadino a un'informazione plurale, trasparente e scevra da ogni tipo di condizionamento, come ci si aspetterebbe dal Servizio pubblico"[1143] (lo ha detto Francesco di Lieto, vicepresidente del Coordinamento per la tutela dei diritti dei consumatori). Questa volta Codacons ha però deciso di alzare il tiro, chiedendo l'apertura di un'istruttoria per far chiarezza su compensi e rimborsi noti "solo a *Rai* e *Officina Srl*, la società di cui Fazio è socio al 50%, insieme a *Magnolia*"[1144]. Dal canto suo, la Corte dei Conti chiede maggior trasparenza in quanto "già da tempo Burioni è oggetto di numerose critiche e viene da più parti accusato di eccessivo protagonismo mediatico. Vogliamo tuttavia capire quanto costa il virologo ai cittadini italiani, considerata la sua presenza fissa a "Che tempo che fa", costosissimo programma *Rai* già oggetto di indagini da parte della magistratura contabile"[1145]. Senza contare che un'indagine del mensile *Panorama*, riportata da *AdnKronos*, "svela un vero e proprio business che vedrebbe coinvolto Burioni ed altri suoi colleghi, i quali chiederebbero onerosi cachet per le partecipazioni, anche di pochissimi minuti, alle varie trasmissioni televisive. [...] (*Il programma di Fazio*) è finanziato dai cittadini attraverso il canone *Rai*, e gli utenti hanno tutto il diritto di sapere quanto la rete versa a Roberto Burioni per la sua presenza in trasmissione. Per tale motivo presentiamo un esposto alla Corte dei Conti, affinché avvii un'indagine sulla vicenda e verifichi la congruità dei compensi riconosciuti da Fazio a Burioni, nell'ottica di una totale trasparenza ai fini di possibili danni sul fronte erariale" (corsivo mio)[1146].

Dubbi analoghi sono altresì emersi sulla virologa Ilaria Capua che, dagli Stati Uniti (dove vive), ha in più occasioni fatto la sua comparsa sulla TV di Stato e su emittenti private, con un preciso tariffario: "Per un contributo di dieci minuti su *Skype* o dallo studio televisivo dell'università siamo attorno ai duemila euro più Iva"[1147], spiega l'agente incaricato di procurarle le ospitate in TV. Sì perché, come Burioni e molti altri "esperti", la Capua si rivolge a società terze, specializzate in comunicazioni, per prendere gli "appuntamenti" nei salotti televisivi; Burioni, ad esempio, si serve della bolognese *Elastica*[1148]. Alla faccia della trasparenza...

UNDICESIMO CAPITOLO

11.1 - Le conseguenze medico-sanitarie dell'epidemia

Uno degli effetti collaterali che si tende a non considerare relativamente al Coronavirus è il rinvio di interventi chirurgici programmati, che rischiano ora di essere ulteriormente e fatalmente ritardati. La situazione, gravissima, si stima riguardi all'incirca 410mila pazienti, a cui si devono aggiungere poco meno di undici milioni di italiani che nei mesi scorsi hanno dovuto saltare accertamenti, esami e visite di controllo[1149]. Con il rischio molto concreto di veder peggiorate le proprie condizioni di salute, tanto che una ricerca della società italiana di chirurgia ritiene possano addirittura essere triplicati i decessi solo per infarto. A lanciare l'allarme è Carlo Palermo, segretario nazionale dell'*Anaao* (principale sindacato dei medici ospedalieri):

> "Considerando che nei nostri ospedali si eseguono quattro milioni di interventi l'anno e ipotizzando che al massimo potremo aumentare l'attività del 20%, per smaltire l'arretrato serviranno almeno sei mesi. Il rinvio per così tanto tempo di accertamenti e interventi in sala operatoria potrebbe costare 20mila morti a fine anno solo per le malattie cardiovascolari"[1150].

Secondo *La Stampa*, "il maggior numero di interventi saltati sono quelli a ossa e muscoli, 135.700 pari al 79% del totale, seguiti degli interventi all'apparato circolatorio (54mila, il 56% del totale) e al sistema digerente, altri 39mila, pari al 65% del complesso"[1151].

Ma il Coronavirus porta con se' pure un altro gravissimo problema di natura medica: quello psicologico. Se da un lato è vero che per molti il focolare domestico è un ambiente molto rilassante, forse persino di più dello stressante ambiente di lavoro, dall'altro non si può trascurare che nella propria casa molti si sentano a disagio. Le ragioni naturalmente sono mille, tutte diverse tra loro, e possono riguardare la convivenza forzata con persone aggressive o troppo facilmente irritabili, la costrizione in contesti abitativi difficili (case minuscole, case provvisorie assegnate dopo un evento naturale tragico, case fatiscenti...), la solitudine dell'ambiente domestico o la propria situazione caratteriale, che potrebbe comportare l'esigenza di uscire almeno una volta al giorno. L'isolamento dal mondo esterno e l'impossibilità di uscire anche solo per una "boccata d'aria" o per un'interazione umana, come evidenzia il presidente della Società italiana di Epidemiologia psichiatrica (Siep) Fabrizio Starace, possono avere "conseguenze psicologiche sul 50% degli italiani: persone a rischio, positivi, operatori sanitari, che stanno pagando un tributo enorme in termini di vite stroncate e livelli di stress ai limiti della tollerabilità"[1152].

Purtroppo, la quarantena ha portato all'interruzione forzata delle sedute terapeutiche cui sono regolarmente sottoposte migliaia di persone nel nostro Paese, e a poco è valsa la pur ottima iniziativa di molti psicoterapeuti di effettuare gratuitamente consulti per via telematica o telefonica. Secondo Starace, è perciò necessario mettere in campo subito dei validi sostegni psicologici e soprattutto prepararsi a fronteggiare il post-epidemia, in previsione di un numero di pazienti in terapia psicologica molto maggiore rispetto al passato. "In questo delicato periodo storico" spiega Starace "viene meno la cosa più importante: il "darsi una mano" e il sostenersi reciproco. L'impatto sulla salute mentale colpisce tutta la popolazione, non abituata agli effetti che le costrizioni e le misure restrittive stanno avendo sulle persone, insieme alla continua esposizione a informazioni e notizie che colpiscono significativamente la parte emotiva. Questo ha un effetto deflagrante in ciascuno di noi, destinato prima o poi a emergere. In particolare coinvolge chi già viveva un momento di fragilità, dovuto magari a una situazione instabile, che può degenerare in disturbi emotivi, manifestazioni di ansia e depressione. [...] Le persone sintomatiche vengono totalmente isolate dal loro contesto, in solitudine, divenendo facile preda di sensi di colpa dovuti al contagio di altri. Accanto alla possibilità di verificare quotidianamente le condizioni fisiche, andrebbero verificate anche le condizioni psicologiche di chi è in quarantena. Secondo la letteratura scientifica, oltre il 50% di chi vive in isolamento poi sviluppa disturbi emotivi che incidono significativamente sulla risposta fisica al virus"[1153]. Se ne deduce pertanto che l'indebolimento del sistema nervoso dovuto all'ansia da quarantena e alla paura per la drammatica situazione, come dimostrato da uno studio dell'Università norvegese di Trondheim[1154], possa diminuire le naturali difese immunitarie, aumentando di conseguenza il rischio di contagio da Coronavirus. Dice bene Giulio Tarro:

> "L'allarme è fonte di stress e lo stress, paradossalmente, determina un calo delle difese immunologiche. Lo sanno tutti gli esperti, eppure ogni giorno assistiamo a questi inutili numeri che comunica la Protezione civile. Sono dati che non vogliono dire nulla: non conosciamo il numero preciso dei contagiati e di conseguenza ci ritroviamo di fronte a un tasso di mortalità altissimo. Se andiamo a vedere alcuni studi inglesi, però, scopriamo che gli infetti sarebbero molti di più: secondo uno studio dell'Università di Oxford addirittura il 60-64% dell'intera popolazione; per l'Imperial College almeno sei milioni. Con queste stime il tasso di decessi si abbassa enormemente"[1155].

Da qui il monito di Starace:

> "Bisogna offrire loro (alle persone psicologicamente più fragili, nda) un sostegno. Diversi organismi si stanno attivando in questo senso: la società che presiedo ad esempio ha pubblicato, in assenza di indicazioni istituzionali, delle istruzioni operative e organizzative, nel tentativo di proteggere le fasce più vulnerabili. Basti pensare che solo i pazienti psichiatrici in cura con i nostri servizi sono oltre 850mila, i cui percorsi terapeutici oggi sono tutti sospesi. Occorre attivare modalità per mantenere un contatto continuo e costante con queste persone, non interrompere visite e l'approvvigionamento di farmaci, evitando al contempo di far aumentare la percezione di discriminazione nei confronti di queste persone che già si sentono discriminate. Ci sono poi gli

operatori, chiamati ogni giorno a fronteggiare situazioni molto provanti, cui vanno forniti oltre ai presidi "fisici" anche dispositivi di protezione emotiva, psicologica"[1156].

Secondo gli esperti del *Lancet*, ad essere interessate dal problema non saranno solo le persone che già soffrivano di disturbi psichiatrici, ma pure quelle che non hanno mai manifestato alcun sintomo; "Questa è una situazione mai vista prima" scrivono gli autori, coordinati da David Gunnell dell'Università di Bristol. "La pandemia causerà stress e renderà molte persone vulnerabili. Le conseguenze per la salute mentale resteranno probabilmente per un tempo più lungo e avranno un picco più tardi rispetto all'attuale pandemia. Tuttavia la ricerca e le esperienze delle strategie nazionali ci danno una base forte per la prevenzione. L'aumento dei suicidi non è inevitabile, a patto che si agisca subito"[1157]. Purtroppo, però, l'evidenza oggettiva di questo rischio psicologico ha già iniziato a manifestarsi, facendo registrare in alcune città un'esponenziale aumento di TSO (Trattamento Sanitario obbligatorio), ricoveri forzati di pazienti che riscontrano problemi psichiatrici e che sono potenzialmente pericolosi per se stessi e per la comunità. Ad esempio a Torino, a fronte di una media annua di 180-200 trattamenti, dopo una decina di giorni dall'inizio della quarantena si sono registrati fino a nove casi in una sola giornata: lo conferma Emiliano Bezzon, comandante della polizia municipale[1158]. Il rischio è che le sempre più stringenti limitazioni possano aggravare una situazione già molto difficile, in buona parte dettata dall'ansia di poter venire a conoscenza degli aggiornamenti soltanto attraverso i media, senza possibilità di fare domande e con il fardello dell'impotenza di fronte ad una situazione più grande di noi. Ma, purtroppo, gli esperti del *Lancet* non parlavano a caso dei suicidi: il senso di incertezza e di paura aveva già provocato diverse vittime al 25 marzo: un sessantacinquenne a Pavia, due infermiere a Monza e Jesolo, un uomo a Milano[1159]... E la difficile situazione economica che seguirà certamente il lockdown non farà che peggiorare la situazione! Dunque, se da un lato la strategia messa in atto dai media e dal governo, ovvero quella di mostrare persone intubate, reparti di rianimazione stracolmi e camion militari costretti a portare le bare a cremare altrove[1160], ha ridotto considerevolmente il numero di persone per le strade nel pieno della quarantena, dall'altro ha portato al verificarsi di questi gravi episodi, dei quali qualcuno dovrebbe rendere conto. Soprattutto, la confusione creata dal momento in cui si diceva di continuare la vita come se nulla fosse a quello in cui si è stati costretti al totale isolamento ha portato ad un'incertezza talvolta fatale per chi già manifestasse disturbi psichici. Probabilmente sostituire la pressione mediatica con una comunicazione positiva ed ottimistica sarebbe stato d'aiuto sul piano psicologico, ma non è detto che potesse esserlo sul piano puramente medico perché, se troppo rassicurata sull'emergenza, la gente avrebbe potuto perdere di vista il rispetto delle norme di isolamento e distanziamento sociale consigliate. Meglio privilegiare la salute fisica o quella mentale? Un dilemma non da poco!

Il rischio di insorgenza di problemi psicologici in una simile situazione è d'altronde talmente elevato che *Lancet psichiatry* ha diffuso un allarme per mezzo di quarantadue esperti mondiali, i quali hanno formato la *International Covid-19 Suicide Prevention Research Collaboration*. In particolare, l'articolo individua otto fattori psicologici, sociali ed economici legati alla pandemia che possono aumentare il rischio di suicidio, dalle preoccupazioni finanziarie alle violenze domestiche al maggiore uso di alcol, indicando i provvedimenti e le azioni da intraprendere per contrastarne gli effetti, tra cui il supporto ai disoccupati e l'aiuto psicologico da parte dei professionisti, magari attraverso videochiamate. Come scrive *Repubblica*, inoltre, "studi precedenti avevano associato le pandemie a un aumento dei casi di depressione, ansia e insonnia. "Questo è già accaduto in occasione di altre emergenze globali, come la SARS nel 2002-2003. I risultati preliminari di ricerche delle Università dell'Aquila e di Roma Tor Vergata indicano che ciò si verifica anche nel nostro Paese e che tali disturbi possono colpire in particolare i giovani e le donne", spiega Francesco Cro, psichiatra e direttore del Dipartimento di Salute Mentale di Viterbo"[1161]. Quella di Cro è la medesima conclusione cui è giunto uno studio dell'associazione di psicologi *Donne e qualità della vita*, secondo cui un adolescente su tre avrebbe sviluppato, in questo periodo, sintomi depressivi a causa del lockdown. Lo studio si basa sulle segnalazioni di oltre seicento ragazzi tra i dodici e i diciannove anni, dalle quali emerge che sono le ragazze a manifestare più sintomi depressivi (nel 58% dei casi) rispetto ai ragazzi (42%); la depressione è più diffusa al nord, con il 44% dei casi, mentre al sud è del 33%. La ricerca indica gli stati di ansia come la manifestazione principale dello stato depressivo dei giovani (per il 18% degli intervistati), seguiti dagli attacchi di panico (16%) e dalla perdita di energie (14%). Seguono, nell'ordine: senso di fatica e spossatezza (13%), disturbi della concentrazione e della memoria (10%), agitazione motoria e nervosismo (8%), significativa perdita o aumento di peso (7%), insonnia e altri disturbi del sonno (5%), dolori fisici (2%). Sorprendentemente, dopo due mesi di isolamento, il ritorno a scuola è in cima alla classifica dei desideri degli adolescenti (19%), preferita persino alla possibilità di uscire (18%), di incontrare gli amici (16%) e di vedere i propri nonni o parenti (14%)[1162].

Un altro fattore di rischio che si tende a non considerare, ma che parimenti può negativamente influire sulla salute mentale delle persone, è la difficile situazione economica in cui versano molti esercenti e imprenditori di piccole e medie imprese, costretti per diversi mesi alla chiusura coatta delle proprie attività, senza rassicurazioni in merito al versamento di indennizzi. Stipendi congelati e cassa integrazione che tarda ad arrivare sono problemi che riguardano qualsiasi lavoratore, dipendente o meno che sia. L'Organizzazione del Lavoro (che riunisce i governi, i sindacati e le organizzazioni degli industriali di 187 Paesi) ha lanciato a questo riguardo un allarme circa la possibilità, purtroppo molto concreta, che la pandemia sottragga circa venticinque milioni di posti di lavoro a livello globale, contro i ventidue persi dopo la crisi finanziaria del 2008. E ciò va inevitabilmente ad aggiungersi alla già grave situazione del 2019, che vedeva ben 188 milioni di disoccupati in tutto il mondo[1163]. "I comparti più toccati saranno il turismo, i trasporti ma anche l'industria dell'automobile", dice Guy Ryder, direttore generale dell'Organizzazione delle Nazioni Unite. "Sarà un crash-test di proporzioni inquietanti, ben peggiore di quello del 2008"[1164]. Intanto le file fuori dal Monte dei Pegni si allungano sempre più, con le inevitabili tensioni che un simile contesto può generare. Sempre più persone impegnano infatti ori ed argenti di famiglia per poter far fronte alle necessità primarie, come succede ad esempio a Torino[1165]. Per quanto ancora questo delicatissimo equilibrio potrà reggere prima che la crescente povertà diffusa porti la gente a commettere atti irrazionali? Va bene, sicuramente, prendere le dovute precauzioni prima della riapertura delle attività commerciali, ma bisogna pur considerare l'idea che quelle stesse attività danno da mangiare a milioni di italiani e che, senza di esse, moltissimi moriranno letteralmente di fame. Diceva bene Luca Zaia: "Il vero tema è decidere se chiudere tutto e morire in attesa che il virus se ne vada o aprire e convivere, perché oltre ad un certo limite non è più sostenibile"[1166]. Altrettanto bene diceva Pierluigi Magnaschi su *ItaliaOggi*:

> "Improvvisamente queste famiglie, e sono centinaia di migliaia, in aumento ogni giorno di decine di migliaia, nell'indifferenza di tutti, si sono trovate senza risparmi (anzi con qualche debituccio ineliminabile) e senza redditi". (*C'è chi ha perso il posto*) perché la microimpresa è stata chiusa per decisione dello Stato. Il quale Stato però, mai indispensabile come adesso, se funzionasse, si è dimenticato di risarcire l'impresa (come nel caso degli espropri) per il sacrificio che gli ha imposto a nome della società" (corsivo mio)[1167].

Eppure, nonostante le centinaia di migliaia di attività commerciali chiuse, i fondi che tardano ad arrivare e lo spettro del Fisco, che ha concesso una tregua solo ad aprile e maggio[1168], qualcuno gioisce: i paladini della decrescita felice. Sono quelli che non considerano il tragico risvolto economico e sociale di questa situazione, che non pensano a chi non riuscirà a riprendere il proprio lavoro, ne' a chi sarà costretto a svendere l'attività alle grandi multinazionali e alle catene di negozi, che approfitteranno per fare man bassa di quel favoloso tessuto di piccole e medie imprese che hanno sempre tenuto in piedi l'Italia. In pratica, il virus riuscirà dove per decenni una certa classe politica ha fallito: cedere interi settori del nostro tessuto economico a società con sede all'estero (spesso in paradisi fiscali), senza che queste reinvestano nel nostro Paese, ma anzi col rischio concreto che delocalizzino a favore di altre aree del pianeta in cui la manodopera costa la metà.

Nemmeno per chi riuscirà a riaprire, comunque, saranno rose e fiori, a partire dalle attività di ristorazione. Complice la paura instillata in questi mesi da esperti catastrofisti in cerca di visibilità, i gestori di bar e ristoranti vedranno ridursi della metà (o più) il numero dei clienti; in primo luogo perché le nuove misure di sicurezza imporranno un distanziamento tra i tavoli sempre maggiore, attuabile solo dimezzando il numero di coperti. In secondo luogo perché la crisi economica che si prospetta inevitabilmente all'orizzonte disincentiverà le persone dallo spendere soldi in servizi non necessari, ivi comprese molte delle attività ricreative e turistiche, vero cardine su cui poggiano molte zone d'Italia e non solo. I negozi di beni non di prima necessità si svuoteranno e i prezzi aumenteranno, poiché gli esercenti dovranno far fronte al minor numero di vendite; per contro, sarà necessario meno personale e sempre più commessi e addetti alle vendite perderanno il proprio lavoro. Davvero potremo imporre a lungo che in un negozio di quaranta metri quadri vi entri un solo potenziale cliente per volta? Davvero possiamo ipotizzare uno scenario simile ancora per diversi mesi? Se così fosse, dovrà essere tutto necessariamente più costoso e le disuguaglianze tra classi sociali non faranno che aumentare. Sarà la fine del "low cost", la fine dei viaggi all'insegna del risparmio. Ordineremo tutto online, perché costa meno, e costruiremo nelle città degli impersonali magazzini per lo smistamento: non più negozi, ma punti di distribuzione dei beni primari di sovietica memoria. Turismo, commercio al dettaglio e manifatturiero, tre eccellenze italiane, rischiano di pagare un prezzo altissimo. I piccoli commercianti saranno ridotti alla miseria, con le conseguenze psicologiche di cui ho già parlato. E il settore dell'auto, che produce in Italia un giro d'affari di circa novantatré miliardi di euro l'anno (pari al 5,6% del PIL) e dà lavoro a circa 250mila persone[1169], precipiterà su se' stesso, giacché comprarsi una vettura nuova sarà privilegio per pochi. Chi intendeva cambiare l'auto rimanderà a tempi migliori, se mai verranno. Tutto questo per cosa? Per non riuscire comunque a ridurre a zero il pericolo di contagio? Ma il rischio fa parte del mondo per come lo abbiamo sempre conosciuto: bisogna affrontarlo, non negarlo. Bisogna avere il coraggio di riprendere con le dovute precauzioni, come la maggior parte degli altri Paesi ha fatto ben prima dell'Italia. E bisogna rispettare i diritti umani, quelli di cui da anni si riempie la bocca il governo democratico, che invece ha sacrificato in nome di una dittatura che risponde al solo volere del Presidente del Consiglio. Quel presidente che accentra in se' le decisioni che spetterebbero al Parlamento e che ritiene che quest'ultimo debba semplicemente essere "edotto sulle misure e sugli strumenti di reazione posti in essere dal governo"[1170]. Ovvero, lui decide e gli altri potranno solamente prendere atto di quanto stabilito.

C'è una precisa ragione se ho parlato di "rispetto dei diritti umani", perché persino l'alto commissario dell'ONU, Michelle Bachelet, ha ammonito circa il fatto che "i governi non dovrebbero usare i poteri di emergenza come arma per mettere a tacere l'opposizione, controllare la popolazione o rimanere al potere". Ed ha aggiunto:

"Data la natura eccezionale della crisi, è chiaro che gli Stati hanno bisogno di ulteriori poteri per rispondervi. Tuttavia, se lo stato di diritto non è rispettato, l'emergenza sanitaria può diventare una catastrofe per i diritti umani, i cui effetti dannosi supereranno a lungo la pandemia stessa. Danneggiare i diritti come la libertà di espressione può causare danni incalcolabili"[1171].

Conte, invece, ha persino istituito una task force per stabilire arbitrariamente cosa si potrà dire e cosa no, cosa si potrà fare e cosa no... E concludo con una frase del già citato Pierluigi Magnaschi: "Oltre alla mattanza sociale, il governo (perché è a lui che competono queste scelte) gioca anche con la stabilità civile. Una famiglia, quanto può resistere senza reagire in questa situazione di estremo bisogno? Un disperato è pericoloso. Un milione di disperati nel pieno delle forze (e della disperazione) può diventare pericolosissimo"[1172]. Andremo forse verso la guerra civile?

11.2 - Dopo l'allontanamento sociale, quello "parentale"?

Mentre imperversa l'emergenza sanitaria, e molti nonni ci stanno purtroppo lasciando, un gruppo di associazioni private aderenti a Cismai (Coordinamento italiano dei servizi contro il maltrattamento e l'abuso nell'Infanzia) sta provando ad avanzare la richiesta di un decreto d'urgenza per "mettere in sicurezza" tutti i bambini italiani. Il che, in parole povere, è un provvedimento per agevolare l'allontanamento dei figli dalle loro famiglie, in barba alla Convenzione del Fanciullo, agli articoli 29 e 30 della Costituzione, alle garanzie del nostro codice civile e alla Convenzione di New York, che recita:

"La famiglia, unità fondamentale della società e ambiente naturale per la crescita e il benessere di tutti i suoi membri e in particolare dei fanciulli, deve ricevere la protezione e l'assistenza di cui necessita per poter svolgere integralmente il suo ruolo nella collettività" e "in tutte le decisioni relative ai fanciulli, di competenza delle istituzioni pubbliche o private di assistenza sociale, dei tribunali, delle autorità amministrative o degli organi legislativi, l'interesse superiore del fanciullo deve essere una considerazione preminente"[1173].

Come appunto precisa l'avvocato Rita Ronchi, "il metodo Cismai non è riconosciuto a livello scientifico perché non si basa su una valutazione oggettiva dei fatti, ma su una valutazione soggettiva volta ad individuare elementi indicatori di possibili maltrattamenti. Tale metodo porta sulla base di dubbi o indizi a ritenere che vi sia un maltrattamento o un abuso. Applicando tale metodo, anche una dichiarazione non coerente di maltrattamento da parte di un minore va comunque valutata e creduta. Richiedono quindi di poter sempre procedere con provvedimenti separativi del nucleo famigliare. In quelle strutture sono alloggiati minori per cinque, sei, sette e anche otto anni, in barba alle leggi regionali che stabiliscono, in materia di affido eterofamiliare, che si debbano fare delle procedure di massimo due anni e che si debba favorire la famiglia di origine. Ci si domanda quindi perché i tribunali non verifichino le violazioni, stranisce che non balzi all'occhio l'interesse economico e nessuno riesca a vedere che, molti, tra i membri onorari presenti nei collegi al tribunale per i minori, abbiano stretti rapporti con le altre parti processuali. [...] L'ente territoriale competente provvederà al pagamento di circa tremila euro al mese per la retta di questi bambini in comunità, costi equiparabili a collegi di eccellenza. Tuttavia il servizio offerto e l'esperienza umana di inserimento comunitario non hanno di certo un effetto positivo né sui bambini né per la famiglia"[1174].

La proposta di allontanamento dei figli dai genitori, che arriva dopo il lancio in rete di una petizione denominata #decretobambini, è motivata dal fatto che molte famiglie possano entrare in uno stato di indigenza dovuto alla perdita del lavoro in conseguenza all'emergenza sanitaria. Pericolo tanto più maggiore se si considera che uno dei genitori, non potendo affidare il figlio ai nonni per motivi sanitari, deve prendere la difficile decisione se recarsi comunque al lavoro o prendersi cura dei bambini, col rischio però di perdere l'occupazione. Così, per "proteggere" i bambini, qualcuno ha proposto di costituire una task force tra scuola, autorità giudiziarie e servizi sociali, con pieni poteri per agire in presenza di nuclei familiari fragili. Ma come potrà realizzarsi un progetto simile? Come potrà il *Grande Fratello* verificare se in una famiglia sussistano problemi economici tali da giustificare l'allontanamento della prole? Ad esempio sfruttando la consegna del pacco alimentare o dei supporti per lo studio come i tablet, con l'operatore incaricato della consegna che avrà la possibilità di raccogliere sufficienti dati (indigenza, disordine, pulizia, programmi televisivi ritenuti non appropriati...) per valutare o meno la permanenza del piccolo in quella famiglia e decretare di toglierlo ai suoi genitori attraverso l'articolo 403 del Codice Civile, che prevede l'intervento della pubblica autorità a favore dei minori[1175]; in questo caso si parla di "home-visiting", pratica peraltro caldamente raccomandata dall'OMS[1176]. Il problema è che l'esperienza ci insegna che, spesso, il *403* è stato abusato da assistenti sociali, psicologi e personale vario per redigere rapporti di "falsi positivi" ed inventare menzogne, con conseguenze psicologiche tragiche su genitori e figli già provati dall'emergenza sanitaria: il tristemente noto caso di Bibbiano dovrebbe fornire un monito su quanto questa pratica possa rivelarsi pericolosa. Enrico Papi, ex educatore e dipendente presso il comune di Reggio Emilia, relativamente ai fatti di Bibbiano diceva:

> "Per portare via i bambini è stato messo "a sistema" un procedimento d'indagine che cerca sistematicamente l'abuso all'interno delle famiglie fragili, o in crisi, o in difficoltà economica; un approccio che la comunità scientifica, fatta di educatori, magistrati, onesti avvocati, psicologi, psichiatri e neuropsichiatri infantili, ha spesso rigettato. La buona tutela passa dalla verifica dei dati oggettivi che fanno riferimento a precise norme. E l'intervento degli operatori Cismai in molti casi è stato del tutto inadeguato, così come la tesi secondo la quale il 75% degli abusi su minori avverrebbe all'interno di famiglie fragili, laddove per fragili si intende anche poco acculturate. Criminalizzazione della povertà e, anche, un basso grado di istruzione possono diventare indizi di abusi sul bambino"[1177].

Il pericolo è pertanto che questa tragica storia si ripeta, sebbene l'allontanamento famigliare venga suggerito, in linea teorica, solo in una minima parte di casi. Tanto più che ospitare un minore in una comunità costa mediamente dai settanta ai centoventi euro al giorno[1178], 2100-3600 al mese, che potrebbero essere impiegati molto più efficacemente per sostenere i nuclei famigliari indigenti (o presunti tali) ai quali il bambino è stato sottratto. E poi ci sono i costi delle terapie psicologiche cui devono essere sottoposti genitori e figli per via dell'allontanamento coatto; costi altissimi di cui si deve far carico la comunità, giacché i gruppi privati non hanno l'obbligo di mostrare i bilanci. Per questo, oltre quaranta Onlus hanno inviato una lettera al premier Conte, al Ministro della Famiglia Elena Bonetti e al garante nazionale per l'infanzia e l'adolescenza Filomena Albano per esprimere la loro preoccupazione in merito, chiedendo esplicitamente di non accogliere l'emendamento:

> "Le associazioni firmatarie mettono in evidenza il serio pericolo di vedere aumentare il tasso di arbitrarietà, già piuttosto invasivo, nella gestione della tutela dei minori appartenenti a famiglie disagiate di alimentare il giro d'affari di costose strutture private valutato in diversi miliardi l'anno e ritengono che tutti i mezzi economici possibili per aiutare i nuclei familiari a basso reddito debbano essere indirizzati, in via diretta, a genitori e figli"[1179].

Per fortuna, anche a seguito di questa lettera, è stata chiesta un'interrogazione parlamentare con il diretto interessamento di diversi parlamentari, tra cui Lucio Malan (Forza Italia), che hanno chiesto lumi al Ministro Bonetti. Staremo a vedere come evolveranno i fatti, ma prevedo che le famiglie, memori dei fatti di Bibbiano, non renderanno la vita facile agli assistenti sociali. Giustamente.

11.3 - Cosa ci aspetta dopo la pandemia

Mentre il mondo scientifico intero, con posizioni totalmente contrastanti le une dalle altre, discute su quando l'epidemia potrà finire, sembra purtroppo sempre più chiaro che non potremo tornare tanto presto ad uno stile di vita normale. Con quasi la metà della popolazione mondiale confinata nelle proprie case e privata dei più basilari diritti, è probabile che un graduale ritorno alla routine non avvenga finché non sarà stato trovato un vaccino, utile o meno, che potrebbe non arrivare prima della primavera 2021. Nel frattempo le nostre abitudini potrebbero essere cambiate al punto che non sarà facile, o sarà addirittura impossibile, tornare alla vita abituale, soprattutto nell'ottica di prevenire la diffusione di future pandemie, che non può essere del tutto esclusa. È questa l'opinione di Gideon Lichfield, direttore di *Technology Review*, magazine del prestigioso Massachusetts Institute of Technology. L'incipit del suo articolo recita infatti:

> "Per fermare il Coronavirus dovremo cambiare radicalmente quasi tutto quello che facciamo: come lavoriamo, facciamo esercizio fisico, socializziamo, facciamo shopping, gestiamo la nostra salute, educhiamo i nostri figli, ci prendiamo cura dei nostri familiari. La maggior parte di noi probabilmente non ha ancora capito, e lo farà presto, che le cose non torneranno alla normalità dopo qualche settimana, o addirittura dopo qualche mese. Alcune cose non torneranno mai più"[1180].

La partita, a mio avviso, si giocherà nei prossimi dodici-diciotto mesi, quando inizieranno ad osservarsi i primi effetti di una chiusura totale forzata. Il ritorno all'era "pre-virus" dipenderà allora da quanto la nostra naturale tendenza alla socializzazione si sarà mantenuta, considerando però il negativo impatto su questo aspetto che da anni ormai esercitano i social media. Inoltre, la possibilità verosimile che le scuole restino chiuse per l'intero anno (almeno in Italia) produrrà effetti finora mai studiati nell'era moderna, con milioni di studenti privati dell'essenziale ruolo svolto dalla scolarizzazione, anche in tema di relazioni interpersonali. E, a proposito di quest'ultime, dovremo in futuro imparare a diffidare di luoghi eccessivamente affollati come discoteche o centri commerciali, il che potrebbe dare una svolta definitiva all'e-commerce a svantaggio del commercio tradizionale.

Dopo la pandemia, nei luoghi pubblici potrebbero essere installate panchine o sedie in cui ci si può sedere soltanto uno per volta e bar e ristoranti potrebbero adottare regole più severe per il distanziamento tra i commensali; pranzi e cene di gruppo potrebbero essere banditi a tempo indeterminato. E intanto potremmo doverci abituare ad una ancor più marcata perdita della privacy se, come avviene ad esempio in Corea del Sud, a Hong Kong o in Israele, le autorità disporranno misure di prevenzione legate al posizionamento geografico di ognuno di noi (motivo per cui consentire alla Cina di avere il monopolio delle reti 5G non è una buona idea). La sola idea di essere costantemente controllati, che fino a qualche anno fa ci repelleva, veicolata dal pretesto dell'emergenza sanitaria potrebbe benissimo diventare la norma. Le persone potrebbero abituarsi a tal punto ad un controllo generalizzato da non trovare inquietante, o addirittura trovare normale, che persone appostate alla finestra denuncino alle autorità chiunque transiti sotto il loro sguardo, anche se il malcapitato di turno avesse valide ragioni per uscire di casa. In questo senso il Comune di Roma, governato dalla "pentastellata" Virginia Raggi, ci fornisce un allarmante precedente, avendo addirittura predisposto un'app ufficiale per segnalare gli assembramenti[1181].

Ci si potrebbe persino abituare al fatto, tragicomico, che degli elicotteri delle forze dell'ordine inseguano un "pericoloso" runner in diretta nazionale, come è successo a Jesolo[1182], oppure all'altrettanto tragicomico fatto che droni delle forze dell'ordine sorveglino chiunque metta il naso fuori da casa propria, come accade a Torino[1183], quando quegli stessi droni non sono mai stati impiegati, ad esempio, nella lotta allo spaccio di stupefacenti. Già, perché uno spacciatore può far valere il diritto all'oblio, ma chi sfugge al divieto di stare a casa dev'essere bollato come infame; deve assumersi, suo malgrado, la responsabilità di essere uno di quelli che ci hanno condannato ad un ulteriore prolungamento della quarantena. Deve fare il capro espiatorio di un governo incapace ed inesistente, di uno Stato che ha disastrosamente gestito i fondi per la sanità, che se ne è fregato della ricerca, che non ha i soldi per effettuare tutti i tamponi necessari, che non è in grado di garantire pienamente il diritto costituzionale alla salute. Insomma di uno Stato che, per sopperire alle sue mancanze, fa il duro coi deboli e il debole coi duri. E nel mentre controlla, dall'alto. Forse perché ha paura che, tornando alla normalità, emergano tutti i suoi limiti, teme che il consenso generale, scoperto che non c'è un vero piano per la ripartenza, possa drasticamente calare. Allora usa la paura per controllare la popolazione quando, fino a pochi mesi fa, accusava la destra di sfruttare la paura (dei migranti, dei rom, degli sbarchi...) per governare la gente. Ma se fosse il pericolo stesso del virus ad essere stato sopravvalutato? Se fosse un modo per creare nuovi debiti ed imporre un nuovo livello di controllo sociale? Controllo che, secondo

Lichfield, sarà applicabile solamente se abbinato ad un sistema sanitario condiviso, con un unità di risposta specifica alle pandemie, piani d'azione coordinati e capaci di muoversi ben prima che le epidemie si aggravino. In questo senso, l'inquietante previsione di una decina di anni fa dell'economista francese Jacques Attali sembra essersi almeno parzialmente avverata:

> "La storia ci insegna che l'umanità evolve significativamente soltanto quando ha realmente paura: allora essa inizialmente sviluppa meccanismi di difesa; a volte intollerabili (dei capri espiatori e dei totalitarismi); a volte inutili (della distrazione); a volte efficaci (delle terapeutiche, che allontanano se necessario tutti i principi morali precedenti). Poi, una volta passata la crisi, trasforma questi meccanismi per renderli compatibili con la libertà individuale ed iscriverli in una politica di salute democratica. La pandemia che sta iniziando potrebbe far scatenare una di queste paure strutturanti. E anche se, come bisogna ovviamente sperare, questa crisi non sarà molto grave, non bisogna dimenticare, come per la crisi economica, di impararne la lezione, affinché prima della prossima crisi, inevitabile, si mettano in atto meccanismi di prevenzione e di controllo, come anche processi logistici di un'equa distribuzione di medicine e di vaccini. Si dovrà per questo, organizzare: una polizia mondiale, un sistema mondiale di stoccaggio (delle risorse) e quindi una fiscalità mondiale. Si arriverebbe allora, molto più rapidamente di quanto avrebbe permesso la sola ragione economica, a mettere le basi di un vero governo mondiale"[1184].

Come Attali potesse prevedere una pandemia nel 2009, riferendosi alla crisi economica dell'anno precedente, è un mistero. Sembra però che in una cosa, almeno per ora, la sua profezia abbia fallito: la creazione di un ente magari non mondiale, ma almeno europeo per lo stoccaggio e l'equa distribuzione delle risorse, che allo stato attuale risulta totalmente impensabile. D'altronde, dove già esiste una forma di cooperazione istituzionalizzata, come l'Unione Europea, a dominare sono le polemiche più che le politiche unitarie. Nondimeno, la storia insegna che le maggiori cooperazioni a livello internazionale sono nate a seguito delle più gravi crisi, come fu la Società delle Nazioni all'indomani del termine della Grande Guerra. Poi possiamo certamente discutere sulla reale utilità di queste aberranti creature nate dall'unione di più entità nazionali completamente diverse le une dalle altre, ma questa pandemia potrebbe davvero far avverare la previsione di Attali. Persino alcune testate giornalistiche sembrano augurarselo: "Coronavirus. È il momento di gettare le basi per un nuovo ordine mondiale", titolava trionfalmente *Avvenire* il 10 aprile 2020[1185].

Sia come sia, riteniamoci fortunati se sarà solo questa intuizione dell'economista francese ad essere corretta, perché sempre Attali, in un'intervista rilasciata per un libro del 1981 di Michel Salomon, diceva:

> "Si potrà accettare l'idea di allungare la speranza di vita a condizione di rendere gli anziani solvibili e creare in tal modo in mercato. [...] L'eutanasia sarà uno degli strumenti essenziali del nostro futuro. [...] In una società capitalista, delle macchine permetteranno di eliminare la vita quando questa sarà insopportabile o economicamente troppo costosa"[1186].

Qui non posso far altro che pensare al modello della democraticissima Olanda, dove agli ultrasettantenni è stato recapitato un modulo col quale si impegnavano, in caso di contagio da Coronavirus, a non ricoverarsi per non sottrarre posti letto ai più giovani; la cosa tragica è che il lavaggio del cervello cui sono sottoposti da decenni i "paradisi democratici" ha fatto sì che tutti i destinatari del macabro "invito" lo sottoscrivessero. Eppure, nella patria dei diritti per tutti, lo Stato dovrebbe farsi carico della tutela delle minoranze e di coloro che soffrono maggiormente[1187], non abbandonare le persone a se' stesse! Ma, nella distorta realtà degli irriducibili democratici, questo non avviene; anzi, la risposta dei Paesi Bassi alla richiesta di aiuto dei suoi concittadini più deboli è sostanzialmente stato uno schietto "arrangiatevi". Per qualche strano motivo, tuttavia, non si è levato un coro di voci indignate relativamente alla discutibile scelta degli olandesi, come invece era accaduto con il Primo Ministro britannico, Boris Johnson, al quale i giornalai nostrani attribuirono un inesistente menefreghismo. E dico "inesistente menefreghismo" perché Johnson, contrariamente a quanto credono in molti, non ha mai detto agli inglesi "abituatevi a perdere i vostri cari"[1188] ma, come leggiamo sul sito del governo britannico:

> "Devo essere chiaro, dobbiamo essere tutti chiari, che questa è la peggiore crisi di salute pubblica di una generazione. Alcune persone la

confrontano con l'influenza stagionale, ma non è corretto. A causa della mancanza di immunità, questa malattia è molto più pericolosa e si diffonderà ulteriormente. Devo essere chiaro con voi, devo essere chiaro con il popolo britannico: molte più famiglie perderanno i loro cari prima del tempo. [...] Il piano ora non è solo cercare di contenere la malattia il più possibile, ma ritardarne la diffusione e minimizzare così la sofferenza. Se ritardiamo il picco anche solo di alcune settimane, il nostro sistema sanitario nazionale si troverà in uno stato più forte man mano che il tempo migliora, e meno persone soffriranno di normali malattie respiratorie, più letti saranno disponibili e più tempo avremo per la ricerca medica. [...] Il compito più importante sarà quello di proteggere i nostri anziani e le persone più vulnerabili durante le settimane di punta, quando vi sarà il massimo rischio di esposizione alla malattia e quando il servizio sanitario nazionale sarà maggiormente sotto pressione. [...] Voglio parlare direttamente con le persone anziane. Poiché questa malattia è particolarmente pericolosa per voi, anche se la stragrande maggioranza avrà una malattia da lieve a moderata, so che molte persone sono preoccupate. E credo che dovremmo pensare a tutti i nostri parenti anziani, ai membri più vulnerabili della famiglia, ai nostri vicini e a tutto ciò che possiamo fare per proteggerli nei prossimi mesi. [...] Voglio solo che voi sappiate che il governo farà tutto il possibile per aiutare voi e le vostre famiglie durante questo periodo"[1189].

A queste parole sono quindi seguiti importanti aiuti statali ed è stata istituita immediatamente una quarantena per gli over-70, al fine di tutelarli al meglio. Forse, se i giornalisti nostrani avessero frequentato qualche corso d'inglese, si sarebbero resi conto che, paradossalmente, proprio Johnson è stato il politico che più di ogni altro ha pensato agli anziani ed alle persone più vulnerabili, mentre da noi lo slogan più comune era "tanto muoiono solo i vecchi". Salvo poi stracciarsi le vesti quando questi morivano nelle case di cura (ma solo in quelle lombarde).

Divagazioni a parte, giacché il Covid-19 è effettivamente più letale per gli anziani e i malati, possiamo credere che, in accordo con le teorie cospirazioniste, sia stato deliberatamente diffuso per ridurre (fisicamente) le fasce più deboli della popolazione e risparmiare così sulle spese sanitarie? La risposta è chiaramente negativa, poiché le perdite derivanti dal blocco totale delle attività a causa della pandemia superano di gran lunga gli eventuali risparmi che i sistemi sanitari nazionali avrebbero ottenuto non dovendosi più occupare di malati ed anziani. Possiamo allora credere che il Coronavirus rappresenti quella "macchina per l'eutanasia" descritta da Attali? Probabilmente la risposta è la medesima. Ma se anche fosse, la cosa certa è che, a settantasette anni suonati, l'economista francese non ha ancora fatto il favore di ricorrervi. In compenso ha fatto lo sfavore di "scoprire" Macron, presentandolo al presidente Hollande del quale è diventato consigliere; e non è nemmeno la prima volta che Attali si presta alla politica, avendo già ricoperto importanti incarichi come quello di collaboratore del presidente Mitterand in un sodalizio cominciato nel 1973 ed intensificatosi nel 1981, quando questi divenne presidente della Repubblica francese.

In tutto ciò, è comunque il caso di ricordare che le élite finanziarie mondiali, pure in casi di crisi estrema, continuano a fare politica, ed anzi le loro strategie incontrano in questi periodi meno ostacoli e rallentamenti. Ecco perché, oggi più che mai, le parole di Attali spaventano. Ed ecco perché, oltre a ricorrere a discutibili enti sovranazionali (quali l'OMS) come suggerisce Lichfield, sarebbe auspicabile sviluppare e potenziare la capacità dei singoli Paesi di produrre da sé attrezzature mediche, kit di tamponi e farmaci senza dipendere da complesse catene di approvvigionamento e dall'andamento dei mercati. Il che non preclude ovviamente forme di collaborazione e solidarietà reciproca tra Paesi, a patto che queste siano soggette all'approvazione dei governi sovrani prima che da imposizioni esterne. Ad ogni modo, come sostiene Lichfield, è molto probabile che si renderà necessario per i governi ricorrere ad algoritmi (tracciamento, app per il monitoraggio delle condizioni di salute...) che riescano a identificare i soggetti più vulnerabili, provvedendo eventualmente al loro isolamento totale fintantoché non rappresentino più un pericolo per la salute pubblica, a costo di compiere discriminazioni[1190].

La nota positiva in tutto questo, in barba alle funeste previsioni di Attali, è che l'epidemia porterà alla sua fase conclusiva la globalizzazione, perlomeno per come l'abbiamo finora conosciuta. Sul quotidiano francese *Le Monde*, Sylvie Kaufmann propone al riguardo un'interessante analisi e sostiene che "il virus ha seriamente attaccato le fondamenta, già piene di crepe, dell'ordine internazionale lasciatoci in eredita dal Ventesimo secolo"[1191]. Inoltre, "la penuria di forniture sanitarie ha ostacolato la lotta all'epidemia in Occidente" ed ha messo in luce tutti i suoi limiti, permettendo così il ritorno dello Stato-nazione. Un ritorno auspicato pure da Giulio Tremonti che, intervistato dal *Giornale*, si è così espresso:

> "Come Sarajevo ha posto fine alla Belle Époque, così questa (epidemia, nda) pone fine al dorato trentennio della globalizzazione e al prodotto "illuminato" di quella che è stata l'ultima "ideologia" del Novecento, il "mercatismo": l'idea che il divino mercato è tutto e fa tutto. [...] Come è già stato nella Storia, anche questa pandemia sarà battuta dalla scienza: la Storia dell'umanità è cambiata con la scoperta della penicillina. La "tragedia" non è tanto nella pandemia in sé e nei suoi effetti sanitari quanto nel fatto che svela i limiti della globalizzazione. Una volta usciti dal lockdown ne troviamo le macerie. [...] Nell'ideologia del "mercatismo", il mercato era tutto e lo Stato niente. Il divino mercato era la macchina e la matrice progressiva e positiva di ogni bene. Per contro lo Stato era un fattore ostacolo. [...] Quello che c'è stato finora è stato global order. Ora il rischio è l'evoluzione in un global disorder e il passaggio dalla pace mercantile a segmentazioni crescenti del mercato (ancora più dazi, di nuovo svalutazioni ecc....). Passando poi dallo scenario generale al particolare interno alle nostre società, la prospettiva a cui si dovrebbe poter guardare non è solo quella delle macerie della globalizzazione ma quella della ricostruzione. Un mondo che dovrebbe tornare ad essere quello che è stato possibile ancora negli anni Ottanta e Novanta, diverso da quello che si è rivelato prima illusorio e poi impossibile con gli ultimi anni, gli anni della estrema globalizzazione. Dopo l'ideologia del divino mercato, il ritorno dello Stato. Nello Stato e per lo Stato serve la politica"[1192].

La cosa più singolare di questa situazione è che ad avviare il globalismo verso la sua rovina sia il Paese di riferimento del globalismo stesso, quello da cui tutto ha origine: la Cina. Quella Cina che si appresta a diventare punto di riferimento del *nuovo ordine*, in virtù della sua presuntivamente efficacissima risposta alla pandemia. Poco importa se è ancora quantomeno prematuro cantar vittoria e se i numeri forniti da Pechino non siano verificabili: ciò che conta è l'immagine. Sarà allora compito degli storici, dei giornalisti e dei servizi segreti, una volta terminata l'emergenza, scoprire il motivo del fatale ritardo di Pechino nell'annunciare l'epidemia. Ma finché il PCC non chiarirà i suoi intenti, io rivendicherò con forza il diritto di puntare il dito contro la Cina per aver diffuso il contagio.

E non vedo perché tutto il mondo non dovrebbe fare altrettanto, perché non dovrebbe chiedersi *chi è stato?*. È un comportamento perfettamente naturale, e non c'è davvero alcun segno che l'uomo debba comportarsi diversamente da come si è sempre comportato. Se il disastro c'è stato, ci sono anche una motivazione e un colpevole, ed è solo questione di tempo prima che si riesca a scoprirlo e a togliere al responsabile quella veste di accidentalità di cui si è vestito per sfuggire al tribunale dell'umanità. Ciononostante, pur alla comune ricerca di un responsabile di questa pandemia, il mondo non si avvicinerà ulteriormente spinto dalla solidarietà, ma anzi si renderà conto di essere già talmente vicino e *aperto* da aver contribuito suo malgrado alla diffusione del contagio, laddove una minore apertura lo avrebbe certamente ridotto. Perché il virus si espande, uccide e contagia tanto più si sta vicini e tanto più i confini del villaggio globale si fanno ristretti: in questo caso l'unione non fa la forza.

Non diventerà nemmeno più solidale, il mondo, perché è proprio quando si (ri)scopre vulnerabile che l'uomo si dedica con tutte le sue forze a salvare sé stesso prima che gli altri. E non diverrà neppure più democratico, perché l'esperienza ci ha insegnato (o dovrebbe averlo fatto) che sono i sistemi politici autoritari i modelli vincenti, non quelli democratici. In caso di tempesta, la nave guidata da più comandanti aumenta il rischio di finire sugli scogli: ecco perché i principali governi autoritari sono sorti in seguito a periodi di grave crisi.

Ad ogni modo, la conclusione che possiamo trarre da tutta questa vicenda è che le grandi potenze muovono i loro apparati mediatici per attaccare gli avversari, manipolare l'opinione pubblica e perorare la propria causa contro i rivali. Che il Coronavirus sia o meno stato creato in laboratorio, a questo punto, non conta più nulla, perché in guerra vince chi sa sfruttare meglio e a proprio vantaggio l'informazione.

FINE

L'autore

Mi chiamo Thomas Pedretti, sono nato nel 1992 ed ho sempre avuto un grande interesse per le lingue; dopo aver studiato inglese, francese e spagnolo al liceo, ho iniziato a frequentare l'università e a portare avanti lo studio dell'inglese e del francese, a cui ho aggiunto lingue e culture nordiche, mia grande passione da sempre.

Ho moltissimi interessi che spaziano dalle automobili d'epoca alla cucina, alla poesia, all'arte ed alla musica. Ho scritto, nel corso degli anni, una sessantina tra racconti, poesie e saggi e sto lavorando ad un romanzo psicologico, col quale spero di avere maggior fortuna in termini di pubblicazione rispetto a questo saggio. A breve, inoltre, ho intenzione di pubblicare la mia prima raccolta di poesie, corredata di illustrazioni e disegni che ho eseguito io stesso.

Purtroppo (o per fortuna) sono generalmente molto critico e preferisco ricontrollare più e più volte ciò che scrivo, col risultato che alcuni miei lavori sono ancora in "fase dei revisione" dopo mesi o addirittura anni dal momento in cui ho finito di scriverli. Fa eccezione quest'opera, alla quale ho dato priorità assoluta e a cui mi sono dedicato alacremente, incontrando purtroppo gli ostacoli (indipendenti dalla mia volontà) di cui ho accennato nella prefazione.

Credo che la mia caratteristica principale sia quella di andare un po' "controcorrente" rispetto alle idee dominanti, il che mi porta ad avere non pochi scontri e discussioni con persone che hanno un punto di vista diverso dal mio. Cosa che, infatti, è accaduta anche con questo libro, a proposito del quale ho avuto modo di confrontarmi più o meno pacificamente con altre persone, ricevendo una certa dose di insulti tipici di chi non ha argomentazioni. Proprio per questo cerco sempre di informarmi su qualunque cosa prima di parlarne: voglio essere sicuro che il mio punto di vista – per quanto possa non essere condiviso – sia quantomeno inattaccabile. Soltanto quando ho questa sicurezza porto avanti una discussione, con rispetto del mio interlocutore e fornendo sempre le mie precise motivazioni.

Una frase che mi piace molto ripetere é: "Rispetto più chi ha un'idea diversa dalla mia ma con cognizione di causa, piuttosto di chi la pensa come me senza saperne il motivo".

Bibliografia e fonti

1) https://www.youtube.com/watch?v=k6HnuVHyEjw
2) https://www.senato.it/1025?sezione=120&articolo_numero_articolo=21
3) https://www.iusinitinere.it/liberta-despressione-diritto-fondamentale-indice-democrazia-3022
4) https://www.agi.it/estero/news/2020-02-26/coronavirus-contagi-cina-mondo-7232434/
5) https://www.agi.it/fact-checking/news/2020-03-06/coronavirus-posti-letto-ospedali-7343251/
6) https://www.nicolaporro.it/cosa-ci-dicono-i-numeri-sulla-pandemia/?fbclid=IwAR1VSCaeMtc-NVZ5ncdxJ515-9eujMiOKJrpyGu43WWxQVs2mGuFsF_ms1k
7) https://www.ilriformista.it/e-morto-li-wenliang-il-primo-medico-cinese-che-ha-lanciato-lallarme-coronavirus-45157/
8) https://www.tgcom24.mediaset.it/mondo/coronavirus-la-cina-si-scusa-con-il-medico-eroe-di-wuhan-punirlo-stato-un-errore_16345650-202002a.shtml?fbclid=IwAR2CjlhXJ5s7P0rcmKtFTXb3-YqYVLWFeTY3Dupooom4UOQBl1dZSb9KEZo
9) https://www.tempi.it/cina-wuhan-ai-fen-coronavirus-partito-comunista/
10) https://www.tempi.it/coronavirus-cina-li-wenliang-partito-comunista-wuhan/
11) Da Wikipedia: "Sina Weibo è un sito di microblogging cinese. È un ibrido fra Twitter e Facebook, è uno dei siti più frequentati della Cina, si calcola che più del 30% delle persone che hanno accesso a internet in Cina usi Sina Weibo, quasi come la penetrazione di mercato di Twitter negli Stati Uniti" (https://it.wikipedia.org/wiki/Sina_Weibo)
12) https://www.tempi.it/cina-coronavirus-solo-il-partito-comunista-puo-criticare-se-stesso/
13) https://www.tempi.it/cina-coronavirus-solo-il-partito-comunista-puo-criticare-se-stesso/
14) https://formiche.net/2020/03/le-tre-cose-xi-non-detto-wuhan/
15) https://www.tempi.it/cina-coronavirus-solo-il-partito-comunista-puo-criticare-se-stesso/
16) https://lanuovabq.it/it/lotta-al-coronavirus-tutti-affascinati-dalla-dittatura-cinese-meno-i-cinesi-stessi
17) https://www.money.it/Morti-coronavirus-Cina-nasconde-vero-numero-vittime-infetti
18) http://www.ansa.it/sito/notizie/mondo/2020/02/19/cina-revoca-tessera-a-3-giornalisti-wsj_6be955f0-383a-4aa8-855e-fdd184ebaa22.html?fbclid=IwAR0gJLVdZsL02wLrGe7ro-Tzc3GJtywyl1YEfPiazAeQHXGSVUNJ6iyZLk08
19) https://www.victimsofcommunism.org/sb/chinese-communist-party-world-health-organization-culpability-in-coronavirus-pandemic
20) https://formiche.net/2020/03/coronavirus-joshua-wong-cina-epidemia-wuhan/
21) https://formiche.net/2020/03/coronavirus-joshua-wong-cina-epidemia-wuhan/
22) https://www.nicolaporro.it/coronavirus-la-verita-nascosta-sul-primo-caso-in-cina/
23) https://lanuovabq.it/it/lotta-al-coronavirus-tutti-affascinati-dalla-dittatura-cinese-meno-i-cinesi-stessi
24) https://www.tempi.it/cina-coronavirus-che-razza-di-governo-e-questo/
25) https://lanuovabq.it/it/lotta-al-coronavirus-tutti-affascinati-dalla-dittatura-cinese-meno-i-cinesi-stessi
26) https://twitter.com/WHO/status/1217043229427761152?s=20
27) https://www.ilsole24ore.com/art/coronavirus-11-giorni-wuhan-che-avrebbero-potuto-salvarci-pandemia-ADyEnWI?fbclid=IwAR1JLIU9eJmNwCKuXUoMZsLCSxhi4U3IqlTj86riS63ruKk-MLMfvnLRgRXQ
28) https://www.tempi.it/cina-coronavirus-wuhan-xi-jinping-partito-comunista/
29) https://formiche.net/2020/03/coronavirus-esercito-usa-propaganda-cina/
30) https://www.nytimes.com/2020/02/07/health/cdc-coronavirus-china.html
31) https://www.startmag.it/mondo/coronavirus-covid-19/
32) https://it.wikipedia.org/wiki/Pandemia_di_COVID-19_del_2019-2020#Critiche_per_la_gestione_dell'epidemia
33) https://www.startmag.it/mondo/coronavirus-covid-19/
34) https://lanuovabq.it/it/lotta-al-coronavirus-tutti-affascinati-dalla-dittatura-cinese-meno-i-cinesi-stessi
35) https://www.ilprimatonazionale.it/cronaca/ritardi-omissioni-errori-oms-favorito-diffusione-coronavirus-155217/?fbclid=IwAR1tu7WXEDAPNdjq-tUJw5FDvyFGa4xcQuzrxXzKuMaho2KPe-SNNmnKrfmI
36) https://www.who.int/csr/don/12-january-2020-novel-coronavirus-china/en/

37) https://lanuovabq.it/it/lotta-al-coronavirus-tutti-affascinati-dalla-dittatura-cinese-meno-i-cinesi-stessi
38) https://www.who.int/csr/don/05-january-2020-pneumonia-of-unkown-cause-china/en/
39) http://www.atlanticoquotidiano.it/quotidiano/pechino-non-ha-informato-loms-di-sua-iniziativa-dubbi-sulla-prima-segnalazione-e-la-condivisione-del-genoma/?fbclid=IwAR0HlWWPTjb5Ix4ZqcqkJdoluuXdXYSn9lvIYaXgpguvPGpCyOxafZHAbGc
40) https://www.ilparagone.it/attualita/il-dossier-usa-che-fa-tremare-pechino-tutte-le-bugie-della-cina-sul-covid/?fbclid=IwAR2NcbmrPvfwBS5hGkvsjhIS0HES-TPXEiENPsg0G4QC_QmNTH4dcPyi-68
41) https://news.sky.com/story/coronavirus-who-not-invited-to-join-chinas-covid-19-investigations-11981193
42) https://apnews.com/68a9e1b91de4ffc166acd6012d82c2f9
43) https://apnews.com/68a9e1b91de4ffc166acd6012d82c2f9
44) https://apnews.com/68a9e1b91de4ffc166acd6012d82c2f9
45) https://formiche.net/2020/03/le-tre-cose-xi-non-detto-wuhan/
46) https://www.theguardian.com/world/2020/feb/04/blame-xi-jinping-absence-coronavirus-frontline-china-crisis
47) https://www.vice.com/en_ca/article/g5xykx/you-can-now-go-to-jail-in-china-for-criticizing-beijings-coronavirus-response
48) https://www.medrxiv.org/content/10.1101/2020.03.03.20029843v3
49) https://www.ilsole24ore.com/art/coronavirus-11-giorni-wuhan-che-avrebbero-potuto-salvarci-pandemia-ADyEnWI?fbclid=IwAR1JLIU9eJmNwCKuXUoMZsLCSxhi4U3IqlTj86riS63ruKk-MLMfvnLRgRXQ
50) https://www.scmp.com/news/china/society/article/3076323/third-coronavirus-cases-may-be-silent-carriers-classified
51) https://www.tempi.it/coronavirus-cina-contagi-italia-remuzzi-wuhan-app/
52) https://www.thestar.com.my/tech/tech-news/2020/03/23/people-in-china-need-a-green-light-from-alibaba-app-to-move-around-country
53) https://www.reuters.com/article/us-health-coronavirus-china-toll/hubei-relaxes-restrictions-as-chinas-new-coronavirus-infections-double-idUSKBN21B01X?feedType=RSS&feedName=worldNews
54) https://www.caixinglobal.com/2020-03-24/tencent-launches-student-health-tracking-system-as-china-schools-prepare-to-reopen-101533137.html
55) https://www.open.online/2020/03/28/coronavirus-le-morti-a-wuhan-potrebbero-essere-piu-di-dieci-volte-maggiori-delle-stime-ufficiali/?fbclid=IwAR30-6Bv53rA0oktRlJM--hejjN3bEsH5lQ0goz1tnMDeHEzJkxR8FDdUgQ
56) https://en.wikipedia.org/wiki/Wuhan
57) https://time.com/5811222/wuhan-coronavirus-death-toll/
58) https://www.ilprimatonazionale.it/esteri/coronavirus-cina-mentito-numero-morti-contagiati-151455/?fbclid=IwAR1sEo_xAn725Zerfg9I7nGN8dM3VUCMaNtlTWuX-PRsF89In_1TmtFaDUYo
59) https://www.liberoquotidiano.it/news/esteri/21673606/coronavirus_wuhan_foto_urne_cinerarie_cina_mente_numero_morti_almeno_dieci_volte_tanto.html?fbclid=IwAR0-WECCk-GTFSzHkmcDXz3NppdohbmXrmH-oGsRVt_lqRDxwo91q1faFVa0
60) https://www.ilfattoquotidiano.it/2020/03/25/coronavirus-in-cina-i-conti-non-tornano-i-dati-sono-troppo-facili-da-manipolare/5748904/
61) https://www.biorxiv.org/content/10.1101/2020.01.26.919985v1
62) https://www.money.it/Morti-coronavirus-Cina-nasconde-vero-numero-vittime-infetti
63) https://www.bloomberg.com/news/articles/2020-03-23/china-s-mobile-carriers-lose-15-million-users-as-virus-bites
64) https://www.ilfattoquotidiano.it/2019/12/02/cina-riconoscimento-facciale-obbligatorio-per-chi-acquista-una-nuova-sim/5589669/
65) https://www.ilfattoquotidiano.it/2020/03/25/coronavirus-in-cina-i-conti-non-tornano-i-dati-sono-troppo-facili-da-manipolare/5748904/
66) https://www.liberoquotidiano.it/news/esteri/21504145/coronavirus_cina_21_milioni_utenze_telefoniche_in_meno_in_tre_mesi_prova_insabbiato_strage.html
67) https://it.wikipedia.org/wiki/Gro_Harlem_Brundtland

68) https://www.money.it/Morti-coronavirus-Cina-nasconde-vero-numero-vittime-infetti
69) https://www.ilparagone.it/esteri/gli-007-usa-attaccano-la-cina-ha-mentito-sul-numero-di-contagie-morti/?fbclid=IwAR2EdDwgQ5FZHAbA9Hoc1lnSroURjkF5dvetgmlN8LOGU-WXMDKH9dqdMDds
70) https://osservatorerepubblicano.com/2020/04/02/intelligence-usa-la-cina-ha-falsificato-le-informazioni-sul-coronavirus/?fbclid=IwAR0ZNkTLH6qhkbeAA9-x97yXYMii-CcYeWobB91NO3iIVxlJBRdWZE2Q2BdQ
71) https://www.progettoprometeo.it/13-febbraio-la-cina-sapeva-gia-tutto-ma-protestava-per-i-voli-sospesi-perche/?fbclid=IwAR0TOMOxsLcC_RFl36liI7T65cvl-WukYLxfy_sqecXnHkER_TVaXZD8rDHs
72) https://osservatorerepubblicano.com/2020/04/02/intelligence-usa-la-cina-ha-falsificato-le-informazioni-sul-coronavirus/?fbclid=IwAR0ZNkTLH6qhkbeAA9-x97yXYMii-CcYeWobB91NO3iIVxlJBRdWZE2Q2BdQ
73) https://osservatorerepubblicano.com/2020/04/02/intelligence-usa-la-cina-ha-falsificato-le-informazioni-sul-coronavirus/?fbclid=IwAR0ZNkTLH6qhkbeAA9-x97yXYMii-CcYeWobB91NO3iIVxlJBRdWZE2Q2BdQ
74) https://www.ilfattoquotidiano.it/2020/04/01/coronavirus-gli-007-americani-la-cina-ha-fornito-intenzionalmente-numeri-falsi-sui-morti-e-contagiati/5757047/?fbclid=IwAR1F2Aygrb1FrY9Up2pbV_PhqEGTJOruFdrg31TvdRkgCtAcM0amBZ1HpV0
75) https://www.caixinglobal.com/2020-03-06/covid-19-patient-dies-days-after-being-declared-recovered-101524580.html
76) https://www.tempi.it/coronavirus-il-modello-cinese-ha-causato-il-disastro-altro-che-imitarlo/
77) http://www.atlanticoquotidiano.it/quotidiano/intenzioni-e-piani-di-pechino-la-strategia-di-esportazione-globale-del-modello-cina-con-le-buone-o-con-le-cattive/?fbclid=IwAR1DFm-UuTro-THwRVKKfC5W8k3U_wbQreVaXG-EuoS9u9Q6twXg0HKZ0wQQ
78) https://edition.cnn.com/2020/04/27/asia/cctv-cameras-china-hnk-intl/index.html
79) https://www.businessinsider.com/china-appears-upping-surveillance-coronavirus-putting-cameras-into-homes-2020-4?IR=T
80) https://www.tempi.it/cina-ora-il-regime-comunista-installa-telecamere-dentro-le-case/?fbclid=IwAR1huzGW91yMGyAJOGRg-pBHeJXbyY2LWBpMCqqtG_Hfu8nm8v8m00_OsB0
81) https://www.google.it/url?sa=t&rct=j&q=&esrc=s&source=web&cd=2&cad=rja&uact=8&ved=2ahUKEwiA-zOvC6ZDpAhUConEKHRsKDFEQFjABegQIARAB&url=http%3A%2F%2Fpechino.corriere.it%2F2015%2F10%2F12%2Fpechino-430-mila-telecamere-di-videosorveglianza-scrutata-tutta-la-citta%2F&usg=AOvVaw0oZGsIyxeKxFW0qbHD1rt
82) https://www.scmp.com/economy/china-economy/article/2186606/chinas-social-credit-system-shows-its-teeth-banning-millions
83) https://it.wikipedia.org/wiki/Sistema_di_credito_sociale
84) https://www.tempi.it/cina-partito-comunista-23-milioni-sistema-reputazione-personale/
85) https://www.tempi.it/videogallery/il-coronavirus-e-la-quarantena-con-caratteristiche-cinesi/
86) https://www.ilsole24ore.com/art/coronavirus-11-giorni-wuhan-che-avrebbero-potuto-salvarci-pandemia-ADyEnWI?fbclid=IwAR1JLIU9eJmNwCKuXUoMZsLCSxhi4U3IqlTj86riS63ruKk-MLMfvnLRgRXQ
87) https://www.tempi.it/cina-coronavirus-partito-comunista-yan-xiaowen-cheng/
88) https://www.tempi.it/cina-coronavirus-partito-comunista-yan-xiaowen-cheng/
89) https://formiche.net/2020/03/coronavirus-propaganda-cinese-anticorpi/
90) https://formiche.net/2020/03/cina-italia-special-relationship-fake/
91) https://formiche.net/2020/03/cina-italia-special-relationship-fake/
92) https://formiche.net/2020/03/stop-propaganda-cinese-avviso-garanzia-pompeo-g7/
93) https://www.foxnews.com/politics/coronavirus-wuhan-lab-china-compete-us-sources
94) https://www.nytimes.com/2020/04/22/us/politics/coronavirus-china-disinformation.html
95) https://formiche.net/2020/03/stop-propaganda-cinese-avviso-garanzia-pompeo-g7/
96) http://www.atlanticoquotidiano.it/quotidiano/si-diffonde-in-italia-il-virus-della-propaganda-cinese-boom-di-casi-positivi-tra-politici-commentatori-e-virologi/
97) https://www.agi.it/estero/news/2020-03-17/coronavirus-cina-indignata-tweet-trump-virus-cinese-7600062/

98) http://www.atlanticoquotidiano.it/quotidiano/per-salvare-la-faccia-a-teheran-hezbollah-accusa-un-monaco-giunto-dallitalia-di-essere-luntore/
99) https://www.who.int/emergencies/diseases/novel-coronavirus-2019/technical-guidance/naming-the-coronavirus-disease-(covid-2019)-and-the-virus-that-causes-it
100) https://www.who.int/mediacentre/news/notes/2015/naming-new-diseases/en/
101) http://www.atlanticoquotidiano.it/quotidiano/si-diffonde-in-italia-il-virus-della-propaganda-cinese-boom-di-casi-positivi-tra-politici-commentatori-e-virologi/
102) http://www.atlanticoquotidiano.it/quotidiano/in-piena-pandemia-revisionista-pechino-lancia-la-sua-controffensiva-il-partito-ha-sconfitto-il-virus/
103) http://www.ansa.it/sito/notizie/mondo/notiziario_xinhua/2020/03/11/covid-19-cina-modello-globale-per-lotta-ai-contagi-7_7982c6d5-97d1-4524-b901-33f71d9e67ae.html
104) http://www.ansa.it/sito/notizie/mondo/dalla_cina/2020/03/09/coronavirus-la-cina-dona-20-milioni-di-dollari-alloms_880e9d85-d31c-489a-a85c-1f11107fa8ff.html
105) https://www.nicolaporro.it/coronavirus-ora-tocca-a-noi-aiutare-lamerica/
106) https://www.money.it/coroavirus-cosa-sta-facendo-OMS-luci-ombre
107) http://www.atlanticoquotidiano.it/quotidiano/in-piena-pandemia-revisionista-pechino-lancia-la-sua-controffensiva-il-partito-ha-sconfitto-il-virus/
108) https://www.liberoquotidiano.it/news/italia/13567094/coronavirus-prato-cartelli-brutto-raffreddore-denuncia-consigliere-lega.html
109) https://www.secoloditalia.it/2019/11/pd-senza-vergogna-bibbiano-e-solo-un-raffreddore-il-centrodestra-allucinante/
110) https://voxnews.info/2020/03/06/coronavirus-formigli-in-cina-hanno-il-vantaggio-della-dittatura-video/
111) http://www.atlanticoquotidiano.it/quotidiano/in-piena-pandemia-revisionista-pechino-lancia-la-sua-controffensiva-il-partito-ha-sconfitto-il-virus/
112) https://www.corriere.it/esteri/20_marzo_09/coronavirus-wuhan-nuovi-casi-6b1bdccc-61eb-11ea-9897-5c6f48cf812d_preview.shtml?reason=unauthenticated&cat=1&cid=LPrCBl-n&pids=FR&credits=1&origin=
https%3A%2F%2Fwww.corriere.it%2Festeri%2F20_marzo_09%2Fcoronavirus-wuhan-nuovi-casi-6b1bdccc-61eb-11ea-9897-5c6f48cf812d.shtml.
113) http://www.atlanticoquotidiano.it/quotidiano/in-piena-pandemia-revisionista-pechino-lancia-la-sua-controffensiva-il-partito-ha-sconfitto-il-virus/
114) https://www.tempi.it/coronavirus-il-modello-cinese-ha-causato-il-disastro-altro-che-imitarlo/
115) https://lanuovabq.it/it/lotta-al-coronavirus-tutti-affascinati-dalla-dittatura-cinese-meno-i-cinesi-stessi
116) https://www.nicolaporro.it/e-ora-vogliono-censurare-i-medici/
117) https://www.poynter.org/coronavirusfactsalliance/
118) https://www.ilprimatonazionale.it/cronaca/unita-anti-fake-news-governo-repubblica-puente-152158/?fbclid=IwAR0VzKpnpzXlEH5Ud-JEi0AOywDV_Y0ZzX9sQAD9QnnMWuJm1QI2GK9IZrLU
119) https://www.medicalfacts.it/2020/04/14/coronavirus-una-proposta-per-riaprire-litalia/?fbclid=IwAR3mdHOVDiz9YUwHJ8WOEQgRwJb1L5EqkPUyIJdd1GsPb2vaxXITyhEobpg
120) https://www.rai.it/ufficiostampa/assets/template/us-articolo.html?ssiPath=/articoli/2020/03/Rai-al-via-task-force-contro-fakenews-su-coronavirus-37e8f108-ba8b-4af7-a799-5f2619cb6571-ssi.html
121) https://formiche.net/2020/03/coronavirus-propaganda-cinese-anticorpi/
122) https://formiche.net/2020/03/coronavirus-propaganda-cinese-anticorpi/
123) https://formiche.net/2020/03/coronavirus-propaganda-cinese-anticorpi/
124) https://quifinanza.it/finanza/coronavirus-allarme-moodys-italia-recessione/356829/
125) https://www.ilparagone.it/attualita/riaprire-industrie-blocco-pesa-pil/
126) https://www.indelebiliweb.it/2020/03/10/pechino-chiede-alle-aziende-cinesi-di-inviare-immediatamente-in-italia-respiratori-e-2-milioni-di-mascherine/
127) https://formiche.net/2020/03/cina-italia-special-relationship-fake/
128) https://formiche.net/2020/03/cina-italia-special-relationship-fake/
129) https://formiche.net/2020/03/cina-propaganda-cinese/
130) http://www.ansa.it/sito/notizie/politica/2020/03/10/coronavirus-di-maio-dalla-cina-mille-ventilatori-polmonari-e-100-mila-mascherine_afa91b41-6356-4cbf-bd51-ce6139be9403.html

131) https://www.milanofinanza.it/news/mille-respiratori-dalla-cina-grazie-a-di-maio-intesa-ricciardi-e-class-202003111704188468
132) https://www.wsj.com/articles/chinas-coronavirus-diplomacy-11584744628
133) https://www.tpi.it/opinioni/cina-coronavirus-mascherine-italia-non-diventi-portavoce-20200317567321/
134) https://www.ilgiornale.it/news/politica/mascherine-lue-abbandona-litalia-1837056.html
135) https://www.ilfoglio.it/cronache/2020/03/12/news/ma-quali-aiuti-della-cina-contro-il-virus-e-tutta-roba-che-compriamo-306324/
136) https://www.nytimes.com/2020/03/18/world/asia/coronavirus-china-aid.html
137) https://spectator.us/italy-china-ppe-sold-coronavirus/
138) https://www.ilfoglio.it/cronache/2020/03/12/news/ma-quali-aiuti-della-cina-contro-il-virus-e-tutta-roba-che-compriamo-306324/
139) https://www.agi.it/cronaca/news/2020-03-11/coronavirus-como-mascherine-cina-7440513/
140) https://www.corriere.it/tecnologia/20_marzo_07/coronavirus-xiaomi-dona-decine-migliaia-mascherine-protezione-civile-989a2e9c-5f93-11ea-aff4-965334470b76_preview.shtml?reason=unauthenticated&cat=1&cid=1xDJKMtX&pids=FR&credits=1&origin=https%3A%2F%2Fwww.corriere.it%2Ftecnologia%2F20_marzo_07%2Fcoronavirus-xiaomi-dona-decine-migliaia-mascherine-protezione-civile-989a2e9c-5f93-11ea-aff4-965334470b76.shtml
141) https://www.ilfoglio.it/politica/2020/03/13/news/che-cosa-c-e-dietro-il-mistero-della-donazione-cinese-all-italia-306507/
142) https://www.ilfoglio.it/politica/2020/03/13/news/che-cosa-c-e-dietro-il-mistero-della-donazione-cinese-all-italia-306507/
143) https://www.ilfoglio.it/politica/2020/03/13/news/che-cosa-c-e-dietro-il-mistero-della-donazione-cinese-all-italia-306507/
144) https://www.ilfoglio.it/politica/2020/03/13/news/che-cosa-c-e-dietro-il-mistero-della-donazione-cinese-all-italia-306507/
145) https://www.ilgiorno.it/milano/cronaca/coroavirus-mascherine-1.5067609
146) https://www.foxnews.com/world/china-money-coronavirus-spain-467-million-faulty-supplies
147) https://www.foxnews.com/world/netherlands-becomes-latest-country-to-reject-china-made-coronavirus-test-kits-gear
148) https://www.dagospia.com/rubrica-29/cronache/bot-sotto-tetto-ndash-quasi-meta-tweet-pubblicati-231759.htm?fbclid=IwAR1w2wPKKyIb_DRPkxhnd1p88T6On0JU-jEi4lwrc8RnlkCXHf8xKKgwqR4Q
149) https://formiche.net/2020/03/cina-propaganda-twitter-bot-alkemy/
150) https://pagellapolitica.it/blog/show/646/il-video-che-mostra-la-propaganda-cinese-sullitalia-e-il-covid-19
151) https://formiche.net/2020/03/cina-coronavirus-nato-italia-pcc/?fbclid=IwAR2YWb-BlYYnHJIE10Whoh6FXCeinwkQ7uiEX0mGDlvltSsGM63892Su4rt8
152) https://formiche.net/2020/03/cina-coronavirus-nato-italia-pcc/?fbclid=IwAR2YWb-BlYYnHJIE10Whoh6FXCeinwkQ7uiEX0mGDlvltSsGM63892Su4rt8
153) https://formiche.net/2020/03/cina-coronavirus-nato-italia-pcc/?fbclid=IwAR2YWb-BlYYnHJIE10Whoh6FXCeinwkQ7uiEX0mGDlvltSsGM63892Su4rt8
154) https://www.ilfoglio.it/esteri/2020/03/24/news/propaganda-virale-307012/?underPaywall=true
155) http://www.xinhuanet.com/english/2020-03/11/c_138866753.htm
156) http://www.xinhuanet.com/english/2020-03/11/c_138866753.htm
157) https://formiche.net/2020/03/usa-russia-coronavirus-aviano/?fbclid=IwAR2EZ8JTbOOX-jEy4fBnDRp9DZ2sJYQNv5eAaTewOUU5BW7N_iHumX4ulCA
158) https://it.usembassy.gov/it/gli-stati-uniti-inviano-allitalia-attrezzature-per-la-lotta-al-covid-19-22-marzo-2020/
159) https://www.lastampa.it/esteri/2020/03/31/news/coronavirus-trump-promette-a-conte-100-milioni-di-dollari-in-forniture-mediche-1.38658123
160) https://formiche.net/2020/03/usa-russia-coronavirus-aviano/?fbclid=IwAR2EZ8JTbOOX-jEy4fBnDRp9DZ2sJYQNv5eAaTewOUU5BW7N_iHumX4ulCA
161) https://www.ilprimatonazionale.it/cronaca/coronavirus-governo-modello-coreano-schedatura-massa-arrivo-150457/?fbclid=IwAR2SIe2AItd4yMqiI-CaHWs2n8pPQSu3keEkO5E6XCJ5KKTvg_WvpFkb7BoM

162) https://mises.org/wire/markets-vs-socialism-why-south-korean-healthcare-outperforming-italy-covid-19?fbclid=IwAR1wPKYU2iClEJmmAVE0h16Da13tYVAyHdKfG1rnNICe-XyJhYoa02niV0UE
163) https://formiche.net/2020/03/amodello-wuhan-corea-sud/
164) https://www.ilriformista.it/cosi-la-corea-ha-sconfitto-il-coronavirus-unapp-per-tracciare-spostamenti-dei-contagiati-64615/?refresh_ce
165) https://www.ilprimatonazionale.it/cronaca/coronavirus-app-osservare-movimenti-morte-nostra-liberta-153128/?fbclid=IwAR3h7kp7QnqtxB-AqnztcFbGRg2hVnVvSD2vPv70fDWkAwEdgdxt2DaXZYk
166) https://www.ilprimatonazionale.it/approfondimenti/coronavirus-zuckerberg-lancia-mappe-contagio-targate-facebook-153781/?fbclid=IwAR1N7eg8U7MyImZvtNtf2zPXGQTER6HnxVaS2hqBf2kB__MvyxXmRtzYNR8
167) https://www.nytimes.com/2015/01/20/science/facebook-knows-you-better-than-anyone-else.html
168) https://www.ilgiornale.it/news/politica/e-premier-sbianchetta-app-immuni-potrebbe-violare-regole-1858618.html
169) https://www.ilprimatonazionale.it/cronaca/app-movimenti-test-friuli-venezia-giulia-precedente-cinese-153107/?fbclid=IwAR2IvwmWGfz_7_cG8_vp38IuYb_A5rce-H5IjwhFu8dPtpQMgK0uhgwQmIQ
170) https://www.ansa.it/sito/notizie/economia/2020/04/08/ferrari-app-tracciamento-per-dipendenti_ef713cb1-03cd-47a9-a9c2-02194b057dd4.html
171) https://www.ariannaeditrice.it/articoli/il-virus-passera-non-passera-la-paranoia-del-potere?fbclid=IwAR1Td4xuPSkA0czo-y7ypNb3fzBg1fQ0_Sg5ImwfzjtDiYQ8yV6uNPMlczE
172) https://www.ilsole24ore.com/art/app-tracing-distribuita-prima-versione-tecnologia-google-apple-ADNmMVN?utm_term=Autofeed&utm_medium=TWSole24Ore&utm_source=Twitter#Echobox=1588181181
173) https://www.corriere.it/politica/20_aprile_29/coronavirus-colao-un-apertura-ondate-testare-sistema-l-app-entro-maggio-oppure-servira-poco-731741c6-8993-11ea-8073-abbb9eae2ee6_preview.shtml?reason=unauthenticated&cat=1&cid=Dtol_9b8&pids=FR&credits=1&origin=https%3A%2F%2Fwww.corriere.it%2Fpolitica%2F20_aprile_29%2Fcoronavirus-colao-un-apertura-ondate-testare-sistema-l-app-entro-maggio-oppure-servira-poco-731741c6-8993-11ea-8073-abbb9eae2ee6.shtml
174) https://www.ilparagone.it/attualita/app-tracciamento-coronavirus/?fbclid=IwAR2m8Jrp7s2NIUH9_mxG-nyltp1jt25NYQAsG0XmfAGD40TgLpb_OVTRxhU
175) https://www.secoloditalia.it/2020/04/presidente-mattarella-partecipiamo-al-golpe-o-lo-blocchiamo-subito/2/?fbclid=IwAR19Pa2cS175uG5d9B0wcplPiU80sBf0j6T7ceZRi4UERofW-Nir_lYkuUp0
176) https://www.ilgiornale.it/news/politica/vittorio-colao-fa-tremare-poltrona-conte-1853216.html
177) https://www.ilpost.it/2018/07/01/mckinsey-consulenza-sudafrica/
178) https://en.wikipedia.org/wiki/McKinsey_%26_Company
179) https://www.vox.com/science-and-health/2019/12/13/21004456/bill-gates-mckinsey-global-public-health-bcg
180) https://it.wikipedia.org/wiki/Domenico_Arcuri
181) https://www2.deloitte.com/us/en/pages/operations/articles/excellence-in-social-and-community-investment.html
182) http://www.rainews.it/dl/rainews/media/Bilderberg-sceglie-Italia-dal-7-al-10-giugno-Torino-club-fondato-da-Rockefeller-584cdab6-3ffd-489a-9589-47436c5b2bd3.html#foto-1
183) https://it.wikipedia.org/wiki/Vittorio_Colao
184) https://www.corriere.it/economia/leconomia/18_maggio_18/colao-tutti-vogliono-ma-sua-scelta-un-altra-null-12307b22-5abd-11e8-be88-f6b7fbf45ecc.shtml
185) https://www.gavi.org/news/media-room/gavi-partners-vodafone-bolster-supply-chain-africa
186) https://www.theguardian.com/world/2013/jun/06/nsa-phone-records-verizon-court-order
187) https://www.affaritaliani.it/mediatech/vittorio-colao-entrera-nel-fondo-general-atlantic-per-i-settori-tecnologici-614698.html
188) https://www.corriere.it/economia/consumi/20_marzo_25/coronavirus-nostri-dati-solo-salvarci-poi-uscire-crisi-8223aeca-6e09-11ea-9b88-27b94f5268fe.shtml
189) https://www.agi.it/politica/news/2020-04-29/fase-2-colao-riaperture-lockdown-app-8468017/

190) https://www.affaritaliani.it/blog/lampi-del-pensiero/coronavirus-vittorio-colao-e-la-task-force-liberista-fino-al-midollo-665691.html
191) https://www.ilgiornale.it/news/politica/vittorio-colao-fa-tremare-poltrona-conte-1853216.html
192) https://www.ilgiornale.it/news/politica/vittorio-colao-fa-tremare-poltrona-conte-1853216.html
193) https://www.corriere.it/politica/20_aprile_15/coronavirus-colao-riunisce-task-force-l-idea-far-ripartire-prima-aree-meno-fabbriche-e93c0a38-7ed2-11ea-a4e3-847238ee431e_preview.shtml?reason=unauthenticated&cat=1&cid=WM-Q_5yn&pids=FR&credits=1&origin=https%3A%2F%2Fwww.corriere.it%2Fpolitica%2F20_aprile_15%2Fcoronavirus-colao-riunisce-task-force-l-idea-far-ripartire-prima-aree-meno-fabbriche-e93c0a38-7ed2-11ea-a4e3-847238ee431e.shtml
194) https://www.ilprimatonazionale.it/cronaca/conte-app-immuni-colao-bacchetta-governo-tracciare-contatti-154637/?fbclid=IwAR1P1CH0TXv1SHdj0dGLGt6RUJE-ZhYKbDSQtO9UoBKZdaIv_TQra90fKheM
195) https://www.ilprimatonazionale.it/cronaca/conte-app-immuni-colao-bacchetta-governo-tracciare-contatti-154637/?fbclid=IwAR1P1CH0TXv1SHdj0dGLGt6RUJE-ZhYKbDSQtO9UoBKZdaIv_TQra90fKheM
196) https://www.ansa.it/sito/notizie/politica/2019/12/17/innovazione-la-presentazione-del-piano-nazionale-diretta_98b0b10e-46bb-4bb3-a0fe-65b4fae85fcd.html?fbclid=IwAR3RUKi70lY1vbyIyv_08Q1CNIarfZ5i8hinecvK-cuwcrrjigwbibiRzY
197) https://www.ilprimatonazionale.it/primo-piano/app-immuni-opposizione-attacca-privacy-rischio-arcuri-parlamento-153745/
198) https://www.ilsole24ore.com/art/bending-spoons-spa-milanese-che-traccera-covid-19-movida-disco-e-matrix-ADplprK
199) https://www.ilsole24ore.com/art/coronavirus-salotto-buono-app-immuni-mediobanca-berlusconi-jr-ADYBWxK
200) https://it.wikipedia.org/wiki/Davide_Serra
201) https://www.corriere.it/moda/20_marzo_28/renzo-rosso-come-convivere-il-virus-salvare-l-economia-ebf052fe-70ca-11ea-a7a2-3889c819a91b_preview.shtml?reason=unauthenticated&cat=1&cid=_1mAfE-A&pids=FR&credits=1&origin=https%3A%2F%2Fwww.corriere.it%2Fmoda%2F20_marzo_28%2Frenzo-rosso-come-convivere-il-virus-salvare-l-economia-ebf052fe-70ca-11ea-a7a2-3889c819a91b.shtml
202) https://www.ilsole24ore.com/radiocor/nRC_10.12.2019_20.02_61617929
203) https://www.ilprimatonazionale.it/primo-piano/app-immuni-opposizione-attacca-privacy-rischio-arcuri-parlamento-153745/
204) https://www.ilprimatonazionale.it/primo-piano/app-immuni-opposizione-attacca-privacy-rischio-arcuri-parlamento-153745/
205) https://formiche.net/2020/04/immuni-bending-spoons-dubaldo/
206) https://www.ilparagone.it/attualita/cina-italia-servizi-segreti/?fbclid=IwAR2G2wlRXqZ27qPtfRfNVWiJRHfHmLzhvTPZKrdtitNg-Cah4QrWPGMBBPf0
207) https://www.lastampa.it/topnews/primo-piano/2020/04/28/news/servizi-in-allarme-da-immuni-alla-borsa-le-tante-piste-che-portano-alla-cina-1.38772599
208) https://www.lastampa.it/topnews/primo-piano/2020/04/28/news/servizi-in-allarme-da-immuni-alla-borsa-le-tante-piste-che-portano-alla-cina-1.38772599
209) https://www.mass.gov/info-details/learn-about-the-community-tracing-collaborative
210) https://www.pih.org/ma-response
211) https://www.pih.org/partnerships
212) https://www.pih.org/media-coverage/forbes-does-paul-farmer-have-the-ebola-solution-george-soros-is-spending-4
213) https://www.pih.org/partnerships
214) https://www.pih.org/pages/our-founders
215) https://www.ilprimatonazionale.it/primo-piano/alleanza-soros-gates-clinton-lancia-sistema-tracciamento-contagi-usa-156415/?fbclid=IwAR2hPpPAm0QCg5UBbxyyB1loaF_Jwme0xaF-WvMOZTcOx53xFPhGpeiP0vnc
216) https://www.corriere.it/cronache/20_marzo_16/coronavirus-cosi-veneto-si-attrezza-fare-tamponi-strada-zaia-pronti-coprifuoco-711870b0-6748-11ea-93a4-da8ab3a8afb1_preview.shtml?rea-

son=unauthenticated&cat=1&cid=zhxUOhKx&pids=FR&credits=1&origin=https%3A%2F%2Fwww.corriere.it%2Fcronache%2F20_marzo_16%2Fcoronavirus-cosi-veneto-si-attrezza-fare-tamponi-strada-zaia-pronti-coprifuoco-711870b0-6748-11ea-93a4-da8ab3a8afb1.shtml
217) https://www.alvolante.it/news/coronavirus-tampone-si-fa-auto-368258
218) https://www.ilprimatonazionale.it/primo-piano/coronavirus-test-italiano-patente-immunita-152378/?fbclid=IwAR2aBla3lORs1JJDmzq9wfEk4X4sRsJH38gxbW5b35WM04Je_E1Cx0Oc5Fg
219) https://www.ilprimatonazionale.it/cronaca/basta-tamponi-test-anticorpi-casa-152353/?fbclid=IwAR0b2lv_WnNj9wRZWRhlL7CRjOX1PvyGf7Eq_lE-MemZs61yXS1uVtzxTY_c
220) https://www.youtube.com/watch?v=z7LPAqOjqv4&feature=emb_title
221) https://www.open.online/2020/05/03/coronavirus-la-cura-col-plasma-funziona-si-ma-ci-sono-dei-limiti/
222) Prima regione italiana in cui la terapia al plasma è stata sperimentata.
223) https://www.ansa.it/lombardia/notizie/2020/05/02/fontana-cura-san-matteo-con-plasma-incredibile-traguardo_9c20fdea-d128-43b5-a3e1-ae87fe3df3f5.html
224) http://www.buonsangue.net/diario/il-plasma-come-possibile-cura-anti-covid-ma-il-professor-ricciardi-a-presadiretta-spara-sui-plasmaderivati/?fbclid=IwAR2njSSFMVYwiAKzx53nbFg-GlwLdFFtjU75tl3RBPIqvNY0xXmxMDXy7RjQ
225) https://www.ibs.it/sangue-infetto-catastrofe-sanitaria-incredibile-ebook-michele-de-lucia/e/9788857548333
226) http://www.italiaplasma.it/medicinali-plasmaderivati/
227) https://www.wired.it/scienza/medicina/2020/05/06/coronavirus-terapia-plasma-fake-news/
228) https://www.centronazionalesangue.it/node/671
229) http://www.buonsangue.net/diario/il-plasma-come-possibile-cura-anti-covid-ma-il-professor-ricciardi-a-presadiretta-spara-sui-plasmaderivati/?fbclid=IwAR2njSSFMVYwiAKzx53nbFg-GlwLdFFtjU75tl3RBPIqvNY0xXmxMDXy7RjQ
230) https://www.laverita.info/salvo-vite-con-il-plasma-iperimmune-e-da-roma-mi-mandano-i-carabinieri-2645916290.html
231) https://gazzettadimantova.gelocal.it/mantova/cronaca/2020/05/03/news/mantova-la-cura-del-plasma-finisce-sotto-la-lente-dei-nas-1.38798052?fbclid=IwAR3esyrTQ9WiGy-IIx9aaC8TvJ4gycq6Wm_7s1SpuBcXUvkIIh_uVPZlgfqA
232) https://www.ilparagone.it/attualita/de-donno-cura-plasma/?fbclid=IwAR0_V_NkWL8fug3kR6jWUICvlfDkntuofMQrJ3xNzG48diLvE-n_MDR5hl4
233) https://www.ilprimatonazionale.it/cronaca/coronavirus-terapia-plasma-iperimmune-155295/?fbclid=IwAR3UxNhXO0A_uy4S50hne-SvS6pPJ6HTwDTXyNoYPlCTCrBvQ_PomI4J7SDI
234) https://www.corriere.it/cronache/20_maggio_04/coronavirus-de-donno-la-terapia-il-plasma-funziona-55983f4a-8dcd-11ea-b08e-d2743999949b_preview.shtml?reason=unauthenticated&cat=1&cid=FO4Kvq2e&pids=FR&credits=1&origin=https%3A%2F%2Fwww.corriere.it%2Fcronache%2F20_maggio_04%2Fcoronavirus-de-donno-la-terapia-il-plasma-funziona-55983f4a-8dcd-11ea-b08e-d2743999949b.shtml
235) https://www.laverita.info/salvo-vite-con-il-plasma-iperimmune-e-da-roma-mi-mandano-i-carabinieri-2645916290.html
236) https://www.leggo.it/esteri/news/bill_gates_plasma_iperimmune_trattamento_covid_19-5209864.html?fbclid=IwAR1eOn5WnlQSbZh6kj1BbHrgtKkFSBCvOsFyYWM-kskDMlu3dRF0TWDSWUY
237) https://blogs.microsoft.com/blog/2020/04/20/helping-survivors-become-heroes/
238) https://blogs.microsoft.com/blog/2020/04/20/helping-survivors-become-heroes/
239) https://www.agi.it/cronaca/news/2020-05-05/coronavirus-sindaco-robbio-roberto-francese-test-sierologici-diasorin-8521574/
240) https://www.iltempo.it/cronache/2020/03/07/news/nicola-zingaretti-lazio-positivo-coronavirus-sto-bene-regione-lazio-partito-democratico-aperitivo-milano-instagram-1291978/
241) Movimento giovanile spontaneo e presuntivamente apolitico nato, caso forse unico nella storia, per protestare contro l'opposizione (Lega, Fratelli d'Italia e Forza Italia) e non contro il governo.
242) https://www.dire.it/05-02-2020/418313-le-sardine-unica-mascherina-utile-e-quella-della-cultura/

243) https://www.ilprimatonazionale.it/primo-piano/anche-il-razzismo-e-un-virus-il-ritorno-delle-sardine-da-un-altro-pianeta-150583/
244) https://www.ilprimatonazionale.it/cronaca/coronavirus-la-sardina-contro-le-restrizioni-e-come-durante-il-fascismo-150827/
245) https://www.ilprimatonazionale.it/politica/multe-3mila-euro-viola-misure-conte-altro-decreto-facebook-150868/
246) https://www.ilgiornale.it/news/cronache/coronavirus-ecco-perch-deadline-potrebbe-essere-31-luglio-1845508.html
247) https://www.agi.it/cronaca/news/2020-02-23/coronavirus-italia-morti-7175602/
248) https://www.dagospia.com/rubrica-3/politica/39-39-new-york-times-39-39-spiega-tutti-disastri-causati-231100.htm?fbclid=IwAR27tkqyiOGgwLF7l58AsqzYwUGSPH4KqHdyA-GeV7fzMS7h0EEG5FLt5Rzs
249) https://www.ilfattoquotidiano.it/2020/03/20/coronavirus-loms-le-mascherine-servono-a-medici-e-infermieri-non-indossatele-se-non-avete-malati-in-casa/5743922/
250) https://www.who.int/publications-detail/advice-on-the-use-of-masks-in-the-community-during-home-care-and-in-healthcare-settings-in-the-context-of-the-novel-coronavirus-(2019-ncov)-outbreak
251) https://www.evidence.it/articolodettaglio/209/it/560/mascherina-per-tutti-la-scienza-dice-s%C3%AC%0D%0A/articolo
252) http://accountingweekly.com/face-masks-pose-serious-risks-to-the-healthy-blaylock/
253) https://www.ilgiornale.it/news/cronache/l-allarme-dei-dottori-mascherine-adesso-possono-fare-danni-1865747.html
254) https://www.corriere.it/esteri/20_maggio_02/coronavirus-tanti-dietrofront-dell-oms-tamponi-mascherine-fino-modello-svezia-bdf2c712-8bb7-11ea-b0cd-a1732823ac8b_preview.shtml?reason=unauthenticated&cat=1&cid=HOgetzrI&pids=FR&credits=1&origin=https%3A%2F%2Fwww.corriere.it%2Festeri%2F20_maggio_02%2Fcoronavirus-tanti-dietrofront-dell-oms-tamponi-mascherine-fino-modello-svezia-bdf2c712-8bb7-11ea-b0cd-a1732823ac8b.shtml
255) https://www.liberoquotidiano.it/news/italia/13566329/coronavirus-primo-italiano-contagiato-lombardia-chi-e-ricerca-persone-contatto-caso-confermato.html
256) https://www.gazzettaufficiale.it/atto/serie_generale/caricaDettaglioAtto/originario?atto.dataPubblicazioneGazzetta=2020-02-01&atto.codiceRedazionale=20A00737&elenco30giorni=false
257) https://www.progettoprometeo.it/13-febbraio-la-cina-sapeva-gia-tutto-ma-protestava-per-i-voli-sospesi-perche/?fbclid=IwAR0TOMOxsLcC_RFl36liI7T65cvl-WukYLxfy_sqecXnHkER_TVaXZD8rDHs
258) https://www.progettoprometeo.it/13-febbraio-la-cina-sapeva-gia-tutto-ma-protestava-per-i-voli-sospesi-perche/?fbclid=IwAR0TOMOxsLcC_RFl36liI7T65cvl-WukYLxfy_sqecXnHkER_TVaXZD8rDHs
259) https://www.progettoprometeo.it/13-febbraio-la-cina-sapeva-gia-tutto-ma-protestava-per-i-voli-sospesi-perche/?fbclid=IwAR0TOMOxsLcC_RFl36liI7T65cvl-WukYLxfy_sqecXnHkER_TVaXZD8rDHs
260) https://www.ilgiorno.it/cronaca/coronavirus-1.5006976
261) https://www.ilgiornale.it/news/cronache/regione-rossa-usa-ordinanze-pararsi-spalle-e-anziani-muoiono-1855282.html?utm_term=Autofeed&utm_medium=Social&utm_source=Facebook&fbclid=IwAR3taUB-sfJ77AxzmDu-nypux2aFRFZgdVGTJMY4QNwyiJFna93JVoNfwBl4#Echobox=1587221249
262) https://www.liberoquotidiano.it/news/italia/21866834/coronavirus_attilio_fontana_accuse_anziani_morti_rsa_defunti_bonaccini_emilia_romagna_taciuti.html?fbclid=IwAR2_V0cdLdgbctEbgcoSo7tdDTw6JfwSxod9SEQTV3XX6SiqlckC4KY_IYY
263) https://www.ilgiornale.it/news/cronache/virus-strage-silenziosa-emilia-si-sono-dimenticati-noi-1853103.html?fbclid=IwAR2rrtfoJcM0sqjdKAoSGANruKhOlYJrxZrNOP0-GlJOfEJYIxqv0DMzalA
264) https://www.affaritaliani.it/roma/coronavirus-mascherine-zingaretti-rimedia-una-fregatura-da-11-mln-di-euro-664404.html?refresh_ce /
265) https://www.ilprimatonazionale.it/cronaca/coronavirus-medico-governo-negato-mergenza-non-dare-ragione-salvini-153415/?fbclid=IwAR2rTPWAJlE4rSK0hE9sNXP9zJD26_Yq54nAp-DmLiVY6ZSh7vpWMSO7dvuw

266) https://www.ilprimatonazionale.it/cronaca/coronavirus-indiscrezione-di-fox-news-intelligence-usa-avverti-il-governo-italiano-a-fine-anno-150274/?fbclid=IwAR1qiJylRY1YMOBJE9J2deHH88LwvGL3FF8jqMZmKTA7jqiwzwxs3ex-sZkU
267) https://www.ilriformista.it/coronavirus-lintelligence-americana-avverti-il-governo-italiano-dei-rischi-65617/?refresh_ce
268) https://www.liberoquotidiano.it/news/italia/21384399/coronavirus_rapporti_intelligence_governo_italiano_sapeva_problema_sottovalutato_agito_dopo_settimane.html?fbclid=IwAR1AEs0OSl6EnlOP7giHNNzrPfrV9VOjTNPnlFiUXsj0JqMZAeMCgKuCu4A
269) https://www.lastampa.it/esteri/2020/04/17/news/coronavirus-l-intelligence-americana-avverti-israele-lo-scorso-novembre-1.38729557
270) https://www.gazzettaufficiale.it/eli/id/2020/02/01/20A00737/sg
271) https://www.corriere.it/politica/20_aprile_21/coronavirus-da-gennaio-c-piano-segreto-troppo-drammatico-dirlo-2461f702-83a7-11ea-ba93-4507318dbf14_preview.shtml?reason=unauthenticated&cat=1&cid=CyeRL4R3&pids=FR&credits=1&origin=https%3A%2F%2Fwww.corriere.it%2Fpolitica%2F20_aprile_21%2Fcoronavirus-da-gennaio-c-piano-segreto-troppo-drammatico-dirlo-2461f702-83a7-11ea-ba93-4507318dbf14.shtml
272) https://www.truenumbers.it/residuo-fiscale/
273) https://quifinanza.it/fisco-tasse/pressione-fiscale-quali-regioni-pagano-piu-tasse/299320/
274) https://www.wired.it/economia/business/2018/10/25/europa-regioni-ricerca-sviluppo-lombardia/
275) https://milano.repubblica.it/cronaca/2020/05/05/news/coronavirus_il_vicepresidente_sala_il_tasso_di_contagio_della_lombardia_inferiore_alla_media_nazionale_-255740578/?fbclid=IwAR3mj0NMeVQilVYo7XuuvegklI-sj2Vmy_FuznlBLDn1H3TY7xI2ITtrwiU
276) Aggiornamento del 22 maggio: apprendiamo da "MilanoToday" che l'indice è ulteriormente sceso a 0,51, facendo della Lombardia una regione a "basso rischio" (https://www.milanotoday.it/attualita/coronavirus/indice-contagio-rt.html).
277) https://www.ilriformista.it/indice-di-contagio-r0-in-molise-il-piu-alto-ditalia-solo-lumbria-sottolo-02-93487/?refresh_ce
278) https://www.ilmessaggero.it/video/politica/coronavirus_fontana_contagio_lombardia_rispetto_ad_altre_regioni_abbiamo_contenuto_bene-5227857.html?fbclid=IwAR0gP_7s3AXgnLARMsgP33ddgGBG4IoEALrpFEpEJo2y76iE3HwInWj8LUU9
279) https://www.tpi.it/cronaca/coronavirus-sanita-privata-italia-dati-20200306560391/?fbclid=IwAR0jZElWX0-i7U1BlZk-Zbr0ud1_gHyZVz69KZ5f7hMifzAsavMD1Of6pm4
280) https://www.gqitalia.it/news/article/profezia-bill-gates-pandemia-coronavirus?fbclid=IwAR3VyU9UIkMiYnQRR93zDqFQxNriUrLtTn0Hfd6yS2SmShmnocjN8GyrRc8
281) https://www.truenumbers.it/sanita-dal-2001-la-spesa-e-scesa-solo-in-tre-anni/
282) https://www.ilprimatonazionale.it/approfondimenti/coronavirus-spesa-sanitaria-tagliata-25-miliardi-ecco-risultati-150557/?fbclid=IwAR0Cl-xxc-qkIrvFDI47o2ZYf4Hsh8WaktAU2xwnt-GyT2mQvk6_Dm1_BQtI
283) https://www.ilprimatonazionale.it/approfondimenti/coronavirus-spesa-sanitaria-tagliata-25-miliardi-ecco-risultati-150557/?fbclid=IwAR0Cl-xxc-qkIrvFDI47o2ZYf4Hsh8WaktAU2xwnt-GyT2mQvk6_Dm1_BQtI
284) https://www.gqitalia.it/news/article/sanita-italiana-top-mondo-2019
285) https://bergamo.corriere.it/notizie/cronaca/20_maggio_07/bergamo-autopsie-decisive-contro-parere-ministero-coinvolti-dall-emergenza-cosi-abbiamo-scoperto-rischio-trombosi-62159ca6-9037-11ea-b981-878bbbd902eb_preview.shtml?reason=unauthenticated&cat=1&cid=_vMWM8F8&pids=FR&credits=1&origin=https%3A%2F%2Fbergamo.corriere.it%2Fnotizie%2Fcronaca%2F20_maggio_07%2Fbergamo-autopsie-decisive-contro-parere-ministero-coinvolti-dall-emergenza-cosi-abbiamo-scoperto-rischio-trombosi-62159ca6-9037-11ea-b981-878bbbd902eb.shtml
286) https://www.affaritaliani.it/static/upl2020/covi/0001/covid-19--circolare-del-ministero-della-salutepdf2.pdf
287) https://www.medrxiv.org/content/10.1101/2020.04.15.20065995v2

288) https://bergamo.corriere.it/notizie/cronaca/20_maggio_07/bergamo-autopsie-decisive-contro-parere-ministero-coinvolti-dall-emergenza-cosi-abbiamo-scoperto-rischio-trombosi-62159ca6-9037-11ea-b981-878bbbd902eb_preview.shtml?reason=unauthenticated&cat=1&cid=_vMWM8F8&pids=FR&credits=1&origin=https%3A%2F%2Fbergamo.corriere.it%2Fnotizie%2Fcronaca%2F20_maggio_07%2Fbergamo-autopsie-decisive-contro-parere-ministero-coinvolti-dall-emergenza-cosi-abbiamo-scoperto-rischio-trombosi-62159ca6-9037-11ea-b981-878bbbd902eb.shtml
289) https://www.ilprimatonazionale.it/cronaca/autopsie-scoperto-uccide-coronavirus-governo-sconsigliava-155723/?fbclid=IwAR2MvQVuLVNNgZ-ZeQg9cXL3Ys787NOXn4P4MB2hvYF6EojGeqV4sGrdV2Qs
290) https://bergamo.corriere.it/notizie/cronaca/20_maggio_07/bergamo-autopsie-decisive-contro-parere-ministero-coinvolti-dall-emergenza-cosi-abbiamo-scoperto-rischio-trombosi-62159ca6-9037-11ea-b981-878bbbd902eb_preview.shtml?reason=unauthenticated&cat=1&cid=_vMWM8F8&pids=FR&credits=1&origin=https%3A%2F%2Fbergamo.corriere.it%2Fnotizie%2Fcronaca%2F20_maggio_07%2Fbergamo-autopsie-decisive-contro-parere-ministero-coinvolti-dall-emergenza-cosi-abbiamo-scoperto-rischio-trombosi-62159ca6-9037-11ea-b981-878bbbd902eb.shtml
291) https://www.ilgiornale.it/news/mondo/usa-vaccino-finanziato-gates-testato-su-40-volontari-1851178.html?fbclid=IwAR191T9af-WMHZUHQcMmB2sdRUew4FA98pTk7bf5Trl6f6Nzau59WY0RP72k
292) https://www.adnkronos.com/soldi/economia/2020/04/02/coronavirus-marzo-mila-morti-per-polmoniti-varie_bccHd5JLeUMyL8o0papUDN.html
293) https://www.adnkronos.com/salute/sanita/2020/03/04/coronavirus-dal-pipistrello-all-uomo-campus-bio-medico-svela-mutazione-chiave_PiD8NLqvFoa762sE6VhbgP.html?refresh_ce
294) https://www.adnkronos.com/soldi/economia/2020/04/02/coronavirus-marzo-mila-morti-per-polmoniti-varie_bccHd5JLeUMyL8o0papUDN.html?refresh_ce
295) https://www.ilmessaggero.it/mondo/coronavirus_germania_merkel_epidemia_velocita_contatti-5126684.html
296) https://www.nicolaporro.it/cosa-ci-dicono-i-numeri-sulla-pandemia/?fbclid=IwAR1VSCaeMtc-NVZ5ncdxJ515-9eujMiOKJrpyGu43WWxQVs2mGuFsF_ms1k
297) https://www.progettoprometeo.it/germania-il-coronavirus-tra-panico-e-minimizzazioni/?fbclid=IwAR3cHJQrGj7d7DaqMoXFxBYYsp8GUGOXm9tNd3iRLJQTUWIK2i_o5Woy_aM
298) https://www.milanofinanza.it/amp/news/covid-19-in-germania-non-e-l-apocalisse-202004291716094510?fbclid=IwAR31tAV7iMp8B_y5v7psWdZ43sktFwuVsuP6rCbReUbc7e-HXpDGjstFVVc
299) https://www.ilprimatonazionale.it/primo-piano/oms-marcia-indietro-svezia-no-lockdown-154864/?fbclid=IwAR2iTV6aOCJrFFp5XzeCcqUdnfn4n7u5gvud7cB8rCgcjLseqBHWcicRZFg
300) https://it.wikipedia.org/wiki/Stoccolma
301) https://www.ilprimatonazionale.it/primo-piano/oms-marcia-indietro-svezia-no-lockdown-154864/?fbclid=IwAR2iTV6aOCJrFFp5XzeCcqUdnfn4n7u5gvud7cB8rCgcjLseqBHWcicRZFg
302) https://www.lastampa.it/topnews/primo-piano/2020/04/26/news/la-svezia-resiste-al-dilagare-dell-epidemia-e-se-avesse-avuto-ragione-1.38765049?fbclid=IwAR3oTs3RqjILF7Z6fF4FXr_fp34kml-Zolm_uwm0vGpbHhtCZFZ3Gy47SH6Y
303) https://www.swissinfo.ch/ger/covid-19-pandemie_schweizer-wissenschaftler-streiten-ueber-nutzen-des-lockdowns/45759526
304) https://www.ilprimatonazionale.it/approfondimenti/studio-svizzero-boccia-lockdown-misura-odiosa-medievale-salvato-poche-vite-156829/?fbclid=IwAR0E33hThjEp4qvu4akU_j8vzpBPBh0ZuJM4Z7rLrXF2BA1oUx0wYDhsHqA
305) https://www.ilfattoquotidiano.it/2020/05/21/coronavirus-la-svezia-senza-lockdown-ora-ha-il-piu-alto-tasso-di-mortalita-al-mondo/5808643/
306) https://www.corriere.it/esteri/20_maggio_22/coronavirus-svezia-morti-contagi-stoccolma-funziona-3204c624-9bed-11ea-aab2-c1d41bfb67c5.shtml
307) https://www.cdt.ch/mondo/in-svezia-quasi-2-mila-morti-nelle-case-anziani-YG2697364

308) https://www.ilfoglio.it/bandiera-bianca/2018/04/30/news/svezia-migranti-anziani-insostenibilita-welfare-192187/
309) https://www.agi.it/fact-checking/news/2020-03-06/coronavirus-posti-letto-ospedali-7343251/
310) https://lanuovabq.it/it/taiwan-singapore-corea-il-virus-ingabbiato-senza-perdere-la-liberta
311) https://lanuovabq.it/it/come-taiwan-boicottata-dalloms-ha-battuto-il-virus-senza-lockdown?fbclid=IwAR3EKe-RrwEuyBr7ohMMfhSX50xOdGUY7grTWPOtNP9RWlOb3ravEl-ZEGI0
312) https://lanuovabq.it/it/taiwan-singapore-corea-il-virus-ingabbiato-senza-perdere-la-liberta
313) https://www.nicolaporro.it/nessun-lockdown-la-verita-su-hong-kong/?fbclid=IwAR1a9_Y2UGRwucVTs_P9s13O_4tMK8crqh5jkAt_MOKvo1XYZk3TQOF3COg
314) https://it.insideover.com/societa/come-il-giappone-sta-gestendo-lemergenza-coronavirus.html
315) https://it.wikipedia.org/wiki/Giappone
316) https://it.insideover.com/societa/come-il-giappone-sta-gestendo-lemergenza-coronavirus.html
317) A causa del Coronavirus, i Giochi sono comunque stati rimandati al periodo 23 luglio – 8 agosto 2021 (https://it.wikipedia.org/wiki/Giochi_della_XXXII_Olimpiade).
318) https://www.agi.it/fact-checking/news/2020-03-06/coronavirus-posti-letto-ospedali-7343251/
319) https://www.geopolitica.info/taiwan-partecipazione-oms/
320) http://www.atlanticoquotidiano.it/quotidiano/da-trump-altre-bordate-contro-pechino-e-oms-mentre-in-italia-il-partito-cinese-vuole-resistere/?fbclid=IwAR3_7u4Dknimr7A7-84BhJJLgjuf7wAY-CbRj5Kpd_0XBsgMC4oXCOFVSCvk
321) https://formiche.net/2020/03/quanto-costano-aiuti-cina-russia-lucas-cepa/
322) https://www.who.int/docs/default-source/coronaviruse/who-china-joint-mission-on-covid-19-final-report.pdf
323) Qu Dongyou è direttore del FAO (Organizzazione delle Nazioni Unite per l'alimentazione e l'agricoltura), Houlin Zhao dell'ITU (Unione internazionale delle telecomunicazioni), Li Yong dell'UNIDO (Organizzazione delle Nazioni Unite per lo sviluppo industriale) e Fang Liu dell'ICAO (Organizzazione internazionale dell'aviazione civile).
324) http://www.atlanticoquotidiano.it/quotidiano/europa-e-stati-uniti-insieme-per-contrastare-la-propaganda-di-pechino-e-ridurre-il-suo-ruolo-distruttivo-dellordine-liberale/
325) https://www.tempi.it/videogallery/coronavirus-covid19-oms-cina-taiwan/
326) https://www.youtube.com/watch?v=fASh2_RzMuE&feature=emb_title
327) https://www.tempi.it/perche-loms-tutela-piu-gli-interessi-cinesi-che-la-sanita-mondiale/?fbclid=IwAR2Ga4HxPJ0l8MbQ23kUZkdhqu2vy0X5mtlr_PUOqtrm_Vw4nKw1_4l5v4Y
328) https://www.youtube.com/watch?v=B98GySb-nP4
329) https://www.nytimes.com/2020/04/08/world/asia/trump-who-coronavirus-china.html
330) https://www.ilfattoquotidiano.it/2020/04/27/coronavirus-oms-paesi-dovevano-ascoltare-la-nostra-allerta-del-30-gennaio-ma-quel-giorno-sconsigliarono-le-limitazioni-ai-viaggi/5783926/
331) https://theprint.in/world/rename-who-as-chinese-health-organization-japan-slams-un-body-for-giving-into-chinas-spin/393961/
332) https://www.politico.com/news/2020/03/31/rick-scott-who-coronavirus-response-157502
333) http://www.atlanticoquotidiano.it/quotidiano/da-trump-altre-bordate-contro-pechino-e-oms-mentre-in-italia-il-partito-cinese-vuole-resistere/?fbclid=IwAR3_7u4Dknimr7A7-84BhJJLgjuf7wAY-CbRj5Kpd_0XBsgMC4oXCOFVSCvk
334) https://www.bild.de/politik/international/bild-international/bild-chief-editor-responds-to-the-chinese-president-70098436.bild.html
335) https://www.cnbc.com/2020/05/01/coronavirus-eu-chief-backs-investigation-with-china-into-origin.html
336) https://www.cfr.org/blog/who-and-china-dereliction-duty
337) https://en.wikipedia.org/wiki/Aspen_Institute
338) https://www.ilfattoquotidiano.it/2020/04/11/coronavirus-chi-e-tedros-adhanom-ghebreyesus-direttore-delloms-nel-mirino-di-trump-dal-governo-violento-delletiopia-agli-intrecci-di-favori-con-la-cina/5766179/?fbclid=IwAR0hKmf-VTaJyKywiKjHdQR-KXscCQ4jdgShgIkAXV_zgK-kAuyuH-I6nc2Q
339) https://www.ilgiornale.it/news/politica/ghebreyesus-direttore-caso-delloms-sempre-pronto-prendere-1851863.html?fbclid=IwAR0qYSk9eXXkpYGT2JVfw768o-EYheerpHKvdIeR8R-gAcSPIBpORewZ5mE

340) https://www.chinadaily.com.cn/world/2017-05/25/content_29490343.htm
341) Organizzazione volta a promuovere l'unità e la solidarietà tra le nazioni africane e migliorare le condizioni di vita nel continente.
342) https://www.tempi.it/perche-loms-tutela-piu-gli-interessi-cinesi-che-la-sanita-mondiale/?fbclid=IwAR2Ga4HxPJ0l8MbQ23kUZkdhqu2vy0X5mtlr_PUOqtrm_Vw4nKw1_4l5v4Y
343) https://formiche.net/2019/12/nuova-diga-in-etiopia/
344) https://en.wikipedia.org/wiki/Doraleh_Container_Terminal
345) https://www.maritime-executive.com/article/china-merchants-consolidates-its-hold-in-djibouti
346) https://www.ilfattoquotidiano.it/2020/04/11/coronavirus-chi-e-tedros-adhanom-ghebreyesus-direttore-delloms-nel-mirino-di-trump-dal-governo-violento-delletiopia-agli-intrecci-di-favori-con-la-cina/5766179/?fbclid=IwAR0hKmf-VTaJyKywiKjHdQR-KXscCQ4jdgShgIkAXV_zgK-kAuyuH-I6nc2Q
347) https://it.wikipedia.org/wiki/Unione_africana
348) https://www.ispionline.it/it/pubblicazione/la-partnership-strategica-tra-etiopia-e-cina-23937
349) https://www.lemonde.fr/afrique/article/2018/01/26/a-addis-abeba-le-siege-de-l-union-africaine-espionne-par-les-chinois_5247521_3212.html
350) https://www.internazionale.it/opinione/gwynne-dyer/2017/10/25/mugabe-oms
351) https://it.wikipedia.org/wiki/Robert_Mugabe
352) https://www.ilfattoquotidiano.it/2020/04/11/coronavirus-chi-e-tedros-adhanom-ghebreyesus-direttore-delloms-nel-mirino-di-trump-dal-governo-violento-delletiopia-agli-intrecci-di-favori-con-la-cina/5766179/?fbclid=IwAR0hKmf-VTaJyKywiKjHdQR-KXscCQ4jdgShgIkAXV_zgK-kAuyuH-I6nc2Q
353) https://it.wikipedia.org/wiki/Unione_Nazionale_Africana_di_Zimbabwe
354) https://www.liberoquotidiano.it/news/esteri/11862662/zimbabwe-cina-yuan.html
355) https://it.wikipedia.org/wiki/Zimbabwe
356) https://www.tempi.it/perche-loms-tutela-piu-gli-interessi-cinesi-che-la-sanita-mondiale/?fbclid=IwAR2Ga4HxPJ0l8MbQ23kUZkdhqu2vy0X5mtlr_PUOqtrm_Vw4nKw1_4l5v4Y
357) https://www.ansa.it/sito/notizie/mondo/asia/2020/02/22/coronavirus-xi-ringrazia-bill-gates_8e39781b-4dd4-45b4-8ec0-557ccd57402c.html
358) https://www.ilprimatonazionale.it/esteri/crescita-etiopia-silenzioso-neocolonialismo-cinese-103307/?fbclid=IwAR3tZB4aPW3PhdHqrfvdkaXVsQ3Fr3Cw7YYXaB4ihdPQQq3j3PwBn9xVl5s
359) https://www.ilgiornale.it/news/politica/ghebreyesus-direttore-caso-delloms-sempre-pronto-prendere-1851863.html?fbclid=IwAR0qYSk9eXXkpYGT2JVfw768o-EYheerpHKvdIeR8R-gAcSPIBpORewZ5mE
360) https://www.maurizioblondet.it/ho-visto-la-cina-in-etiopia-svegliati-europa/?fbclid=IwAR2LAX3lqo1lRzC7MIbWsRwVzXbCBdINLeVrMlSVSHhcFKuq6uO-dyFPj2Qc
361) https://www.ilprimatonazionale.it/esteri/crescita-etiopia-silenzioso-neocolonialismo-cinese-103307/?fbclid=IwAR3tZB4aPW3PhdHqrfvdkaXVsQ3Fr3Cw7YYXaB4ihdPQQq3j3PwBn9xVl5s
362) https://www.lastampa.it/tuttogreen/2018/05/03/news/etiopia-la-grande-diga-sul-fiume-omo-cancella-popoli-e-tradizioni-1.34012924
363) https://www.ferpress.it/addis-abeba-inaugurata-la-prima-rete-metropolitana-dellafrica-sub-sariana/
364) https://www.ilprimatonazionale.it/esteri/crescita-etiopia-silenzioso-neocolonialismo-cinese-103307/?fbclid=IwAR3tZB4aPW3PhdHqrfvdkaXVsQ3Fr3Cw7YYXaB4ihdPQQq3j3PwBn9xVl5s
365) https://www.corriere.it/dataroom-milena-gabanelli/oms-coronavirus-bill-gates-cina-stati-uniti-europa-comanda-davvero-covid-pandemia-5g-etiopia/8ca94b96-92dc-11ea-88e1-10b8fb89502c-va.shtml?&appunica=true
366) https://www.ilprimatonazionale.it/economia/nuova-via-seta-accordo-italia-cina-infuriare-ue-usa-107233/
367) https://www.ilprimatonazionale.it/economia/nuova-via-seta-accordo-italia-cina-infuriare-ue-usa-107233/
368) https://www.limesonline.com/rubrica/italia-nuove-vie-della-seta-cina-xi-jinping-visita-marzo-2019

369) https://www.ansa.it/mare/notizie/portielogistica/news/2019/09/20/il-porto-di-genova-in-visita-a-shenzhen-e-guangzhou_32514d6e-8f30-437f-93df-4e476bbe2090.html
370) https://energiaoltre.it/porto-ravenna-passa-il-test-cinese-e-destinato-a-essere-leader-nelloil-gas/?fbclid=IwAR2Lo7TOVS7nxi2i3DDuW7r6kGWRDaQw7plpUfOMX61eOl4_9T18ksLGr8Y
371) https://www.mediasetplay.mediaset.it/video/tgcom24/distanziamento-temperatura-e-controlli-ecco-come-riapre-san-pietro_FD00000000143790
372) https://www.limesonline.com/rubrica/cina-italia-mascherine-coronavirus-huawei?fbclid=IwAR2YbYNMqixkrKVmUIJn6H6M3UwhOR-DiRDs1Vx59YdFcqbbhGZ7qLl9O4yU
373) https://www.limesonline.com/rubrica/cina-italia-mascherine-coronavirus-huawei?fbclid=IwAR2YbYNMqixkrKVmUIJn6H6M3UwhOR-DiRDs1Vx59YdFcqbbhGZ7qLl9O4yU
374) https://www.ilprimatonazionale.it/economia/le-reti-energetiche-italiane-finiscono-in-mano-ai-cinesi-9067/
375) https://www.ilsole24ore.com/art/cina-spa-italia-tutti-numeri-una-multinazionale-18-miliardi-AEvb97RE?refresh_ce=1&fbclid=IwAR3r2hbvlLLaAnQdWbJZ9k-Sr3LewtdERxlRLn05cqZFSKKZFUoUmcwQiKI
376) https://www.venderefacileaicinesi.com/
377) https://m.bresciaoggi.it/territori/citt%c3%a0/hotel-e-ristoranti-in-saldo-nel-mirino-dei-cinesi-1.8025827?fbclid=IwAR2w2S4OfmO5dOVRlpYdt659igbeF7xGd0mvZpOtJYociPyfGch-bfxU9uQ4&refresh_ce
378) https://www.ilsole24ore.com/art/cina-spa-italia-tutti-numeri-una-multinazionale-18-miliardi-AEvb97RE?refresh_ce=1&fbclid=IwAR3r2hbvlLLaAnQdWbJZ9k-Sr3LewtdERxlRLn05cqZFSKKZFUoUmcwQiKI
379) https://www.repubblica.it/esteri/2019/03/31/news/cina_e_italia_sempre_piu_vicine_delegazione_della_luiss_a_pechino_per_collaborare_con_l_omologa_cinese-222941219/
380) https://www.ilparagone.it/esteri/gli-007-usa-attaccano-la-cina-ha-mentito-sul-numero-di-contagie-morti/?fbclid=IwAR2EdDwgQ5FZHAbA9Hoc1lnSroURjkF5dvetgmlN8LOGU-WXMDKH9dqdMDds
381) https://www.lastampa.it/esteri/2020/04/19/news/le-imprese-usa-chiedono-a-pechino-risarcimenti-per-i-danni-del-virus-1.38734931
382) https://www.secoloditalia.it/2020/05/fontana-la-lombardia-chiedera-i-danni-alla-cina-per-20-miliardi-e-basta-sciacallaggio-contro-di-noi/?fbclid=IwAR3ndJO8Wvzm_vax2jXdoib8qF12v4CuRLGvyaRkXQL8A5KlAigKy9tz_jg
383) https://www.ilparagone.it/esteri/i-sospetti-del-pentagono-sulla-cina-cosi-sfrutta-lepidemia-per-rafforzarsi/?fbclid=IwAR23Ca0VdvJBvPV55pcVGm7oeTJ3gSSdOul1O1khA06jgjzNPmG4GLJu-CYY
384) https://www.corriere.it/esteri/20_aprile_29/coronavirus-diplomatico-usa-haass-se-accetta-aiuti-l-italia-si-lega-cina-prima-o-poi-paghera-44e5138e-8a4a-11ea-94d3-9879860c12b6_preview.shtml?reason=unauthenticated&cat=1&cid=qDRcfzfu&pids=FR&credits=1&origin=https%3A%2F%2Fwww.corriere.it%2Festeri%2F20_aprile_29%2Fcoronavirus-diplomatico-usa-haass-se-accetta-aiuti-l-italia-si-lega-cina-prima-o-poi-paghera-44e5138e-8a4a-11ea-94d3-9879860c12b6.shtml
385) https://www.repubblica.it/cronaca/2020/05/03/news/mafiosi_e_trafficanti_in_376_fuori_dal_carcere_per_l_emergenza_virus-255528216/
386) https://www.economia-italia.com/tasse/agevolazioni-fiscali-per-stranieri-italia.html
387) https://www.economia-italia.com/tasse/agevolazioni-fiscali-per-stranieri-italia.html
388) https://www.ilsole24ore.com/art/criminalita-cinese-via-seta-oltre-1-miliardo-evasione-ACyerWW
389) https://www.nicolaporro.it/il-razzismo-del-comunismo-cinese/?fbclid=IwAR1EeAh6Goa6ZwdJE88RgzbaremnJIG-78x7HWOv7N4mh6PCQGCnOjuklB4
390) https://edition.cnn.com/2020/04/10/china/africans-guangzhou-china-coronavirus-hnk-intl/index.html
391) https://www.nicolaporro.it/il-razzismo-del-comunismo-cinese/?fbclid=IwAR1EeAh6Goa6ZwdJE88RgzbaremnJIG-78x7HWOv7N4mh6PCQGCnOjuklB4
392) https://www.ilfoglio.it/esteri/2019/02/07/news/la-campagna-dafrica-236658/
393) https://firenze.repubblica.it/cronaca/2019/07/30/news/rifiuti_scarti_tessili_arresti-232383974/

394) https://www.repubblica.it/solidarieta/emergenza/2020/03/02/news/india_cina_i_due_paesi_dove_si_trovano_il_90_delle_200_citta_piu_inquinate_al_mondo-250039873/
395) https://www.repubblica.it/dossier/ambiente/rivoluzione-plastica/2019/08/14/news/fiumi_di_plastica_ecco_quelli_che_inquinano_di_piu_i_mari-233600116/
396) https://www.focus.it/ambiente/ecologia/la-classifica-dei-paesi-piu-inquinanti-18052010-87654
397) https://it.wikipedia.org/wiki/Stati_per_emissioni_di_CO2_)
398) https://www.corrierecomunicazioni.it/telco/5g/legame-fra-5g-e-coronavirus-ecco-come-fare-danni-senza-evidenze/
399) https://www.ilriformista.it/ce-connessione-tra-il-5g-e-il-coronavirus-lipotesi-e-virale-64075/?refresh_ce
400) https://www.ilriformista.it/ce-connessione-tra-il-5g-e-il-coronavirus-lipotesi-e-virale-64075/?refresh_ce
401) https://en.wikipedia.org/wiki/Medical_Hypotheses
402) https://www.open.online/2020/03/30/coronavirus-il-5g-penetra-nelle-cellule-indebolendo-il-sistema-immunitario-no/
403) https://www.ncbi.nlm.nih.gov/pmc/articles/PMC6765906/
404) https://oasisana.com/2020/03/08/coronavirus-e-5g-in-usa-prestigioso-istituto-tecnologico-svela-in-atto-il-piu-grande-esperimento-medico-non-etico-della-storia-umana-e-i-vaccini-non-servono-quarta-parte/
405) https://oasisana.com/2020/03/08/coronavirus-e-5g-in-usa-prestigioso-istituto-tecnologico-svela-in-atto-il-piu-grande-esperimento-medico-non-etico-della-storia-umana-e-i-vaccini-non-servono-quarta-parte/
406) https://thediplomat.com/2020/03/china-italy-and-coronavirus-geopolitics-and-propaganda/
407) https://www.lastampa.it/esteri/2020/03/30/news/il-5g-e-la-cina-le-decisioni-strategiche-all-ombra-del-coronavirus-1.38657228
408) https://formiche.net/2020/03/huawei-conte-xi-cloud-coronavirus/
409) https://www.wsj.com/articles/state-support-helped-fuel-huaweis-global-rise-11577280736
410) https://formiche.net/2020/03/5g-coronavirus-huawei-pressing-italia-miao/
411) https://formiche.net/2020/03/5g-coronavirus-huawei-pressing-italia-miao/
412) https://formiche.net/2020/03/5g-coronavirus-huawei-pressing-italia-miao/
413) https://formiche.net/2020/03/5g-coronavirus-huawei-pressing-italia-miao/
414) https://formiche.net/2020/03/5g-coronavirus-huawei-pressing-italia-miao/
415) https://formiche.net/2020/03/5g-coronavirus-huawei-pressing-italia-miao/
416) https://formiche.net/2020/03/huawei-conte-xi-cloud-coronavirus/
417) https://it.wikipedia.org/wiki/Huawei
418) https://cs.brown.edu/courses/csci1800/sources/2017_PRC_NationalIntelligenceLaw.pdf
419) https://formiche.net/2019/12/via-cina-5g-verdetto-copasir/
420) https://www.cnbc.com/2019/03/05/huawei-would-have-to-give-data-to-china-government-if-asked-experts.html
421) http://www.china.org.cn/business/2020-03/12/content_75803740.htm
422) https://www.comune.laquila.it/archivio3_notizie-e-comunicati_0_6993.html
423) https://www.limesonline.com/rubrica/cina-italia-mascherine-coronavirus-huawei?fbclid=IwAR2YbYNMqixkrKVmUIJn6H6M3UwhOR-DiRDs1Vx59YdFcqbbhGZ7qLl9O4yU
424) http://www.atlanticoquotidiano.it/quotidiano/coronavirus-lo-strano-protocollo-toscana-cina-e-incognita-che-allarma-ma-vietato-parlarne-africa/
425) http://www.atlanticoquotidiano.it/quotidiano/coronavirus-partita-anche-geopolitica-propaganda-di-pechino-e-offensiva-sul-5g/
426) https://www.ilsole24ore.com/art/con-emergenza-coronavirus-sicurezza-reti-ancora-piu-importante-ADnwkGC?fbclid=IwAR2YRbPLE4zrtGZSrYdwzrYj-iA2JAG6-xpkIJwShkfjlqEqZuYpyP3lx74
427) https://www.startmag.it/innovazione/coronavirus-ecco-come-huawei-offre-il-cloud-agli-ospedali-ibm-borbotta/
428) https://formiche.net/2020/03/mascherine-huawei-cina-bremmer-covid-19/
429) https://formiche.net/2020/03/huawei-via-coronavirus-minaccia-cina-usa/
430) https://formiche.net/2020/03/huawei-via-coronavirus-minaccia-cina-usa/

431) https://www.politico.com/news/2020/02/23/coronavirus-china-health-crisis-116957
432) https://formiche.net/2020/03/huawei-conte-xi-cloud-coronavirus/
433) https://www.agi.it/economia/golden_power_spiegato_servizi_segreti-6868004/news/2020-01-12/
434) https://www.agi.it/economia/golden_power_spiegato_servizi_segreti-6868004/news/2020-01-12/
435) https://formiche.net/2020/03/vestager-cina-5g-commercio/
436) https://formiche.net/2020/02/ericsson-nokia-huawei-vestager-5g/?fbclid=IwAR0gniWG0bJzzmlRvXoVWjkVpQWO4teszxFTv1n2xitB-CocPj0Prj17pxo
437) https://www.reuters.com/article/us-france-huawei-5g-exclusive/exclusive-france-to-allow-some-huawei-gear-in-its-5g-network-sources-idUSKBN20Z3JR
438) https://formiche.net/2020/01/5g-cosa-cambia-linee-guida-ue-analisi-mele/
439) https://www.bloomberg.com/opinion/articles/2020-02-26/a-slimmer-nokia-might-better-compete-with-huawei
440) https://formiche.net/2020/02/huawei-nato-pompeo-esper-5g/
441) https://www.lastampa.it/topnews/primo-piano/2020/05/04/news/il-segretario-alla-difesa-usa-reti-5g-industria-e-aiuti-cosi-cina-e-russia-sfruttano-il-virus-per-avere-piu-potere-in-italia-1.38799544
442) https://www.ilsole24ore.com/art/con-emergenza-coronavirus-sicurezza-reti-ancora-piu-importante-ADnwkGC?fbclid=IwAR2YRbPLE4zrtGZSrYdwzrYj-iA2JAG6-xpkIJwSh-kfjlqEqZuYpyP3lx74.
443) https://www.wired.it/internet/tlc/2020/04/06/coronavirus-5g-antenne/
444) https://www.repubblica.it/esteri/2020/04/04/news/_la_rete_5g_e_la_causa_del_coronavirus_il_complottismo_dilaga_online_in_gran_bretagna-253159600/
445) https://arxiv.org/pdf/1104.3113.pdf
446) https://it.wikipedia.org/wiki/Radio_(elettronica)
447) https://www.youtube.com/watch?time_continue=64&v=UmNWqD792po&feature=emb_logo
448) http://4patientsafety.org/documents/Cowan,%20Thomas%20Samuel%202017-05-10.pdf
449) https://www.ncbi.nlm.nih.gov/books/NBK22148/
450) https://it.wikipedia.org/wiki/Elettrosensibilit%C3%A0
451) http://www.treccani.it/enciclopedia/elettroporazione/
452) https://global.techradar.com/it-it/news/la-svizzera-blocca-le-nuove-antenne-5g-per-rischi-di-salute
453) https://www.affaritaliani.it/medicina/parola-fine-per-i-complottisti-661076.html?refresh_ce
454) https://www.adnkronos.com/salute/medicina/2020/03/23/coronavirus-nature-non-stato-sviluppato-laboratorio_Zqk7hrwLHdHXotmBpEmV5O.html
455) https://www.secoloditalia.it/2020/03/servizio-choc-del-tgr-leonardo-16-novembre-2015-la-cina-crea-in-laboratorio-un-supervirus-che-attacca-i-polmoni-video/?fbclid=IwAR2t2umLqaZ51DXU0wxvYGTcp0qdzCWAa791u5_cVkRM3KGwy-TPDYhDMbwk
456) https://www.analisidifesa.it/2020/03/coronavirus-natura-incidente-o-arma/?fbclid=IwAR1E4n4YxR0HqSrqbs8tJFYGJYbmlfFi_4byUHp_cQDUnD3DCo8NjorHim0
457) https://www.analisidifesa.it/2020/03/coronavirus-natura-incidente-o-arma/
458) https://www.analisidifesa.it/2020/03/coronavirus-natura-incidente-o-arma/?fbclid=IwAR1E4n4YxR0HqSrqbs8tJFYGJYbmlfFi_4byUHp_cQDUnD3DCo8NjorHim0
459) https://www.analisidifesa.it/2020/03/coronavirus-natura-incidente-o-arma/?fbclid=IwAR1E4n4YxR0HqSrqbs8tJFYGJYbmlfFi_4byUHp_cQDUnD3DCo8NjorHim0
460) https://www.rai.it/dl/RaiTV/programmi/media/ContentItem-5e3275ba-475c-4cf4-b402-1e27dc47565b.html?fbclid=IwAR1HWlc5HokHMRvczaK92ga-vWqbQ_ZBv9duh1GC2XvMzZ9YHoJuOERtVSFA#p=
461) https://www.adnkronos.com/salute/sanita/2020/03/25/virus-creato-laborarorio-impazza-social-puntata-tgr-leonardo_vxECeqEVVgEYY6wWVQDIRJ.html?refresh_ce
462) https://www.ilprimatonazionale.it/cronaca/lallarme-della-rai-nel-2015-cina-pericolosa-ricerca-su-coronavirus-in-pipistrelli-video-150984/?fbclid=IwAR3bzBWn3xSYbcZiMqY0t-3gzss2oFncF1Z5F7l54_Mtefz6m1Ttbyp0Go4
463) https://www.ilprimatonazionale.it/cronaca/lallarme-della-rai-nel-2015-cina-pericolosa-ricerca-su-coronavirus-in-pipistrelli-video-150984/?fbclid=IwAR3bzBWn3xSYbcZiMqY0t-3gzss2oFncF1Z5F7l54_Mtefz6m1Ttbyp0Go4
464) https://www.davidemaggio.it/archives/184104/tgr-leonardo-servizio-coronavirus-maurizio-menicucci

465) https://www.nature.com/news/inside-the-chinese-lab-poised-to-study-world-s-most-dangerous-pathogens-1.21487
466) https://www.nature.com/news/inside-the-chinese-lab-poised-to-study-world-s-most-dangerous-pathogens-1.21487
467) http://www.atlanticoquotidiano.it/quotidiano/ecco-perche-non-si-possono-liquidare-come-bufale-i-sospetti-sui-laboratori-cinesi/?fbclid=IwAR2OKKsT432txZJEwrwMVoS811j0J1bcpLa1--YMHcafndAo7ucT6EFucPU
468) https://www.the-scientist.com/news-analysis/sars-escaped-beijing-lab-twice-50137
469) https://www.ilgiornale.it/news/cronache/coronavirus-proprio-wuhan-laboratorio-ad-alto-isolamento-1816035.html
470) https://www.startmag.it/mondo/si-puo-escludere-che-il-wuhan-virus-sia-uscito-da-laboratori-della-cina/
471) https://www.independent.co.uk/news/science/alarm-as-dutch-lab-creates-highly-contagious-killer-flu-6279474.html
472) https://www.dailymail.co.uk/sciencetech/article-2063326/Scientists-mutate-bird-flu-make-MORE-contagious--critics-claim-bioweapon-kept-secret.html
473) https://www.repubblica.it/cronaca/2020/03/25/news/coronavirus_tg_leonardo_esperimento_cinese_pipistrelli-252312426/
474) https://www.rainews.it/tgr/rubriche/leonardo/index.html?/tgr/video/2020/02/ContentItem-264cd5e0-4268-4ae6-b876-2e02c926062c.html
475) https://www.ilprimatonazionale.it/primo-piano/coronavirus-uscito-laboratorio-vicino-mercato-wuhan-due-biologi-cinesi-smentiscono-pechino-146248/
476) https://www.tgcom24.mediaset.it/mondo/wall-street-journal-pi-rischi-con-la-proliferazione-di-laboratori-che-studiano-virus-letali-come-quello-di-wuhan_15766502-202002a.shtml
477) http://blog.ilgiornale.it/giubilei/2020/03/26/il-complotto-degli-anticomplottisi/
478) https://it.wikipedia.org/wiki/Roberto_Burioni
479) https://www.nature.com/news/inside-the-chinese-lab-poised-to-study-world-s-most-dangerous-pathogens-1.21487
480) http://www.atlanticoquotidiano.it/quotidiano/ecco-perche-non-si-possono-liquidare-come-bufale-i-sospetti-sui-laboratori-cinesi/?fbclid=IwAR2OKKsT432txZJEwrwMVoS811j0J1bcpLa1--YMHcafndAo7ucT6EFucPU
481) https://www.ilprimatonazionale.it/cultura/prevendita-coronavirus-tutto-cio-che-non-torna-epidemia-scosso-mondo-150176/
482) https://www.sciencedirect.com/science/article/pii/S2588933819300391
483) https://www.washingtonpost.com/opinions/2020/04/14/state-department-cables-warned-safety-issues-wuhan-lab-studying-bat-coronaviruses/
484) https://www.washingtonpost.com/opinions/2020/04/14/state-department-cables-warned-safety-issues-wuhan-lab-studying-bat-coronaviruses/
485) https://www.washingtonpost.com/opinions/2020/04/14/state-department-cables-warned-safety-issues-wuhan-lab-studying-bat-coronaviruses/
486) https://edition.cnn.com/2020/04/15/politics/us-intelligence-virus-started-chinese-lab/index.html
487) https://www.tgcom24.mediaset.it/mondo/coronavirus-lallarme-degli-usa-due-anni-prima-della-pandemia-rischi-di-diffusione-dai-laboratori-di-wuhan_17279639-202002a.shtml?fbclid=IwAR11VywC0gzMWcNPmap42OId2ar-YGGiokPgkp08kK2MeKoTaSiR2e_x03c
488) https://www.washingtonpost.com/opinions/2020/04/14/state-department-cables-warned-safety-issues-wuhan-lab-studying-bat-coronaviruses/
489) http://www.atlanticoquotidiano.it/quotidiano/trump-sospende-i-fondi-alloms-mentre-crescono-i-sospetti-sul-laboratorio-di-wuhan-che-studia-i-coronavirus/?fbclid=IwAR3k3nf1k-DE4LOwesMpQ8DHuHp3lUdUDzYgjfyHwhsnXwaKpgUiIrhwtec
490) https://www.washingtonpost.com/opinions/global-opinions/how-did-covid-19-begin-its-initial-origin-story-is-shaky/2020/04/02/1475d488-7521-11ea-87da-77a8136c1a6d_story.html
491) https://www.corriere.it/esteri/20_aprile_15/coronavirus-dubbio-non-solo-cospiratori-dell-incidente-un-laboratorio-wuhan-cf389930-7f22-11ea-a4e3-847238ee431e.shtml
492) https://www.ilfoglio.it/esteri/2019/08/21/news/trump-news-270297/
493) https://www.foxnews.com/politics/coronavirus-wuhan-lab-china-compete-us-sources
494) https://www.foxnews.com/politics/coronavirus-wuhan-lab-china-compete-us-sources

495) https://www.dagospia.com/rubrica-29/cronache/quot-pandemia-coronavirus-partita-errore-laboratorio-232538.htm?fbclid=IwAR137u6Zf0ffxDyXjl9zgST1w7IdkYVYmD0QeRpl2FCDGpnXNHHPQykeuoE
496) https://www.sciencetimes.com/articles/25214/20200406/uk-fears-coronavirus-actually-leaked-china-lab.htm
497) https://www.foxnews.com/opinion/gordon-g-chang-china-falsely-blames-us-for-coronavirus-pandemic
498) http://www.atlanticoquotidiano.it/quotidiano/ecco-perche-non-si-possono-liquidare-come-bufale-i-sospetti-sui-laboratori-cinesi/?fbclid=IwAR2OKKsT432txZJEwrwMVoS811j0J1bcpLa1--YMHcafndAo7ucT6EFucPU
499) https://www.open.online/2020/02/17/no-un-documento-cinese-non-prova-lorigine-del-coronavirus-in-un-laboratorio-di-wuhan/
500) https://img-prod.tgcom24.mediaset.it/images/2020/02/16/114720192-5eb8307f-017c-4075-a697-348628da0204.pdf
501) http://www.atlanticoquotidiano.it/quotidiano/troppi-morti-per-fidarsi-di-pechino-ecco-perche-non-possiamo-escludere-che-il-wuhan-virus-sia-uscito-dai-laboratori-cinesi/?fbclid=IwAR1Xvd5wF-88GhNUlGQm3_rbnh4BT5_G-0KM3BEPbTu-VwmGa3M8i3cOMpA8
502) http://www.atlanticoquotidiano.it/quotidiano/troppi-morti-per-fidarsi-di-pechino-ecco-perche-non-possiamo-escludere-che-il-wuhan-virus-sia-uscito-dai-laboratori-cinesi/?fbclid=IwAR1Xvd5wF-88GhNUlGQm3_rbnh4BT5_G-0KM3BEPbTu-VwmGa3M8i3cOMpA8
503) https://www.theguardian.com/commentisfree/2013/dec/09/how-journals-nature-science-cell-damage-science
504) https://www.tgcom24.mediaset.it/mondo/coronavirus-cnn-pechino-aumenta-i-controlli-sugli-studi-legati-allorigine-del-virus_17230363-202002a.shtml
505) https://www.focus.it/scienza/salute/come-lavorano-gli-scienziati-che-vanno-a-caccia-di-coronavirus-nei-pipistrelli
506) https://www.ajmc.com/newsroom/nih-bill-and-melinda-gates-foundation-collaborate-to-develop-genebased-hiv-treatment
507) https://www.gatesfoundation.org/Media-Center/Press-Releases/2003/01/Grand-Challenges-in-Global-Health
508) https://www.ilprimatonazionale.it/primo-piano/laboratorio-wuhan-coronavirus-ipotesi-intelligence-usa-153271/?fbclid=IwAR1JdtZgjugeM12j8tHCj1ZNOdwi58pfdMe-KXSyj_8ircXUnKdHdyGh5FhM
509) https://www.scientificamerican.com/article/how-chinas-bat-woman-hunted-down-viruses-from-sars-to-the-new-coronavirus1/
510) https://www.focus.it/scienza/salute/come-lavorano-gli-scienziati-che-vanno-a-caccia-di-coronavirus-nei-pipistrelli
511) https://www.nature.com/articles/s41586-020-2012-7
512) https://qz.com/1805422/wuhan-virology-lab-unable-to-quell-china-coronavirus-conspiracies/
513) https://www.tgcom24.mediaset.it/mondo/wall-street-journal-pi-rischi-con-la-proliferazione-di-laboratori-che-studiano-virus-letali-come-quello-di-wuhan_15766502-202002a.shtml
514) http://www.atlanticoquotidiano.it/quotidiano/troppi-morti-per-fidarsi-di-pechino-ecco-perche-non-possiamo-escludere-che-il-wuhan-virus-sia-uscito-dai-laboratori-cinesi/?fbclid=IwAR1Xvd5wF-88GhNUlGQm3_rbnh4BT5_G-0KM3BEPbTu-VwmGa3M8i3cOMpA8
515) https://www.nature.com/news/inside-the-chinese-lab-poised-to-study-world-s-most-dangerous-pathogens-1.21487#auth-1
516) https://www.ilprimatonazionale.it/cronaca/ritardi-omissioni-errori-oms-favorito-diffusione-coronavirus-155217/?fbclid=IwAR1tu7WXEDAPNdjq-tUJw5FDvyFGa4xcQuzrxXzKuMaho2KPe-SNNmnKrfmI
517) https://www.tgcom24.mediaset.it/mondo/wall-street-journal-pi-rischi-con-la-proliferazione-di-laboratori-che-studiano-virus-letali-come-quello-di-wuhan_15766502-202002a.shtml
518) https://www.nature.com/news/inside-the-chinese-lab-poised-to-study-world-s-most-dangerous-pathogens-1.21487

519) https://www.open.online/2020/02/24/il-video-di-il-vaso-di-pandora-e-la-tesi-di-complotto-del-coronavirus-come-arma-biologica-il-video/
520) https://www.open.online/2020/01/26/coronavirus-paolo-liguori-e-tgcom24-sul-laboratorio-militare-di-wuhan-e-i-piani-segreti-per-le-armi-chimiche/
521) http://www.atlanticoquotidiano.it/quotidiano/troppi-morti-per-fidarsi-di-pechino-ecco-perche-non-possiamo-escludere-che-il-wuhan-virus-sia-uscito-dai-laboratori-cinesi/?fbclid=IwAR1Xvd5wF-88GhNUlGQm3_rbnh4BT5_G-0KM3BEPbTu-VwmGa3M8i3cOMpA8
522) https://www.thelancet.com/journals/lancet/article/PIIS0140-6736(20)30183-5/fulltext
523) https://www.ilprimatonazionale.it/cronaca/coronavirus-francesca-totolo-quello-nontorna-epidemia-150231/
524) https://www.ilprimatonazionale.it/primo-piano/coronavirus-uscito-laboratorio-vicino-mercato-wuhan-due-biologi-cinesi-smentiscono-pechino-146248/
525) https://formiche.net/2020/03/coronavirus-esercito-usa-propaganda-cina/
526) https://www.washingtonpost.com/opinions/2020/04/14/state-department-cables-warned-safety-issues-wuhan-lab-studying-bat-coronaviruses/
527) https://qz.com/1805422/wuhan-virology-lab-unable-to-quell-china-coronavirus-conspiracies/
528) https://www.nature.com/news/inside-the-chinese-lab-poised-to-study-world-s-most-dangerous-pathogens-1.21487#auth-1
529) https://www.ilmessaggero.it/salute/ricerca/coronavirus_tg3_leonardo_super_virus_laboratori_cinesi_pregliasco-5132875.html?fbclid=IwAR29XO3KHHiOIfcSatunoRswdQvJIcla1MCcNQL0oI47sMjpKelvrYYvI3Y
530) https://www.francebleu.fr/infos/societe/enquete-radio-france-le-p4-de-wuhan-ce-laboratoire-qui-suscite-tant-de-fantasmes-et-speculations-1587126690
531) https://books.google.it/books?id=RguwDwAAQBAJ&pg=PT80&lpg=PT80&dq=laurent+degos+%2B+chirac&source=bl&ots=2_S2U1vmmB&sig=ACfU3U2ySbtZRNOZUQOLC3cY-rc7iklfXg&hl=it&sa=X&ved=2ahUKEwiQj5bTj67pAhXeVBUIHQnSD14Q6AEwBHoECAkQAQ#v=onepage&q=laurent%20degos%20%2B%20chirac&f=false
532) http://www.atlanticoquotidiano.it/quotidiano/sospetti-anche-a-parigi-sul-laboratorio-p4-di-wuhan-costruito-in-partnership-i-cinesi-hanno-preso-subito-il-controllo/
533) https://www.francebleu.fr/infos/societe/enquete-radio-france-le-p4-de-wuhan-ce-laboratoire-qui-suscite-tant-de-fantasmes-et-speculations-1587126690
534) https://www.francebleu.fr/infos/societe/enquete-radio-france-le-p4-de-wuhan-ce-laboratoire-qui-suscite-tant-de-fantasmes-et-speculations-1587126690
535) https://www.liberoquotidiano.it/news/esteri/22182711/coronavirus_p4_wuhan_rapporto_francia_cina_laboratorio_non_si_sa_cosa_facciano.html
536) http://www.atlanticoquotidiano.it/quotidiano/sospetti-anche-a-parigi-sul-laboratorio-p4-di-wuhan-costruito-in-partnership-i-cinesi-hanno-preso-subito-il-controllo/
537) https://www.francebleu.fr/infos/societe/enquete-radio-france-le-p4-de-wuhan-ce-laboratoire-qui-suscite-tant-de-fantasmes-et-speculations-1587126690
538) https://www.francebleu.fr/infos/societe/enquete-radio-france-le-p4-de-wuhan-ce-laboratoire-qui-suscite-tant-de-fantasmes-et-speculations-1587126690
539) https://www.tgcom24.mediaset.it/mondo/covid-19-scappato-dal-laboratorio-di-wuhan-nuove-accuse-da-le-figaro-il-p4-creato-da-parigi-e-poi-sfuggito-a-controllo_17500394-202002a.shtml?fbclid=IwAR3IxZspishZSWqYcr6urI1qHmqjFzOzet7maSF0jhzS91seyw3bTV3rcj8
540) https://www.open.online/2020/01/26/coronavirus-paolo-liguori-e-tgcom24-sul-laboratorio-militare-di-wuhan-e-i-piani-segreti-per-le-armi-chimiche/
541) https://www.corriere.it/esteri/20_aprile_21/coronavirus-ombre-sospetti-laboratorio-francese-wuhan-f6d97b6a-83bb-11ea-ba93-4507318dbf14_preview.shtml?reason=unauthenticated&cat=1&cid=jg5oeYx4&pids=FR&credits=1&origin=https%3A%2F%2Fwww.corriere.it%2Festeri%2F20_aprile_21%2Fcoronavirus-ombre-sospetti-laboratorio-francese-wuhan-f6d97b6a-83bb-11ea-ba93-4507318dbf14.shtml&fbclid=IwAR1Zcpc2oIXSHI0nKzpgFKy8GHnaEncFwaJ2bAMJU-HZbwCxnNQZB_MiElQ
542) https://www.tgcom24.mediaset.it/mondo/coronavirus-parigi-e-londra-in-cina-successe-cose-che-non-sappiamo_17339958-202002a.shtml

543) https://it.reuters.com/article/rbssHealthcareNews/idUKKBN22C3TC
544) https://www.abc.net.au/news/2020-05-04/pompeo-says-evidence-shows-coronavirus-emerged-from-chinese-lab/12210882
545) https://www.ilprimatonazionale.it/primo-piano/coronavirus-trump-accusa-cina-laboratorio-wuhan-prove-154992/
546) https://www.ilprimatonazionale.it/primo-piano/coronavirus-trump-accusa-cina-laboratorio-wuhan-prove-154992/
547) https://www.ilmattino.it/primopiano/cronaca/coronavirus_armi_biologiche_cina_laboratorio-5007121.html
548) https://www.ilsole24ore.com/art/da-big-pharma-guerra-batteriologica-cinese-8-bufale-coronavirus-ACHSswJB
549) https://www.lastampa.it/esteri/2020/02/23/news/leader-politica-israeliana-il-virus-creato-nei-laboratori-cinesi-1.38506975
550) https://www.lastampa.it/esteri/2020/02/23/news/leader-politica-israeliana-il-virus-creato-nei-laboratori-cinesi-1.38506975
551) https://www.liberoquotidiano.it/news/personaggi/21685507/maria_rita_gismondo_coronavirus_inserti_hiv_ricerca_ritirata_creato_laboratorio_non_si_puo_escludere.html
552) https://www.biorxiv.org/content/10.1101/2020.01.30.927871v1
553) http://www.renovatio21.com/il-coronavirus-contiene-inserzioni-di-hiv-unarma-biologica-creata-artificialmente/
554) http://www.renovatio21.com/il-coronavirus-contiene-inserzioni-di-hiv-unarma-biologica-creata-artificialmente/
555) https://www.pourquoidocteur.fr/Articles/Question-d-actu/32184-EXCLUSIF-Pour-Pr-Montagnier-SARS-CoV-2-serait-virus-manipule-Chinois-l-ADN-de-VIH-podcast
556) https://www.agi.it/estero/news/2020-04-17/coronavirus-montagnier-wuhan-8364636/?fbclid=IwAR2rFJPsMsm8fsRy3b3_tyfceefy61ktadVZAsvV075AR_AdCVZJmYdrosg
557) https://www.agi.it/estero/news/2020-04-17/coronavirus-montagnier-wuhan-8364636/?fbclid=IwAR2rFJPsMsm8fsRy3b3_tyfceefy61ktadVZAsvV075AR_AdCVZJmYdrosg
558) https://it.wikipedia.org/wiki/Luc_Montagnier
559) https://www.open.online/2020/04/17/il-nuovo-coronavirus-e-stato-creato-in-laboratorio-per-trovare-un-vaccino-contro-lhiv-lo-dice-montagnier-ma-non-e-cosi/amp/?fbclid=IwAR0wONOMgC6A-a7MF2rMm-FiXDuLCvBJhuzJHqvYmRVsFrIcCa9RTa4YVP40
560) https://en.wikipedia.org/wiki/Jeffrey_Beall
561) https://www.nature.com/articles/s41591-020-0820-9?fbclid=IwAR25z73ZtOd-HJM-mEs1ZsXf95mURBQBC8SHn34kG_GymuJpTEDJ26YuyNco
562) https://www.lantidiplomatico.it/dettnews-balle_criminali_su_hiv_e_coronavirus/82_34353/
563) https://www.dailymail.co.uk/news/article-8249875/Wuhan-laboratory-scientists-did-absolutely-crazy-things-alter-coronavirus.html?ito=push-notification&ci=13662&si=1177041
564) https://www.dailymail.co.uk/news/article-8249875/Wuhan-laboratory-scientists-did-absolutely-crazy-things-alter-coronavirus.html?ito=push-notification&ci=13662&si=1177041
565) https://www.dailymail.co.uk/news/article-8240207/Russia-reports-record-5-642-new-coronavirus-cases-51-deaths.html
566) https://www.ilprimatonazionale.it/scienza-e-tecnologia/coronavirus-microbiologo-russo-sul-laboratorio-di-wuhan-hanno-fatto-cose-folli-154174/?fbclid=IwAR3o2SrJGhYOYDJSYkKjIcW4wcpKP25wbdc6vfziygWT6fEuhtlzxRhbjXQ
567) https://scienze.fanpage.it/perche-i-virus-nascono-in-cina/
568) https://it.wikipedia.org/wiki/Grande_carestia_cinese
569) https://scienze.fanpage.it/perche-i-virus-nascono-in-cina/
570) https://scienze.fanpage.it/perche-i-virus-nascono-in-cina/
571) https://www.adnkronos.com/salute/sanita/2020/03/04/coronavirus-dal-pipistrello-all-uomo-campus-bio-medico-svela-mutazione-chiave_PiD8NLqvFoa762sE6VhbgP.html
572) https://www.agi.it/cronaca/news/2020-03-11/coronavirus-pipistrelli-trani-7437836/
573) https://www.ilmessaggero.it/mondo/aviaria_cina_polli_infettati_wuhan-5022448.html
574) https://www.analisidifesa.it/2020/03/coronavirus-natura-incidente-o-arma/?fbclid=IwAR1E4n4YxR0HqSrqbs8tJFYGJYbmlfFi_4byUHp_cQDUnD3DCo8NjorHim0

575) https://scienze.fanpage.it/perche-i-virus-nascono-in-cina/
576) http://www.atlanticoquotidiano.it/quotidiano/dal-pangolino-agli-asini-tutte-le-specie-animali-a-rischio-in-africa-a-causa-delle-superstizioni-cinesi/
577) https://www.ilprimatonazionale.it/esteri/coronavirus-cina-vendita-pipistrelli-cani-151710/?fbclid=IwAR3kxD9K53HVuMkZsv4sXnIETYOQKwsrWon0BegEk-49enFiOJKYIT-Blaj0
578) http://www.atlanticoquotidiano.it/quotidiano/dal-pangolino-agli-asini-tutte-le-specie-animali-a-rischio-in-africa-a-causa-delle-superstizioni-cinesi/
579) http://www.atlanticoquotidiano.it/quotidiano/dal-pangolino-agli-asini-tutte-le-specie-animali-a-rischio-in-africa-a-causa-delle-superstizioni-cinesi/
580) https://www.ilmessaggero.it/mondo/coronavirus_cina_mercati_animali_cani_gatti_pipistrelli_scorpioni_vendita_riapertura-5142161.html
581) https://www.ilgiornale.it/news/cronache/riaperti-cina-i-mercati-degli-animali-vivi-cui-partito-covid-1847906.html
582) https://www.pressgazette.co.uk/we-were-wrong-us-news-rating-tool-boosts-mail-online-trust-ranking-after-talks-with-unnamed-daily-mail-exec/
583) https://www.tpi.it/cronaca/coronavirus-fiera-gelato-sigep-rimini-gennaio-2020-stand-wuhan-codogno-20200325573310/
584) https://www.tpi.it/cronaca/coronavirus-fiera-gelato-sigep-rimini-gennaio-2020-stand-wuhan-codogno-20200325573310/
585) https://roma.repubblica.it/cronaca/2020/03/21/news/roma_campus_bio-medico_il_virus_e_arrivato_in_italia_due_volte_-251875548/
586) https://www.ilgiornale.it/news/cronache/coronavirus-san-siro-dove-tutto-partito-1844052.html?fbclid=IwAR3GaXiLiAaV6EbC_JhMXRrUk_TXb1x-mt7gTRBTK-meRQmgMCaLzd6Npp8Q
587) https://www.lafenicetricolore.it/secondo-cassese-la-responsabilita-di-chiudere-alzano-e-nembrono-non-era-di-fontana-ma-del-governo-centrale/?fbclid=IwAR1QznWCKqMU6ePgOo5dh3b0uDwmVOoRNNqmZKhPluuqHXtwvqt37zA5BnM
588) https://www.ilprimatonazionale.it/cronaca/ritardi-omissioni-errori-oms-favorito-diffusione-coronavirus-155217/?fbclid=IwAR1tu7WXEDAPNdjq-tUJw5FDvyFGa4xcQuzrxXzKuMaho2KPe-SNNmnKrfmI
589) https://www.lafenicetricolore.it/per-il-virologo-crisanti-roma-ha-trasmesso-alle-regioni-le-direttive-sbagliate-suggerite-dalloms/
590) https://www.lafenicetricolore.it/per-il-virologo-crisanti-roma-ha-trasmesso-alle-regioni-le-direttive-sbagliate-suggerite-dalloms/
591) http://www.trovanorme.salute.gov.it/norme/renderNormsanPdf?anno=2020&codLeg=73669&parte=1%20&serie=null
592) https://www.nature.com/articles/s41591-020-0869-5
593) https://www.ilsole24ore.com/art/coronavirus-ultime-notizie-oltre-4000-morti-stati-uniti-ADJThNH
594) https://www.startmag.it/mondo/coronavirus-covid-19/
595) https://www.la7.it/piazzapulita/video/coronavirus-walter-ricciardi-le-regioni-hanno-fatto-test-a-soggetti-asintomatici-27-02-2020-310126
596) https://milano.corriere.it/notizie/cronaca/20_aprile_30/coronavirus-milano-donna-febbre-22-dicembre-polmonite-atipica-primo-caso-ora-hanno-trovato-anticorpi-covid-373f1624-8a56-11ea-94d3-9879860c12b6_preview.shtml?reason=unauthenticated&cat=1&cid=1rgLhV84&pids=FR&credits=1&origin=https%3A%2F%2Fmilano.corriere.it%2Fnotizie%2Fcronaca%2F20_aprile_30%2Fcoronavirus-milano-donna-febbre-22-dicembre-polmonite-atipica-primo-caso-ora-hanno-trovato-anticorpi-covid-373f1624-8a56-11ea-94d3-9879860c12b6.shtml
597) https://www.ilprimatonazionale.it/cronaca/lombardia-virus-gennaio-infetti-paziente-uno-154763/?fbclid=IwAR0kdkqBfEhpn1V8YCnZXwOihrjsRZRQWQ5UR2VI8tu-sjiEeWB6WDMCZKVc
598) https://www.bergamonews.it/2019/10/21/vaccinazione-antinfluenzale-a-bergamo-ordinate-185-000-dosi-di-vaccino/332164/
599) https://www.ats-bg.it/servizi/gestionedocumentale/ricerca_fase03.aspx?ID=30044
600) https://www.ncbi.nlm.nih.gov/pubmed/31607599

601) https://www.ilsole24ore.com/art/l-inquinamento-particolato-ha-agevolato-diffusione-coronavirus-ADCbb0D?fbclid=IwAR1-UviuGkTeoHgbG_K_ACWUw7-PCOIl17qyv-GOB1oHHNHgMmo8Z6BRB-c
602) https://www.lastampa.it/cronaca/2020/01/23/news/allarme-smog-legambiente-a-milano-torino-e-frosinone-l-aria-piu-inquinata-d-italia-1.38371487
603) http://www.iss.it/coronavirus/-/asset_publisher/1SRKHcCJJQ7E/content/id/5293226?_com_liferay_asset_publisher_web_portlet_AssetPublisherPortlet_INSTANCE_1SRKHcCJJQ7E_redirect=https%3A%2F%2Fwww.iss.it%2Fcoronavirus%3Fp_p_id%3Dcom_liferay_asset_publisher_web_portlet_AssetPublisherPortlet_INSTANCE_1SRKHcCJJQ7E%26p_p_lifecycle%3D0%26p_p_state%3Dnormal%26p_p_mode%3Dview%26_com_liferay_asset_publisher_web_portlet_AssetPublisherPortlet_INSTANCE_1SRKHcCJJQ7E_cur%3D0%26p_r_p_resetCur%3Dfalse%26_com_liferay_asset_publisher_web_portlet_AssetPublisherPortlet_INSTANCE_1SRKHcCJJQ7E_assetEntryId%3D5293226
604) https://www.nicolaporro.it/le-bugie-del-regime-iraniano-sul-coronavirus/
605) http://www.ansa.it/sito/notizie/topnews/2020/03/22/coronavirus-khamenei-rifiuta-aiuto-usa_9e144f23-ba5f-4456-957c-78042c29072e.html
606) https://rep.repubblica.it/pwa/generale/2020/01/17/news/l_ayatollah_khamenei_rilancia_il_grande_satana_il_nemico_e_l_america_-246050580/
607) https://www.ilgiornale.it/news/mondo/liran-si-arricchisce-bruciando-bandiere-americane-1824174.html
608) https://formiche.net/2020/02/coronavirus-iran-di-battista/
609) http://www.atlanticoquotidiano.it/quotidiano/coronavirus-in-iran-in-mano-ai-pasdaran-numeri-inaffidabili-e-censura/
610) http://www.atlanticoquotidiano.it/quotidiano/coronavirus-in-iran-in-mano-ai-pasdaran-numeri-inaffidabili-e-censura/
611) https://formiche.net/2020/03/mahan-air-coronavirus-iran/
612) https://formiche.net/2020/03/mahan-air-coronavirus-iran/
613) https://iranwire.com/en/features/6752
614) http://www.atlanticoquotidiano.it/quotidiano/coronavirus-in-iran-in-mano-ai-pasdaran-numeri-inaffidabili-e-censura/
615) http://www.atlanticoquotidiano.it/quotidiano/per-salvare-la-faccia-a-teheran-hezbollah-accusa-un-monaco-giunto-dallitalia-di-essere-luntore/
616) http://www.atlanticoquotidiano.it/quotidiano/perche-il-bahrein-accusa-iran-di-aggressione-biologica/
617) https://formiche.net/2020/03/mahan-air-coronavirus-iran/
618) http://www.xinhuanet.com/english/2019-10/15/c_138473332.htm
619) https://formiche.net/2020/03/coronavirus-esercito-usa-propaganda-cina/
620) https://formiche.net/2020/03/coronavirus-esercito-usa-propaganda-cina/
621) https://www.progettoprometeo.it/coronavirus-linquietante-azione-della-propaganda-pro-cina/
622) https://formiche.net/2020/03/coronavirus-esercito-usa-propaganda-cina/
623) https://www.tgcom24.mediaset.it/mondo/coronavirus-quella-strana-esercitazione-militare-a-wuhannel-settembre-2019_15064363-202002a.shtml
624) https://www.open.online/2020/02/24/il-video-di-il-vaso-di-pandora-e-la-tesi-di-complotto-del-coronavirus-come-arma-biologica-il-video/
625) https://www.corriere.it/sport/20_maggio_07/coronavirus-wuhan-quei-mondiali-militari-atleti-tornati-cina-quelle-strane-febbri-novembre-8924b39a-9037-11ea-b981-878bbbd902eb_preview.shtml?reason=unauthenticated&cat=1&cid=wBEcuow-&pids=FR&credits=1&origin=https%3A%2F%2Fwww.corriere.it%2Fsport%2F20_maggio_07%2Fcoronavirus-wuhan-quei-mondiali-militari-atleti-tornati-cina-quelle-strane-febbri-novembre-8924b39a-9037-11ea-b981-878bbbd902eb.shtml
626) https://www.ilfattoquotidiano.it/2020/05/07/coronavirus-giochi-militari-a-wuhan-fino-al-28-ottobre-alcuni-atleti-raccontano-febbre-e-problemi-respiratori/5794500/?fbclid=IwAR2GmkFkv7Raiqwc2kPzsoKg8znzE2BXSyUrIH6N7KGzNk46Uukh2NaCGg
627) https://www.corriere.it/sport/20_maggio_07/coronavirus-wuhan-quei-mondiali-militari-atleti-tornati-cina-quelle-strane-febbri-novembre-8924b39a-9037-11ea-b981-878bbbd902eb_pre-

view.shtml?reason=unauthenticated&cat=1&cid=wBEcuow-&pids=FR&credits=1&origin=https%3A%2F%2Fwww.corriere.it%2Fsport%2F20_maggio_07%2Fcoronavirus-wuhan-quei-mondiali-militari-atleti-tornati-cina-quelle-strane-febbri-novembre-8924b39a-9037-11eab981-878bbbd902eb.shtml
628) https://www.repubblica.it/sport/vari/2020/05/06/news/giochi_militari_wuhan_dubbi-255887213/?fbclid=IwAR06q5FKsqIEjbZOMKQ400YZ-ypFNjlqvn81pj8dJXHsiHrX2Q2BvtM4LqsU
629) https://www.ilprimatonazionale.it/cronaca/nuotatrice-petronio-febbre-giochi-militari-wuhan-citta-deserta-156512/?fbclid=IwAR0fLnpHgxI8bXIgrvj7iklX8rcNq3dqvesLJD1UeigTz2CtRgWld-LzMt4I
630) https://www.repubblica.it/sport/vari/2020/05/06/news/giochi_militari_wuhan_dubbi-255887213/?fbclid=IwAR06q5FKsqIEjbZOMKQ400YZ-ypFNjlqvn81pj8dJXHsiHrX2Q2BvtM4LqsU
631) https://www.ilprimatonazionale.it/cronaca/wuhan-pandemia-mondiali-militari-ottobre-atleti-tosse-febbre-155650/
632) https://www.ilprimatonazionale.it/cronaca/stato-maggiore-difesa-impone-silenzio-stampa-atleti-giochi-militari-wuhan-2-155800/?fbclid=IwAR12vq1x_HJlrlSMYITxYANzgMGcH-RgJsjY6Lsh8vZb3bvzAW4lMjgvmsA
633) https://www.ilprimatonazionale.it/cronaca/stato-maggiore-difesa-impone-silenzio-stampa-atleti-giochi-militari-wuhan-2-155800/?fbclid=IwAR12vq1x_HJlrlSMYITxYANzgMGcH-RgJsjY6Lsh8vZb3bvzAW4lMjgvmsA
634) https://www.ilprimatonazionale.it/cronaca/stato-maggiore-difesa-impone-silenzio-stampa-atleti-giochi-militari-wuhan-2-155800/?fbclid=IwAR12vq1x_HJlrlSMYITxYANzgMGcH-RgJsjY6Lsh8vZb3bvzAW4lMjgvmsA
635) https://www.petroleum-economist.com/articles/politics-economics/middle-east/2019/china-and-iran-flesh-out-strategic-partnership
636) https://it.insideover.com/politica/armi-petrolio-e-commercio-il-triplice-legame-che-unisce-iran-e-cina.html
637) https://www.presstv.com/Detail/2020/03/05/620217/US-coronavirus-James-Henry-Fetzer
638) https://www.progettoprometeo.it/13-febbraio-la-cina-sapeva-gia-tutto-ma-protestava-per-i-voli-sospesi-perche/?fbclid=IwAR0TOMOxsLcC_RFl36liI7T65cvl-WukYLxfy_sqecXnHkER_TVaXZD8rDHs
639) http://www.novaratoday.it/attualita/mascherine-prodotte-galliate-coccato-mezzetti.html
640) http://www.atlanticoquotidiano.it/quotidiano/ecco-perche-lepoca-della-cina-come-fabbrica-del-mondo-potrebbe-volgere-al-termine/?fbclid=IwAR3uRT8B-_VOl1DaAISuAkMNZw3o-KVrh1AaSEmcl9dQqTdSMuAOdJEGB2A
641) https://www.ilprimatonazionale.it/cronaca/paziente-zero-globalizzazione-striscioni-casapound-147506/
642) https://www.quattroruote.it/news/industria-finanza/2020/04/06/coronavirus_le_case_auto_tedesche_senza_la_componentistica_italiana_non_si_riparte.html
643) https://www.ilfattoquotidiano.it/2020/04/06/coronavirus-i-costruttori-tedeschi-senza-il-supporto-dellitalia-non-possiamo-produrre-e-chiedono-aiuto-alla-merkel/5761494/
644) https://www.ilfoglio.it/esteri/2020/03/11/news/laboratorio-israele-306272/?underPaywall=true
645) https://formiche.net/2020/03/vaccino-coronavirus-paesi/
646) https://it.insideover.com/politica/ecco-perche-la-russia-sembra-immune-dal-coronavirus.html
647) https://it.insideover.com/politica/ecco-perche-la-russia-sembra-immune-dal-coronavirus.html
648) https://www.ansa.it/sito/notizie/mondo/europa/2020/03/20/russia-inizia-i-test-per-un-vaccino_aabe8193-0fb8-44b8-9a5f-8cceda9add8e.html
649) https://formiche.net/2020/03/vaccino-coronavirus-paesi/
650) https://www.welt.de/wirtschaft/plus206563595/Trump-will-deutsche-Impfstoff-Firma-CureVac-Traumatische-Erfahrung.html
651) https://www.curevac.com/news/company-founder-ingmar-hoerr-succeeds-daniel-menichella-as-ceo-of-curevac-ag
652) https://www.adnkronos.com/fatti/cronaca/2020/03/16/coronavirus-berlino-dice-esclusiva-vaccino-trump-germania-non-vendita_oskrg29uqfeK1jrRHOafiO.html
653) https://twitter.com/RichardGrenell/status/1239248345329274881?s=20

654) https://www.curevac.com/news/curevac-focuses-on-the-development-of-mrna-based-coronavirus-vaccine-to-protect-people-worldwide
655) https://www.curevac.com/news/curevac-ceo-daniel-menichella-ber%C3%A4t-mit-us-pr%C3%A4sident-donald-trump-und-mitgliedern-der-corona-task-force-entwicklungsm%C3%B6glichkeiten-eines-coronavirus-impfstoffes
656) https://www.nytimes.com/2020/03/15/world/europe/cornonavirus-vaccine-us-germany.html
657) https://www.ilriformista.it/in-piena-emergenza-coronavirus-europa-invasa-da-20mila-soldati-usa-perche-60385/?refresh_ce
658) https://www.limesonline.com/defender-europe-esercitazione-usa-invasione-russia/117104?fbclid=IwAR2Jh8jdX6Dgj274SOC4tztT-1gwsefKLNiBLoUa4e6qWj8SHKx6GILaSaI
659) https://www.ilriformista.it/in-piena-emergenza-coronavirus-europa-invasa-da-20mila-soldati-usa-perche-60385/?refresh_ce
660) https://it.insideover.com/guerra/coronavirus-e-defender-europe-sfatiamo-le-teorie-del-complotto.html?fbclid=IwAR0oRjWDM--pmWt6tC9COoiFWYnCxHdXtr-PEQ4hP4hQYFkuwY-pOEOzj6p0
661) https://it.insideover.com/guerra/coronavirus-e-defender-europe-sfatiamo-le-teorie-del-complotto.html?fbclid=IwAR0oRjWDM--pmWt6tC9COoiFWYnCxHdXtr-PEQ4hP4hQYFkuwY-pOEOzj6p0
662) https://www.thedefensepost.com/2020/03/05/nato-exercises-coronavirus-defender-europe/
663) http://www.difesa.it/SMD_/Eventi/Pagine/NATO_inizia_esercitazione_Dynamic_Manta_2020.aspx
664) https://thebarentsobserver.com/en/security/2020/03/freezing-cold-16000-nato-soldiers-kickstart-arctic-war-game
665) https://www.limesonline.com/defender-europe-esercitazione-usa-invasione-russia/117104?fbclid=IwAR2Jh8jdX6Dgj274SOC4tztT-1gwsefKLNiBLoUa4e6qWj8SHKx6GILaSaI
666) https://www.ilprimatonazionale.it/cronaca/defender-europe-italia-partecipera-europa-66mila-soldati-usa-149365/?fbclid=IwAR3JwZWQ7C8N1kV0bXvR_-7sd1azEmSbDJ0oMWn-xr5t6Rj64x6G_os5ZIc
667) https://formiche.net/2020/03/defender-europe-esercitazioni-annullate/
668) https://www.ilpost.it/2020/03/01/migranti-frontiera-turchia-grecia/
669) https://formiche.net/2020/03/defender-europe-esercitazioni-annullate/
670) https://www.ilprimatonazionale.it/esteri/erdogan-blocca-turchia-200mila-mascherine-destinate-italia-ricatto-150373/?fbclid=IwAR20mbFYBckDxib-e1IZunNYuXp3uhWzsrAmuOcKfQ2i6JF78SXst84l5Is
671) https://www.dailysabah.com/opinion/columns/the-dream-of-a-great-turkey-reborn
672) https://www.aa.com.tr/en/turkey/turkey-will-have-voice-in-new-worlds-order/1815833
673) https://www.aa.com.tr/en/turkey/turkey-will-have-voice-in-new-worlds-order/1815833
674) https://www.dailysabah.com/politics/turkey-provides-medical-aid-to-53-countries-to-tackle-coronavirus-pandemic/news
675) https://it.insideover.com/politica/il-ruolo-della-turchia-nellordine-mondiale-post-pandemia.html?fbclid=IwAR2TmpBXUNTec-gUe7xJxaTXderTp20BvIfQH08HH38CJhO5PkPNrScPnAw
676) https://www.ilfoglio.it/scienza/2020/02/05/news/la-bufala-del-coronavirus-creato-in-laboratorio-rilanciata-dai-giornali-italiani-300336/
677) https://www.open.online/2020/02/24/il-video-di-il-vaso-di-pandora-e-la-tesi-di-complotto-del-coronavirus-come-arma-biologica-il-video/
678) https://www.ilfoglio.it/scienza/2020/02/05/news/la-bufala-del-coronavirus-creato-in-laboratorio-rilanciata-dai-giornali-italiani-300336/
679) https://www.liberoquotidiano.it/news/personaggi/21685507/maria_rita_gismondo_coronavirus_inserti_hiv_ricerca_ritirata_creato_laboratorio_non_si_puo_escludere.html
680) https://www.nature.com/articles/s41591-020-0820-9?fbclid=IwAR25z73ZtOd-HJMmEs1ZsXf95mURBQBC8SHn34kG_GymuJpTEDJ26YuyNco
681) https://www.ilfoglio.it/scienza/2020/02/05/news/la-bufala-del-coronavirus-creato-in-laboratorio-rilanciata-dai-giornali-italiani-300336/
682) https://formiche.net/2020/03/coronavirus-esercito-usa-propaganda-cina/

683) https://patents.justia.com/patent/10130701?fbclid=IwAR0LGFRArRqLxIGuR98MAr_lnUleR2trpusUaG96VKUPyjk5e_IvbBiu9FQ
684) https://www.pirbright.ac.uk/partnerships/our-major-stakeholders
685) https://pagellapolitica.it/bufale/show/910/no-il-coronavirus-non-%C3%A8-stato-creato-in-laboratorio-nel-2015-dal-pirbright-institute
686) https://www.open.online/2020/02/24/il-video-di-il-vaso-di-pandora-e-la-tesi-di-complotto-del-coronavirus-come-arma-biologica-il-video/
687) https://www.open.online/2020/01/25/le-tesi-cospirazioniste-sul-nuovo-coronavirus-il-fact-checking/
688) https://www.the-scientist.com/news-opinion/questions-surround-canadian-shipment-of-deadly-viruses-to-china-66254
689) https://www.cbc.ca/news/canada/manitoba/scientist-frank-plummer-death-1.5451624
690) https://edition.cnn.com/2020/05/06/us/university-of-pittsburgh-professor-killed/index.html
691) https://edition.cnn.com/2020/05/06/us/university-of-pittsburgh-professor-killed/index.html
692) https://quifinanza.it/innovazione/video/coronavirus-vaccino-bill-gates-inovio-ino-4800/369698/?fbclid=IwAR2VqhUaqfPR6xRsGlqW1F-5FZ8LF9JpRW38zk4Ds4z1CQf6oYuociSuYU8
693) https://www.ilgiornale.it/news/mondo/usa-vaccino-finanziato-gates-testato-su-40-volontari-1851178.html?fbclid=IwAR191T9af-WMHZUHQcMmB2sdRUew4FA98pTk7bf5Trl6f6Nzau59WY0RP72k
694) https://amp.cnn.com/cnn/2020/02/25/business/moderna-coronavirus-vaccine/index.html
695) https://www.bizjournals.com/boston/news/2020/02/25/cambridge-biotech-delivers-coronavirus-vaccine.amp.html
696) https://markets.businessinsider.com/news/stocks/moderna-stock-price-soars-coronavirus-vaccine-ships-first-potential-biotech-2020-2-1028937120
697) https://forbes.it/2020/02/25/moderna-l-azienda-che-ha-sviluppato-il-vaccino-contro-il-coronavirus-storia-ed-andamento-in-borsa-azioni-wall-street/
698) https://en.wikipedia.org/wiki/Coalition_for_Epidemic_Preparedness_Innovations
699) https://cepi.net/about/whoweare/
700) https://www.modernatx.com/ecosystem/strategic-collaborators/foundations-advancing-mrna-science-and-research
701) https://forbes.it/2020/02/25/moderna-l-azienda-che-ha-sviluppato-il-vaccino-contro-il-coronavirus-storia-ed-andamento-in-borsa-azioni-wall-street/
702) https://miami.cbslocal.com/2020/04/07/bill-gates-vows-to-spend-billions-to-develop-covid-19-vaccine-our-early-money-can-accelerate-things/
703) https://scenarieconomici.it/a-pensar-male-di-francesco-cappello/
704) https://www.nature.com/articles/d41587-020-00005-z
705) https://www.italiaoggi.it/news/coronavirus-impreparati-vero-ma-e-strano-che-a-dirlo-sia-bill-gates-che-e-il-vero-padrone-dell-oms-organizzazione-2432450
706) https://quifinanza.it/innovazione/video/coronavirus-vaccino-bill-gates-inovio-ino-4800/369698/?fbclid=IwAR2VqhUaqfPR6xRsGlqW1F-5FZ8LF9JpRW38zk4Ds4z1CQf6oYuociSuYU8
707) https://www.gatesfoundation.org/TheOptimist/coronavirus
708) https://www.italiaoggi.it/news/coronavirus-impreparati-vero-ma-e-strano-che-a-dirlo-sia-bill-gates-che-e-il-vero-padrone-dell-oms-organizzazione-2432450
709) https://it.wikipedia.org/wiki/Fondazione_Bill_%26_Melinda_Gates
710) https://www.ted.com/talks/bill_gates/transcript?language=it&fbclid=IwAR207MNZ0UW7cPa-5uCUZoNXpdGrxbXTXeqEeKZ_hcLkZ7jQg7ukViTAUIc
711) https://www.ted.com/talks/bill_gates/transcript?language=it&fbclid=IwAR207MNZ0UW7cPa-5uCUZoNXpdGrxbXTXeqEeKZ_hcLkZ7jQg7ukViTAUIc
712) https://www.ilprimatonazionale.it/economia/clima-trump-ecoballe-cosa-dicono-numeri-66253/
713) https://www.youtube.com/watch?v=ozlbeXrb_5A
714) https://cnnpressroom.blogs.cnn.com/2011/02/05/cnns-sanjay-gupta-interviews-philanthropist-bill-gates-on-efforts-to-eradicate-diseases-and-the-wakefield-controversy/
715) https://www.forbes.com/sites/matthewherper/2011/11/02/the-second-coming-of-bill-gates/#790d807d13fd

716) https://www.repubblica.it/ambiente/2017/07/13/news/_volete_salvare_la_terra_dall_effetto_serra_non_fate_figli_-170692889/
717) https://www.vice.com/it/article/59nzxb/birthstrike-non-fare-figli-per-salvare-il-pianeta
718) https://it.wikipedia.org/wiki/Agenda_21
719) https://www.dagospia.com/rubrica-3/politica/dire-cose-ocasio-ndash-stellina-ldquo-de-sinistrardquo-ne-ha-197050.htm
720) https://en.wikipedia.org/wiki/The_Population_Bomb
721) https://www.ilprimatonazionale.it/approfondimenti/ambientalismo-nuovo-umanesimo-108536/
722) https://www.ncbi.nlm.nih.gov/pubmed/22077806
723) https://www.ilrestodelcarlino.it/fano/cronaca/assicurazione-auto-extracomunitari-1.2117206
724) https://www.ilgiornale.it/news/cronache/sinistra-ora-sfrutta-virus-vuole-regolarizzare-i-migranti-1848334.html?fbclid=IwAR1mAQaYekNUnfRulk12r9ZLPInpkNgdCrAQArqHfFPySFLiwesrUQ4atNI
725) https://www.ilgiornale.it/news/cronache/immigrazione-ricciardi-firma-appello-regolarizzare-i-1858167.html
726) https://www.huffingtonpost.it/entry/loms-sconfessa-ricciardi-le-sue-opinioni-non-rappresentano-il-nostro-punto-di-vista_it_5e9cb8f1c5b6ea335d5da2dd
727) https://it.wikipedia.org/wiki/Walter_Ricciardi
728) https://scenarieconomici.it/ricciardi-il-consigliere-contro-il-covid-19-che-voleva-affondare-litalia/
729) https://www.fanpage.it/attualita/non-compratele-e-non-usatele-le-mascherine-da-inutili-a-fondamentali-nella-lotta-al-coronavirus/
730) https://www.ilsole24ore.com/art/ricciardi-coronavirus-finora-meno-pericolosa-dell-influenza-quest-anno-sbagliato-bloccare-voli-ACrZBZHB
731) https://it.wikipedia.org/wiki/Club_di_Roma
732) https://www.informazioneconsapevole.com/2015/03/il-discorso-allonu-di-david-rockefeller.html),
733) https://it.wikipedia.org/wiki/Planned_Parenthood
734) https://en.wikipedia.org/wiki/Planned_Parenthood
735) https://en.wikipedia.org/wiki/Population_Council
736) https://en.wikipedia.org/wiki/Frederick_Taylor_Gates
737) https://it.wikipedia.org/wiki/Eugenetica_negli_Stati_Uniti_d%27America
738) https://en.wikipedia.org/wiki/Kaiser_Wilhelm_Institute_of_Anthropology,_Human_Heredity,_and_Eugenics
739) https://scienze.fanpage.it/bill-gates-vuole-oscurare-il-sole-per-fermare-il-riscaldamento-globale-ecco-come/
740) https://www.nogeoingegneria.com/tecnologie/carbon-capture/agw-il-100-degli-scienziati-non-ha-dubbi-dibattito-chiuso/?fbclid=IwAR05_XRZloPiIZV-JZXR4Ku8FvgMPjN0GpwkppgPt3IGiR0QuQgBuEaf0IYQ
741) https://cei.org/content/cei-files-formal-complaint-regarding-nasas-claim-97-climate-scientist-agreement-global).
742) https://www.internazionale.it/opinione/gabriele-crescente/2020/03/19/coronavirus-clima?fbclid=IwAR1fFMgnd0eXnSKdzBVP4_Gx34E7DSiePDdIO61yfO-OMf4Xujd-IiTMYDw2
743) https://www.internazionale.it/opinione/gabriele-crescente/2020/03/19/coronavirus-clima?fbclid=IwAR1fFMgnd0eXnSKdzBVP4_Gx34E7DSiePDdIO61yfO-OMf4Xujd-IiTMYDw2
744) https://www.huffingtonpost.it/2019/04/18/tutto-esaurito-al-senato-per-il-convegno-con-greta_a_23713789/
745) https://www.ilprimatonazionale.it/cronaca/la-cnn-invita-greta-come-esperta-di-coronavirus-e-chi-critica-la-scelta-e-un-cane-da-guardia-156456/?fbclid=IwAR2wSHu3U3g-rI83DtM5TWc6pd7V252uM4NNaNDk7wPp5FqvNjeOAFzjxNs
746) https://nypost.com/2020/05/13/greta-thunberg-added-to-cnn-expert-covid-19-panel-twitter-erupts/?fbclid=IwAR3BtLGrA3fqwZAbCQeDxlnet4kHQG0MnZ9VetE3zHZ8Rylvik7K7hOvM00
747) https://www.maurizioblondet.it/riscaldamento-climatico-adottare-la-teoria-del-gender/
748) https://www.focus.it/ambiente/ecologia/la-classifica-dei-paesi-piu-inquinanti-18052010-87654

749) https://www.corriere.it/pianeta2020/20_aprile_26/natura-si-ribellata-ora-riattiviamo-capacita-distinguere-bene-male-6b0f14f2-86de-11ea-9b77-4fc0668b38e0_preview.shtml?reason=unauthenticated&cat=1&cid=PoewRp0D&pids=FR&credits=1&origin=https%3A%2F%2Fwww.corriere.it%2Fpianeta2020%2F20_aprile_26%2Fnatura-si-ribellata-ora-riattiviamo-capacita-distinguere-bene-male-6b0f14f2-86de-11ea-9b77-4fc0668b38e0.shtml2
750) https://www.ilfriuli.it/articolo/salute-e-benessere/coronavirus-no-alla-disinfezione-stradale/12/216680?fbclid=IwAR2E7uFfcrEKFsPsY-IVBMQn6ocYomZoXCY2ZU0ne4rD2kuMl2UbCVMDM3Ro
751) https://www.nejm.org/doi/full/10.1056/NEJMp2003762
752) https://www.ft.com/content/d2f75357-2c4d-40b0-8802-7d820414f3c6
753) https://thehill.com/homenews/sunday-talk-shows/491212-bill-gates-if-we-quarantine-well-enough-numbers-will-likely
754) https://forbes.it/2020/03/19/bill-gates-rivela-in-quanto-tempo-si-sconfigge-il-coronavirus/
755) https://forbes.it/2020/03/19/bill-gates-rivela-in-quanto-tempo-si-sconfigge-il-coronavirus/
756) https://www.gavi.org/investing-gavi/funding/current-period-2016-2020?fbclid=IwAR0GsjuZWJZTfFntXqgNy-sr3Z_N_po6-TXaOyzKNtym2ce1IerbsvtjGqw
757) https://www.ilgiornale.it/news/mondo/bill-gates-re-dei-filantropi-che-ora-ci-regala-vaccino-1852009.html
758) https://www.maurizioblondet.it/ecco-come-bill-gates-e-diventato-padrone-delloms/
759) https://www.ilfoglio.it/salute/2017/05/23/news/i-conti-in-tasca-all-oms-135878/
760) https://www.ansa.it/sito/notizie/mondo/2020/04/15/coronavirus-trump-sospende-i-finanziamenti-alloms_ce957fb4-6564-425f-9575-7010d876fa36.html
761) http://www.atlanticoquotidiano.it/quotidiano/trump-sospende-i-fondi-alloms-mentre-crescono-i-sospetti-sul-laboratorio-di-wuhan-che-studia-i-coronavirus/?fbclid=IwAR3k3nf1k-DE4LOwesMpQ8DHuHp3lUdUDzYgjfyHwhsnXwaKpgUiIrhwtec
762) https://www.ilgiornale.it/news/mondo/gates-finanzia-48-progetti-italia-contro-covid-19-1855540.html
763) https://open.who.int/2018-19/budget-and-financing/flow
764) https://www.reuters.com/article/us-health-coronavirus-russia-trump/russia-says-trump-move-to-cut-who-funding-over-coronavirus-is-selfish-idUSKCN21X187
765) https://www.bloomberg.com/news/articles/2020-04-15/china-blasts-trump-s-move-to-pull-who-funding-pledges-support
766) https://www.money.it/coroavirus-cosa-sta-facendo-OMS-luci-ombre
767) https://www.maurizioblondet.it/ecco-come-bill-gates-e-diventato-padrone-delloms/
768) https://www.money.it/coroavirus-cosa-sta-facendo-OMS-luci-ombre
769) https://it.insideover.com/societa/cosi-bill-gates-diventato-padrone-delloms.html
770) https://www.italiaoggi.it/news/coronavirus-impreparati-vero-ma-e-strano-che-a-dirlo-sia-bill-gates-che-e-il-vero-padrone-dell-oms-organizzazione-2432450
771) https://apps.who.int/gb/ebwha/pdf_files/WHA72/A72_35-en.pdf
772) https://www.ilprimatonazionale.it/cronaca/ritardi-omissioni-errori-oms-favorito-diffusione-coronavirus-155217/?fbclid=IwAR1tu7WXEDAPNdjq-tUJw5FDvyFGa4xcQuzrxXzKuMaho2KPeSNNmnKrfmI
773) https://www.corriere.it/dataroom-milena-gabanelli/oms-coronavirus-bill-gates-cina-stati-uniti-europa-comanda-davvero-covid-pandemia-5g-etiopia/8ca94b96-92dc-11ea-88e1-10b8fb89502c-va.shtml?&appunica=true
774) https://www.corriere.it/dataroom-milena-gabanelli/oms-coronavirus-bill-gates-cina-stati-uniti-europa-comanda-davvero-covid-pandemia-5g-etiopia/8ca94b96-92dc-11ea-88e1-10b8fb89502c-va.shtml?&appunica=true
775) https://it.wikipedia.org/wiki/Rotary_International
776) https://www.devex.com/organizations/national-philanthropic-trust-69725
777) https://www.gatesfoundation.org/How-We-Work/Quick-Links/Grants-Database/Grants/2016/09/OPP1155192
778) https://www.gatesfoundation.org/How-We-Work/Quick-Links/Grants-Database/Grants/2013/03/OPP1081043
779) https://www.repubblica.it/economia/2017/06/02/news/bill_gates_oms-166804494/

780) https://www.corriere.it/dataroom-milena-gabanelli/oms-coronavirus-bill-gates-cina-stati-uniti-europa-comanda-davvero-covid-pandemia-5g-etiopia/8ca94b96-92dc-11ea-88e1-10b8fb89502c-va.shtml?&appunica=true
781) http://ilpedante.org/post/immunita-di-legge
782) https://www.repubblica.it/economia/2017/06/02/news/bill_gates_oms-166804494/
783) https://www.theguardian.com/global-development/poverty-matters/2010/sep/29/gates-foundation-gm-monsanto
784) https://www.repubblica.it/solidarieta/volontariato/2016/01/24/news/bill_gates-131972278/
785) Da Wikipedia: "Advocacy, in ambito politico, identifica il supporto attivo e la promozione da parte di individui che mirano ad influenzare le politiche pubbliche e l'allocazione delle risorse all'interno dei sistemi politici, economici e sociali e relative istituzioni" (https://it.wikipedia.org/wiki/Advocacy).
786) https://www.repubblica.it/solidarieta/volontariato/2016/01/24/news/bill_gates-131972278/
787) https://www.repubblica.it/economia/2017/06/02/news/bill_gates_oms-166804494/
788) https://www.nytimes.com/2013/07/27/opinion/the-charitable-industrial-complex.html
789) https://www.nytimes.com/2013/07/27/opinion/the-charitable-industrial-complex.html
790) https://www.tempi.it/loms-si-prostra-alla-cina-linchiesta-indipendente-e-una-barzelletta/?fbclid=IwAR2nbal2EaciKzAqMY22TrTSnOgcevPs6KFUR8YTRJfDNi_TF-2DhZIK--s
791) https://www.lastampa.it/topnews/primo-piano/2020/04/18/news/bill-gates-finanzia-la-corsa-italiana-per-trovare-la-cura-1.38730826
792) https://thejournalofmhealth.com/global-covid-19-clinical-trial-tracker-launched-by-cytel/
793) https://www.lastampa.it/topnews/primo-piano/2020/04/18/news/bill-gates-finanzia-la-corsa-italiana-per-trovare-la-cura-1.38730826
794) https://www.gatesfoundation.org/How-We-Work/Quick-Links/Grants-Database/Grants/2018/11/OPP1199760
795) Con un finanziamento di 23,2 miliardi di sterline (nel 2017), il Wellcome Trust è l'ente di beneficenza con i maggiori stanziamenti al mondo dopo la Bill & Melinda Gates Foundation, che è a sua volta tra i suoi principali finanziatori (https://it.wikipedia.org/wiki/Wellcome_Trust).
796) https://www.corriere.it/tecnologia/20_aprile_12/bill-gates-coronavirus-vaccino-301fcf9a-7c29-11ea-8e38-cc2efdc210dd_preview.shtml?reason=unauthenticated&cat=1&cid=huY0AOVm&pids=FR&credits=1&origin=https%3A%2F%2Fwww.corriere.it%2Ftecnologia%2F20_aprile_12%2Fbill-gates-coronavirus-vaccino-301fcf9a-7c29-11ea-8e38-cc2efdc210dd.shtml
797) https://www.jhsph.edu/ivac/about/
798) https://en.wikipedia.org/wiki/Centers_for_Disease_Control_and_Prevention
799) https://it.wikipedia.org/wiki/Centri_per_la_prevenzione_e_il_controllo_delle_malattie
800) https://www.cdc.gov/globalhealth/immunization/who/default.htm
801) https://www.gatesfoundation.org/Media-Center/Press-Releases/1999/05/Johns-Hopkins-University-School-of-Public-Health
802) https://www.agi.it/estero/news/2020-05-02/coronavirus-vaccino-fondi-europa-8496840/
803) https://www.ilfattoquotidiano.it/2020/05/02/coronavirus-bill-gates-chiama-conte-ha-riconosciuto-limpegno-dellitalia-accordo-su-cooperazione-mondiale-per-trovare-il-vaccino/5789508/
804) Il quotidiano "La Verità" ci informa che la Commissione Europea ha già raccolto 7,4 miliardi di euro e che "all'appello hanno risposto molti soggetti privati. Ma a gestire i soldi saranno associazioni riconducibili al patron di Microsoft, che punta anche a test diagnostici e terapie" (https://www.laverita.info/bruxelles-da-in-appalto-il-vaccino-ai-gates-2645973960.html).
805) https://en.wikipedia.org/wiki/Unitaid
806) https://www.gavi.org/news/media-room/norway-gates-foundation-saving-millions-lives-support-gavi-and-immunisaton
807) https://www.who.int/teams/blueprint/about
808) https://www.wired.it/scienza/medicina/2020/03/06/coronavirus-analisi-bill-gates/?refresh_ce=
809) https://www.glopid-r.org/clinical-trial-network/isaric-international-severe-acute-respiratory-and-emerging-infection-consortium/
810) https://www.glopid-r.org/about-us/members/
811) https://www.who.int/immunization/immunization_agenda_2030/en/?fbclid=IwAR3DdGzFJ6VM0rbZWyiXSZfUEcm3xfYL7NLgQO6BXXpSUnkCVb8WVWVX9Ik

812) https://www.ohchr.org/EN/UDHR/Pages/Language.aspx?LangID=itn&fbclid=IwAR3tsXD3cA_oaku6LB2yij7GaTENV-VsxKOqTimw-OSZ3oAQ-aGhrucxh3s
813) https://it.businessinsider.com/giulio-tarro-coronavirus-non-e-ebola-il-vaccino-non-serve-la-sanita-e-crisi-per-colpa-di-chi-ha-dimezzato-le-terapie-intensive/?fbclid=IwAR1oybClJKVJ0913LBSnH8B-QmO-UoyOVjeKl1wwuvz-_0tMeAo-sIsqR_4
814) https://it.businessinsider.com/giulio-tarro-coronavirus-non-e-ebola-il-vaccino-non-serve-la-sanita-e-crisi-per-colpa-di-chi-ha-dimezzato-le-terapie-intensive/?fbclid=IwAR1oybClJKVJ0913LBSnH8B-QmO-UoyOVjeKl1wwuvz-_0tMeAo-sIsqR_4
815) https://it.businessinsider.com/giulio-tarro-coronavirus-non-e-ebola-il-vaccino-non-serve-la-sanita-e-crisi-per-colpa-di-chi-ha-dimezzato-le-terapie-intensive/?fbclid=IwAR1oybClJKVJ0913LBSnH8B-QmO-UoyOVjeKl1wwuvz-_0tMeAo-sIsqR_4
816) https://www.ilgiornale.it/news/cronache/coronavirus-virologo-giulio-tarro-lidea-boris-johnson-ha-sua-1842269.html
817) https://it.businessinsider.com/giulio-tarro-coronavirus-non-e-ebola-il-vaccino-non-serve-la-sanita-e-crisi-per-colpa-di-chi-ha-dimezzato-le-terapie-intensive/?fbclid=IwAR1oybClJKVJ0913LBSnH8B-QmO-UoyOVjeKl1wwuvz-_0tMeAo-sIsqR_4
818) https://it.businessinsider.com/giulio-tarro-coronavirus-non-e-ebola-il-vaccino-non-serve-la-sanita-e-crisi-per-colpa-di-chi-ha-dimezzato-le-terapie-intensive/?fbclid=IwAR1oybClJKVJ0913LBSnH8B-QmO-UoyOVjeKl1wwuvz-_0tMeAo-sIsqR_4
819) https://www.epicentro.iss.it/vaccini/VacciniSviluppoCommercio
820) https://www.eupati.eu/it/scoperta-del-farmaco/realizzare-un-farmaco-fase-3-e-4-selezione-di-una-molecola-o-composto-guida/
821) https://heralditalia.it/zangrillo-su-coronavirus-non-si-dice-la-verita-situazione-negli-ospedali-e-unaltra-uid-4/?fbclid=IwAR1HomLUI0GsOo2z5EUaVsAoRYqVjZN8yxSQ-tlBaniyU0PhaqTwSPK9ST4
822) https://www.ilgiornale.it/news/cronache/burioni-virus-pu-diventare-pi-buono-1844191.html9
823) https://www.ilgiornale.it/news/cronache/burioni-virus-pu-diventare-pi-buono-1844191.html9
824) https://www.ilgiornale.it/news/salute/ricercatrice-vicenzi-virus-si-indebilir-sopravvivere-1842048.html
825) https://www.ilmessaggero.it/salute/focus/coronavirus_burioni_anticorpi_pazienti_ultime_notizie_30_aprile_2020-5201269.html
826) https://www.ilgiornale.it/news/cronache/coronavirus-virologo-giulio-tarro-lidea-boris-johnson-ha-sua-1842269.html
827) https://www.youtube.com/watch?v=2XRc389TvG8
828) https://www.youtube.com/watch?v=2XRc389TvG8
829) https://heralditalia.it/zangrillo-su-coronavirus-non-si-dice-la-verita-situazione-negli-ospedali-e-unaltra-uid-4/?fbclid=IwAR1HomLUI0GsOo2z5EUaVsAoRYqVjZN8yxSQ-tlBaniyU0PhaqTwSPK9ST4
830) https://www.ilgiornale.it/news/cronache/covid-lhiv-non-avremo-mai-vaccino-1861905.html?utm_term=Autofeed&utm_medium=Social&utm_source=Facebook&fbclid=IwAR1zwNDNP6r3DcDtU6V8m3oV5KmdLD4cf0ImbVZhiTs3TtJKzyDjlfZHP7o#Echobox=1589112610
831) https://www.ilgiornale.it/news/cronache/covid-lhiv-non-avremo-mai-vaccino-1861905.html?utm_term=Autofeed&utm_medium=Social&utm_source=Facebook&fbclid=IwAR1zwNDNP6r3DcDtU6V8m3oV5KmdLD4cf0ImbVZhiTs3TtJKzyDjlfZHP7o#Echobox=1589112610
832) https://www.lastampa.it/esteri/2020/05/04/news/test-sul-sangue-effettuati-in-giappone-rivela-la-mortalita-da-coronavirus-e-di-gran-lunga-inferiore-all-influenza-1.38801430?fbclid=IwAR0pTXDiO7fbI_ZH7ekm9o0FXL5tUS_hevXiPng7wp62Wezl8HfypKvhpNM
833) https://www.lastampa.it/cronaca/2020/03/18/news/coronavirus-l-istituto-superiore-di-sanita-solo-12-le-persone-decedute-senza-patologie-pregresse-1.38605276?fbclid=IwAR2iUonZGRkVF-NEkw47oyJRZyyRJQtD-hhfgz2cwNu3oZ_mPmRLbpt-Vjls
834) https://www.biorxiv.org/content/10.1101/2020.01.26.919985v1

835) https://www.ilgiornale.it/news/cronache/silvestri-virus-gran-ritirata-dallitalia-soffre-caldo-1859855.html?fbclid=IwAR35YmvcqLsbp9OxmezE4ylvtLRPST3hD5LSYfKsz1vKlz-siDzldA51E6Lo
836) https://www.repubblica.it/salute/medicina-e-ricerca/2020/04/30/news/adesso_e_provato_tutti_sviluppano_gli_anticorpi_al_virus-255257217/
837) https://www.nature.com/articles/s41591-020-0897-1
838) https://www.adnkronos.com/salute/medicina/2020/05/20/coronavirus-guariti-non-riammalano-speranza-studio-sui-macachi_PRphEObQQwceUFddE1y4QJ.html
839) https://www.ilmessaggero.it/salute/focus/vaccino_coronavirus_quando_arriva_usa_italia_professore_harvard_ultime_notizie_news-5218462.html
840) https://www.repubblica.it/cronaca/2010/01/16/news/vaccino_virus_a-1966773/
841) https://www.leggo.it/italia/cronache/coronavirus_vaccino_irbm_pomezia_prodotto_distribuito_solo_dagli_inglesi_ecco_perche-5204343.html
842) https://www.leggo.it/italia/cronache/coronavirus_vaccino_irbm_pomezia_prodotto_distribuito_solo_dagli_inglesi_ecco_perche-5204343.html
843) https://www.ansa.it/canale_scienza_tecnica/notizie/biotech/2020/05/04/coronavirus-funzionano-gli-anticorpi-del-vaccino-italiano_8c9c97a9-1f1f-4270-ba4f-b1033419bf28.html
844) https://www.adnkronos.com/fatti/cronaca/2020/04/16/coronavirus-sileri-vaccino-dovra-essere-obbligatorio_l4haY4Gr5QhUK2cQ37PIpM.html?fbclid=IwAR1taUc923KhG1O-K_NmtbtURx6OpbmrBKlAoIhiP_0j_sPt6dhoSg4zrDQ
845) https://www.repubblica.it/politica/2020/04/16/news/coronavirus_sileri_il_vaccino_dovra_essere_un_obbligo_ricciardi_inutile_la_gente_lo_vorra_-254228354/
846) https://www.ilgiornale.it/news/cronache/covid-lhiv-non-avremo-mai-vaccino-1861905.html?utm_term=Autofeed&utm_medium=Social&utm_source=Facebook&fbclid=IwAR1zwNDNP6r3DcDtU6V8m3oV5KmdLD4cf0Im-bVZhiTs3TtJKzyDjlfZHP7o#Echobox=1589112610
847) https://rep.repubblica.it/pwa/generale/2020/05/25/news/calano_i_contagi_vaccino_a_rischio_lo_scienziato_di_oxford_se_l_epidemia_svanisce_non_riusciremo_a_testarlo_-257559518/
848) https://www.focus.it/ambiente/ecologia/la-classifica-dei-paesi-piu-inquinanti-18052010-87654
849) https://www.theguardian.com/world/2020/apr/06/ban-live-animal-markets-pandemics-un-biodiversity-chief-age-of-extinction
850) https://www.maurizioblondet.it/the-donald-contro-bill-gates-prima-vittoria/
851) https://www.gatesfoundation.org/Media-Center/Press-Releases/2010/12/Global-Health-Leaders-Launch-Decade-of-Vaccines-Collaboration
852) https://www.gavi.org/our-alliance/global-health-development/decade-vaccine-collaboration
853) https://www.gatesfoundation.org/How-We-Work/Quick-Links/Grants-Database/Grants/2017/02/OPP1159915
854) https://www.who.int/immunization/newsroom/press/news_release_decade_vaccines/en/
855) https://www.ilgiornale.it/news/cronache/covid-lhiv-non-avremo-mai-vaccino-1861905.html?utm_term=Autofeed&utm_medium=Social&utm_source=Facebook&fbclid=IwAR1zwNDNP6r3DcDtU6V8m3oV5KmdLD4cf0Im-bVZhiTs3TtJKzyDjlfZHP7o#Echobox=1589112610
856) https://www.ncbi.nlm.nih.gov/pubmed/32205204
857) http://www.koreabiomed.com/news/articleView.html?idxno=7428
858) https://www.ncbi.nlm.nih.gov/pmc/articles/PMC1232869/
859) https://www.repubblica.it/scienze/2020/04/09/news/la_clorochina_previene_il_coronavirus_maxi_esperimento_su_40_mila_medici_e_infermieri-253577890/
860) https://www.cernovich.com/sanofi-and-trump/
861) https://edition.cnn.com/2020/02/24/investing/gilead-sciences-coronavirus-who-remdesivir/index.html
862) https://edition.cnn.com/2020/02/24/investing/gilead-sciences-coronavirus-who-remdesivir/index.html
863) https://www.gatesfoundation.org/Media-Center/Press-Releases/2002/10/Family-Health-International-Receives-Grant
864) https://tg24.sky.it/mondo/2020/03/26/coronavirus-macron-esercito-contro-pandemia.html
865) https://www.iene.mediaset.it/2020/news/coronavirus-clorochina-terapia-professor-raoult_763790.shtml

866) https://www.lastampa.it/salute/2020/03/28/news/la-francia-apre-all-utilizzo-della-ricetta-del-professor-raoult-a-base-di-idroclorochina-1.38649442
867) L'h-index è un indicatore ottenuto facendo la media tra il numero di pubblicazioni scientifiche e il numero delle citazioni ricevute da un dato ricercatore.
868) https://www.iltempo.it/cronache/2020/05/01/news/coronavirus-virologi-classifica-pagelle-scopus-anthony-fauci-scienziati-mondo-virus-1322185/
869) https://it.insideover.com/societa/il-caso-del-virologo-che-aveva-previsto-tutto.html?fbclid=IwAR2aAWO3pu4ZIevQBKENMBIoTNbSfDph2ppeXjq-pBMoyi75WC1oG-DRkyLw
870) https://www.repubblica.it/salute/medicina-e-ricerca/2020/04/01/news/coronavirus_e_farmaci_antimalarici_attenzione_a_non_fare_confusione-252878544/
871) https://www.lastampa.it/salute/2020/03/28/news/la-francia-apre-all-utilizzo-della-ricetta-del-professor-raoult-a-base-di-idroclorochina-1.38649442
872) https://www.laverita.info/salvo-vite-con-il-plasma-iperimmune-e-da-roma-mi-mandano-i-carabinieri-2645916290.html
873) https://blogs.microsoft.com/blog/2020/04/20/helping-survivors-become-heroes/
874) https://www.tgcom24.mediaset.it/salute/coronavirus-germania-trovata-larma-che-ne-blocca-il-motore_16397359-202002a.shtml?fbclid=IwAR0wf2oNskrHKpzaSJnELOj-ilXqCbt1eR-JNO4S145ytTAo7gk7u-8DepWs
875) http://www.atlanticoquotidiano.it/quotidiano/in-piena-pandemia-revisionista-pechino-lancia-la-sua-controffensiva-il-partito-ha-sconfitto-il-virus/
876) https://www.repubblica.it/salute/medicina-e-ricerca/2020/05/26/news/l_oms_e_l_aifa_sospendono_gli_esperimenti_clinici_sull_uso_dell_idrossiclorochina_e_della_clorochina-257698401/
877) https://www.repubblica.it/salute/medicina-e-ricerca/2020/05/26/news/l_oms_e_l_aifa_sospendono_gli_esperimenti_clinici_sull_uso_dell_idrossiclorochina_e_della_clorochina-257698401/
878) https://www.ilfattoquotidiano.it/2020/05/26/coronavirus-loms-contro-la-clorochina-il-ricercatore-lo-studio-di-lancet-non-ha-la-forza-di-una-sperimentazione-clinica/5814263/
879) https://www.tgcom24.mediaset.it/mondo/gli-usa-chiudono-i-rapporti-con-loms-laffondo-di-trump-che-accusa-lagenzia-di-essere-sottomessa-a-pechino_18883453-202002a.shtml?fbclid=IwAR2vrhW-02124qXvoesXGmL0dMrik81FafoCoUQvCo9nl4-5PJYJcK1ExUY
880) https://www.thelancet.com/journals/laninf/article/PIIS1473-3099(03)00806-5/fulltext?fbclid=IwAR162mvg6H1zXrfK02q8N73y8-mDblcj2d2vk-HDepKLWicKI-pYm3n2Aik
881) https://www.gatesnotes.com/Health/A-coronavirus-AMA?WT.mc_id=20200319223000_Coronavirus-AMA_BG-LI&WT.tsrc=BGLI&linkId=84658534
882) https://news.mit.edu/2019/storing-vaccine-history-skin-1218
883) https://en.wikipedia.org/wiki/Massachusetts_Institute_of_Technology
884) http://news.mit.edu/2017/mit-undertakes-grand-challenge-innovation-global-vaccine-manufacturing-0222
885) https://stm.sciencemag.org/content/11/523/eaay7162
886) https://www.scientificamerican.com/article/invisible-ink-could-reveal-whether-kids-have-been-vaccinated/
887) https://news.mit.edu/2019/storing-vaccine-history-skin-1218
888) https://www.sciencealert.com/an-invisible-quantum-dot-tattoo-is-being-suggested-to-id-vaccinated-kids
889) https://www.nytimes.com/2020/01/10/business/mit-jeffrey-epstein-joi-ito.html
890) https://www.agi.it/estero/epstein_gates-6351249/news/2019-10-13/
891) https://www.agi.it/estero/epstein_gates_mit_ito-6158077/news/2019-09-09/
892) http://www.rainews.it/dl/rainews/articoli/il-new-york-times-ricostruisce-amicizia-tra-bill-gates-e-jeffrey-epstein-ee9387f9-7cc8-4659-9bd8-a85e3becfd82.html
893) https://id2020.org/alliance
894) https://www.ideo.org/
895) https://www.ideo.org/project/gates-foundation
896) https://www.ilprimatonazionale.it/cronaca/app-movimenti-test-friuli-venezia-giulia-precedente-cinese-153107/?fbclid=IwAR2IvwmWGfz_7_cG8_vp38IuYb_A5rce-H5IjwhFu8dPtpQMgK0uhgwQmIQ

897) https://www.accenture.com/it-it/company-news-release-nasce-accenture-microsoft-business-group
898) https://www.accenture.com/_acnmedia/pdf-68/accenture-808045-blockchainpov-rgb.pdf
899) https://www.biometricupdate.com/201909/id2020-and-partners-launch-program-to-provide-digital-id-with-vaccines
900) https://it.euronews.com/2020/05/13/i-microchip-sottocutanei-saranno-la-prossima-grande-rivoluzione-tecnologica-in-europa?utm_term=Autofeed&utm_medium=Social&utm_source=Facebook#Echobox=1589383468
901) https://www.euractiv.com/section/economy-jobs/news/cashless-payments-versus-the-pandemic/
902) https://biohackinfo.com/news-bill-gates-id2020-vaccine-implant-covid-19-digital-certificates/
903) https://nationalpost.com/news/bill-gates-funds-birth-control-microchip-that-lasts-16-years-inside-the-body-and-can-be-turned-on-or-off-with-remote-control
904) https://www.gatesfoundation.org/how-we-work/quick-links/grants-database/grants/2014/01/opp1068198
905) https://www.gatesfoundation.org/Media-Center/Press-Releases/1999/05/Johns-Hopkins-University-School-of-Public-Health
906) https://www.ted.com/talks/bill_gates_the_next_outbreak_we_re_not_ready/transcript?language=it
907) https://www.ilriformista.it/la-profezia-di-bill-gates-del-2015-un-virus-uccidera-10-milioni-di-persone-61673/?refresh_ce
908) https://www.ilriformista.it/la-profezia-di-bill-gates-del-2015-un-virus-uccidera-10-milioni-di-persone-61673/?refresh_ce
909) https://www.ted.com/talks/bill_gates_the_next_outbreak_we_re_not_ready/transcript?language=it
910) https://www.gatesfoundation.org/Media-Center/Speeches/2017/05/Bill-Gates-Munich-Security-Conference
911) https://it.businessinsider.com/coronavirus-la-terribile-profezia-di-bill-gates-emergenza-estrema-se-si-diffondesse-in-africa-mancano-le-contromisure/
912) https://www.ilsole24ore.com/art/da-big-pharma-guerra-batteriologica-cinese-8-bufale-coronavirus-ACHSswJB
913) https://www.ilgiornale.it/news/mondo/profezia-bill-gates-prepararsi-pandemie-1818169.html
914) https://www.money.it/Bill-Gates-aveva-previsto-coronavirus-allarme-33-milioni-morti
915) https://www.lastampa.it/topnews/primo-piano/2018/05/13/news/il-mondo-si-prepari-a-una-guerra-contro-le-pandemie-1.34016592
916) https://www.centerforhealthsecurity.org/event201/
917) https://www.ilprimatonazionale.it/cultura/epidemia-coronavirus-inchiesta-francesca-totolo-149069/
918) https://www.italiaoggi.it/news/coronavirus-impreparati-vero-ma-e-strano-che-a-dirlo-sia-bill-gates-che-e-il-vero-padrone-dell-oms-organizzazione-2432540
919) http://www.salute.gov.it/portale/news/p3_2_1_1_1.jsp?lingua=italiano&menu=notizie&p=dalministero&id=4067
920) La scuola, come si legge su Wikipedia, è stata ribattezzata Johns Hopkins Bloomberg School of Public Health il 20 aprile 2001 in onore di Michael Bloomberg, che ha donato un totale di 2,9 miliardi di dollari nell'arco di diversi decenni (https://en.wikipedia.org/wiki/Johns_Hopkins_Bloomberg_School_of_Public_Health).
921) https://www.centerforhealthsecurity.org/event201/event201-resources/CAPS-fact-sheet-191009.pdf
922) http://www.centerforhealthsecurity.org/newsroom/center-news/2020-01-24-Statement-of-Clarification-Event201.html
923) http://www.centerforhealthsecurity.org/our-work/events/
924) https://pagellapolitica.it/bufale/show/932/no-bill-gates-non-ha-predetto-il-nuovo-coronavirus
925) https://it.businessinsider.com/coronavirus-la-terribile-profezia-di-bill-gates-emergenza-estrema-se-si-diffondesse-in-africa-mancano-le-contromisure/
926) https://it.businessinsider.com/coronavirus-la-terribile-profezia-di-bill-gates-emergenza-estrema-se-si-diffondesse-in-africa-mancano-le-contromisure/
927) https://en.wikipedia.org/wiki/Brookings_Institution
928) https://apnews.com/e11a9c5801264262e0b2f8661408b32a /
929) https://rep.repubblica.it/pwa/intervista/2020/04/28/news/bill_gates_non_torneremo_alla_normalita_prima_di_un_anno_o_due_-255117954/

930) https://tg24.sky.it/mondo/2020/04/08/coronavirus-usa
931) https://www.repubblica.it/tecnologia/2020/03/10/news/coronavirus_bill_gates_dona_kit_per_il_test_fai_da_te-250860107/
932) https://www.tgcom24.mediaset.it/mondo/coronavirus-bill-gates-sono-pronto-a-pagare-la-produzione-del-vaccino-di-oxford_17633813-202002a.shtml?fbclid=IwAR3mFvXUo-ZgSEEfb8whIwhHik8n0CUMf5mt9pSJp9HK4xVNSLbI6J15jwdQ
933) https://www.ilprimatonazionale.it/cultura/epidemia-coronavirus-inchiesta-francesca-totolo-149069/
934) https://www.cnbc.com/2019/01/23/bill-gates-turns-10-billion-into-200-billion-worth-of-economic-benefit.html
935) https://www.open.online/2020/01/26/bill-e-melinda-gates-vogliono-ridurre-la-popolazione-attraverso-il-nuovo-coronavirus/
936) https://www.nejm.org/doi/full/10.1056/NEJMp2003762?query=TOC
937) https://www.wired.it/scienza/medicina/2020/03/06/coronavirus-analisi-bill-gates/?refresh_ce=
938) https://www.open.online/2019/08/27/anche-bill-gates-ringrazia-conte-su-twitter-ma-non-e-ben-chiaro-per-cosa/
939) https://www.adnkronos.com/fatti/cronaca/2016/06/27/global-fund-bill-gates-grazie-renzi-agli-italiani-per-aumento-fondi_m00LprP5uxrIxv4vQvvgEK.html?refresh_ce
940) https://en.wikipedia.org/wiki/The_Global_Fund_to_Fight_AIDS,_Tuberculosis_and_Malaria
941) https://www.lastampa.it/topnews/primo-piano/2020/05/01/news/bill-gates-chiama-conte-piu-soldi-per-la-ricerca-del-vaccino-1.38792865
942) https://www.money.it/bill-gates-chiama-giuseppe-conte
943) http://amp.ilsole24ore.com/pagina/ADPia2N?fbclid=IwAR2MrXIia-pmeqwMj8jkL2Gm4EknB4QF29cxHldSibnR4edUPi-jWS3lPfao
944) https://www.youtube.com/watch?v=F8I-MHYIJBM
945) https://www.facebook.com/LuigiDiMaio/photos/a.564591480244069/2944371222266071/?type=3&theater
946) https://www.ilfattoquotidiano.it/2020/05/14/coronavirus-il-colosso-farmaceutico-sanofi-vaccino-prima-agli-usa-perche-finanziano-poi-lavvertimento-dopo-le-polemiche-lue-sia-efficace/5801735/
947) https://www.corriere.it/economia/aziende/20_marzo_13/medicinali-anti-coronavirus-roche-cede-gratis-farmaco-contro-l-artrite-902c3aca-6501-11ea-ac89-181bb7c2e00e_preview.shtml?reason=unauthenticated&cat=1&cid=EHsMnFlR&pids=FR&credits=1&origin=https%3A%2F%2Fwww.corriere.it%2Feconomia%2Faziende%2F20_marzo_13%2Fmedicinali-anti-coronavirus-roche-cede-gratis-farmaco-contro-l-artrite-902c3aca-6501-11ea-ac89-181bb7c2e00e.shtml
948) https://www.nommeraadio.ee/meedia/pdf/RRS/Rockefeller%20Foundation.pdf?fbclid=IwAR00ynbhRsRS_QyMci4EhPnaPpHM2-iGJk7zj2CUn4oYyq6n_l2kwA0SFAM
949) La stessa GBN è stata in passato sovvenzionata in almeno due occasioni dalla Bill & Melinda Gates Foundation, come si legge sul sito web della medesima (https://www.gatesfoundation.org/How-We-Work/Quick-Links/Grants-Database/Grants/2009/05/OPP1001752) (https://www.gatesfoundation.org/How-We-Work/Quick-Links/Grants-Database/Grants/2010/01/OPP1012219).
950) https://en.wikipedia.org/wiki/Peter_Schwartz_(futurist)#cite_note-2
951) https://en.wikipedia.org/wiki/Peter_Schwartz_(futurist)#cite_note-2
952) https://issuu.com/dueprocesstv/docs/scenario_for_the-future
953) https://www.nommeraadio.ee/meedia/pdf/RRS/Rockefeller%20Foundation.pdf?fbclid=IwAR00ynbhRsRS_QyMci4EhPnaPpHM2-iGJk7zj2CUn4oYyq6n_l2kwA0SFAM
954) https://www.centerforhealthsecurity.org/newsroom/center-news/2018/2018-01-22_rockefeller-grant-resilience-checklist.html
955) https://rockfound.rockarch.org/public-health-at-johns-hopkins
956) https://en.wikipedia.org/wiki/Johns_Hopkins_Bloomberg_School_of_Public_Health
957) https://en.wikipedia.org/wiki/Johns_Hopkins_University
958) https://www.prnewswire.com/news-releases/rockefeller-johns-hopkins-behind-horrific-human-syphilis-experiments-allege-guatemalan-victims-in-lawsuit-300059537.html
959) https://www.reuters.com/article/us-maryland-lawsuit-infections/johns-hopkins-bristol-myers-must-face-1-billion-syphilis-infections-suit-idUSKCN1OY1N3
960) https://it.wikipedia.org/wiki/Studio_sulla_sifilide_di_Tuskegee

961) https://www.ilmessaggero.it/mondo/coronavirus_bill_gates_profezia_news-5110669.html
962) https://www.ilpost.it/2019/09/11/licenziamento-john-bolton-trump/
963) https://it.wikipedia.org/wiki/John_R._Bolton
964) https://www.gatesfoundation.org/What-We-Do/Global-Health/Innovative-Technology-Solutions
965) Si occupa di identificare tecnologie emergenti che abbiano applicazioni concrete nel miglioramento della sanità globale.
966) https://www.gatesfoundation.org/Who-We-Are/General-Information/Leadership/Global-Health/Dan-Wattendorf
967) https://interestingengineering.com/bill-gates-called-this-group-the-next-darpa
968) Il riferimento è al fatto che la DARPA ha sviluppato nel 1969 una rete informatica ad uso militare denominata ARPANET, poi evolutasi nell'attuale internet.
969) https://interestingengineering.com/bill-gates-called-this-group-the-next-darpa
970) https://www.darpa.mil/staff/dr-rohit-chitale
971) https://www.path.org/
972) https://www.gatesfoundation.org/How-We-Work/Quick-Links/Grants-Database/Grants/2015/11/OPP1140103
973) https://en.wikipedia.org/wiki/PATH_(global_health_organization)
974) https://www.gatesfoundation.org/Media-Center/Press-Releases/2006/04/PATH-Preventing-Pneumonia
975) https://www.path.org/media-center/path-statement-in-support-of-new-bill-melinda-gates-foundation-medical-research-institute/
976) https://www.gatesfoundation.org/who-we-are/general-information/leadership/global-health/emilio-emini
977) https://en.wikipedia.org/wiki/International_AIDS_Vaccine_Initiative
978) https://en.wikipedia.org/wiki/International_AIDS_Vaccine_Initiative
979) https://www.trust.org/media-development/programmes/?sfid=a153z00001Bidr1AAB&areaOfFocus=Economic%20and%20Social%20Development
980) https://formiche.net/2020/03/csis-coronavirus-pandemia-crisi/
981) https://it.insideover.com/politica/rapporto-csis-previsto-pandemia-coronavirus.html
982) https://www.politico.com/news/magazine/2020/03/07/coronavirus-epidemic-prediction-policy-advice-121172
983) https://www.politico.com/news/magazine/2020/03/07/coronavirus-epidemic-prediction-policy-advice-121172
984) https://www.nejm.org/doi/full/10.1056/NEJMc2001468?fbclid=IwAR1jpHVcw4pBlmcr0JIubrid-JjIwlSVyV7G3DSQ9iFaMtd-mnX3d9F_WRzM
985) https://nextstrain.org/ncov/global?fbclid=IwAR1E6Z6TVdFE0-P3GfhjsnVuU7Q475aeAG0JpcXg-Us8IDHdM91DWN0xWvM&label=clade:A2
986) https://it.insideover.com/politica/e-se-fosse-la-germania-la-culla-del-coronavirus-in-europa.html
987) https://www.dw.com/en/massive-flu-wave-grips-germany/a-52445643?fbclid=IwAR3XEwgLzlZFtrhkDYAgijbJ4gUYv4HBLqYMOuA_sExyW9fNpNLXnue9WBo
988) https://www.adnkronos.com/fatti/esteri/2020/02/27/influenza-spaventa-germania-circa-casi_5uc3gp2KIesGEHspPVu6nL.html?refresh_ce
989) https://www.corriere.it/esteri/20_maggio_05/coronavirus-francia-primo-paziente-covid-fine-dicembre-storia-amirouche-hammar-ab4bf7a4-8eb5-11ea-8162-438cc7478e3a_preview.shtml?reason=unauthenticated&cat=1&cid=GfbJIC5a&pids=FR&credits=1&origin=https%3A%2F%2Fwww.corriere.it%2Festeri%2F20_maggio_05%2Fcoronavirus-francia-primo-paziente-covid-fine-dicembre-storia-amirouche-hammar-ab4bf7a4-8eb5-11ea-8162-438cc7478e3a.shtml
990) https://europa.today.it/attualita/primo-caso-coronavirus-2019.html
991) https://www.politico.com/news/magazine/2020/03/07/coronavirus-epidemic-prediction-policy-advice-121172
992) https://www.csis.org/analysis/we-predicted-coronavirus-pandemic-heres-what-policymakers-could-have-seen-coming
993) https://formiche.net/2020/03/csis-coronavirus-pandemia-crisi/
994) https://formiche.net/2020/03/csis-coronavirus-pandemia-crisi/
995) https://formiche.net/2020/03/csis-coronavirus-pandemia-crisi/

996) https://formiche.net/2020/03/csis-coronavirus-pandemia-crisi/
997) https://www.ilprimatonazionale.it/esteri/coronavirus-bill-gates-difende-la-cina-hanno-fatto-molte-cose-buone-154602/?fbclid=IwAR2RbN2znYFJjoZtW-ReB_DjfkL6cUktWTsSXQJidWzYx17pQeD8L_TFGpjg
998) https://www.ilprimatonazionale.it/esteri/coronavirus-bill-gates-difende-la-cina-hanno-fatto-molte-cose-buone-154602/?fbclid=IwAR2RbN2znYFJjoZtW-ReB_DjfkL6cUktWTsSXQJidWzYx17pQeD8L_TFGpjg
999) https://formiche.net/2020/03/csis-coronavirus-pandemia-crisi/
1000) https://www.csis.org/events/smart-women-smart-power-conversation-melinda-gates
1001) https://www.csis.org/programs/former-programs/hivaids-task-force/about-task-force
1002) https://www.gatesfoundation.org/How-We-Work/Quick-Links/Grants-Database/Grants/2016/03/OPP1148372
1003) https://www.gatesfoundation.org/How-We-Work/Quick-Links/Grants-Database/Grants/2019/03/INV-000400
1004) https://www.gatesfoundation.org/Media-Center/Press-Releases/2000/01/International-Family-Planning-Leadership-Program
1005) https://www.gatesfoundation.org/Media-Center/Press-Releases/2000/07/Comprehensive-HIVAIDS-Partnership
1006) https://en.wikipedia.org/wiki/Pandemic_Emergency_Financing_Facility
1007) https://www.ilprimatonazionale.it/cronaca/coronavirus-francesca-totolo-quello-nontorna-epidemia-150231/
1008) https://en.wikipedia.org/wiki/Pandemic_Emergency_Financing_Facility
1009) https://quifinanza.it/soldi/pandemic-bond-banca-mondiale-rischi-oms-pandemia-coronavirus/361821/
1010) https://www.ilfattoquotidiano.it/2020/03/27/coronavirus-piu-vicina-la-perdita-del-capitale-perchi-ha-comprato-i-pandemic-bond-ma-solo-in-aprile-i-paesi-poveri-potranno-incassare/5734381/
1011) https://www.ilfattoquotidiano.it/in-edicola/articoli/2020/03/05/scommettere-sulla-pandemia-con-i-cat-bond/5726156/
1012) https://www.giacomogaruti.it/68-miliardi-bruciati-in-un-giorno/
1013) https://www.giacomogaruti.it/68-miliardi-bruciati-in-un-giorno/
1014) https://www.giacomogaruti.it/68-miliardi-bruciati-in-un-giorno/
1015) https://www.ilmessaggero.it/economia/news/copasir_ciclo_audizioni_per_approfondire_tema_controllo_borsa_italiana-5180214.html
1016) https://www.ilprimatonazionale.it/economia/coronavirus-15-miliardi-banca-soggetti-stranieri-acquisire-aziende-italiane-153769/?fbclid=IwAR39vJMeRPiZEtU5-xPd5C8Ugt6YyFulZHpBGh-cvIwQtDt-99SoZl9qazU4
1017) https://www.giacomogaruti.it/68-miliardi-bruciati-in-un-giorno/
1018) https://www.ilprimatonazionale.it/primo-piano/economia-guerra-perderemo-100-miliardi-mese-allarme-confindustria-150633/?fbclid=IwAR0xdcG4B6l8bD88gt8WU4zdnrT1Gp2rmGFzJ5JbobNv46ov60gaPtIyOnU
1019) https://it.insideover.com/economia/il-coronavirus-e-il-cigno-nero-atteso-dalla-finanza.html
1020) https://it.insideover.com/economia/chi-guadagna-coronavirus.html
1021) https://it.wikipedia.org/wiki/Stati_europei_per_PIL
1022) https://it.wikipedia.org/wiki/Stati_europei_per_PIL
1023) https://www.money.it/scommessa-Bridgewater-su-crollo-mercati-sapeva-del-coronavirus?fbclid=IwAR2AOWVYjycr0YZV7euSxw0tUfoyBlrf65kfMoAW8Jcf6su7nehevnNyu_g
1024) https://www.ilgiornale.it/news/economia/marzo-crisi-mondiale-delle-borse-parola-bridgewater-1795504.html?fbclid=IwAR2i3RT46fzqsT-BmmqN0CbsaJyD41MoBgHj0eQEuP1v0aETL0rp1Shve46A
1025) https://www.bloomberg.com/news/articles/2020-03-16/bridgewater-builds-14-billion-short-bet-against-european-stocks
1026) https://www.money.it/scommessa-Bridgewater-su-crollo-mercati-sapeva-del-coronavirus?fbclid=IwAR2AOWVYjycr0YZV7euSxw0tUfoyBlrf65kfMoAW8Jcf6su7nehevnNyu_g
1027) https://www.ilfattoquotidiano.it/2020/03/18/coronavirus-il-fondo-bridgewater-ha-puntato-14-miliardi-di-dollari-sul-crollo-delle-borse-europee-cosi-prova-a-speculare-sullemergenza/5740820/?fbclid=IwAR16Gc49dPOiMxAMpQqySBhKZ6fBkmAkD98-nuQE6aM-gfYYcE27R9Uf49gg

1028) http://www.rainews.it/dl/rainews/articoli/coronavirus-si-allarga-lo-scandalo-4-i-senatori-che-hanno-venduto-azioni-prima-del-crollo-3f04042b-a72d-4e3f-bfe5-2ff1db688e3d.html?fbclid=IwAR25IvzDY_GcvxMIUGxs-B-8HHptk-goFv6rPmtvRIfS79HwI74zmcgcRwW4&refresh_ce

1029) http://www.rainews.it/dl/rainews/articoli/coronavirus-si-allarga-lo-scandalo-4-i-senatori-che-hanno-venduto-azioni-prima-del-crollo-3f04042b-a72d-4e3f-bfe5-2ff1db688e3d.html?fbclid=IwAR25IvzDY_GcvxMIUGxs-B-8HHptk-goFv6rPmtvRIfS79HwI74zmcgcRwW4&refresh_ce

1030) https://www.ilgiornale.it/news/economia/coronavirus-von-der-leyen-aiuteremo-italia-ogni-mezzo-1840382.html

1031) https://www.ilprimatonazionale.it/economia/ue-marcia-indietro-salta-approvazione-mes-149594/

1032) https://www.giacomogaruti.it/nonostante-i-5-500-italiani-morti-in-ue-si-parla-di-mes/?fbclid=IwAR0gIIokyber80NPF6TrXgcuLHH-ZK1RxioUB8vbKDYCctXoBGxKPejFj9k

1033) https://www.ilparagone.it/economia/la-germania-dichiara-guerra-allitalia-per-i-soldi-dovete-pie-garvi-alla-troika/?fbclid=IwAR2NhcSv-9heng6dMFyTEYT8OgNizhwXOgFish2utjdojhiF5NkO-jng15Ro

1034) https://www.adnkronos.com/fatti/politica/2020/03/21/coronavirus-zingaretti-senza-europa-non-avremmo-mai-fatta_jqYYd25Q7UdhNRzTJaQwRM.html

1035) https://www.iltempo.it/politica/2020/03/09/news/giuseppe-conte-come-winston-churchill-ora-piu-buia-emergenza-coronavirus-1292622/

1036) https://www.econopoly.ilsole24ore.com/2020/03/21/mes-italia-insol-vente/?fbclid=IwAR0DVO0sL5zP9dEW5emam-WsVmvn7Tv0jSYWtFEDUeKZVT5zyJ4qpIE9wPYI

1037) https://www.giacomogaruti.it/mes-un-regalo-ai-tedeschi-con-i-soldi-degli-ita-liani/?fbclid=IwAR1aN8holz4lVXj5KpqeIMsNvUfrTQp9NT2TXFQUc2AEi7xdci7dq63wmWA

1038) https://www.ilparagone.it/economia/tremonti-mes-raggiro-europa/?fbclid=IwAR0Ck-oY8xhYgB91NP2_tQve5hEKqIElITh9gaZcKklmgnAyC6SwHJ-atfI

1039) http://temi.repubblica.it/micromega-online/ue-appello-di-101-economisti-al-governo-non-firmate-quell-accordo/?fbclid=IwAR0RdVWB1fPdw0BloBKuZ_M_vf-hzj1-eO0oZXHnb18kpe-rIyefwPXBUbJY

1040) https://www.ilsole24ore.com/art/coronavirus-ultime-notizie-italia-macron-francia-fianco-dell-ita-lia-basta-ue-egoista-macron-francia-fianco-italia-basta-ue-egoista-ADSpdcG

1041) https://www.adnkronos.com/soldi/economia/2020/03/12/bce-tassi-fermi-aggiuntivo-mld_vpkswMlR1eqoXOE1B7U8bN.html

1042) https://www.ilprimatonazionale.it/economia/coronavirus-bce-svegliata-piano-750-miliardi-150174/

1043) https://www.liberoquotidiano.it/news/economia/21603754/coronavirus_germania_angela_mer-kel_no_coronabond_troika_italia.html?fbclid=IwAR2phsj3Q3W8LRJstAMWCH-nZwNCcbkHc6q2c4Xs9JG8IAWr89-B_SxZhHXY

1044) https://www.imolaoggi.it/2016/07/30/fmi-ammette-scrificata-grecia-per-salvare-euro/

1045) https://www.ilprimatonazionale.it/economia/gaffe-parole-lagarde-affossare-italia-150042/

1046) https://www.liberoquotidiano.it/news/economia/21603754/coronavirus_germania_angela_mer-kel_no_coronabond_troika_italia.html?fbclid=IwAR2phsj3Q3W8LRJstAMWCH-nZwNCcbkHc6q2c4Xs9JG8IAWr89-B_SxZhHXY

1047) https://www.lastampa.it/topnews/primo-piano/2020/04/03/news/governo-cortocircuito-con-il-te-soro-i-burocrati-frenano-le-risorse-1.38671021

1048) https://www.europarl.europa.eu/sides/getDoc.do?type=REPORT&reference=A7-2011-0052&lan-guage=IT

1049) https://www.ilprimatonazionale.it/politica/chi-voto-favore-ratifica-mes-152860/

1050) https://www.ilfattoquotidiano.it/2020/04/11/coronavirus-mentana-sulle-parole-di-conte-verso-sal-vini-e-meloni-se-lavessimo-saputo-non-avremmo-mandato-in-onda-quella-parte/5767318/

1051) https://www.liberoquotidiano.it/news/commenti-e-opinioni/21924090/mes_eurogruppo_ac-cordo_niente_eurobond.html

1052) https://www.consilium.europa.eu/en/press/press-releases/2020/04/09/report-on-the-comprehen-sive-economic-policy-response-to-the-covid-19-pandemic/

1053) https://documenti.camera.it/leg18/dossier/pdf/AS015.pdf?_1575557723621

1054) https://rep.repubblica.it/pwa/generale/2020/04/29/news/nel_mes_spunta_la_sorveglianza_rafforzata_commissione_e_bce_controlleranno_roma-255222237/?fbclid=IwAR3uFHqRzP5KPiTO7VyZxzhda-lR698Aoip-WZlV5VUWUENQBk5gNRfOQCDE
1055) https://www.ilprimatonazionale.it/economia/mes-prestiti-italia-sara-catastrofe-yanis-varoufakis-152730/
1056) https://www.dagospia.com/rubrica-3/politica/merkel-ha-dimenticato-quando-nbsp-rsquo-europa-dimezzo-debiti-231497.htm?fbclid=IwAR1dqsLZ7jtnngSLK_OEJNWwrMKthlObiL7GWvSGetsJXyq5fo5Zk1id_Hs
1057) https://www.dagospia.com/rubrica-3/politica/merkel-ha-dimenticato-quando-nbsp-rsquo-europa-dimezzo-debiti-231497.htm?fbclid=IwAR1dqsLZ7jtnngSLK_OEJNWwrMKthlObiL7GWvSGetsJXyq5fo5Zk1id_Hs
1058) https://www.ilprimatonazionale.it/economia/eurobond-ennesima-trovata-cedere-sovranita-ue-151379/?fbclid=IwAR2p9ad2uUDAnogRtHbsjqCtF59-lB1NEeuLGHjPxd2W5eUNR8j7RRd-CUj0
1059) https://www.ilprimatonazionale.it/politica/consiglio-ue-volano-stracci-europa-mai-cosi-divisa-151119/?fbclid=IwAR2_w3GHqfcxa3Bk2GuO-sMi4enSU7AVMr92_Su9BtQoTg7uvSdkA8GIJ01Q
1060) https://m.dagospia.com/scordatevi-i-coronabond-una-volta-per-tutte-perotti-bocconi-ripete-il-suo-mantra-231714?fbclid=IwAR3iHK5drTWrNPVh7Ip4dBcOsFeDWprHjJV4OWmCNYRLnhbP-PrnSdoxB2NA
1061) https://www.agi.it/economia/news/2020-03-28/coronavirus-von-der-leyen-coronabond-7958453/amp/?__twitter_impression=true&fbclid=IwAR25qOE7TJ_C7yqpedk6duOLlaL-rbT2vJn32Iwspm039vNiVjqTLkWpvvRQ
1062) https://www.ansa.it/sito/notizie/mondo/2020/03/28/coronavirus-von-der-leyen-stoppa-eurobond.-conte-non-decide-lei_b47ae898-dcb4-458b-a62c-fa227ff2f118.html
1063) https://www.ilparagone.it/esteri/perche-la-von-der-leyen-non-promette-aiuti-veri-non-in-prestito/?fbclid=IwAR3f2wwGzzH5Qt9iRh48OjmmJWD3PTlrpmq7zVqIxnNQOGFW4cFe-6qtuK8
1064) https://www.ilparagone.it/senza-categoria/aiuti-delleuropa-si-ma-solo-alla-germania-piu-della-meta-vanno-ai-tedeschi/?fbclid=IwAR2EVlP3A5PTn6bfdhLzln2mOfX3KjzJBy-BQOnY8Lkz7LE5plfDsmUFHDhU
1065) https://it.businessinsider.com/conoravirus-lolanda-dice-no-agli-eurobond-ma-e-un-paradiso-fiscale-che-allitalia-costa-decine-di-miliardi-di-euro/?ref=fbpu
1066) https://it.businessinsider.com/conoravirus-lolanda-dice-no-agli-eurobond-ma-e-un-paradiso-fiscale-che-allitalia-costa-decine-di-miliardi-di-euro/?ref=fbpu
1067) https://www.ilparagone.it/attualita/lolanda-ci-da-lezioni-in-europa-mentre-ci-ruba-le-tasse/?fbclid=IwAR16vUIiLf-lcwkIYe8inp4zQ4q7EKpMHp4xNP7xPmuLbMLMo0eg2NyK00g
1068) https://it.businessinsider.com/conoravirus-lolanda-dice-no-agli-eurobond-ma-e-un-paradiso-fiscale-che-allitalia-costa-decine-di-miliardi-di-euro/?ref=fbpu
1069) https://www.ilparagone.it/economia/la-germania-vendete-i-titoli-di-stato-italiano-saranno-spazzatura/?fbclid=IwAR1CIOxTk2lhEpaIfaAHRmtlHbzT8FrHdr6iLbDZLHPSwg7X-DXGpPX25iM
1070) https://www.ilgiornale.it/news/economia/commerzbank-ai-clienti-btp-diventeranno-spazzatura-vendeteli-1849214.html?fbclid=IwAR2g7qsZKgEhN6LhU70od5B1pr3vy8DMhcgL8Fs34Kwidn891-Cg1WAcI0Y
1071) https://www.ilparagone.it/economia/la-solidarieta-della-germania-anche-deutshe-bank-spara-a-zero-sullitalia/?fbclid=IwAR2DcoknY96TGYzf55iIQGbWl0Cvdv2jlQn_G456x7zPQBdVe7sm-0b7r04
1072) https://www.ilprimatonazionale.it/primo-piano-economia-guerra-perderemo-100-miliardi-mese-allarme-confindustria-150633/?fbclid=IwAR0xdcG4B6l8bD88gt8WU4zdnrT1Gp2rmGFzJ5JbobNv46ov60gaPtIyOnU
1073) https://www.ilprimatonazionale.it/economia/trasformare-25-miliardi-350-conti-sballati-gualtieri-149847/
1074) https://www.ilparagone.it/attualita/emettere-denaro-per-finanziare-il-deficit-degli-stati-la-ricetta-per-la-bce/

1075) https://www.ilparagone.it/esteri/francia-stampa-moneta-banca/?fbclid=IwAR3Rms4cw4l3ALARa3vh55DPLwISXzXzHGqlDZTyCT1Hit4e8Qa-OiiGvRs
1076) Con l'espressione soldi dall'elicottero o elicottero monetario (helicopter money) s'intende una politica economica per cui una banca centrale crea del denaro e lo distribuisce direttamente ai cittadini (https://it.wikipedia.org/wiki/Soldi_dall%27elicottero).
1077) https://www.nicolaporro.it/cosa-si-nasconde-dietro-le-parole-di-draghi/
1078) https://www.ilgiornale.it/news/intervista-tremonti-1847400.html
1079) https://www.ilprimatonazionale.it/politica/coronavirus-sanita-rischia-collasso-colpa-mario-draghi-151456/?fbclid=IwAR1GPnESd95R6O3ZcF5p7DdyfYK0KwYG_Co9veQaZuckzzikUuNwVXXYubY
1080) https://www.ilprimatonazionale.it/politica/coronavirus-sanita-rischia-collasso-colpa-mario-draghi-151456/?fbclid=IwAR1GPnESd95R6O3ZcF5p7DdyfYK0KwYG_Co9veQaZuckzzikUuNwVXXYubY
1081) https://www.ilfattoquotidiano.it/2016/02/23/wikileaks-la-nsa-spiava-anche-il-governo-berlusconi-ecco-le-intercettazioni/2487694/
1082) https://www.ilprimatonazionale.it/politica/coronavirus-sanita-rischia-collasso-colpa-mario-draghi-151456/?fbclid=IwAR1GPnESd95R6O3ZcF5p7DdyfYK0KwYG_Co9veQaZuckzzikUuNwVXXYubY
1083) https://www.ilprimatonazionale.it/politica/cossiga-draghi-vile-affarista-liquidatore-industria-pubblica-video-151160/
1084) https://www.liberoquotidiano.it/news/economia/21372553/alessandro_meluzzi_sovranita_monetaria_lira_appello_giorgia_meloni.html?fbclid=IwAR0KWeeHdu7NOFP6D4MKaX2l_mIDtSOJpg3obpPG5AvzX47N-FM6Lxb5ews
1085) https://www.georgesoros.com/2013/04/09/germanys-choice/
1086) https://www.ilgiornale.it/news/cronache/lex-fmi-coronavirus-pu-distruggere-leuro-1843801.html?fbclid=IwAR1_clFjS2XP8nUbjmjNQQHxyRy_gr5GOrZ_K5aqTPrYI9PoO7R84-lKRD8
1087) https://www.ilgiornale.it/news/cronache/lex-fmi-coronavirus-pu-distruggere-leuro-1843801.html?fbclid=IwAR1_clFjS2XP8nUbjmjNQQHxyRy_gr5GOrZ_K5aqTPrYI9PoO7R84-lKRD8
1088) https://www.ilparagone.it/attualita/schengen-bloccato-unione-europea/?fbclid=IwAR3KqmOmD-BuCfiZOWYE1a0pqfypAIApqbkj_u6C7yk7R0bG3FNfqBoS6h8k
1089) https://it.insideover.com/politica/ecco-i-paesi-ue-che-hanno-chiuso-i-confini-per-l-emergenza-coronavirus.html?utm_source=ilGiornale&utm_medium=article&utm_campaign=article_redirect
1090) https://www.ilgiornale.it/news/politica/lue-adesso-prova-dettare-linee-guida-evitare-totale-chiusura-1841817.html
1091) https://www.giacomogaruti.it/oms-lunione-europea-ha-abbandonato-litalia/
1092) http://www.ansa.it/sito/notizie/mondo/2020/03/15/sbloccato-export-mascherine-per-italia-da-germania-e-francia-_1611070a-cd43-4dfd-b618-d2ad972a67db.html
1093) https://www.open.online/2020/03/04/coronavirus-anche-litalia-blocca-lexport-delle-mascherine-indagini-da-nord-a-sud-sulle-speculazioni-rincari-fino-al-6000/
1094) https://www.liberoquotidiano.it/news/italia/13567746/coronavirus-mascherine-introvabili-di-maio-regalo-fornitura-cina-emergenza.html
1095) https://www.eunews.it/2020/02/24/coronavirus-cosa-fa-ue-bruxelles/126714
1096) https://www.affaritaliani.it/esteri/coronavirus-cina-leader-di-mercato-ecco-quante-mascherine-produce-al-giorno-658493.html
1097) http://europa.today.it/attualita/coronavirus-mascherine-cina.html
1098) https://www.ilprimatonazionale.it/esteri/coronavirus-aiuti-russia-medici-militari-veicoli-speciali-attrezzature-150519/
1099) https://www.open.online/2020/04/25/coronavirus-donald-trump-e-le-iniezioni-di-disinfettante-per-curare-il-covid-19-ecco-che-cosa-ha-detto/
1100) https://www.repubblica.it/esteri/2019/10/31/news/trump_l_italia_starebbe_molto_meglio_senza_la_ue_ma_se_vogliono_rimanerci_-239994904/
1101) https://europa.today.it/attualita/coronavirus-beffa-fondi-ue.html

1102) https://www.lantidiplomatico.it/dettnews-nuovo_sondaggio_il_67_degli_italiani_considerano_uno_svantaggio_appartenere_allue/32703_33630/
1103) https://europa.today.it/attualita/farage-italia-brexit.html
1104) https://www.ilprimatonazionale.it/cronaca/coronavirus-le-priorita-della-bonino-garantire-salute-dei-richiedenti-asilo-148731/
1105) https://www.ilgiornale.it/news/cronache/aumento-numero-dei-migranti-arrivati-coronavirus-non-ha-1859789.html?fbclid=IwAR0XACHngvYqrbkfF4TvOBONL2sU_Q6nDpvqC07F20bRDIPgRrPqDmf_q9w
1106) https://www.secoloditalia.it/2020/05/de-luca-annuncia-con-grande-imbarazzo-un-esercito-di-ventimila-immigrati-arrivera-sul-litorale-domizio-video/?fbclid=IwAR0pBIkJNqkm89pgjeeyxyRuXFUbZTBWi-D-UdghiPDAFZI6rVzeTjDX6Y
1107) https://www.ilgiornale.it/news/cronache/sinistra-ora-sfrutta-virus-vuole-regolarizzare-i-migranti-1848334.html?fbclid=IwAR1mAQaYekNUnfRulk12r9ZLPInpkNgdCrAQArqHfFPySFLiwesrUQ4atNI
1108) https://www.ilprimatonazionale.it/cronaca/coronavirus-commissione-ue-divieto-ingresso-in-europa-non-vale-per-richiedenti-asilo-150004/
1109) https://www.ilprimatonazionale.it/cronaca/spranghe-mascherine-coronavirus-coltelli-immigrati-video-149778/
1110) https://www.startmag.it/mondo/coronavirus-africa/
1111) https://www.ilprimatonazionale.it/esteri/coronavirus-caccia-europei-africa-untori-infettano-150453/?fbclid=IwAR3idqOejqFLCqVG5sKiRuqpT9Ct9fCpZWWoX-PrX484k1BOqakqwEk4tSbw
1112) https://www.ilgiornale.it/news/cronache/adesso-lamorgese-vuole-spargere-i-migranti-su-tutto-1843609.html?fbclid=IwAR1tY2KDxJ2ijREDZTNXCfur9g6FmpbfN5p-ehC6nZiX5l6xmLT_1Sryva0
1113) https://www.mbnews.it/2020/03/camparada-migrante-positivo-al-coronavirus/
1114) https://www.asgi.it/asilo-e-protezione-internazionale/coronavirus-asilo-bologna/
1115) https://www.ilgiornale.it/news/cronache/coronavirus-contagio-arrivato-anche-nei-centri-daccoglienza-1842061.html
1116) https://www.secoloditalia.it/2020/03/italia-blindata-una-balla-i-clandestini-continuano-a-sbarcare-sulle-nostre-coste-video/?fbclid=IwAR1RvC4ICfXXuSTW50qLWIaUajyrXlpCPOMACXPodrOuGEZGdt2VFunn2Bs
1117) https://www.ilfattoquotidiano.it/2019/07/24/istat-litalia-e-il-paese-piu-longevo-in-europa-14-456-gli-ultracentenari-2-milioni-gli-over-85-uecoop-necessario-migliorare-welfare/5346819/
1118) https://www.liberoquotidiano.it/news/personaggi/13569065/quarta-repubblica-alessandro-meluzzi-coronavirus-cosa-non-vogliono-dirci.html
1119) https://www.dutchnews.nl/news/2020/03/will-tb-vaccine-help-healthcare-workers-fight-corona-dutch-hospitals-experiment/
1120) https://www.lastampa.it/topnews/primo-piano/2020/04/28/news/coronavirus-ricciardi-serve-ancora-molta-prudenza-ma-il-caldo-di-giugno-aiutera-1.38770407
1121) https://edition.cnn.com/2020/04/23/politics/who-is-bill-bryan-dhs/index.html
1122) https://www.ilgiornale.it/news/cronache/covid-soffre-caldo-ecco-temperatura-che-uccide-2-minuti-1858744.html
1123) https://www.ilgiornale.it/news/cronache/limmunologo-questo-virus-si-spegner-solo-ha-morte-1856997.html
1124) https://www.ilgiornale.it/news/cronache/covid-lhiv-non-avremo-mai-vaccino-1861905.html?utm_term=Autofeed&utm_medium=Social&utm_source=Facebook&fbclid=IwAR1zwNDNP6r3DcDtU6V8m3oV5KmdLD4cf0ImbVZhiTs3TtJKzyDjlfZHP7o#Echobox=1589112610
1125) https://www.agi.it/cronaca/coronavirus_burioni_quarantena-7039966/news/2020-02-09/
1126) https://milano.repubblica.it/cronaca/2020/03/04/news/coronavirus_maria_rita_gismondo_sacco_lombardia-250195101/
1127) https://www.ilprimatonazionale.it/cronaca/la-virologa-gismondo-coronavirus-nessuna-vittima-sarebbero-morti-lo-stesso-video-147545/
1128) https://www.ilgiornale.it/news/cronache/virologa-gismondo-virus-potrebbe-essere-mutato-troppi-morti-1844215.html

1129) http://www.milanotoday.it/attualita/coronavirus/gismondo-diffidata.html?fbclid=IwAR0TDsxzFi-wOk7KZLlLk71PVAOs6TZyarhUTJW3luZ3Q6PlpR9C2b84ib4Y
1130) http://www.milanotoday.it/attualita/coronavirus/gismondo-diffidata.html?fbclid=IwAR0TDsxzFi-wOk7KZLlLk71PVAOs6TZyarhUTJW3luZ3Q6PlpR9C2b84ib4Y
1131) http://www.milanotoday.it/attualita/coronavirus/gismondo-diffidata.html?fbclid=IwAR0TDsxzFi-wOk7KZLlLk71PVAOs6TZyarhUTJW3luZ3Q6PlpR9C2b84ib4Y
1132) https://www.iene.mediaset.it/2020/news/coronavirus-rischio-zero-burioni_739724.shtml
1133) https://www.ilparagone.it/attualita/burioni-vuole-censurare-informa-zione/?fbclid=IwAR0DX76RdXH8GyEArtgpRrcdLo9Y6EwCJ0SvXV1eCGV-iV3vX8KT7LU4JkY
1134) https://codacons.it/matteo-renzi-propone-roberto-burioni-alla-sanita/
1135) https://it.wikipedia.org/wiki/Wellcome_Trust
1136) https://www.outsourcing-pharma.com/Article/2020/03/27/Bill-Gates-big-pharma-collaborate-on-COVID-19-treatments
1137) https://www.jnj.com/tag/bill-and-melinda-gates-foundation
1138) https://www.outsourcing-pharma.com/Article/2020/03/27/Bill-Gates-big-pharma-collaborate-on-COVID-19-treatments
1139) https://www.gatesfoundation.org/who-we-are/general-information/leadership/global-health/emi-lio-emini
1140) https://www.cdc.gov/globalhealth/immunization/who/default.htm
1141) https://www.gatesfoundation.org/How-We-Work/Quick-Links/Grants-Data-base/Grants/2016/11/OPP1163327
1142) https://wistar.org/news/press-releases/wistar-institute-awarded-nearly-9-million-advance-synthe-tic-dna-antibody-based
1143) https://www.ilprimatonazionale.it/cronaca/burioni-capua-quanti-soldi-prendono-salotti-televisivi-ora-indaga-anche-codacons-156381/?fbclid=IwAR2zMJc5_73dQvC4t1Dogm2ocxEyq-1zlnEEg1qN50uiSnvxHsrzf5EwPj8
1144) https://www.ilprimatonazionale.it/cronaca/burioni-capua-quanti-soldi-prendono-salotti-televisivi-ora-indaga-anche-codacons-156381/?fbclid=IwAR2zMJc5_73dQvC4t1Dogm2ocxEyq-1zlnEEg1qN50uiSnvxHsrzf5EwPj8
1145) https://codacons.it/il-codacons-attacca-burioni/
1146) https://www.adnkronos.com/fatti/cronaca/2020/05/13/codacons-esposto-burioni-verificare-com-pensi-per-che-tempo-che_ZJcMvq45t8AFyMp9n5ef8J.html
1147) https://codacons.it/non-solo-burioni-ma-quanto-ci-costano-i-virologi-guru-con-la-tv-ecco-i-com-pensi-della-capua-lira-del-codacons/
1148) https://www.ilprimatonazionale.it/cronaca/burioni-capua-quanti-soldi-prendono-salotti-televisivi-ora-indaga-anche-codacons-156381/?fbclid=IwAR2zMJc5_73dQvC4t1Dogm2ocxEyq-1zlnEEg1qN50uiSnvxHsrzf5EwPj8
1149) https://www.ilprimatonazionale.it/cronaca/virus-bloccato-ospedali-interventi-morti-158009/?fbclid=IwAR2hvoVaqPe-QMrxYpnUv8_237nBPguBjoH6pDzGBv7XjaoDpUO-rABNa9aY
1150) https://www.ilprimatonazionale.it/cronaca/virus-bloccato-ospedali-interventi-morti-158009/?fbclid=IwAR2hvoVaqPe-QMrxYpnUv8_237nBPguBjoH6pDzGBv7XjaoDpUO-rABNa9aY
1151) https://www.lastampa.it/topnews/primo-piano/2020/05/29/news/il-covid-paralizza-gli-ospedali-400-mila-in-attesa-del-chirurgo-ora-rischiamo-20-mila-morti-1.38903227
1152) https://www.ilmessaggero.it/salute/medicina/emergenza_coronavirus_italiani_disturbi_emotivi-5132855.html?fbclid=IwAR3XdSH-zcE2U18CX9RW6L0b4GaxZSThap8fQn-zOXg2VWGeWxjdMsuhh3t0
1153) https://www.ilmessaggero.it/salute/medicina/emergenza_coronavirus_italiani_disturbi_emotivi-5132855.html?fbclid=IwAR3XdSH-zcE2U18CX9RW6L0b4GaxZSThap8fQn-zOXg2VWGeWxjdMsuhh3t0
1154) https://lanuovabq.it/it/suicidi-da-coronavirus-ecco-dove-porta-il-seminare-panico
1155) https://it.businessinsider.com/giulio-tarro-coronavirus-non-e-ebola-il-vaccino-non-serve-la-sanita-e-crisi-per-colpa-di-chi-ha-dimezzato-le-terapie-inten-sive/?fbclid=IwAR1oybClJKVJ0913LBSnH8B-QmO-UoyOVjeKl1wwuvz-_0tMeAo-sIsqR_4

1156) https://www.ilmessaggero.it/salute/medicina/emergenza_coronavirus_italiani_disturbi_emotivi-5132855.html?fbclid=IwAR3XdSH-zcE2U18CX9RW6L0b4GaxZSThap8fQn-zOXg2VWGeWxjdMsuhh3t0
1157) https://www.tgcom24.mediaset.it/salute/coronavirus-c-il-rischio-di-un-picco-delle-malattie-mentali-dopo-la-pandemia_17536580-202002a.shtml?fbclid=IwAR1i7bDGdy4w2qbj5S8eH-bhgXJ3oNL5yRAXm__x0k0S5YK130Baib_1qP0
1158) https://mole24.it/2020/03/21/torino-la-quarantena-manda-in-tilt-la-gente-aumentano-i-casi-di-tso/
1159) https://lanuovabq.it/it/suicidi-da-coronavirus-ecco-dove-porta-il-seminare-panico
1160) http://www.rainews.it/dl/rainews/articoli/coronavirus-feretri-bare-mezzi-militari-camion-cimitero-morti-bergamo-1dd72b96-c76e-4144-8d13-8e0f83d125a1.html
1161) https://www.repubblica.it/salute/medicina-e-ricerca/2020/04/22/news/coronavirus_picco_di_malattie_mentali_dopo_la_pandemia-254740610/?refresh_ce&fbclid=IwAR3AE36F1MdWGPYh6l_ZbLp_5X8dqiNA-ROAR5aWJd_0vEF_um6YMHi0RDw0
1162) https://www.ilprimatonazionale.it/cronaca/coronavirus-allarme-giovani-uno-tre-sintomi-depressione-154684/?fbclid=IwAR1xl0JLhk2hiuof6hOG6uL4wA2_sItVGC-qUL1cTCN7Uu5YgMj0JxaXs_kA
1163) https://www.repubblica.it/esteri/2020/03/20/news/coronavirus_la_pandemia_provochera_25_milioni_di_disoccupati-251757174/?ref=fbpr&fbclid=IwAR1sVpJRNAYI8mq6aJ-KvuM95CRHK_7SBnCsnhO7Z9iWjS5NK9CLoW1AFJQ
1164) https://www.repubblica.it/esteri/2020/03/20/news/coronavirus_la_pandemia_provochera_25_milioni_di_disoccupati-251757174/?ref=fbpr&fbclid=IwAR1sVpJRNAYI8mq6aJ-KvuM95CRHK_7SBnCsnhO7Z9iWjS5NK9CLoW1AFJQ
1165) https://www.lastampa.it/topnews/edizioni-locali/torino/2020/04/17/news/coronavirus-a-torino-esplode-l-incubo-poverta-ressa-e-code-davanti-al-monte-dei-pegni-1.38728290?fbclid=IwAR3MAbfDgzwyTaLy0U0I2PRWjbi-CPc9vOT0Cgiae-cL-JvC9qqbgeH-fiZ0
1166) https://www.ilparagone.it/attualita/italia-persone-muoiono-fame/?fbclid=IwAR0GxClB4qAj-RJWtk2k7eKe3BSZ6uCxMV9pHflcsynSr0SiCOZQFmuA1_kg
1167) https://www.italiaoggi.it/news/tutti-il-premier-in-testa-fingono-di-non-sapere-che-c-e-il-boom-dei-morti-di-fame-2439676
1168) https://www.money.it/Fisco-stop-scadenze-fiscali-tasse-da-pagare-giugno-2020
1169) https://www.alvolante.it/news/dal-4-maggio-via-libera-fabbriche-e-concessionarie-auto-368465
1170) https://www.secoloditalia.it/2020/03/conte-da-oggi-riferiro-alle-camere-ogni-15-giorni-nuovo-decreto-multe-piu-salate-per-i-furbetti/
1171) https://www.ansa.it/sito/notizie/topnews/2020/04/27/onu-rischio-catastrofe-diritti-umani_6cb5b29d-979e-40ca-a9f4-e2cf1be0d52c.html?fbclid=IwAR2Cq0R41Kdr-mAXMPkUQmLvyutm8Vzh5xUyH3hOEQBuRLPt1lexaBnGM-W4
1172) https://www.italiaoggi.it/news/tutti-il-premier-in-testa-fingono-di-non-sapere-che-c-e-il-boom-dei-morti-di-fame-2439676
1173) http://gruppocrc.net/area-tematica/minori-fuori-dalla-propria/
1174) https://www.ilprimatonazionale.it/cronaca/decreto-sottrarre-bambini-famiglie-associazioni-politica-attacco-cismai-153609/?fbclid=IwAR0aR-vie6_LsUuMU0uUOy58FoHTpdX8o0MmVffyp5yRcZbhE7ykYkystjps
1175) https://www.ilprimatonazionale.it/cronaca/scusa-epidemia-agevolare-allontanamento-figli-152169/
1176) https://cismai.it/download/linee-guida-home-visiting/
1177) https://www.ilprimatonazionale.it/cronaca/decreto-sottrarre-bambini-famiglie-associazioni-politica-attacco-cismai-153609/?fbclid=IwAR0aR-vie6_LsUuMU0uUOy58FoHTpdX8o0MmVffyp5yRcZbhE7ykYkystjps
1178) https://www.ilgiornale.it/news/cronache/30mila-affidati-case-famiglie-business-che-si-finge-accoglie-1170225.html
1179) https://www.ilprimatonazionale.it/cronaca/scusa-epidemia-agevolare-allontanamento-figli-152169/
1180) https://forbes.it/2020/03/20/come-sara-vita-lavoro-economia-dopo-il-coronavirus/
1181) https://www.ilmessaggero.it/roma/news/coronavirus_app_roma_assembramenti-5136520.html

1182) https://www.ilparagone.it/attualita/condannati-ad-essere-spiati/?fbclid=IwAR2DIRMa-RJD8VmKzVX0XW1I4GxGDxAQ_Be3MUDrIsQEnAk4DN3P7FPfugIY
1183) https://www.lastampa.it/torino/2020/04/03/news/un-drone-vola-su-torino-controlla-il-rispetto-dei-divieti-per-il-coronavirus-1.38673187
1184) https://www.ariannaeditrice.it/articoli/le-parole-di-jacques-attali-in-occasione-di-una-epidemia-ex-ante?fbclid=IwAR3xYfJ5eenFF-7nJW2rJYZBbooPUcuBfID6HhdBNAvxVRqceHSHP7dV-7Q
1185) https://www.avvenire.it/opinioni/pagine/il-momento-di-gettare-le-basi-per-un-nuovo-ordine-mondiale
1186) https://www.ilprimatonazionale.it/esteri/eliminare-la-vita-sara-costosa-jacques-attali-eminenza-grigia-macron-63371/
1187) https://www.ilprimatonazionale.it/esteri/suicidi-stato-moduli-anziani-cronache-civilissima-olanda-156560/?fbclid=IwAR1a6fd6h9AjUlRQRFYAvoFvmsc6Zy3crW1PrRo-drIfN_oEFQOABCQ5dVZQ
1188) https://www.huffingtonpost.it/entry/abituatevi-a-perdere-i-vostri-cari-boris-johnson-gela-il-regno-unito_it_5e6b77eac5b6747ef11b3a73
1189) https://www.gov.uk/government/speeches/pm-statement-on-coronavirus-12-march-2020?fbclid=IwAR3CX_1Ug8SP-1TJEIzKWL8YJuLU0ncdlEth47wlXplrrMI51rlf63n1pag
1190) https://forbes.it/2020/03/20/come-sara-vita-lavoro-economia-dopo-il-coronavirus/
1191) https://www.lemonde.fr/idees/article/2020/04/20/face-au-virus-un-monde-sans-leader_6037122_3232.html
1192) https://www.ilgiornale.it/news/intervista-tremonti-1847400.html

Indice dei paragrafi

Pag.

PRIMO CAPITOLO
1.1 - Una questione di propaganda   13
1.2 - La ricostruzione dei fatti   18
1.3 - Numeri sospetti   23
1.4 - Due casi significativi   28
1.5 - Menzogne, videosorveglianza e altri "vizi" del comunismo   29
1.6 - La propaganda cinese sbarca in Occidente   33
1.7 - Gli "aiuti" cinesi in Italia   41
1.8 - La presunta solidarietà cinese   47

SECONDO CAPITOLO
2.1 - Modello coreano e geolocalizzazione   51
2.2 - Colao e la fase due   56
2.3 - Tamponi e plasmaterapia   67

TERZO CAPITOLO
3.1 - La reazione italiana al Covid-19   75
3.2 - Il rimpallo delle responsabilità   81
3.3 - Il modello lombardo   87
3.4 - Il modello tedesco   90
3.5 - Il modello svedese   93
3.6 - Il modello di Taiwan e gli altri modelli asiatici   96

QUARTO CAPITOLO
4.1 - Lo strano legame tra OMS e Cina   101
4.2 - Gli investimenti cinesi in Etiopia   107
4.3 - La Nuova Via della Seta   110
4.4 - Il pericolo cinese   115

QUINTO CAPITOLO
5.1 - Coronavirus e 5G   123
5.2 - Golden power e 5G   133
5.3 - Il 5G è responsabile dell'epidemia da Coronavirus?   137

SESTO CAPITOLO
6.1 - Le origini del Covid-19   145
6.2 - Possiamo escludere l'origine non casuale del Covid-19?   152
6.3 - Il laboratorio virologico di Wuhan   158
6.4 - La nascita del Wuhan Institute of Virology (WIV)   163
6.5 - Accuse alla Cina   167
6.6 - Credenze cinesi e alimentazione   173
6.7 - L'origine del virus in Italia   177
6.8 - Quello strano collegamento con l'Iran   186

	Pag.

SETTIMO CAPITOLO
7.1 - Complottismo e Coronavirus	191
7.2 - Guerra batteriologica e Coronavirus	208

OTTAVO CAPITOLO
8.1 - Bill Gates, i vaccini e l'ambientalismo "da salotto"	215
8.2 - Controllo delle nascite e cambiamenti climatici	225
8.3 - Gates e l'OMS	230
8.4 - Il "braccio di ferro" tra l'OMS e Trump	237
8.5 - Gates e i vaccini	238
8.6 - Abbiamo davvero bisogno di un vaccino contro il Covid?	242
8.7 - Gates, Trump e la clorochina	254
8.8 - Gates e i quantum-dot tattoos	263

NONO CAPITOLO
9.1 - Gates il "profeta"	271
9.2 - Gates il "benefattore"	279
9.3 - Profeti e pandemie	283

DECIMO CAPITOLO
10.1 - Chi specula sulla salute: i pandemic bonds	297
10.2 - Il crollo delle Borse: qualcuno già sapeva?	300
10.3 - Il Meccanismo Europeo di Stabilità (MES)	305
10.4 - I coronabond	313
10.5 - Lo strozzinaggio olandese e tedesco	316
10.6 - Quali soluzioni per l'economia?	318
10.7 - Il Coronavirus decreterà la fine dell'Unione Europea?	323
10.8 - Verso l'uscita dall'UE?	325
10.9 - Europeisti e migranti	328
10.10 - Confini, politicamente corretto e virologi-star	333

UNDICESIMO CAPITOLO
11.1 - Le conseguenze medico-sanitarie dell'epidemia	339
11.2 - Dopo l'allontanamento sociale, quello "parentale"?	347
11.3 - Cosa ci aspetta dopo la pandemia	350

www.ingramcontent.com/pod-product-compliance
Lightning Source LLC
Chambersburg PA
CBHW031604210526
45464CB00004B/1424